エイミー・ウェンツェル
グレゴリー・K・ブラウン
アーロン・T・ベック
共著

自殺対策の認知療法

エビデンスと症例に基づく臨床実践

大野　裕
監訳

中川敦夫
耕野敏樹
共訳

岩崎学術出版社

Cognitive Therapy for Suicidal Patients:
Scientific and Clinical Applications
by
Amy Wenzel, PhD, Gregory K. Brown PhD, and Aaron T. Beck, MD.

日本語版への序文

世界ではたくさんの自殺（による死）が起こっており，その数は年間80万人以上にわたると見積もられています。そうした自殺の背景には，さらに多くの自殺企図があるとも言われています。一方，自殺の問題を抱えた患者が，彼らの苦しみと共に向き合い，その対応に協力してくれるような臨床家に巡り合うのは，たとえその人がすでに精神科医療や精神療法を受けていたとしても，困難を伴うという現状もあります。

日本ではそうした領域の専門家達が行政機関と協力して，実証的研究をもとに自殺の問題に取り組んでいると聞いています。その結果として，自殺の問題を抱えた患者に対するケースマネージメント事業と，地域のコミュニティセンターでの自殺対策のための包括的で統合的なプログラムが，日本では準備されているそうです。こうしたシステムがとても重要だと思うのは，自殺を考えている患者はときに治療を受けることに抵抗を示し，治療中断率が高いということが，多くの研究からわかっているからです。そうした日本国内の研究のうちの一つであるNOCOMIT-J研究の主任研究者である大野裕医師によると，認知行動療法の普及が，日本の自殺対策プログラムを改善していく上で重要な要素なのだということでした。

アーロン・T・ベックは1970年代から認知行動療法の確立と共に，この自殺の問題に取り組んでいます。「うつ病の認知療法」という書籍では，すでに彼は自殺を考えている患者との認知療法の様子を描写しています。そして，彼は自殺を理解するためのたくさんの要素を見出しました。その一つが「絶望感」です。アーロン・T・ベックは，自殺を考えている患者の治療に当たるために，絶望感という概念を認知行動療法の中に組み込み，認知行動療法の新しいプロトコールを作成していきました。彼はそれによって，自殺を考えている患者が新たな保護因子を獲得できることを目指したのです。

本書では，アーロン・T・ベックが重要な役割を果たしている多くの研究結果について紹介しています。それと同時に，こうした実証的な研究をもとに認知行動療法を用いて自殺問題を治療するための具体的な方法についても説明しています。ここでご紹介しているプロトコールでは，他の認知行動療法のプロトコール以上に，自殺に焦点を当てています。本書をご覧になれば，自殺対策における新たな視点を獲得することができるだけでなく，これまで以上に自殺を考えている患者について理解を深めていただけるでしょう。それは，そうした実践が実証的研究に基づいたものであることを示しており，このプロトコールは自殺を考えている患者に対するエビデンス・ベイスド・プラクティスへとあなたを導くことでしょう。認知行動療法がアメリカ精神医学会による精神疾患の診断と統計マニュアル（通称 DSM）による様々な精神障害に対する治療として効果を挙げているのはよく知られたことです。このことを考慮すれば，自殺を考えている患者では併存障害の問題がしばしば見られますが，他の治療につなげていく上でも，おそらく認知行動療法は有用だといえるでしょう。

近年日本認知療法・認知行動療法学会の会員が目に見えて増えてきているということを耳にしました。これはとても喜ばしいことです。なぜなら，日本において認知行動療法が盛んになってきている証しでもあるからです。そして，間違いなく本書はそうした現在の日本における認知行動療法の普及をさらに促進してくれるはずです。このことによって，日本における自殺対策の取り組みと認知行動療法が相補的に高め合い，多くの患者の苦しみを低減していくことへとつながっていくことを，私は信じて疑いません。

ジュディス・S・ベック
Judith S. Beck, Ph.D.
ベック認知療法研究所所長，ペンシルベニア大学精神医学科心理学臨床教授
President, Beck Institute for Cognitive Behavior Therapy
Clinical Professor of Psychology in Psychiatry, University of Pennsylvania

謝　辞

この「自殺対策の認知療法――エビデンスと症例に基づく臨床実践――Cognitive therapy for suicidal patients: Scientific and Clinical Applications」の開発にあたり，われわれの思索に影響を与えてくださった，多くの研究者や臨床家の方々に心より感謝の意を表したい。われわれ研究スタッフはたゆまず働き，その中で認知療法の介入を実践してきた。そこでは，患者の募集から評価，そして臨床試験へと，こうした経過観察期間中の進捗状況を細かく追っていくために，患者に必要な支援を提供し，臨床試験に患者が継続して参加できるための工夫を行ってきた。この研究において，治療者そして評価者を担ったわれわれの同僚である博士研究員，教員は，Michele Berk, Sunil Bhar, Jason Chapman, Danielle Farabaugh, Randy Fingerhut, Evan Forman, Dara Friedman-Wheeler, Gregg Henriques, Marjan Holloway, Julie Jacobs, Elizabeth Jeglic, Willem Kuyken, Kenneth Laidlaw, Jennifer Mayer, Christine Ratto, Sabine Schmid, Ian Sharp, Megan Spokas, Shannon Stirman, Debbie Warman, Joseph Wright である。Dwight Evans, Joseph J. Gallo, Judd Hollander, Ira R. Katz, David Oslin, Suzan Rappaport, Frank Sites, Juffrey Staab, そして，ペンシルベニア大学医療システム（the University of Pennsylvania Health System），さらにはアメリカ合衆国退役軍人省（the U. S. Department of Veterans Affairs）に関係する多くの医師，看護師，教員，が研究参加者の募集に協力してくれた。われわれはまた，ペンシルベニア地域における警察，救急医療チーム，危機対応センターといった各部門の協力にも感謝している。

この研究に貢献した他の研究員には，Mark Carey, Sarah Charlesworth, Micheal Crooks, Amy Cunningham, Brian Dearnley, Maureen Endres, Nicholas Finstrom, Allison Fox, Carly Gibbons, John Guerry, Jessie Handelsman, Pamela Henderson, Nathanie Herr, Heath Hodges, Ellen Jørstad-

Stain, Bambi Juryea, Rachel King, Kathryn Lou, Brianna Mann, Joseph Moldover, Carly Romeo, Carlene Ryan, Daniella Sosdjan, Lisa Starr, Sarah Tarquini, Rolando Vega, Robert Wheeler, Blair Wisco, James Yadavaia，さらに David Zembroski がいる。そしてわれわれの研究は，献身的な執行役員 Barbara Marinelli なしには実現しなかった。本書における幾つもの草稿を多岐にわたって編集してくれた Amy Cunningham にも厚く感謝したい。

本書の臨床的な各章は，ペンシルベニア大学での臨床試験で用いられたもので，出版されていないマニュアル「自殺企図者に対する認知療法治療マニュアル Cognitive Therapy Treatment Manual for Suicide Attempters」を部分的に下地としている。この介入の中で，継続してわれわれのスーパービジョンを受け，そしてペンシルベニア全体の地域精神医療にこの介入を活用してくださった，多くの臨床家の方々に感謝したい。その他にも，本国の様々な臨床家たちがワークショップに参加してくださり，その中で，どのようにしたらこの介入が実践の中でうまく機能するかということに関して素晴らしい意見をいただくことができた。David Brent, John Curry, Tina Goldstein, Jennifer Hughes, Betsy Kennard, Kim Poling, Margaret Schlossberg, Barbara Stanley そして Karen Wells を含む，思春期における自殺企図への治療に関する研究（Treatment of Adolescent Suicide Attempts study）の認知行動療法チーム，また同様に，われわれの仕事にとって大変価値のある貢献をしてくれた同僚である David Jobes そして M. David Rudd にも感謝の意を示したい。われわれはこうした臨床家の皆様の思慮深い洞察からたくさんの示唆を得たことによって，具体的な戦略を修正し，新しい戦略を開発することができ，自殺を考えている患者にわれわれの戦略を適用することができるようになった。

本書に記載されている研究はたくさんのスポンサー団体の支援を受けている。われわれの研究を支援してくれた団体には，the American Foundation for Suicide Prevention, Centers for Disease Control and Prevention（National Center for Injury Prevention and Control），National Alliance for Research on Shizophrenia and Depression, National Institutes of Health（National Institute on Drug Abuse and National Institute of Mental Health），そして the Department of Veterans Affairs がある。National Institute of Mental Health の

Jane Pearson には特に感謝の意を表したい。

American Psychological Association Books Department のスタッフ，特に Susan Reynolds に言及することなしにはこの謝辞を終えることはできない。あなたがいてくれたことは，執筆するわれわれにとってとても心強かった。

最後に，この壮大な道のりへ乗り出す私たちを支えてくれた家族に感謝したい。われわれはあなたたちの愛と献身に恵まれていた。本書を自殺願望に苦しみ続ける人びとに捧げ，この仕事が彼らの痛みと苦悩を緩和し，そして最終的には，命を救う手助けになることがわれわれの心からの望みである。

序　論

自殺は公衆衛生上の大きな問題であり，米国の2005年の調査では1年間で32,000人以上が自殺で死亡している。全人口の死亡原因の中で，自殺は11番目であり，25～34歳の年齢の中では2番目となっている（Centers for Disease Control & Prevention, 2008）。自殺による死亡の数が表していることは，自殺企図が社会全体に及ぼす影響のほんの一部分にすぎない。自殺企図に関する国家レベルの調査はないが，統計学的調査によれば，米国の人口のおよそ2.7％が死を意図した自殺企図を経験していることが示唆されており（Nock & Kessler, 2006），またおよそ13.5％が生涯のある時点で自殺に関する考えや願望を抱いた経験があるとされている（Kessler, Borges, & Walters, 1999）。

こうした統計データによって淡々と示される事実をもってしても，自殺という悲劇が自殺既遂者の近くにいた人たちに及ぼす影響については何一つ説明したことにはならない。家族や友達は「どうすれば私たちはサインに気付けたのだろう」「私たちは何をすればそれを防げたのだろう」と嘆き苦しむのである。また，自殺を考えている患者を治療する臨床家も同じように自問している。本書はこうした問題に取り組むべく構成されたものであり，そこには，自殺のハイリスク患者を見つける方法や，精神療法を通じて自殺の問題に対応する方法が含まれている。こうした方法は，われわれの研究グループや他の研究者が培った知識の蓄積の中から導き出されたものが素材となり考案された。19世紀中盤までは，自殺対策はその多くが臨床的な知識をもとに行われていた。しかし，最近の自殺予防対策は科学的な，所謂実証的とされている証拠（エビデンス）に基づいており，本書において強調されている手法もまたそうである。

この序論は3つの目的から構成される。一つは自殺行動を理解していく上で必要とされる実証的な方法が発展してきた背景を提示することであり，二つ目は，自殺行動に関係する様々な心理的因子を理解する上で，われわれの研究グループを中心としてどのような貢献がなされてきたのかを概説することである。そして最後に，本書の全体像と各章の要点を素描することである。

歴史的背景

1958 年，ロサンゼルスの自殺予防センターにおいて，米国で最初となる大規模な研修プログラムの研究機関が設立された。そこで牽引的役割を果たしていたのは，自殺学の父と言われている Edwin Shneidman をはじめ，Robert Litman そして Norman Farberow である。その中で私がもっとも感銘を受けたのは，自殺行動，特に自殺既遂者の心理的，臨床的側面を理解する上で，体系だった研究材料を提供することを目的として彼らが行った試みであった。彼らは，自殺に導く動機を説明するための調査方法を「心理学的剖検」と定義し，その中で自殺既遂者の家族に対して徹底的に面接し，遺書があればそれも含めて，自殺企図が起こる周辺の状況に関する情報を集めたのである。

時を同じくして，この問題に関する実証的手法が英国をはじめとして著しく進歩していた。「Attempted Suicide: Its Social Significance and Effects, Stengel and Cook（1958）」という書籍の中で，自殺行動をアセスメントする上で，死のうとする意図をアセスメントする重要性が強調された。その理由は，自傷行為にかられる人が実際に自殺企図や自殺既遂に至るかどうかを決定していくための中心的な要素として，死のうとする意図が挙がってきたからである。一方，スコットランドエディンバラの社会行動学者 Norman Kreitman のアプローチでは，自傷の広範なカテゴリーを説明しようとしたときには**類自殺**（訳注：詳しくは巻末の用語集参照）という用語を採用することになるのだが，その用語には，一般的に「真の」自殺企図として考えられるものと，自殺の目的はなく意図的に行われる自傷や大量服薬とがまとめて含まれているのであった（Kreitman & Philip, 1969）。Stengel や Cook（1958）とは対照的に，Kreitman とそのグループは，希死念慮（訳注：自殺企図かそうでない自己破壊行動かを区別する「死のうとする意図」を指した用語）は主観的で観察不可能なものとしており，観察可能な自傷とは違って信頼するに足るアセスメントはできないと主張した。われわれのグループが希死念慮評価尺度 Suicide Intent Scale（SIS）の実用性について報告した後には，Kreitman のグループも希死念慮は評価可能であると認めた（Dyer & Kreitman, 1984）。それにもかかわらず，希死念慮を「真の」自殺企図を分類する方法として認めることができるかどうかに関する論争については，未だに一致した見解に至っているとは言えず，**類自殺**や**自傷**といった用語がヨーロッパや北アメリカの一部で今だに広く使われ，そこでは自分自身を殺傷するという意図の程度の検討はなされず，大量服薬や自傷行為といった，あらゆる場合が含まれてしまっている。

科学的な自殺行動に対しての知見は，Shneidman を第一責任者に迎えた，National Institute of Mental Health 内に Center for the Study and Prevention of Suicide が設立されたことで，一気に蓄積された。自殺行動に対する初期の訓練が推進され，それと同時に，潤沢な財源が個人プロジェクトに資金を与えるために提供された。そのプロジェクトの一つに，第二責任者である Harvey Resnik が行った調査がある。Harvey Resnik は南西アメリカ原住民の中で一般的に自殺率が高いとされているフェニックス州とアリゾナ州のパパゴインディアン部族に対して，自殺率の高さに関する調査を行った。その結果，アルコール依存が最も一般的な自殺の予測因子であることがわかった。このプロジェクトの中でいくつかの指針が構築されるとともに，自殺率を下げるための準備が行われた。並行して Resnik はフィールド調査を行い，推奨される指針を作成するための自殺に関する調査に関心を持つ様々な研究者を招集した。その際構成された様々な委員会の中に，自殺行動の分類に関する委員会があり，私はそれに強く関心を持った。委員会は以下にある，いくつかの結論に達した。①**ヒステリー性自殺，偽自殺，演技的行動**，といった用語の寄せ集めは患者個人を助けるだけでなく，調査のためのフレームワークを形作る上でも，混乱を招き進歩を妨げることになる，②自殺行動を分類するための十分なシステムはなく（文献上でも自殺既遂がしばしば自殺企図と同じ意味で使われている），自殺念慮や自殺企図，自殺既遂を分けるような新しいシステムが作られるべきである。われわれはそうしたシステムの中に，記述可能な希死念慮の程度や医学的な致死性の程度といった因子を付け加えるべきではないか（もちろん自殺企図者のみに医学的な致死性という概念は適用されることになる）ということも提案した。

そこで私は，この分野の研究に関して迷宮入りした問題を解決へと近づけるべく長い旅路に乗り出した。その主だった目的の一つは，計測可能なものに基づいて自殺行動に関連した様々な因子を策定することであり，それは当時現存していた質的なアプローチとは対照的なものであった。この中で，私は才能豊かな研究者集団にかなりの部分を助けられた。私はその計画が，分類や，アセスメント，予測，そして介入へとうまく焦点を絞っていけるように実施していった。われわれの多くの時間とエネルギーが，関連した項目を評価するための様々なツールの開発と研鑽に注がれた。

われわれはまず，分類システムの中で関係のある記述可能な因子を計測するためのいくつかの研究を計画した。この研究を達成するべく，20 項目からなる観察者により評価される SIS を開発した（この評価スケールの詳細は第 1 章を参照）。SIS の各項目は，自殺企図前の心の状態や自殺企図の際にとった行動について実際に患者たちが述べたことに基づいて作成された。はじめの 8 項目は自殺関連行動に関する周辺の客観的な状況を評価したもので，それは，遺書を書いたか，発見されないように注意していたか，最近自殺の脅威があったか，といったことについて言及している。これらの項目は亡くなった患者の死のうとする意図の程度に言及したもので，患者たちの死が実際に自殺として分類されるかどうかを決定する上で活用することもできる。他の下位項目で評価されるのは，致死性への予測や自殺企図後の反応などについての，自殺に対する患者の主観的な認識についてである。

自殺行動に対して希死念慮が果たしている役割を実証的なデータに基づいて見極めようとする過程の中で，いくつかの問題が具体的に明らかになった。たとえば，まずわれわれが困ったのは，希死念慮と医学的致死性との間に思ったほど一致がみられないということをどう説明すればよいのかということであった。しかし，希死念慮の上に，自殺企図に内在する致死性に対する患者の予測を評定として加えると，そのスケールは医学的致死性によく相関することがわかった（A. T. Beck, Beck, & Kovacs, 1975; G. K. Brown, Henriques, Sosdjan, & Beck, 2004）。つまり，患者が自殺企図の致死性の程度を正確に予想していれば，その希死念慮の程度はかなり致死性の程度と相関するのである。次に，死にたいと強く考えて自殺企図に及ぶ人は自殺既遂者と同じなのかどうかということも疑問として上がった。われわれはこれが事実であることを見出し（Lester, Beck, & Mitchell, 1979），強く死を意図した自殺企図を見つけ出すことで，自殺既遂の可能性を新たに推定できることがわかったのである。その他の疑問として，自殺企図を中断された人は（すなわち一般的な場合として，自殺企図を行ったが，他者に止められることにより，自殺既遂に至らなかったような場合），最終的に自殺する危険性が高いのかどうかということがある。これに関してわかったことは，彼らのリスクは自殺を行った人と同程度のものであるということであった。われわれが自殺企図を行った個人の特徴を研究している最中，世間に流布していた考え方として，自殺企図は助けを求めて悲鳴をあげていることの表現なのだというものがあった。われわれはこの仮説についても，SISの「死のうとする意図の伝達」の項目で検証した。その結果，自殺企図者が死にたいという気持ちを伝えるかどうかは，①一般的に理解されている自殺企図の動機によるものというよりは，個人のコミュニケーション様式に負うところが大きく，②実際に死にたいという気持ちを抱いているかどうかとは関係していないことがわかった（Kovacs, Beck, & Weissman, 1976）。ただし，その後の追跡調査によると，希死念慮を伝えていない患者の方が，伝えている患者よりも最終的な自殺のリスクは高いこともわかった（A. T. Beck & Lester, 1976）。ここまでを合わせて考えると，これらの研究から，希死念慮が自殺企図や自殺既遂において決定的な因子であることは明らかである。

われわれの調査の次の段階としては，自殺念慮（訳注：死のうとする意図を持っているが行動はしていない状態を指した用語）のカテゴリーがこの分類システムの中で妥当性があるかどうかを評価することであった。そのためわれわれは自殺企図者に使用してきたSISの項目を，自殺企図を行って入院した患者に対してではなく，自殺念慮のために入院した患者における希死念慮を評価するために適用した。その結果自殺念慮尺度（Scale for Suicide Ideation; SSI）は，経時的にも構造的にも妥当性が高いことがわかった（この評価尺度のより詳しい説明は第1章を参照）。端的に言うと，これら二つの新しい尺度双方を用いることで新しい分類システムの妥当性が立証されたのである。こうした尺度によって，有用な調査や臨床ツールが提供されるものとわれわれは確信している。

自殺行動の心理的特徴

われわれの主要な研究テーマは，単に分類システムを有効なものにするというだけではなかった。つまり，心理的因子として，実際に修正可能で，希死念慮に寄与している要素を見つけ出すことであった。われわれは研究者であると同時に臨床家としても，自分たちの患者の自殺リスクを減らす方法を見つけることに心血を注いだ。私は初期の臨床の中で，絶望感または未来への否定的な予想が，自殺リスクのあるうつ病患者において中心的役割を果たしているということに気付いていた。そして，絶望感が強まるほど，彼らは自殺を望むようになることを私は観察していた。さらに，治療で絶望感をうまく焦点化することができると，彼らの自殺願望が軽減することがわかった。ここで重要なのは，これらの臨床的な観察を確かめるために，絶望感を計測することだった。私は患者から悲観的発言のリストを集め，選別し，絶望感があれば陽性となる10項目（「私の将来は真っ暗だ」）と陰性となる10項目（「私は将来を希望と熱狂を持って期待している」）の20項目からなる評価スケール，Beck Hopelessness Scale; BHSを作成した。BHSの心理検査項目の妥当性については，高い内的一貫性（訳注：詳しくは巻末の用語集参照）と1週間後の再試験時の信頼性（A. T. Beck & Steer, 1988）があること，そして，絶望感（A. T. Beck, Weissman, Lester, & Trexler, 1974）や希死念慮（例：A. T. Beck, Steer, Beck, & McElroy, 1982），自殺念慮（例：A. T. Beck, Steer, Beck, & Newman, 1993）についての臨床的な評価と強く相関していることからも示された。

そこでわれわれは，自殺企図を行った人びとのサンプルを調査し，BHSが希死念慮と関連しているかどうかを確かめた。その結果，希死念慮の強度が抑うつよりも絶望感と強く相関していることがわかった（Minkoff, Bergman, Beck, & Beck, 1973）。自殺企図で入院した384名の患者を対象に検証した調査では，うつ病と希死念慮との関連性に絶望感が76%の程度で寄与していることがわかった（A. T. Beck, Kovacs, & Weissman, 1975）。直近に自殺企図で入院した患者以外の場合について，うつ病や自殺リスクが高いために入院した患者に対して調査をしたときでも，絶望感は抑うつよりも希死念慮の決定因子であることがわかった（Bedrosian & Beck, 1979）。さらに，自殺企図のあるアルコール依存症患者（A. T. Beck, Weissman, & Kovacs, 1976），また物質依存があり自殺企図を行った患者（Wessman, Beck, & Kovacs, 1979）に対しても，絶望感は抑うつよりもより強く希死念慮と関係していた。

人生の最後を自殺で終えるかどうかを予見することは重大な公衆衛生上の問題であり，また今後もそうあり続けるだろう。そこで疑問として上がったのが，初期の面接で絶望感が高い場合に，それが将来的に自殺既遂に至ることを予見しているのかどうかということだった。この問題を調査するために，われわれは 1970 ～ 1975 年までに，自殺企図のためではなく自殺念慮のために入院した 207 名の患者の退院時を集中的に研究した。5 年から 10 年のフォローアップ期間で 14 人の患者が自殺した。入院時に集めたすべてのデータの中で，BHS，およびベック抑うつ質問票の悲観の項目だけが最終的に自殺での死亡を予想していた。BHS の点数が 10 点以上であれば，人生の最後を自殺で終えることを 91％見分けることができた（A. T. Beck, Steer, Kovacs, & Garrison, 1985）。絶望感と希死念慮との関係を調査した過去の研究と結び付けて考えると，こうした知見は過去にうつ病で入院した患者の長期的な自殺リスクを評価する上で，絶望感の評価が重要となってくることを示唆するものである。

われわれはまた，絶望感を評価することによって，自殺企図者をサンプルとした際に自殺（による死）を予測できるかどうかという疑問についても調査した。1970 ～ 1975 年までに自殺企図のために入院した 413 人の患者を 1982 年までフォローした。われわれは多重ロジスティック回帰分析を最終的な自殺（自殺で人生の最後をむかえること）の予測に用いた。アルコール依存症の診断は最終的な自殺の最も高い予測因子であり，アルコール依存症患者の自殺既遂のリスクはそうでない患者の 5 倍高いことがわかった。SIS の新しい下位尺度，「自殺企図後に発見・介入されにくくするための準備・用意周到さ」も最終的な自殺の予測因子であり，自殺企図が失敗に終わらないように患者が注意深く計画をしていた場合には，後々自殺企図で死亡するリスクが高いことが示された。しかし，その調査の中で自殺企図を行った患者に対する検討を行ったところ，BHS は自殺の予測因子とはならなかった（A. T. Beck & Steer, 1989）。私（A. T. Beck）は長年この知見に驚かされ，困惑させられてきた。しかし，A. T. Beck と Steer が行った 1989 年の対談の中で，多くの自殺企図者は自殺企図が失敗した後で抑うつや絶望感が減少することを経験しているのであって，この判然としない結果はそうした事象として説明できるのではないかという提案がなされている。たとえば，自殺企図の後に，まだ生きていると多幸感を表現する患者もいる。この観察から明らかになるのは，患者の自殺企図に対する捉え方の影響を受けて，われわれを困惑させるような研究結果が出たのではないかということであった。

この記事を 15 年後に見直した Gregg Henriques は，この疑問に取り組むための情報は，われわれのデータベースにあると結論付けた。彼の着眼点は，患者の企図後の反応，つまり失敗に終わって悲しいか喜ばしいか，あるいはその両方かということを分析することで，この課題を解くことができるということだった。そして，実際に悲しいと感じているグループに絶望感が多くみられ，このグループは喜ばしいと反応しているグループよりも自殺既遂に至ることがかなり多かった（Henriques, Wenzel, Brown, & Beck, 2005）。

私たちの研究チームは，外来患者が最終的に自殺で死亡することに影響を与えている心理的因子について研究を進めた。ペンシルベニア大学にある認知行動療法センター（the Center for Cognitive Therapy; CCT）で 1978 ～ 2004 年までの間，二つのコホート研究が行われた。これら二つのサンプル（ns=1,958 と 6,891）は評価と治療のために認知行動療法センターに訪れた患者で構成されていた。一つ目の認知行動療法センターでのコホート研究では，BHS のスコアが 9 点以上の場合，自殺既遂に至った 17 名中 16 人を正確に見分けることができることがわかった。さらには，その同じ基準でリスクが高いとされたグループは，低いグループと比較して 11 倍自殺既遂が起こりやすかった（A. T. Beck, Brown, Berchick, Stewart, & Steer, 1990）。この結果は，自殺とうつ病の入院患者に対する研究の初期知見を裏付けるものである。もう一方の G. K. Brown, Beck, Steer, Grisham による 2000 年のコホート研究は，49 人の自殺による死を検討した。単変量生存分析を活用して，絶望感と自殺念慮と抑うつは最終的に自殺で死亡することへの重大なリスク因子であることが明らかになった。絶望感が将来的な自殺の予測因子であるとする研究と一致した見解が得られたことから，自殺を考えている患者でみられる絶望感は，「特性」としての性質を有しているのではないかという仮説が導かれた。もしある時点で絶望感が高いとすれば，それは自殺既遂に至る直前だから高いのかもしれない。実際に，絶望感の評価であるBHSを毎週，連続的に施行すると，自殺既遂と絶望感との間に相関係数.69という強い相関が見られた（A. T. Beck & Steer, 1988）。

われわれの結論としては，入院と外来の自殺念慮を持つ患者と自殺企図のある患者を合わせて考えても，これまでに挙げた心理的で臨床的な要素は患者の生涯を通じた自殺の重大なリスク因子であり，そこでより重要なことは，これらの因子が治療的介入における重点的な焦点になるに違いないということであった。しかし，この時点で既にわれわれは，自殺行動対策への臨床試験に乗り出す前に，いくつか他の臨床－心理的リスク因子についても評価することを決めていた。たとえば，クリニックへの紹介時に特に自殺傾向がない多くの患者に，実は過去に高い自殺傾向があったかもしれない。つまりそういった場合に将来の自殺行動を特に強く予測するのは過去の経過の中で自殺企図があることかもしれないのである。この予想を確かめるべく，私は患者の生涯で最も自殺が起こりやすかった期間にSSIを適用するために，SSIの時間枠を作り直した（すなわちthe SSI-Worst Point; SSI-W）。そして3,701名の患者を長期間フォローアップしたところ，SSI-Wの得点が高い方が低い場合よりも自殺が起こりやすいことがわかった。実際，SSI-Wは，直前でみられた自殺念慮や絶望感よりも最終的に自殺で死亡することを予測する因子であることがわかった（A. T. Beck, Brown, Steer, Dahlsgaard, & Grisham, 1999）。

私は治療を行う中で，自殺に対する願望は一つの次元では捉えられないことにも気がついた。自殺を考えている患者はしばしば生きる理由と死ぬ理由について葛藤しており，こうした葛藤は死にたいか生きたいかというはざまでの内的な葛藤として現れてくる。そこで，生きる希望よりも死ぬ希望が上回った患者は，最終的に自殺する可能性が高いのではないかと私は推論した。このことについての観察は，KovacsとBeck（1977）によって実施された，直近に自殺企図をした入院患者のサンプル調査で裏付けられた。そして認知行動療法センターの外来サンプルにおいても，さらに同様の結論が得られ（G. K. Brown, Steer, Henriques, & Beck, 2005），その中では生きることより死の願望を支持する患者は，そうでない患者よりもおよそ6倍自殺が起こりやすいことがわかっている。

そこで，臨床疑問として重要になってくるのは，こうした心理的因子，特に絶望感と自殺との関係が，治療という意味で重要性を持つのかどうかということである。認知モデルを絶望感と自殺の治療に適用することが，1982年Rush, Beck，Kovacs，Weissenburgerそして Hollonによる指導によって始まった。われわれは認知療法が絶望感を減らす上で重要な効果を持つことに気がついた。そこで私は，認知療法への反応が乏しいことが最終的に自殺で死亡することを予測するのではないかと推測した。そこでの後方視的な分析から，最終的に自殺既遂に至った患者は認知療法によって最小限の改善しか見られないことが判明した。さらにそうした対象はBHSが高い点数を維持し，臨床家の願いとは裏腹に早々に治療を中断していた（Dahlsgaard, Beck, & Brown, 1998）。この知見から，間違いなく絶望感が治療の鍵となるターゲットになり，ハイリスク群の治療においては強度の高い介入手段が維持されるべきだということが提示された。

35年にわたる研究を振り返ると，われわれは確かで実践的な自殺行動の分類システムを，適した因子（例：死のうとする意図，致死性）と自殺行動の様々な側面に触れる評価尺度の開発と合わせて確立し，それだけにとどまらず，自殺リスクを評価するためのいくつかの戦略も提供することができた，というのが私の確信である。SSI-WやBHSを使うことは，ハイリスクにある個人を同定する上で，特別な価値がある。もっといえば，自殺念慮のある患者に対して生きたいと思っているか，あるいは死にたいと思っているかについて質問したり，自殺企図を行った患者に対して自殺企図後の反応について尋ねたりすることは，どの専門領域においても実行可能で役に立つ手法になり得る。われわれは，精神療法を受けたが絶望感が改善しなかった患者は，特別に注意して長期間モニタリングする必要があることも見出している。

すでに，自殺問題のある患者に対する治療的な介入方法として準備されているものもある。認知療法が抑うつと自殺念慮を薬物療法と同等に減少させることと，再発の可能性をかなり減らすというのは，現在すでに確立されている。この事実が自殺率に対してどういった影響を及ぼすか，ということは今後も注目を集めるであろう。最近の研究の中で，自殺企図を行った直後の患者に対し以下の二つの目的で，外来診療で 10 回のセッションを行っている。その目的は，①精神療法を自殺念慮に焦点を当てて行い，自殺危機を扱う戦略を患者に提供する，②治療を構造化することで，比較的簡便に行えるセッション回数で実施できるようにし，精神医学的医療機関の一般的な治療期間との両立を可能にする，ということである。われわれの知見では，治療を受けたグループは通常の精神医療を受けた患者と比較して，再企図の割合をおよそ 50％減少させることができた（G. K. Brown, Tenhave, et al., 2005）。本書の第 II 部で詳しく紹介する治療がそれにあたる。

本書について

本書は，われわれがこの数十年で行った自殺行動の基本となる臨床的かつ治療的な知見を具体化させたものである。われわれは自殺行動の分類やアセスメント，予測，治療に関係する文献を包括的に見直し，それをもとに研究を行ってきた。まずはじめにわれわれの自殺行動に関する認知モデルを提示し，治療と調査の青写真を提供している。あらかじめ自殺企図があった患者は最終的に自殺をするリスクが高いため，われわれはこの群に対して治療プランや戦略を提示することに特に専念してきた。ただし，自殺念慮を抱くどの患者の治療にも同じ手順を適用することができる。

本書は 3 部構成になっている。第 I 部ではわれわれの治療においてポイントとなる部分の理論的根拠を提供する上で必要な文献を見直し，まとめている。第 1 章は，私がはじめに話題にした分類システムと，その分類システムを構成する重要な要素を評価するための評価尺度を記載し，最終的にその分類システムにおける重要な概念について検討している。第 2 章では自殺行動と関連が深いリスク因子について，より詳しく説明するため，文献をまとめている。ここでは人口統計学的因子や診断学的因子，精神医学的既往因子，心理的因子といった要素に分け，詳しく説明している。第 3 章では，自殺行動に関する認知モデルの開発に向けて，これらの文献を自殺行動のリスク因子，その中でも特に本質的な部分である心理的因子（例：絶望感）に関して適用している。最後に，第 4 章では日々続けられている自殺行動を減らすための治療を紹介し，こうした治療が持つ治療的な側面のうち，われわれの認知療法アプローチの中に含まれる側面について説明している。この章を読めば，読者は自殺行動についての最新の実証的文献をより詳しく理解でき，今後さらに研究が進むことによって得られるであろう自殺行動の側面を捉えることができるようになっている。

本章の第 II 部は，自殺を考えている成人の患者に対して，本書の治療を適用したいと考えている臨床家への詳しいガイドを提供している。第 5 章は認知療法の一般原則を提供し，その中にはセッションの構造化や一般的な認知的，行動的戦略が含まれている。第 6 章から第 9 章は，導入期から認知的概念化へ，そして治療前期，治療後期，と計 4 期の治療について説明している。これらの章全体を通じ，われわれが臨床試験で出会った，自殺を考えている様々な患者の特徴を組み合わせたモンタージュとして，「ジャニス」の症例を提示している。第 II 部は 10 章をもって結論としているが，ここでは認知療法家が自殺を考えている患者を治療するにあたって一般的に経験する困難について取り上げ，認知療法がこれまでこういった困難に対して取り組んできた方法を提示している。

第 III 部では第 II 部で紹介したプロトコールを特定の母集団に適用する方法を説明した。第 11 章が思春期，第 12 章が老年期，第 13 章が物質依存症を有する患者という構成になっている。これらの章で説明されている修正案は，近年われわれ自身の研究室や米国内の他の研究室で行われている臨床試験の中で評価がなされているところである。これらの治療を受けた典型的な患者の仮想症例を提示し，認知療法の適用について明らかにしている。本書の最後には，国を超えた自殺対策の議題の中で，われわれの研究を位置づけ，この分野の将来的な方向性を明らかにした。

本書の各章は私の 2 人の同僚，Amy Wenzel と Gregory K. Brown により準備されてきた。われわれは多くの研究者とともに仕事をする中で，われわれの研究室で収穫できたことを専門家の集団と喜んで分かち合ってきた。私個人としては，私自身のアイデアを各章に反映させており，始めから最後までその結果に関して満足している。臨床家がわれわれの研究を手に取ることができ，自殺を未然に防ぐという経験をしてもらえるようになること，そして，研究者が刺激を受け，科学的な基礎を作り，この仕事を新しい分野に広げてくれることを期待している。最後に，自殺行動の治療と研究において長年私と協力してくださったWenzel博士，Brown博士を始めとする聡明な専門家グループに対して感謝の意を表したい。

アーロン・T・ベック

目　次

第Ⅰ部

認知理論と実証的研究

第 1 章　自殺念慮と自殺関連行動の分類とアセスメント

ジャニスは反復性うつ病（recurrent major depression）を持つ 35 歳女性である。継父との些細ないさかいがあった後で，20 錠あまりの睡眠薬を服用した。ジャニスが睡眠薬を飲んだとき，彼女の母と継父は家にいた。その後医学的に落ち着いた状態になって，彼女は自分の人生にうんざりしていること，そして自殺がそこから抜け出す唯一の方法だと信じるに至ったということを話した。彼女が一貫して口にするのは，一命を取り留めたことに幾分か安堵してはいるものの，自分の人生がよい方向に向かっていくのかについては絶望しているということであった。この発言は自殺企図に対する彼女の両価的な思いをよく表している。ジャニスにはこれまで 3 度の自殺企図があったが，自殺企図の後に入院したのはこのときが初めてで，それまでの自殺企図では医療の必要性を指摘されることはなかった。

ニックは，様々な種類の薬物依存を有する 25 歳の男性で，15 歳のときから何度も自殺企図を繰り返していた。クリスタルメタンフェタミンを吸引した後に橋から飛び降りた，というのが彼の一番最近の自殺企図である。ニックは 30 歳を超えるまでには死ぬだろうと信じ込んでおり，死ぬことは怖くない，と何度も口にしている。彼はたとえ自殺したいという考えを否定しているときでも，薬物を過量に使用したり，バイク運転中に高速道路でスピードを出しすぎたり，飲み屋で喧嘩をしたり，といったような危険性の高い行動にかられやすかった。ニックはそういった危険な出来事が起こっているときに自分が何を考えていたのかを思い出すことができず，あわせて，自分が自殺企図をしたという事実については否定しなかった。さらに，直近での自殺企図があった後でニックが担当医療スタッフに見せた態度は非協力的なものだった。そのスタッフが行うほとんどの質問に対してニックは返答を拒否して，「ちょっとここから出たいんですけど」といった要求ばかりするのだった。

チャドは 13 歳で，彼の左手首に小さな切り傷があるのを母親が発見したことで救急病棟に入院していた。傷は浅く，短期間の入院を経て外来専門医療機関への紹介とともに退院となった。自殺企図による身体的なダメージは軽いものだったが，学校でいじめられていることに疲れきって，自分で自分を殺そうとしたとはっきり語った。彼はクラスで最も背が低く，この数年間，学校から家までの通学路の帰り道で，隣に住む男子から馬鹿にされひどい目にあっていた。チャドはもし馬鹿にされることが続くのであればまた自分を殺そうとするだろうと人に話していた。

ここで紹介している例は，救急病棟に搬送されるような，自己破壊行動とそれをとりまく状況のごく一部である。本書が自殺を考えている患者に対する認知療法の本であることをふまえて考えると，読者としては印象的なこれらの描写を，それぞれ異なった3種類の自殺企図の記述だとみなすことだろう。しかし，本章からわかるように，ある自傷の例が実際上自殺企図として構成されることになるのかどうかを臨床家が判別する上では，ほんの小さな判断材料しか存在していない。たとえば，ジャニスは彼女が薬を飲んだときに母と継父が家にいることを知っていた。この事実から，彼女は手遅れになる前に，母と継父に発見されることを期待していたということになるのだろうか？　ニックは自殺企図や薬物乱用，その他リスクの高い行動の既往があるが，彼は橋から飛び降りることに自分を駆り立てたものが何かは覚えていないと主張している。たとえばニックの例は，意識状態の変化によって引き起こされる危険行動の例と言えるのだろうか。一方で，チャドは自殺既遂を意図していたことが3症例の中では最もはっきりしている症例である。しかし，彼の傷は表面を引っ掻いたようなものだけだった。もし何も身体的ダメージがなかったとしたら，本当に自殺企図と呼ぶことができるのだろうか？　誰が自殺企図をした人で，誰がしない人かを決定する上で，これまでの知見からわかってきていることをもとに検討した場合に，たとえそれが自殺を考えている患者の治療にあたっている専門家同士であったとしても，研究者同士で合意が得られる部分はとても少ない（Wagner, Wong, & Jobes, 2002）。

本章でわれわれが提示するのは，自殺念慮と自殺関連行動を様々な形で明示するための広く認められた定義である。もちろん，本書の残りの章を理解する上でも標準的な用語体系はとても重要なものである。しかし，より広い文脈でいうと，専門家たちが標準化された用語体系の開発を追求してきたのは，①正確で系統的なリスクアセスメント，②臨床家同士や，臨床家と患者間での正確な意思伝達，そして③同じ現象を研究していると想定される研究同士の知見を比較できるようにすることを促進していくためであった（O'Carroll, Berman, Maris, Mościcki, Tanney, & 1996; Rudd, 2000; Silverman, 2006）。加えて，われわれは自殺関連行動を分類するために用いられるシステムについても検討してきた（A. T. Beck, Resnik, & Lettieri, 1974 を参照）。後半では，この分類体系におけるいくつかの次元の中で患者の状態を定量化するものとして，信頼性の確立された心理的評価尺度としての特徴を有したアセスメントツールについて説明している。

自殺学における標準的用語体系

O'Carroll ら（1996）によると，**用語体系**とは「一般に理解されており，論理的に定義された言葉の一群。そこではどの用語体系の言葉も，それによってより微細な現象に属する事柄における意思伝達が促進されるような略称の一種と見なされる」とある（p. 240）。言い方を変えれば，臨床家や研究者，保健関係者，自殺関連行動をしようとしている人の家族，そして患者自身が，広く認識された言語を話すことで，用語体系が意思疎通を促進するのである。これとは対照的に，**分類**という方法は，一般的には全体を含んだ，より包括的なものである。

> **包括性**：秩序だてて組み合わされた下位項目をもって集団や部門における項目を体系的に配置すること；科学的な妥当性（例：生物学的，病因論的）；網羅性；研究や臨床実践にとって正確で十分であること；曖昧でない規則をもって項目を分類体系の単一の部分に当てはめること（O'Carroll et al., 1996, p. 240）

このセクションにおいてわれわれは，近年この領域における標準的な用語体系を提供する試みに焦点を当て，さらに次のセクションでは，分類に向けたアプローチの一つを検討している。

参考資料 1.1 は自殺関連行動の範疇で得られた用語や定義について要約したものである。われわれは**自殺**を，その行動の結果死に至る意図を持ってなされる自己破壊的行動によって引き起こされた死，と定義している（Crosby, 2007）。この定義は 3 つの重要な要素を示している。①その人が死んでいる，

参考資料 1.1　用語の定義

自殺	その行動をした結果死に至ろうとする意図を持ってなされる自己破壊的行動により引き起こされた死。a
自殺企図	その行動をした結果死に至ろうとする意図を持ってなされる自己破壊的で傷害を負う可能性のある行動のうち，死に至らないもの。自殺企図は傷を負う結果になるかもしれないし，あるいは，そうはならないかもしれない。a
自殺関連行動	その行動をした結果死に至ろうとする意図を持ってなされる自己破壊的で傷害を負う可能性のある行動。自殺関連行動は死亡に至る結果になる（自殺）かもしれないし，あるいは，そうはならないかもしれない。
自殺念慮	個人が報告する，意図的にその人自身の人生を終わらせることについての，何らかの考えやイメージ，信念や発言，あるいは他の認知。

注記：「自殺」という言葉は「自殺既遂」や「自殺による死」と同じ意味で使用されている。a）元データは Crosby（2007）より。

②その人の行動はその人自身の死の原因である，③その人が自身の死の原因になるよう**意図している**，ということである。3 つ目の基準，自身を殺そうと意図している，はこの専門領域ではかなり論争を呼んできたもので，自殺で死のうとしている人と他の要因で死亡した人とを区別する上で最も正確な要素であるといえる（Andriessen, 2006)。自殺に関する同様の定義は文献の中で述べられてきた（Silverman, Berman, Sanddal, O'Carroll, & Joiner, 2007; より包括的な記述は Silverman, 2006)。

希死念慮の概念はわれわれの定義における**自殺企図**，つまり，その行動の結果死に至ろうとする意図を持ってなされる自己破壊的で傷害を負う可能性のある行動のうち死に至らないもの，において中心となるものでもある（Crosby, 2007)。自殺企図は傷を負う結果になるかもしれないし，あるいは，そうはならないかもしれない。さらに，死のうとする意図の証拠となるものには，疑いようのない明らかなものもあれば，暗黙のうちに示されているものもある。明らかな意図というのは，人が自分自身の人生を終わらせようとする意図を直接伝えている場合である。未必の故意のように，（訳注：自殺の意図は不確実であるものの）その人がその行動により死に至ることを容認している，またはその行動が行われた状況から死に至る蓋然性があることが推論される状況もある（Crosby, 2007)。自殺企図の他の定義（e.g., O'Carroll et al., 1996; Silverman et al., 2007）と同様に，自殺企図を同定するにあたって，必要だと考えられる二つの別々の次元があることがこの定義により示されている。

①どの程度，実際の損傷を起こす可能性があるか。

②行動を起こしたときに自殺しようとする意図がどの程度あったか。

もし希死念慮と医学的致死性のアセスメントが難しい状況であれば，二つの次元に関してさらに検討を進めていく必要がある。

希死念慮の有無については，その行動をとったときに自分自身を殺そうと意図していたかどうかを思い出すよう尋ねることで，端的に評価することができる。しかし，希死念慮が存在するかしないかを決めかねることがときどきある。その理由には，彼らが自殺企図をする際に生きることを望んでいたのか，死にたかったのかについて両価的な感情を抱いていたり，あるいは，意図したことの記憶が不正確で，信頼できないものであるから，といったことがある。希死念慮を評価する一つの方法としては，自殺関連行動を実行した周辺の状況から希死念慮の程度を推論することがある。例えば，助けられたり発見されたりすることがないように自殺をすることであり，死を前にしたときの最後の準備（例：遺書を書く，銃を購入する）や，自殺ノートを残す，といったことである（A. T. Beck, Resnik, et al., 1974）。しかし，客観的な状況から推測された希死念慮の評価は，アセスメントバイアスに左右されることもある。たとえば実際には希死念慮はないが自殺を試みているようにみせるために，意図的に自殺の準備をしたり，自傷行動を実行していることもあるだろう（Freedenthal, 2007）。そして，その行動の医学的致死性から希死念慮の程度について推論するということも，問題をはらんでいる。それは本書の序文で言及したように，希死念慮と自殺企図をした患者の医学的致死性の程度とはほとんど相関しないということが，われわれの研究グループでわかっているからである（A. T. Beck, Beck & Kovacs, 1975; G. K. Brown, Henriques, Sosdjan, & Beck, 2004）。行動の結果としてどの程度死に至るかについて正確に予想しており，予想した通りの行動パターンをとっている人だけが，行動の結果として起こる生命に対する危険性と希死念慮の程度とが相関していることになる。

自殺企図の定義における一つの重要な特徴は，そこには何らかの形で希死念慮が存在する，ということである。たとえ自分を殺したいという願望が少ししか存在しない場合であっても，自殺企図を行ったと見なされるのである。言い方をかえれば，自傷行動の症例を分類するよう依頼された専門家は，その行動をした意図をアセスメントする中で，死のうとする意図が少しでもあったのか，あるいは全くなかったかということを基準として，自傷をしようとする意図のアセスメントを行うことになる。自殺企図と，危険性の高い自傷行動，つまりは死ぬという結果を意図したものではない，**自殺の意図がない自傷行動**とは区別される。ある程度人が死ぬことを意図して自殺を行動する，またはそれで自殺に至ることになれば，その人は**自殺関連行動**を行っている，ということになる。

自殺企図の定義の中で今後さらに検討が望まれる他の側面として，行動の結果として起こった身体的損傷の程度に関する事柄がある。特に定義上は，行動を自殺企図に分類する際に，実際の身体的損傷が起こっている必要はないことが示されている。むしろ，身体的な損傷だけでは定義上は自傷を示すものである可能性がある。たとえば，ある人が弾丸の込められた銃を口に加え，引き金を引いたが銃が故障しており発射されなかった場合を考えてみてほしい。この行動では実際には全く自らに対する損傷は起こっていないが，定義上は自殺企図として分類されることになるだろう。

こうした定義はこの章の始めに提示した症例を理解するために当てはめることができる。ジャニスはアセスメントの中で，逃げたい，母と継父に仕返しをしてやりたい，他に問題の解決策は見当たらないから死にたい，など大量服薬をする上での動機をいくつも述べた。そうした理由の中では，逃げたいという気持ちがおそらく最も目立つ動機であったのだが，死のうとする意図を幾分かは持っていたため，彼女の自傷行動は自殺企図として分類されるのである。対照的にニックは，意識レベルが動揺していたことにより，橋から飛び降りたときの死のうとする意図は覚えていない。しかし，多数回自殺企図をしている経歴や，彼が自分は30歳になる前までには死んでいるだろうと予告していたこと，他人がおらず助かる見込みが少ないところで行動しているという事実など，彼が死のうとする意図をある程度持って橋から飛び降りたであろうと推測できる間接的な根拠がある。さらに，心理的評価の中で，ニックは自分の行動が自殺企図であったことを否定しないだろう。このように，ニックの行動もジャニスの自殺企図よりは確からしさが低いものの，自殺企図として見なされる。チャドは明らかに腕の表面を傷つけたときに死にたいと言っていた。チャドは医学的には重大な傷を負っているわけではないが，①皮膚を切ることは損傷の可能性があり，②行動を起こしたときに自分自身を殺傷する意図があったことから，臨床家は彼が自殺企図を行ったとみなした。

参考資料 1.1 に示したように，その人が自身の人生を終わらせる（すなわち，自殺既遂）ことについて語る，どのような考えや，イメージ，信念，言葉，あるいは他の認知も，われわれは**自殺念慮**と定義している。しかしここで注意したいのは，単純に自分を殺したいという考えが明らかだからという理由で，その患者は自殺念慮があると結論付けてしまうことである。というのも，自分自身を殺傷するという侵入的思考（例：強迫性障害の患者）を持っているが，自殺をやり遂げたいという意図や願望は何もないような例もあるからである。このように自殺念慮という用語は，人生を終わらせたいという願望をもとに引き起こされる，自殺関連行動という用語と密接に関係したものだと見なされる。さらに言えば，この章の前半に述べたように，**希死念慮**という用語は自分自身を殺す願望があり，**かつ**ある程度意図的に自分自身を殺傷する願望に基づいて行動しようとしている，ということに言及した用語である（訳注：本文ではその人の心の状態に言及した用語として自殺念慮，そして特にその人の意図に言及した用語として希死念慮が言及されている点に注意したい。その上で次の分類のセクションに注目してほしい）。

予備的研究の中で，さらに調査が必要とされる臨床試験のデータを分析する際に，最近使用されているいくつかの自殺関連行動がある（Posner, Oquendo, Stanley, Davies, & Gould, 2007）。これらの行動は自身を殺傷する何らかの意図を有しているものの，自殺企図や自殺に分類されないものである。自分の人生を終わらせることを意図して自分を傷つける可能性のある行動をはじめたところで，外部の環境や他の人にそれを中断させられたことを，「**中断された自殺企図**」とする。中断された自殺企図の例は，自分に銃口を向けて自分を殺そうと引き金を引こうとしたが他の人に銃を取り上げられた場合も当てはまる。「**中断した自殺企図**」を行ったという人がいる。そのときは，まさに自分を殺そうと意図して，行動することに向けて段階を踏み始めたが，実際に自傷行動にとりかかる前でやめたということである。中断した行動の例としては，自身を殺傷する意図を持って橋から飛び降りるために薬を飲んだが，引き返して自分の意志で帰った，という場合がある。**予備行動**は自分自身を殺傷する準備をすることを意図して行動を実行しているということであり，特定の自殺方法（例：薬をためる，銃を購入する）を収集したり，人生を終わらせる準備（例：重要なものを配る，自殺手記を書く）をするといったことである。自殺するための行動を計画する精神活動は，自殺願望や自殺既遂を意図することと関係しているものと考えられる。

標準的な用語体系とは異なるが，われわれが本書を通して使用している用語として「**自殺危機**」がある。自殺危機というのは，自殺願望や自殺企図，あるいはその他の自殺に関連する行動がその後に伴ってくるような，自殺念慮が明確で極期の状態にあるエピソード，として定義される。われわれの認知療法プロトコールは，自殺危機におかれている患者であればそれがどのようなタイプの自殺危機であったとしても，そこで将来生じるかもしれない自殺関連行動を防ぐようにデザインされている。

自殺念慮と自殺関連行動の分類

分類はあらかじめ確立された用語体系を前提とするものであり，それは，妥当性が信頼性を前提としているということとほとんど同じ理由からである。自殺学の専門家たちが自殺念慮と自殺関連行動を把握するための用語体系を改編し続けているために，自殺問題を有する患者と関わるときに臨床家たちに広く受け入れられ，実施されているような分類体系はないのである。それにもかかわらず，30 年以上前に考案され，自殺学の分野で多大な影響を与えている分類体系がある（A. T. Beck et al., 1972)。現在，自殺関連行動のパラメーターを定義し理解することの重大性を支持するような実証的研究の大きな母体になっているのはこの体系である。この体系によると，自殺という現象は，**自殺完遂**であるか，**自殺企図**であるか，または**自殺念慮**のどれかに当てはまる，と説明される。最も現代の自殺学者が言及するところによると，今のところ自殺完遂は**自殺**または**自殺による死**（cf. Silverman et al., 2007）とされている。

ここで紹介したどの構成概念も特定の因子，評価の確からしさ，行為の致死性，死のうとする意図，苦痛を紛らわすような条件，そして方法，という特徴によって評価される。

A. T. Beck ら（1972）は評価の**確からしさ**が，主として研究の目的において有用であることを認め，評価者間の信頼性を確立した。この体系の中では，評価の確からしさは1～100％の連続的な範囲で得点づけられるとしている。「**致死性**」とは「医学的，生物学的な生命への危険性」と定義され，「自殺関連行動が致死的である，またはよく計画が練られた行動である」ことに言及するものである（A. T. Beck et al., 1972, p. 9）。この得点はその行動に関係する客観的な医学的危険性に基づくものであり，それは，その行動をとった人がもともと予想していた傷害の程度とは異なる。致死性は将来的な自殺関連行動のリスクと関係しているというよりは過去にみられた自殺企図と関係したものであり，全4点（ゼロ，低，中，高）で得点化する。次のセクションで，自殺企図に関係する致死性の程度を定量化する手法について説明する。

以前に述べたように，死のうとする意図は自殺関連行動かそうでないかを区別する上で鍵となる要素である。致死性と同様に全4点（ゼロ，低，中，高）で評価する。死のうとする意図を言葉で表現してもらうことは，自殺企図の結果としての死がどの程度意図されていたかを決定する上で最も直接的な方法であるが，報告バイアス（訳注：情報バイアスの一つ）によって正確さに疑問が出てくる可能性がある。このように，死のうとする意図は文脈的な他の特徴も考慮されるべきである。それはたとえば自殺関連行動に関係した行動（例：他の人に見つけられないように警戒していたかどうか）やその人が自殺関連行動に至るまでの傾向（例：抑うつ，絶望感），自殺関連行動に至る背景を提供するようなその人の経過（例：回避的な問題解決スタイル，過去の自殺企図の既往）といったものである。次のセクションではこうした死のうとする意図の様々な側面を定量化する方法を説明する。

A. T. Beck ら（1972）が提案した分類における最後の二つの次元は，**苦痛を紛らわすような条件**と**方法**である。A. T. Beck ら（1972）によると苦痛を紛らわすような条件とは，行動の結果に対する患者の認識を変化させたり，頑なに自己破壊行動を行うことに向かっていく傾向性を一時的により強めるような側面で，年齢的な影響，知的な問題，中毒状態，あるいは器質性または機能性疾患などが含まれる。苦痛を紛らわすような条件が存在するということは，そうでなければもしかしたら自殺関連行動が実行されなかったかもしれない，ということを暗に示唆するものである。苦痛を紛らわすような条件は，致死性や死のうとする意図と同様，全4点（ゼロ，低，中，高）で得点される。最終的にA. T. Beckら（1972）は，それぞれの方法に対してそれぞれ違った程度の致死性や，死のうとする意図，苦痛を紛らわすような条件が関係しているために，行動の方法一つ一つに対してどうであったかが報告されなければならないと結論付けた。たとえば，大量服薬をしようとするよりも，銃を使って自殺する方が死に至る可能性が高いことはよく知られたことである（Shenassa, Catlin, & Buka, 2003）。自殺企図手段は連続的で段階的な尺度を用いて評点することというよりは，むしろ記述的な指標となる（例：「銃」）。

表1.1は本章の冒頭で述べた3症例の自殺関連行動がこの体系によりどう分類されるかをまとめたものである。ジャニスは睡眠薬を大量に飲めば死ねることをある程度意図して自殺企図を行ったことを認めている。このことによりわれわれは彼女の行動を自殺企図として評価し，評価の確からしさを100%とした。彼女は平均的な知性の持ち主でアルコールや薬物の影響下でもなかったため，自身の行動の結果を理解していたと想定され，苦痛を紛らわすような条件はなかったと考えられた。彼女の死のうとする意図の程度は中程度と評価された。一方で彼女の行動は深刻で，彼女は行動に移す直前に急速に絶望感が悪化していた。そして彼女は問題から抜け出す唯一の方法が自殺であると考えていたと説明している。その一方，ジャニスが医学的に安定した状態になってから述べたところでは，飲んだ薬の量で死に至るだろうとは考えていなかったということである。さらに言えば，彼女は明らかに母や義父が家にいたことを知っていたため，自分が発見されるかもしれないという期待を持ち続けていた可能性が浮かび上がってくる。

ニックの行った橋からの飛び降りは，死に至る危険性は高そうにみえたが，受けた怪我は単に足の些細な怪我にすぎなかったことから，致死性は中等度に割り当てられた。彼の死のうとする意図の程度は，①彼の多様な自殺企図の経歴，②若くして死ぬだろうと予想していており，死ぬのは怖くないと言ってい

表 1.1　分類枠の適用

	次元	分類
ジャニス	中心要素	自殺企図
	致死性	高
	死のうとする意図	中
	苦痛を紛らわすような条件	0
	方法	大量服薬
	確実性	100%
ニック	中心要素	自殺企図
	致死性	中
	死のうとする意図	高
	苦痛を紛らわすような条件	高
	方法	飛び降り
	確実性	50%
チャド	中心要素	自殺企図
	致死性	0
	死のうとする意図	高
	苦痛を紛らわすような条件	中
	方法	切傷
	確実性	100%

注記：情報は Beck ら（1972）をもとにしている。

ること，③自殺願望に一致すると理解できる沢山の危険な行動を行っていたということから，高いと評点される。しかし，ニックは薬物の影響下にあり，自殺企図に至った出来事を実際には覚えていないため，自殺企図の前後で苦痛を紛らわすような条件があったといえる。こうして，苦痛を紛らわすような条件が高いと評価され，それに基づいて，臨床家は評価の確からしさの程度を50％として評価した。ニックの経過の中で確認される多くの側面から，彼が自殺企図を行ったということが示唆されるものの，薬物の中毒状態が彼の行動に重大な影響を与えていた可能性は高かった。

最後に，チャドの症例は，児童思春期での診療を専門とする臨床家がしばしば遭遇する症例の一つである。チャドは出血死で自分自身を殺傷することを意図していた，とはっきり述べているが，表面を引っ掻くだけで出血もない，ほとんど手当を必要としない程度の傷であった。そのため，致死性の程度は0とした。第 11 章でより十分な検討がなされているが，児童思春期の症例でみられる自殺企図における致死性は，低いか，ほとんどないことが多いが，一方でしばしば自殺関連行動の致死性を本人は低く見積もっているものである。そのため，自殺につながるような将来の行動を綿密に経過観察するべきである（H. E. Harris & Myers, 1997）。このように，臨床家は100％の評価の確からしさで行動に移したものとして評定した。その一方で，チャドの認知的発達段階では自分がとった行動の結果を十分予想することはおそらく困難であると考えれば，チャドの年齢が後の自殺企図における苦痛を紛らわすような条件だと臨床家は結論付けることとなった。苦痛を紛らわすような条件の程度については，意識ははっきりしていたし，合理的な決断をしたとチャドは主張するだろうが，彼の行動と苦痛を紛らわすような条件とが関係していることは明白である。このことから苦痛を紛らわすような条件の程度は中程度とされた。

自殺の次元を評価する

Beck と彼の同僚は，分類の次元と一致させたいくつかの標準的尺度を作成し，その中で希死念慮の程度を，過去の自殺企図や過去の自殺企図の致死性，自殺念慮の深刻度と関連づけている。これらのスケールは原則として研究場面において使用されてきたものなのだが，これらが自殺念慮と自殺関連行動の特徴を決めていく上で系統だった方法を提供することから，われわれは，危険性の高い患者を標準的に評価するときに，これらのスケールの使用を考慮するよう臨床家に推奨している。

希死念慮

希死念慮評価尺度 The Suicide Intent Scale（SIS; A. T. Beck, Schuyler, & Herman, 1974）は観察者による評価尺度で，自殺行動をした患者の自殺しようとする意図の深刻さを測定するものである。SIS は最も最近の自殺企図時とその前の時点での，言語的，非言語的な行動について定量化する 20 項目から構成されている。それぞれの項目は 0 ～ 2 の範囲で順に得点化され，始めの 15 項目は 0 ～ 30 点の範囲で得点化される。SIS の始めの 1 ～ 8 の項目は，自殺企図が起こった周辺の「客観的状況（objective circumstances）」を網羅したもので，自殺企図を実行する準備や方法，場面設定，そして，行動を見つけやすくする，または発見されることを阻止しようとしている患者が示す兆候，等に関する項目が含まれている。SIS の第 2 の部分，9 ～ 15 の項目は自殺企図者の主観的認識（subjective perceptions）を表し，行為の致死性や救助と治療の可能性への期待，前もって計画されている程度，患者によって述べられる自殺企図の目的に関するものである。面接を施行するのには 10 分ほどかかる。この評価尺度は自記式の The Suicide Intent Questionnaire も入手でき，観察者による評価と強く相関を有している（r=.87; Strosahl, Chiles, & Linehan, 1992）。

SIS は心理的評価尺度としての属性を持っており，高い内的一貫性（a=.95; A. T. Beck, Schuyler, et al., 1974）と 0.81（Mieczkowski et al., 1993）～ 0.95（A. T. Beck, Schuyler, et al., 1974）という高い評価者間信頼性（訳注：詳しくは巻末の用語集参照）を有している。いくつかの研究では，SIS の「客観的状況（objective circumstances）」の部分が致死的な自殺と致死的でない自殺を層別していることが報告されている（A. T. Beck, Schuyler, et al., 1974; R. W. Beck, Morris, & Beck, 1974）。さらに SIS の妥当性に関するエビデンスとしては，うつの尺度と中程度相関していることがある（rs=.17-.62; Minkoff, Bergman, Beck, & Beck, 1973; Silver, Bohnert, Beck, & Weissman, 1975; Weissman, Beck, & Kovacs, 1979）。

膨大な研究者が SIS の中で将来の自殺を予測する上で有用な下位項目を見つけ出そうと要素分析を行った。たとえば，A. T. Beck, Weissman, Lester と Trexler（1976）は，①「致死度への予測」と「生または死に対する態度」（Expectancies and Attitudes），②「用意周到さの度合い」（Premeditation），③「自殺企図後に発見・介入されにくくするための準備・用意周到さ」（Precautions Against Intervention），④「自殺企図の前に明白な自殺念慮を伝達している」（Oral Communication），という 4 つの要素を同定している。これらの要素の構造は後に再確認されているが（Wetzel, 1977），Mieczkowski ら（1993）は SIS が二つの次元からなっていることを提案し，分析を行った。それは，「致死性に対する意図（Lethal Intent）」の要素と「計画（Planning）」の要素である。A. T. Beck と Steer（1989）は，A. T. Beck, Weissman, Lester ら（1976）で提案された 4 つの要素を補足する 3 つの項目を作成した。①

「重大性（Seriousness）」，②「警戒（Precautions）」，③「計画（Planning）」である。「重大性（Seriousness）」の補足項目は「自殺行動の理由（purpose）」，「致死度への予測（expectations of fatality）」，「自殺企図への本気度の度合い（seriousness of the attempt）」，「生または死に対する態度（attitude toward dying）」，「医学的な救命への認識（conception of rescuability）」を評価する項目の合計得点として算出される。「警戒（Precautions）」の補足項目は，「自殺企図時の対人的な隔離の度合い（isolation）」，「自殺企図後の救助の介入までの時間的間隔（timing）」，「自殺企図後に発見・介入されにくくするための準備・用意周到さ（precautions against discovery）」を評価する項目の合計得点として算出される。「計画（Planning）」の補足項目は「死を覚悟しての最終行動（final acts）」，「自殺企図の積極的な準備（active preparation）」，「自殺手記を書いている（writing a suicide note）」，「自殺企図の前に明白な自殺念慮を伝達している（overt communication of intent）」，「用意周到さの度合い（degree of premeditation）」を評価する項目の合計得点として算出される。「重大性（Seriousness）」，「警戒（Precautions）」，「計画（Planning）」の補足項目の α 係数（訳注：詳しくは巻末の用語集参照）はそれぞれ 0.86，0.73，0.61 であった。

SIS の自殺を予測する上での妥当性は，地域疫学調査（De Leo et al., 2002; Hjelmeland et al., 1998）や入院患者（A. T. Beck & Steer, 1989; Harriss, Hawton, & Zahl, 2005; Hawton & Harriss, 2006; Holmstrand, Niméus, & Träskman-Bendz, 2006; Lindqvist, Niméus, & Träskman-Bendz, 2007; Niméus, Alsen, & Träskman-Bendz, 2002; Pierce, 1987; Samuelsson, Jokinen, Nordström, & Nordström, 2006; Skogman, Alsen, & Ojehagen, 2004; Tejedor, Diaz, Castillon, & Pericay, 1999）を含む数々の研究で調査されてきた。これらの研究のいくつかでは SIS の値が自殺による死を予測しているという報告がなされている（Harriss et al., 2005; Hawton & Harriss, 2006; Niméus et al., 2002; Pierce, 1987）。A. T. Beck と Steer（1989）は SIS の総合得点が最終的に自殺で死亡することを予見するものではないと報告しているが，SIS の「警戒（Precaution）」の補足項目が最終的に自殺で死亡するリスクが増えることと関係していることがわかっている。さらに，患者の自殺企図に対しての認

識（perceptions of the attempt）の項目得点よりも「客観的状況（objective circumstances）の得点の方が，より自殺による死に強く関係していることがある程度実証されている（例：Harriss et al., 2005）。

SISはこの章の始めに説明した自殺企図に関係した死のうとする意図の程度を見極める手引きとして使用することができる。ゼロ，低，中，高といった死のうとする意図の程度を示すための，確立されたSIS上のカットオフポイントはない。しかし，このスケールにより得られた客観的データが，より適切な臨床的判断を適用していく上での補助となる。たとえば，SISを施行している間のジャニスの反応は，彼女が中程度の意図を持って自殺企図を行っていることを示していた。彼女は自殺企図を行ったときに部屋に一人でいたのだが，家族は近くにいて介入することが可能であった。彼女はそのときが来るまで自殺企図を行うことを十分考えていなかったため，死の準備として最期らしく振る舞ったり，自殺手記を書いたりすることはなかった。しかし，彼女は，死は実現可能であり，自分の問題から逃れるために死にたいと思っていた。SISを行っているときのニックの反応は，彼が強い意図を持って自殺企図を行っていることを示している。誰も彼が橋から飛び降りたときに彼に話を聞くことはできないし，介入は不可能であった。彼は行動を行ったときに薬物の影響下にあったため，彼の認識をもとにした評価の確からしさということに関しては疑問が残る。ただし，自殺既遂を意図しており（そして後の面接でそれはもっともなことだと受け入れている），また彼は，他人に助けられるぐらいなら自殺をやり遂げることを望んでいた可能性があるかと尋ねられると，それを否定はしなかった。SISを施行している間のチャドの反応も彼の行動が強い意図に基づいていたことを示す特徴を示していた。彼は自殺企図を行う準備として，キッチンからナイフを盗んで，地下のバスルームに見つからないよう隠して発見を逃れようとしていた。彼は数日間自殺について熟慮し，簡単な自殺手記を書いていた。さらには，これ以上いじめられることには耐えられそうにないから，死にたいのだということを繰り返し口にしていた。

SISは自殺企図の間の自殺既遂の意図の程度を測る上で幅広く役立つ。臨床家にとってはSISを用いることで，この章で説明してきた用語体系と一致するような自殺企図を患者が行ったかどうかを見極めやすくなる。この章で紹介した研究は，SISが自殺のリスクアセスメントの一部として有用であることを支持するものである。実際われわれとしても希死念慮を，個々の患者の自殺リスクを見極める上で考慮すべき最も重要な因子の一つと見なしている。

致死性

致死性尺度 The Lethality Scales（LS; A. T. Beck, Beck, et al., 1975）は受傷の医学的致死性を測るために開発された。この評価尺度は8つに分かれており，いずれも自殺企図の方法（例：発砲，飛び降り，大量服薬）に当てはめて臨床家は評定する。どの項目も0（例：完全に意識があり覚醒している）から10（例：死）までの範囲がある。評定は患者の内科的，外科的，精神医学的支援に対する入院時の身体的な評価に基づき，カルテ記録の情報と治療に参加している医師への聞き取りから決定される。LesterとBeck（1975）はLSが，高い評価者間信頼性を有している（r=.80）ことを報告している。本章で紹介した他の評価尺度よりも研究で使用される頻度は少ないが，この評価尺度は致死性という次元を定量化する上で客観的で系統的な方法を提供してくれる。そのため，もし診療録が手に入るのであれば，臨床場面でLSを用いてみると役立つだろうというのがわれわれの提案である。

LSはジャニスやニック，チャドの自殺企図の致死性を見極めるために活用された。ジャニスについては，昏睡になった薬剤に対するLS（the Lethality Scale for Coma-Producing Drugs）が実施された。彼女の母親は彼女が自殺企図をしてから数時間後に彼女を発見しており，そのときには彼女は昏睡状態で正常に呼吸をしているという以外は反応がなかった。こうした状況から臨床家は，高い致死性を有する自殺企図であることに一致した，8点という致死性をつけた。ぼんやりして朦朧としていたものの意識障害がなかったり，傾眠傾向であったが簡単に起きることができたりしていた自殺企図者に対して，この致死性の評価を付ける場合，得点はもっと低くなる。以前取り上げたように，ニックの自殺企図は結果としてギブス固定が必要な程度の部分的な損傷であり，アキレス腱への障害もなく完全な回復が見込まれた。これらの受傷状況に対して，飛び降りでのLS（the Lethality Scale for Jumping）を使用した場合，4点の致死性のところに当てはまる。もしニックがアキレス腱の固定が必要であったり，内部の出血があったり，生命維持のために必要な部分の大きな損傷を受け，また，完全な治癒が期待できない状況であれば，得点はより高いものになっていたであろう。対照的にチャドは切創のLS（the Lethality Scale for Cutting）に基づき0点として得点され，それは彼が負った傷が表面だけの引っ掻き傷のみであったからである。主要な血管の損傷や相当量の出血が続いておれば，より高い得点が評定されることになる。

自殺念慮

自殺念慮尺度 The Scale for Suicide Ideation（SSI; A. T. Beck, Kovacs, & Weissman, 1979）は，観察者による評価尺度で21項目からなっており，自殺既遂に対して患者がとる特定の態度や行動，計画について，面接を行ったその日，そのときの強度を測定するものである。各項目は自殺念慮の程度に応じて3段階，0から2の3つの得点からなっている。始めの19項目は合計され0から38点の範囲の総合得点として算出される。

SSIの始めの5項目はスクリーニング項目と考えられている。うち3項目は生きる希望や死への願望を評定し，残りの2項目は積極的または消極的な方法による自殺を行う願望を評価している（例：大量服薬 vs. 生きるために必要な薬物療法を止めること）。これらの項目は**参考資料1.1**に示した自殺念慮の定義と一致するものである。もし患者が何らかの積極的または消極的な自殺既遂への願望を述べたら，追加の14項目が実施される。ここからの項目は，自殺への考えや，準備のための行動を評価するもので，その中には自殺念慮の持続期間や頻度，自殺に関する行動を抑えて制御することができるかどうかの感覚，自殺関連行動を妨害するものの数，どの程度十分に計画を練った上で実際の行動をしようとして準備しているか，といったものがある。総合得点に含まれない追加2項目は，過去に自殺企図があったかどうかとその頻度についてである。SSIは実施におよそ10分かかる。この評価尺度は自記式のもので，ベック自殺念慮評価尺度 the Beck Scale for Suicide Ideation（A. T. Beck & Steer, 1991）は，観察者による評価のものと一致し（rs=.90-.94），高い内的一貫性（internal consistency）と，関連する構成要素を測定した際の高い併存的妥当性（訳注：詳しくは巻末の用語集参照）を有している（A. T. Beck, Steer,

& Ranieri, 1998; Steer, Rissmiller, Ranieri, & Beck, 1993)。

SSIはとりわけ色々な用途があるツールであり，様々な状況で試されている。SSIは成人の精神科入院患者（A. T. Beck, Steer, Kovacs, & Garrison, 1985）や，外来患者（A. T. Beck, Brown, & Steer, 1997）に対して標準化して使用されてきた。総合診療の実践の場においても，救急の現場でも，開業医の現場でも（例：Bruce et al., 2004）用いられてきた。さらに，SSIは大学生から（例：Clum & Curtin, 1993），思春期（例：de Man & Leduc, 1994），老年期（例：Bruce et al., 2004; Szanto et al., 1996），など幅広い年代の人に実施されてきた。

SSIは卓越した心理的評価尺度の属性を有している。たとえば，α係数が0.84（A. T. Beck et al., 1997）から0.89（A. T. Beck, Kovacs, et al., 1979）と，高い内的一貫性を有している。SSIは評価者間信頼性（interrater reliability）が高く，0.83（A. T. Beck, Kovacs, et al., 1979）から0.98（Bruce et al., 2004）の範囲での一致率である。SSIはベック抑うつ質問票やハミルトンうつ病評価尺度（例：A. T. Beck, Kovacs, et al., 1979; Hawton, 1987）と，過去の自殺企図や抑うつの重症度（例：A. T. Beck et al., 1997），日々の自殺念慮のモニタリング（Clum & Curtin, 1993）といったことに対して正の相関が見られている。SSIは抑うつが見られる外来患者の中から，自殺しそうで入院が必要な患者を判別し（A. T. Beck, Kovacs, et al., 1979），自殺関連行動を行った人とそうでない人を判別することができる（Mann, Waternaux, Haas, & Malone, 1999）。さらに言えば，治療前後でのSSIの得点の変化は抑うつ（r=.65），絶望感（r=.57）の程度の変化と中程度の一致が見られている（A. T. Beck, Kovacs, et al., 1979）。

SSIは確立された予測妥当性をもって自殺念慮を計測する数少ない方法の一つである。後方視的研究の中で，この評価尺度で2以上の得点がついた患者はそれ以下の患者よりもおよそ7倍自殺既遂に至りやすいということをわれわれは見出した（G. K. Brown, Beck, Steer, & Grisham, 2000）。自殺念慮はうつ病の診断基準の一つであるにもかかわらず，G. K. Brownら（2000）はその研究の中で，自殺念慮の存在そのものが，うつ病が自殺に関係しているリスクを上回って，独立した因子として自殺リスクに影響したものであると結論付けた。

SSIはこの章の冒頭で紹介した3症例の自殺念慮をアセスメントすることができる。自殺企図が行われた後に実施されているにもかかわらず，3人とも注意して観察する必要性があるという程度の得点が継続してみられていた（すなわち，ジャニスのSIS=19; ニックのSIS=26; チャドのSIS=28）。3人とも死にたいという強い願望を認めており，死にたいという願望が生きたいという願望を上回っていた。ジャニスとニックは他の自殺企図を行う願望もわずかながら報告していた。チャドは，もしいじめられ続けるのであればあらたに自殺企図をしたいと言って，強い自殺の願望を示していた。ジャニスは些細でつかの間の自殺念慮だけを経験していたのであるが，チャドは長い期間自殺念慮を経験していた。ニックはほとんど常に自殺念慮を経験していた。ジャニスとニックはともに，自分たちの自殺企図を止められるものはないと確信していたが，チャドは，自殺企図をすると彼の母親が傷つくのではないかということを，幾分か考えていたようであった。ジャニスとニックは将来どのように自殺企図を行うかに関する考えを持っていたが，詳細にわたって十分計画しているわけではなかった。対照的にチャドはよく計画されたプランを持っていた（すなわち，自分の手首を切る）。ジャニスは他の方法をとろうとしていたかどうかは確かではないが，一方ニックとチャドは他の方法をとることができると確信していた。

序論で述べたように，SSIはある個人が最も自殺に近かった期間の自殺既遂における，特定の態度や行動，計画の程度を測るために用いられてきた（Scale for Suicide Ideation-Worst Point [SSI-W]; A. T. Beck, Brown, Steer, Dahlsgaard, & Grisham, 1999）。その中で患者は，最も強く自殺を完遂したいと願った経験を，おおよその時期や状況を含め思い出すように教示を受ける。そのときどれぐらい自殺したかったかということについて評価するため，患者のSSIの19項目に対する反応を臨床家が評価している間，患者はその経験を心に留めているよう求められる。SSI-Wの自殺に対しての予測信頼性は確立されており，ハイリスク群の精神科患者（すなわち，SSI-Wの総合得点が16以上）はより低いリスクの得点の患者よりも自殺既遂の起こりやすさが14倍高いことがわかっている（A. T. Beck et al., 1999）。

自殺念慮はベック抑うつ質問票の自殺の考えと願望という項目を単独で使用することによってもスクリーニングすることが可能である（A. T. Beck, Steer, & Brown, 1999）。患者は自殺願望を特徴付ける4つの項目から一つに丸をつける——0（「自殺したいと思うことはまったくない」），1（「自殺したいと思うことはあるが，本当にしようとは思わない」，2（「自殺したいと思う」），3（「機会があれば自殺するだろう」）。この項目の2以上はわれわれの自殺願望を伴う自殺念慮の定義に一致する。G. K. Brownら（2000）の研究によれば精神科外来患者においてこの評価項目が2以上であった者は，それ以下の患者よりも自殺による死のリスクが6.9倍であった。SSIとベック抑うつ質問票の自殺念慮の項目があれば，患者の自殺念慮に対する包括的な説明が可能となる。ベック抑うつ質問票のこの項目単体でも，臨床家が包括的な心理的評価を実行する手段を持たないときに自殺の考えと願望をスクリーニングできる可能性がある。

本章のまとめ

本章では本書の残りの章全体で使用される標準的な用語体系について述べた。自殺念慮，自殺企図そして自殺は，①その人が自分自身を殺傷する行動を実行したか（すなわち，実際に怪我があったか），②その人はまだ生きているかどうか，というそれぞれが独立したカテゴリーとなる。対照的に，本章で説明されてきた他の用語については，本質的に評価するために提示されたものであり，自殺の考えや行動の重大性の程度を特徴付けるものである。それはたとえば死のうとする意図や医学的致死性といったものである。これらすべての因子は臨床的文脈をアセスメントする上で重要であり，患者がこれらの次元で高い状態があればあるほど，その人が将来的に自殺関連行動をする可能性は高くなるということである。

ある研究によると，患者が自殺企図をしたかどうかを判断するよう臨床家に要請があった際に，臨床家の間で一致しない部分がたくさんあることが示されている（Wagner et al., 2002）。これは，臨床的決定を補助してくれるような，構造化された，操作的な定義を持たない臨床家が多いせいではないかと，われわれは経験上考えている。この章で紹介した定義に馴染むことが，臨床家が自殺を考えている患者を見出せるようになる上での重要なステップの一つである。われわれはまた，個々の患者の自殺念慮から希死念慮まで，あらゆる範囲を定量化する標準的アセスメントを使用することをお勧めする。本章で説明されてきた評価尺度に加えて，他にこの領域では手に入るたくさんのツールによって，こうしたことに関して，子どもの場合を評価するもの（Goldston, 2003 を参照），成人と老年期（G. K. Brown, 2002 を参照）を評価するもの，などがありそれぞれ臨床場面で簡単に実施できる。これらのツールの項目の多くが，すぐには臨床家の心に浮かんでこないような（たとえば，病気のために処方された薬を飲むといった，健康を保つための配慮をその人がしていたかどうか）自殺の考えや願望の側面が評価される。これらの評価尺度は施行する上において時間を要するものである。しかしこれまでにわかってきたのは，これらの評価尺度により得られる価値ある情報は，患者が将来的に自殺関連行動をとることになるリスクと，患者の安全を維持する上で要求されるケアの密度について，確信の持てる判断にたどり着く支えになってくれるということである。

第2章　自殺関連行動の関連要素とリスク因子

臨床家はどのようにして自殺企図の危険がある人を見極めるか，ということは50年以上に渡る自殺研究の中で中心的な課題の一つである。この章において示されるように，自殺関連行動を行う者とそうでない者を区別する多くの特徴がある。そうした要素のどれ一つとして，それがあるだけで自殺への引き金が引かれるというものはない。実際にはこれらの要素が蓄積し，相互に作用した結果，その人の自殺関連行動への至りやすさが高まっていく（Mościcki, 1999)。こうした特徴を有する人びとの大多数は自殺企図や自殺（による死）に至らないため，ある要素についての実用的な知見があったとしても，それをそのまま誰かひとりの患者の評価に適用するということは，残念ながら困難であることが多い（Murphy, 1984; Paris, 2006)。

とはいえ，どの程度患者が自殺関連行動の関連因子で特徴付けられているかをしっかりと評価することで，二つの重要な臨床上の目的を達成することができる。第一には，ある患者が言葉にした，あるいはそうであることを認めた因子の数と重症度を評価し，それに基づいて検討することで，適切な治療のレベル（たとえば，毎週の受診，部分入院プログラム，入院治療）を臨床家が選択する際の目安になる。第二には，こうした評価を経て，たとえば自殺関連行動に関係した末端の背景因子と直前でみられた前兆についての仮説を形成することができる。このようにそれぞれの因子を評価することが，患者の臨床像についての認知的概念化のとっかかりを提供してくれる（第7章参照)。同じようにこの流れと枠組みを用いていくと，その次の治療的介入の論理的観点が提供されることになる。われわれは成人の自殺企図と自殺死に関連した因子を検討し，4つの主なカテゴリー，①人口統計学的因子，②診断学的因子，③精神医学的既往因子，④心理的因子に分類した。

賢明な読者は，われわれがこの章のここまで「**リスク因子**」という用語の使用を避けてきたことに気付かれているかもしれない。Kraemer ら（1994）によると，リスク因子とは“特定の**集団**の各対象者が有する**特徴**で，注目している**事柄**の結果に先行して測定可能であり，集団を二つに分けることができるもの（全体を構成する高リスク群と低リスク群）”(p. 338)，とある。この定義の前提としてあるのは，特徴は結果に先行していなければならないということである。それとは対照的に，自殺を考えている患者に固有で見られる因子を調査した研究の多くは，自殺を考えている患者たちの何が他と異なっているのかということを見極めるために，自殺企図者または自殺者とそうでないものとを比較するという横断的研究あるいは後方視的研究である。こうした研究の意義は大きく，自殺関連行動に付随する事柄についての豊富な情報を与えてくれる。しかしながら，観察の元での出来事（たとえば，自殺企図または死）より前に存在していることが実証的に証明されたものだけしかリスク因子と呼ぶことができず，このような研究は，対象者を自殺関連行動のリスクにさらすことになる因子を必ずしも特定するものではない。その代わり，これらの研究でわかった因子について，われわれは自殺関連行動と**関係したもの**とみなすか，もしくは自殺関連行動に関する実証的研究において認められた因子としてみなす。つまり**リスク因子**という用語は，前向き研究で調査される因子に用いられる。こうした研究では，どの程度ある特定の因子があれば，最終的に自殺関連行動をする人びとを予測できるかを調査するため，対象者は研究に登録される際に評価を受け，追跡調査される（Kraemer et al., 1997)。われわれは，臨床家が自分の患者の自殺リスクを決定する上で，確立されたリスク因子にまずは最大の重点をおくことを推奨している。

人口統計学的因子

自殺関連行動に関係する人口統計学的因子は，その多くが治療により修正できないものであり，そのため，各因子の中で最も臨床家の関心を引くことが少ない（たとえば，年齢や性別)。しかしながら，臨床家が危険性の高い人口分布に気付いておく必要があるのは間違いなく，臨床家がこういった知識について検討することで，個々の患者に適切なレベルの観察や支援について判断することができるからである。たとえば，男性は女性よりも自殺によって死亡する傾向が高いことは十分確立されているが（例として，Oquendo et al., 2001; Suokas, Suominen, Isometsä, Ostamo, & Lönnqvist, 2001），それは，男性が女性よりも致死的な手段を用いる傾向にあるためと考えられている（Denning, Conwell, King, & Cox, 2000）。

多くの研究で女性は男性よりも自殺企図が多くみられることがわかっているが（例として，Roy & Janal, 2006），他人に何かを伝えるという意思よりも死のうとする意図によってその行為が動機付けられたときには，男性の方がより多く自殺企図を行うということが他の研究で証明されている（Nock & Kessler, 2006）。さらには，自殺による死亡は，高齢者（Loebel, 2005），社会経済的立場が低いこと（Beautrais, 2001; Kreitrnan, Carstairs, & Duffy, 1991），退役軍人（Kaplan, Huguet, McFarland, & Newsom, 2007）の集団において多い。死亡診断書には性的指向については表記されないため，性的指向性との関連がわかる自殺死の国民統計はない。しかし最低でも 1 人以上の同性パートナーが過去 5 年間にいた男性は，異性パートナーしかいなかった男性よりも 2.4 倍自殺企図を起こしやすいことが，実証的研究の中で示されている。対照的に，女性においては，過去 5 年間のパートナーの性差を関数とした自殺企図の有病率には差がみられていない（Gilman et al., 2001）。

自殺死は人種や民族によって大きく変わってくることが疫学調査で証明されている。**表 2.1** は，1999 年から 2003 年の米国における自殺率を性別と民族を関数としてみたものである。どの人種と民族性の群においても，男性の自殺率は女性よりもかなり高く，非ヒスパニック系白人は他の民族よりも一貫して自殺率が高い。しかしながら，若いアフリカ系アメリカ人男性では劇的に自殺率が高まることがいくつかの研究で示唆されている（Joe & Kaplan, 2001, for a review）。留意しておくべき事項として，ある部族は 10 万人あたり 150 人ぐらいと報告したり，他の部族では 10 万人あたりの自殺を 0 人と報告したりと，部族間で報告する割合のばらつきが大きい，ということがある（L. M. Olson & Wahab, 2006）。しかし，**表 2.1** にあるように，アメリカ原住民とアラスカ原住民における自殺率は他の非コーカサス（非白人）人種ないし民族よりも高い。

年齢，性別，社会経済学的状況，性的指向，人種や民族性といった因子はいくつかの前向き研究でリスク因子として認識されている。それは，こうした因子がたとえ横断的研究や後方視的研究の中において関連要因として挙げられた場合でも，これらの因子は自殺関連行動が観察される前に存在していることが明らかであるため，一般的にはリスク因子としてみなされる。Kraemer ら（1997）は，これらの因子を固定マーカーと呼んだ。自殺企図に先行して直前で大きな影響を与えるリスク因子とは対照的に，これらのリスク因子は末端に位置する，背景としての因子ではあるが，われわれとしては重要だと考えている。

自殺に関連している人とそうでない人を区別するためのいくつかの人口統計学的因子で，本章の後で検討するような精神療法のターゲットになる心理的因子と比べると変化しにくいものの，その人の人生の経過を通して変化することが可能なものもある。たとえば，複数の前向き研究で，失業が他の確立されたリスク因子をはるかに超えて自殺を予測することが見出されている（A. T. Beck & Steer, 1989; G. K. Brown, Beck, Steer, & Grisham, 2000）。自殺者は非自殺者よりも教育を受けた年数が少ないことが複数の研究で証明されている（Beautrais, 2001）。様々な研究において，自殺関連の患者と精神医学的ケアを受けていて自殺に関連がない患者を比較しており，独身（Pokorny, 1983），離

表 2.1　アメリカ合衆国における性別と民族性による自殺率：1999-2003

人種／民族性	性別	
	男性，すべての年齢	女性，すべての年齢
非ヒスパニック系白人	21.1	5.0
非ヒスパニック系黒人	9.8	1.8
ヒスパニック系	9.8	1.7
アメリカ先住民またはアラスカ先住民	16.7	3.9
アジア系／太平洋諸島系	8.3	3.0

注記：すべての値は 10 万人あたりの自殺者数を報告している。情報源は http://www.cdc.gov/nchs/health_date_for_all_ages.htm

婚（Cantor & Slater, 1995），死別（Stroebe, Stroebe, & Abakoumkin, 2005）が自殺関連の患者で多いことが報告されている。成人の代表的なサンプルを用いた大きな疫学研究である，国の縦断死亡率研究（National Longitudinal Mortality Study）のデータからは，結婚している人と比べて，離婚もしくは別居している人は2倍自殺する可能性が高いことが示された（Kposowa, 2000）。配偶者がいないことと自殺関連行動との関連は，社会的孤立といったようなより広範に渡る問題として説明することができる。実証的研究は社会的孤立が自殺による死に強く関連することを証明している（レビューとしてTrout, 1980, を参照）。この章で検討するような他の因子とは異なり，多くの心理的因子を含んだ社会的孤立という因子は，精神療法の中に位置付けることが可能な問題である。この巻の第II部でみるように，われわれの治療プログラムの重要な構成要素の一つとして，自殺を考えている患者が自身の社会的支援ネットワークを築くのを支援するということがあり，われわれとしてはこのことが自殺を考えている患者の社会的孤立感を減少させるのではないかと期待している。

ここまでの中で，自殺関連行動に関係する人口統計学的因子の研究からは，高齢男性で，社会経済的に過酷な状況にあり，独身，離婚または配偶者と死別している人が，特に自殺の危険性が高いことがわかった。もちろん，こういった因子を特徴に持つ人の大半は自殺関連行動へとかられることがない。つまり，これらの因子のみで説明される自殺関連行動のモデルというのは完成には程遠いものだと言うことができる。もっと言えば，自殺関連行動に関係する人口統計学的因子を同定することで，脆弱性を持つ人の中で自殺にまつわる危機が高まっていく機序を具体的に説明することはできない。そこで必須になるのは，これらの人口統計学的因子の解釈を，自殺関連患者の臨床現場で明らかとなってくる，心理的症状や心理的経過の文脈の中で行う，ということである。

診断学的因子

AIDS，がん，慢性閉塞性肺疾患，慢性痛，末期腎不全や重度神経疾患などの身体疾患は自殺念慮，自殺企図，自殺死のリスクの上昇と関連している（Hughes & Kleespies, 2001; Levenson & Bostwick, 2005）。Hughes と

Kleespies（2001）による自殺に関するレビューの中で，自殺で死亡した人の30～40％は内科疾患を抱えていることが示されている。ただし，年齢によってその割合は異なり，若年の自殺者ではその割合は低く，高齢の自殺者では高い。身体疾患の存在が，その疾患を患っているという状況の影響で，あるいはそれに起因する形で，自殺のリスクを上昇させるということは滅多にない。一方，しばしば見られるのは，それに合併して精神医学的症状が発症することで，自殺に対しての脆弱性が増加し（E. C. Harris & Barraclough, 1994; Suominen, Isometsä, Heila, Lönnqvist, & Henriksson, 2002），さらには，絶望感が賦活されたり，生きる意味を失ったととらえたり，重要な社会的役割を失ったり，ということを通して自殺の脆弱性が強まる（Levenson & Bostwick, 2005）。

自殺によって死亡する人の90％もしくはそれ以上で，1つまたは複数の精神医学的診断がなされるため，1つまたはそれ以上の精神医学的診断は自殺関連行動を説明する中心的な因子である（例として，Beautrais et al., 1996; Bertolote, Fleischmann, De Leo, & Wasserman, 2003; Suominen et al., 1996）。精神疾患とは，1つまたはそれ以上の精神疾患の診断基準を満たすもの，または，精神症状によって生活が妨げられている，または主観的な苦痛が強いということのいずれか，あるいは両方が患者の訴えの中でみられる，ないしはそのように観察される場合，と定義される。精神疾患は確立された精神医学的診断面接，もしくは精神症状を次元として評点できる尺度（例：ベック抑うつ質問票）を用いて診断される。精神疾患に関連する自殺リスクの解析としておそらく最も包括的な研究は，Harris と Barraclough（1997）によって行われた研究である。1966年から1993年の間に報告された研究で，少なくとも1つの精神疾患診断がついた患者を最低2年間は追跡している。彼らは，推定自殺死亡率（expected rates of suicide deaths）と関係した実測自殺死亡率（observed rates of suicide deaths）を平均化することによって，それぞれの主要な精神疾患に対する標準死亡比率（standardized mortality ratios）を算出した。

すべての精神疾患のうち，うつと自殺関連行動の関連は最も大規模に研究されてきた（Lönnqvist, 2000）。それはおそらく自殺念慮と自殺企図がうつ病の診断をする上での診断基準の一つとして記されているからである。うつ病患者の約15%が，生涯のある時点で自殺企図をしたことがあると答えている（Chen & Dilsaver, 1996）。うつ病患者の2～12%が自殺によって死亡し（Bostwick & Pankrantz, 2000），逆に自殺によって死亡する人の50%以上がうつ病と診断される（Bertolote et al., 2003）。E. C. HarrisとBarraclough（1997）は様々な精神疾患に関連した自殺リスクについてメタアナリシスを行い，うつ病の人は同じ人口統計学的特徴を持つうつ病ではない人に比べて20倍自殺によって死亡する可能性が高いと結論付けた。

双極性障害もまた自殺関連行動に強く関連する。たとえば，ChenとDilsaver（1996）は彼らの双極性障害患者のサンプルの29%に，少なくとも1回の自殺企図歴があったと報告した。E. C. HarrisとBarraclough（1997）によると，双極性障害を持つ患者と人口統計学的に同じ特徴を持つ双極性障害がない人とを比較した場合，双極性障害を持つ人は自殺リスクが約15倍高いと算出している。Hawton, Sutton, Haw, SinclairとHarriss（2005）らが行ったメタアナリシスでは，双極性障害患者の下位分類との関連を調べており，うつ病で入院している，あるいは，躁うつ混合状態の治療を受けている，または，急速交代型と診断されている人は，退院後に自殺企図をしやすいことが示されている。言い方を変えれば，双極性障害は自殺関連行動と関連するのだが，うつもしくは躁うつ混合状態の相にあるときに自殺行動をする危険性が最も高まる（Maser et al., 2002）。他方いくつかの研究で，リチウムで予防的治療を受けている双極性障害患者は比較的自殺率が低いことが示されている（Müller-Oerlinghausen, Müser-Causemann, & Volk, 1992）。

気分障害に加えて物質使用障害は，人を自殺関連行動の危険性にさらす診断的因子としてしばしば認められる。Inskip, HarrisとBarraclough（1998）によると，アルコール依存の7～8%が自殺によって死亡する。また，アルコール乱用もしくはアルコール依存の診断は自殺リスクに関連しており，同じ人口学的特徴を持つ非アルコール依存の人よりも約6倍高い（E. C. Harris & Barraclough, 1997）。いくつかの研究で，重度の飲酒者は特に自殺リスクが高く，一方で中等度の飲酒者は若干自殺リスクが上昇するにすぎないことが示されている（たとえば, Andréasson & Romelsjo, 1988）。E. C. HarrisとBarraclough（1997）は，薬物乱用もしくは薬物依存症者の自殺のリスクは，使用される薬物にもよるが，人口統計学的に同じ特徴を持つ薬物依存症がない人よりも 4 〜 20 倍高いことを示した。自殺関連行動のリスクは，多剤乱用（E. C. Harris & Barraclough, 1997; Vingoe, Welch, Farrell, & Strang, 1999），他の精神疾患の合併（Prigerson, Desai, Lui-Mares, & Rosenheck, 2003）という状況下でより高まる。物質使用障害患者の自殺関連行動という論点については第 13 章で再考する。

統合失調症と統合失調スペクトラム障害もまた自殺企図と自殺死の危険性の上昇に関連する。E. C. Harris と Barraclough（1997）によると，統合失調症の患者は，人口統計学的に同じ特徴を持つ非統合失調症の人より 8.5 倍自殺リスクが高い。精神病性障害を持つ患者の 40％もが，生涯のある時点で自殺企図をしており（Meltzer, 2003），9 〜 13％が最終的に自殺で死亡する（たとえば，Caldwell & Gottesman, 1990）。統合失調症患者において特に自殺関連行動に対する脆弱性を高める因子としては，うつ病（たとえば，Heila et al., 1997; Steblaj, Tavcar, & Dernovsek, 1999），絶望感（Drake & Cotton, 1986），陽性症状（たとえば , Fenton, McGlashan, Vistor, & Blyer, 1997），社会的ひきこもり（Steblaj et al., 1999），洞察力の欠如（Steblaj et al., 1999），急性の発症（Mortensen & Juel, 1993）が挙げられている。自分自身を傷つけるように命令する幻聴もまた自傷行動に関係している（たとえば，Rogers, Watt, Gray, MacCulloch, & Gounay, 2002）。このように，二つのタイプの精神病性障害において自殺関連行動のリスクが上昇しうる――抑うつ状態の患者と激しい陽性症状を体験している患者である。

何らかの II 軸診断を持つ患者においても，自殺関連行動のリスクが高いことが研究で示されている（例として , Allebeck & Allgulander, 1990; Mann et al., 1999）。たとえば，ある縦断研究において，境界性パーソナリティ障害の患者の約 20％は 2 年間に 1 回は自殺企図を行っている（Yen et al., 2003）。この診断を受けた患者についての報告をまとめると，平均して生涯に 3 回の自殺企図を行っている（Soloff, Lis, Kelly, Cornelius, & Ulrich, 1994）。さらに，具体的に社会的逸脱の特徴がみられている反社会性パーソナリティ障害を持つ者は，自殺関連行動を起すリスクが高い（たとえば , Verona, Patrick, & Joiner, 2001）。これらの障害を持つ患者における自殺企図の有病率の高さは，衝動性などのような共通した因子で説明がつくのかもしれない。

不安は唯一，精神疾患のために自殺関連行動のリスクを上昇させるということに対して，混在するエビデンスを持った特徴にあたる。E. C. Harris と Barraclough（1997）はメタアナリシスにおいて，「不安症」は一般人口の6倍高い自殺リスクに関連し，強迫性障害は10倍，パニック症は10倍であると報告している。しかしながら，これらの割合は各不安症に関して1つか2つのみの研究結果に基づいている。一方で，A. T. Beck, Steer, Sanderson と Skeie（1991）によって提示されていることは，気分障害ないし物質使用障害が併存したパニック症の患者においてのみ自殺のリスクが上昇するため，パニック症は自殺関連行動の間接的リスクに過ぎないということであった。

したがって，多くの種類の精神疾患が自殺企図と自殺に関連しており，うつ病，双極性障害，物質依存症，精神病性障害と，いくつかのII軸障害，とりわけクラスターBに属するものが含まれる。実際に，E. C. Harris と Barraclough（1997）は「知的障害，そしておそらく認知症と広場恐怖を除いて，実質的にはほぼ全ての精神疾患で自殺リスクは上昇する」（p. 222）と結論付けている。実証的研究から精神疾患の診断と自殺関連行動の密接な関連については確立されているのは事実としてあるが，精神疾患を持つ人の大半は自殺関連行動を起さないため，精神疾患が存在するということだけで，なぜ人びとが自殺を試みるのかということを説明できるわけではない。第3章では，精神疾患に関連した認知の歪みと感情的苦痛が蓄積すると，特に自殺関連行動に関連した認知的構造が賦活される可能性が高まっていく仕組みについて説明する。

精神医学的既往因子

自殺の予測因子として最も説得力があるものは，おそらく，過去の自殺企図の存在であり（例として，Beautrais, 2001; Blumenthal, Bell, Neumann, Schuttler, & Vogel, 1989; Oquendo et al., 2004; Suokas et al., 2001），特に自殺企図による入院から退院して1年以内の自殺企図は自殺を予想するものとなる（Nordström, Åsberg, Åberg-Wistedt, & Nordin, 1995）。E. C. Harris と

Barraclough（1997）は，過去に自殺企図を行った者は，最終的に自殺で死亡する可能性が 38 ～ 40 倍になると見積もっている。入院病棟における自殺から（Krupinski et al., 1998），退院して数年後の自殺（例として，Goldstein, Black, Nasrallah, Winokur, 1991），または外来治療の終結後の自殺（例として , G. K. Brown et al., 2000）まで，様々な状況において過去の自殺企図は自殺既遂を予測するものである。Joiner, Conwell ら（2005）によって，十分に確立された自殺関連行動のリスク因子で，過去の自殺企図以外の因子を統計処理した場合でも，過去の自殺企図歴が自殺念慮と有意な相関を維持していることが証明された。特に，複数の自殺企図は，その後に続く自殺行動のリスクが高いことと関連している（例として，Oquendo et al., 2007）。実際に Carter, Reith, Whyte と McPherson（2005）によって見出されたこととして，複数の自殺企図を行った人びとの多くは，深刻度が増していきながら自殺企図を行い，より高い割合で自殺死が起こることと関連していることがある。Rudd, Joiner と Rajab の研究（1996）の中で，単回の自殺企図者と希死念慮を訴えるも自殺企図を行ったことがない者よりも，複数回の自殺企図者は，より重度な精神疾患の特徴を持っており，そのため，特に自殺を行うリスクが高い状態にあるという可能性が指摘されている。

幼少期の虐待歴は，精神医学的診断ではないものの，精神疾患の程度を強め，自殺関連行動を行う可能性を上げることに関連する。多くの研究で幼少期の身体的または性的虐待と自殺企図歴の間に相関があることがわかっている（例として , Anderson, Tito, Price, Bender, & Kaslow, 2002; Glowinski et al., 2001; Joiner et al., 2007; McHolm, MacMillan, & Jamieson, 2003; Roy, 2003a, 2003b）。さらにいくつかの研究で，単回の自殺企図者よりも複数回の自殺企図者で幼少期の身体的または性的虐待が報告されやすい傾向があることが示された（J. Brown, Cohen, Johnson, & Smailes, 1999; Talbot, Duberstein, Cox, Denning & Conwell, 2004; Ystgaard, Hestetun, Loeb, & Mehlum, 2004）。全国の併存症調査のデータを用いた研究における，Joiner ら（2007）は，幼少期の身体的，暴力的な性的虐待は，他の形態の虐待，性的ないたずらや言語的虐待よりも，将来の自殺企図に関するより強い自殺リスク因子とみなすべきだと結論付けた。同時に，これらの研究は自殺リスクを評価する際に幼少期の身体的虐待，性的虐待について評価すべきであることを示唆している。

自殺関連行動を理解する上で，患者の精神科受診歴，治療歴の具体的な特徴は重要である。Goldstein ら（1991）は，入院時に示される精神医学的診断のエピソードが慢性化することが，何年も経った後の自殺リスクの上昇に関連したと結論付けた。精神医学的治療を受けていて自殺する患者を自殺しない精神科患者と比較した研究では，その傾向として前者では，過去に薬物療法を受けている（たとえば，G. K. Brown et al., 2000; Dahlsgaard, Beck, & Brown, 1998），精神療法を受けている（G. K. Brown et al., 2000），または精神科入院歴がある場合が多いことがわかっている。こうした研究成果は，慢性の精神疾患または過去の治療から明らかとなる長年に渡って続く精神疾患が，個人を自殺関連行動に至るリスクにさらすということを示唆している。加えて，治療コンプライアンスに欠けることも自殺に関連するだろう。Dahlsgaard らは（1998），自殺によって死亡した人はそうでない人よりも，早期に精神療法から脱落しやすく，より面接への参加が少なく，最終面接の際に高いレベルの絶望感を認める傾向にあることを見出した。対照的に，Goldstein ら（1991）は，治療に対して肯定的な反応がみられると，将来の自殺リスクは軽減され，患者がそのときの治療内容を用いやすくなったり，自らの安全のために活用し続けやすくなるということを明らかにした。この論点についてはあまり調査されてはいないが，われわれがここで述べたいのは，治療に対する絶望感や両価的な感情といった患者の精神医学的治療に対する否定的な予想は，治療コンプライアンスの欠如と関連が強く，究極的には自殺関連行動に関係しやすくなるということである。この問題が臨床に与える影響については第 6 章で再考する。

最後に，自殺の家族歴もまた，自殺企図（Murphy & Wetzel, 1982; Sorenson Rutter, 1991）と自殺死（Chang, Chen, Chen, & Jenkins, 2000）に関連する。さらには，複数回の自殺企図を行った人では，少なくとも 1 人は自殺企図を行うか自殺によって死亡した家族がいる傾向が高く（Forman, Berk, Henriques, Brown, & Beck, 2004），自殺関連行動の家族歴の有無は単回の自殺企図を行う人と複数回の人とを区別する。自殺の家族歴がない人と比較すると，自殺企図を行った人，自殺企図もしくは自殺死の家族歴を持つ人は，抑うつと絶望感の程度が強いという特徴があり，自殺関連行動へ至るリスクをより高めることに寄与している（Jeglic, Sharp, Chapman, Brown, & Beck, 2005）。

こうした精神科受診歴の因子は，どのようにして個人の自殺関連行動に対する脆弱性を高めるのだろうか。第 3 章で述べるように，個人の精神疾患が重度であればあるほど，気分障害や機能障害を悪化させる否定的な認知の歪みと情報処理の偏りを経験しやすくなる。虐待歴は，自己，世界，将来への非適応的な信念が生まれ，精神障害による自殺関連行動のリスクを高める。認知理論によれば，精神疾患の既往または幼少期の否定的な体験は，将来における否定的な認知パターンを活性化する。過去に自殺企図を行ったことがある場合には，特に自殺に関連した認知パターンが活性化される可能性が高まる。精神疾患の家族歴がある人は，その人自身も前述した認知パターンに関連した精神疾患を経験する可能性が確実に高まる。しかも，精神疾患のリスクが遺伝的に伝達すること以上に，自殺関連行動のリスクの方が遺伝的に伝達するというエビデンスがあり（Brent & Mann, 2005 のレビューを参照），自殺関連行動の多様性のうち約 43％が遺伝的に説明されるとも言われている（Bondy, Buettner, & Zill, 2006）。実際に，発端者と子孫の両方に性虐待歴がある場合に，自殺企図の遺伝的伝達が特に起こりやすい。つまり，これらの精神科受診歴の因子は，心理的，環境的，生物学的経路によって自殺関連行動のリスクを高める可能性があるのである。

心理的因子

心理的因子（たとえば，認知的，感情的，または行動的な性質における因子）は人口統計学的，精神疾患既往因子とは異なり，精神療法による介入のターゲットとすることで，修正することがまさに可能である。われわれとしては，様々な心理的因子を用いれば，人口統計学的因子，診断学的因子，精神疾患既往因子と自殺念慮及び自殺関連行動との関係が，少なくともある程度は説明がつくのではないかと考えている。すなわち，こうした心理的因子によって，自殺関連行動がある特定の人に現れてくるメカニズムが説明される可能性が出てくる。以下で，文献的に詳細に検討された 5 種類の心理的因子について示す。その 5 つとは，①絶望感，②自殺関連の認知，③高い衝動性，④問題解決力の欠如，⑤完璧主義である。第3章で述べるわれわれの認知モデルでは，これら多くの要素が重要性を持つ。

絶望感

どんなに思慮深い人でも，人が自殺企図すること，あるいは人が自殺によって命を落とす理由を説明するよう求められれば，その人に抑うつがあることを指摘するだろう。実際，この章の前半で証明されたように，抑うつは自殺企図及び自殺死の重要な予測因子である。しかしながらどのような自殺関連行動を説明する理論においても考慮されねばならないことは，抑うつ状態にある人の大半はときに自殺を考えることがあるにしても，自分の命を絶つ行為はしないということだ。研究者たちはこうした認識に導かれる形で，うつ病におけるどの側面が，自殺の性質があるうつ病の小集団の体験を理解する上で関係してくるのかを検討するようになった。30年以上も前に，Beckとその同僚は，このようなうつ病の特徴の一つを特定した。それが絶望感である。

序論で述べたように，Beckと彼の研究チームによる横断研究から，抑うつ症状の程度と関係なく，高いレベルの絶望感が高いレベルの希死念慮と関連することが明らかになった（A. T. Beck, Kovacs, & Weissman, 1975; Kovacs, Beck, & Weissman, 1975; Minkoff, Bergman, Beck, & Beck, 1973）。さらに前向き研究が実施され，自殺念慮のために入院した患者（A. T. Beck, Steer, Kovacs, & Garrison, 1985）と外来患者（A. T. Beck, Brown, Berchick, Stewart, & Steer, 1990）において，絶望感によって最終的に自殺で死亡することを最大10年後まで予測できることが明らかになった。McMillan, Gilbody, BeresfordとNeilly（2007）が実施したメタアナリシスでは，絶望感は最終的に自殺で死亡するリスクを少なくとも3倍上昇させることが示された。さらには，継時的に維持される一定のレベルの絶望感は，一場面だけで評価された絶望感よりも，自殺関連行動のより強い予測因子であった（Dahlsgaard et al., 1998; Young et al., 1996を参照）。次の章では，一定した，つまり特性としてみられる絶望感によって個人の自殺関連行動に対する脆弱性が強まる仕組みと，特定の状態の中でみられる絶望感が自殺危機の際に作用する仕組みを説明する認知理論について論じている。

自殺関連の認知

前の章で述べたように，自殺念慮は自殺関連行動の中心的構成要素であり，すでに予想される通り，実証的研究から自殺念慮が自殺企図と自殺死の強固な予測因子であることが証明されている。たとえば，入院中にみられた自殺念慮が，入院病棟にいる間（例：Krupinski et al., 1998）や退院して 13 年後まで（Goldstein et al., 1991），人が自殺によって死亡する可能性を予測した。前に指摘したように，自殺念慮が最終的に自殺で死亡することの潜在的な予測因子となり得るのは，アセスメントを行った時点の自殺念慮や絶望感よりも，患者の人生で最も自殺念慮が強かった時点における自殺念慮を述べるように求められたときの方である（A. T. Beck et al., 1999）。加えて前の章で，希死念慮は自傷行動の種類を分類する上で重要な因子であることを示した。自殺念慮と同様に，希死念慮は基本的には認知的な因子であり，自殺を実行する動機に関連する精神的活動によって特徴付けられる。希死念慮と，人口統計学的因子や個人を自殺企図の危険にさらすとして知られている臨床的要素との間に正の相関があり（Pallis & Sainsbury, 1976），指標を自殺企図にして希死念慮との関連性を見た場合，約 5 年にわたって最終的に自殺で死亡することを予測すること（Harriss & Hawton, 2005; Harriss, Hawton, & Zahl, 2005）が，研究によって証明されている。このように，自殺念慮と希死念慮が現在自殺危機にある患者の中心的な特徴になるが，それだけでなく，これらが最終的に自殺で死亡する可能性とも関連している。次章では，どのように自殺関連の認知によって自殺危機の中でその人が注意を狭め，自殺を唯一の選択肢だと考えるようになるのかという仕組みと，さらに，どのように自殺を考えている患者が長い時間をかけて自殺関連の認知の構造を形成していくことになるのかという仕組みについて説明する。

別の自殺関連行動に関連する認知的な因子としては，殺人への考えまたはその意図というのがあり，どちらも衝動性と暴力に関連している。驚くべきことに，殺人への考えと自殺関連行動の関係を調べた研究はわずかしかない。その例外の一つとして，Asnis, Kaplan, van Praag, Sanderson（1994）は，過去に殺人を行った外来の精神科患者は自殺念慮と自殺企図が報告される割合が高いことを示した。この話題における研究は少ないのだが，臨床家は患者と同様に他の人びとの生活を守る倫理的・法的な責任を負っているため（VandeCreek & Knapp, 2001），他の自殺関連認知を評価する際の医療面接で，殺人への考えと行動について評価することが推奨されている（たとえば，R. I. Simon, 2004）。

高い衝動性

自殺企図を行う理由を説明しようとしたときにどの因子が重要になってくるかを同定しようとして計画された研究の中で，各個人を比較した研究で最も幅広く用いられた因子として衝動性の因子を挙げることができる。不運なことに，衝動性と自殺関連行動との関連を調査した研究の大半が，前向きデザインよりも横断的研究で行われており，こうした論文の結果は全体的に明確さからはかけ離れた，曖昧なものになっている。衝動性と自殺関連行動の関連を理解する上で妨げとなる主要な問題の一つは，衝動性の操作的定義について，研究者同士の意見が一致する部分がとても少ないことである（Endicott & Ogloff, 2006）。ある研究者は衝動性を，現在の重視，素早い意思決定，自身の行動の結果を考え損なうこと，まとまらなさ，さらに／または，前もって計画することに失敗することにより特徴付けられるパーソナリティの特性であるとみなしている（たとえば，Barratt, 1959）。他の研究者は，反応の抑制困難のように（たとえば，Dougherty et al., 2004; Swann et al., 2005），衝動性を特定の状況に反応する際の，ある行動様式であるとみなしている。これら両方の衝動性を測定する手法が同じ研究内で調べられたが，しばしば相互に関連しないことが確認されている（たとえば，Swann et al., 2005）。こうした結果が示す可能性として伝統的に衝動性とみなされていたものには様々な側面が含まれているのではないかと考えられる。

衝動性と自殺関連行動との関係を調査した大半の研究は，衝動性をパーソナリティ特性とみなし，自己記入式尺度である Barratt Impulsiveness Scale（BIS; Barratt, 1959; Patton, Stanford, & Barratt, 1995）を用いて測定している。評価を受ける人は「私は将来よりも，今のほうに関心がある」「私は注意深く考える人間だ」「私は注意を払わない」といった質問項目に回答するよう求められる。もし自殺企図をする人が高い衝動性で特徴付けられ，その衝動性が一定した，特性といえるようなものであると考えられるのであれば，自殺企図歴のあるものは一度も自殺企図歴のない者よりも，この尺度でより高いスコアになるだろう。そうなれば，こうした所見をもとに衝動性が自殺関連行動と相互に関連することが示唆されるだろう。

こうした研究の中で，関連がみられたものもあれば（たとえば，Mann et al., 1999; Michaelis et al., 2004），関連がみられなかったものもある（たとえば，Roy, 2001）。Baca-Gracia ら（2005）は自殺企図者のサンプルを衝動的な自殺企図（前投薬がないという条件で定義している）と衝動的ではない自殺企図に分けた。予想に反して，群による BIS スコアの違いはなかった。われわれとしては，こうした予想に反する結果を説明する上での二つの可能性について提案したい。①これらの自殺関連患者は，全般的に自らがとる行動の傾向への内省を欠いており，その影響で自己記入尺度での回答が不正確なものとなっている。②自殺関連行動が起ころうとしているときに生じてくる個々の感情的苦痛とともに現れる衝動性は，BIS の質問項目では評価が難しい。文献からは第3の選択肢が指摘されている。つまり，BIS の評点は攻撃性と敵意とを評価した点数を同時に考慮した場合で，非自殺企図者から自殺企図者を区別するエビデンスがあるが（Mann et al., 1999），衝動性とは「**脱抑制精神病理**（disinhibitory psychopathology）」という，自殺を考えている患者において行動が具体化していく傾向をよりよく特徴付けてくれるような，もっと広い構成概念の中の，一つの構成要素であるという可能性が浮上している。

こうした文献で，相反する結果が入り混じっていることをどのように理解すればよいのだろうか？　われわれとしては自殺関連患者が一様に衝動的なわけではないと考えているが，それでも衝動性は自殺関連患者の一部を特徴付けているといえる。つまりもし衝動性がなければ他のもっと中心的となるリスク因子があらわれてこないはずのところで，衝動性があることによってそのリスク因子が明らかになってくるような文脈が間接的に提供される，といった形で衝動性が自殺のリスクを強めていると考えている（たとえば，アルコールと薬物使用）。加えて，衝動性はいくつかの他の因子とともに影響しあうことで，様々な種類の精神疾患に当てはまるような症状を経験することへとつながり，自殺念慮と自殺関連行動に関係した認知的，行動的傾向性が活性化する可能性が高まるのかもしれない。したがってわれわれは，衝動性がすべての自殺を考えている患者ではないにしても，ある人においては影響を及ぼす，といったような，ストレスや一般的な精神疾患，自殺に関連する認知プロセスを悪化させる，**気質的な脆弱性**とみなしている。この考え方については第3章において詳細を説明する。

問題解決力の欠如

つらい生活環境から抜け出す方法が見つけられないので自殺企図を行った，という患者に出会うということは一般的によくあることである。そのため問題解決力の欠如と自殺関連行動の関係について長らく調査されてきた。実際に，第II部で説明する自殺を考えている患者のためのわれわれの治療パッケージでは，自殺企図は，ある面で問題解決に向けた不適応的な取り組みである，という前提に基づいている。多数の実証的研究によって問題解決力の欠如が確かに自殺関連因子に関係していることが示唆されている。しかしながら，問題解決力の欠如と自殺に関連した構図との関係を調査したほとんどすべての研究が，自殺企図や自殺死ではなく自殺念慮だけに注目しており，さらに，衝動性と同様に問題解決力の欠如は多くの異なった方法で定義されている。

多くの研究の中で，自殺念慮を認める者は自殺念慮を認めない者よりも問題解決のスキルが乏しいという特徴があることが証明されている。ただし，この知見がはっきりとした意味を持ってくるのは，問題解決を以下のように概念化した場合に限られる。問題に対する解決法を生み出すことができないこと（たとえば，Priester & Clum, 1993; Schotte & Clum, 1982, 1987），提示された解決策の否定的な結果に注目すること（たとえば，Schotte & Clum, 1987），問題解決を試みることへの回避（たとえば，Orbach, Bar-Joseph, & Dror, 1990），自己の問題解決能力への期待が低いこと（つまり，問題解決の低い自己効力感 ; Dixon, Heppner, & Anderson, 1991; Rudd, Rajab, & Dahm, 1994），である。どの程度の問題解決力の欠如が後の自殺念慮を予測するかを調査した研究は非常に少ない。一つの例外として Priester と Clum（1993）の研究があり，そこで示されたのは，強いストレスを経験し，それに関連した問題解決の代替案を生み出すことが困難な学生は，希死念慮を認める割合が高いということである。つまり，代替解決策を生み出す能力とストレスとの相互作用を見ると，大学生の自殺念慮を予測することができる。

ほんの一握りの研究が，自殺企図を行った者の問題解決能力を調べている。Rudd ら（1994）によって，問題解決に対する低い自己効力感は絶望感と自殺念慮を予測し，それは，自殺企図を行ったことがある者と自殺念慮のみ訴えている者それぞれで同等であることが見出された。Pollock と Williams（2004）の報告では，自殺企図を行った精神疾患を有する患者は自殺企図を行っていない患者よりも問題に対する代替策を生み出すことが少なかった。Jeglic（2005）らが見出したのは，社会的な問題解決の見通しが否定的であると（たとえば，難しい問題を解決できることに対して悲観的している），ある個人がある環境の中で学習していく上で，自殺を問題の解決法の一つとして学習しやすくなる。その結果，自殺企図をする可能性が高まり，このことが自殺企図の家族歴とその人が自殺企図をすることとを媒介し関連付けている。このように，問題解決力の欠如と自殺念慮を持つ者の自殺傾向との関係性は，実際に自殺企図をした人びとの研究サンプルの中で再現されてきた。

総じて横断的研究が証明してきたことは，自殺念慮を訴える人びと，自殺企図を行った人びとともに，解決法を生み出せないことと個人の問題解決能力に対する否定的な態度で特徴付けられるということである。この構成概念が前向きデザインの研究に含まれることはほとんどなく，現時点で問題解決力の欠如が将来の自殺行動を予測するかどうかを結論付けるエビデンスはない。次の章でより詳細に説明しているが，幾つかの自殺関連行動で見られるように，問題解決力の欠如は精神医学的，あるいは感情的な障害と関係して，ライフストレスを引き起こすという形で，自殺関連行動に対する気質的な脆弱性を形成していると推測しており，衝動的なパーソナリティ様式とかなり類似した仕組みだといえる。もっと言えば，自殺しようとする者が，困難に直面し自身の生活の中での逆境にどう取り組み対処したらいいのかわからなくなったときに希死念慮や絶望感が増悪するといった場合のように，自殺危機のときに問題解決力の欠如が働いている可能性もある。残念ながら問題解決は一般的に，安定した状況で（たとえば，病院や研究施設），後方視的に，過去の自殺関連行動や現在の自殺念慮との関係が評価されるため，研究者が後者の仮説を調べることは難しい。そんな中で，次の章で示す認知モデルを用いることによって，自殺危機の最中で効果的な問題解決が阻害される仕組みを説明できるかもしれない。

完璧主義

実証的研究は完璧主義に関する多くの側面を特定しているが，そのうちの一つで最も絶望感と希死念慮に関連するものが，**社会規範への完璧主義**（訳注：詳しくは巻末の用語集参照）である。それは，「他者から求められる水準や期待に自分が考える必要性やその能力を気にかけるような対人関係上の一面」として定義される（Hewitt, Flett, Sherry, & Caelian, 2006, p. 216; see also Hewitt & Flett, 1991）。多くの研究の結果から，社会規範への完璧主義によってうつと絶望感以上に自殺念慮を予測できることが示唆されている（Dean, Range, & Goggin, 1996; Hewitt, Flett, & Turnbull-Donovan, 1992; O'Connor et al., 2007; 包括的なレビューについては O'Connor, 2007）。ある場合には，他の完璧主義のディメンジョン――**自己指向性の完璧主義**（すなわち，「自分が完璧であろうとする強い動機，非現実的な自己期待を持ち続けていること，全か無か思考，自身の欠点への焦点化」; Hewitt ら，2006，p. 216）――もまた，うつと絶望感以上に，自殺念慮のある人びととない人びととを判別することができる（たとえば，Hewitt, Flett, & Weber, 1994）。様々な仕組みによって完璧主義が人びとを自殺念慮のリスク状態にしており，たとえば，完璧主義がライフストレスを引き起こす，ストレスまたは脅威への回避を強化する，強みや成功よりもむしろ欠点や失敗へ注意を焦点化する，といったことがある（Hewitt ら，2006 参照）。

自殺関連行動と相関する因子，リスク因子を様々に調べた他の研究とは対照的に，完璧主義がどの程度自殺企図に関連するかを調査した研究は極めて少ない。横断的研究のデザインを用いて，Hewitt，Norton，Flett，Callender と Cowan（1998）は自殺企図歴のないアルコール依存入院患者よりも，深刻な自殺企図歴のあるアルコール依存入院患者では社会規範への完璧主義のスコアが高いことを見出している。Huter と O'Connor（2003）は病院を対象として参加者の類自殺（すなわち，死のうとする意図とは関係なく自傷行動に至ったもの）を調査したところ，社会規範への完璧主義は，うつと絶望感以上に類自殺と非類自殺を判別できるということを報告した。さらには，自殺企図の際に死のうとする意図の程度が強い特徴がみられる思春期では，特に社会規範への完璧主義が高まっていることがわかっている（Boergers, Spirito, & Donaldson, 1998）。この知見は成人を対象にして再現する上で重要になってくるだろう。

このように，完璧主義の特性，特に社会規範への完璧主義の側面は，自殺念慮における気質的な脆弱性であることが明らかになってきており，加えて自殺企図の関連因子である。実証研究においては，まだこの種の媒介モデルについて調査されていないが，おそらく，完璧主義が自殺関連行動と関係してくるのは，自殺に関する考えや自殺念慮を活性化することを通じてみられるのであろう。完璧主義は本質的に，他人からの期待とある種の標準を満たせなかったということに関する，一連の歪んだ認知である。したがって，認知の歪みを修正するよう構成された認知療法の戦略（第 5 章参照）は完璧主義的思考を軽減する上で効果的であろうし，翻ってそのことが自殺念慮を減らす可能性を持つことは理にかなったこととなる。

直前のリスク因子

本章で検討されている自殺についてのリスク因子は，一般的に末端に位置するリスク因子，または「自殺企図と自殺完遂の基盤を形成する」因子，「それ自体明らかには自殺イベントの直前に先行して生じないかもしれない」因子であるとみなされる（Mościcki, 1999）。反対に，直前のリスク因子とは，「自殺に関する出来事に近接して関連し，予測因子として，または自殺関連行動の『引き金』として考えられうる」ものである（同文献 p. 44）。本書の第 II 部でみられるように，将来的に起こってくる同様の問題に対して，うまく対処できるよう戦略を練っていく上で，われわれは，患者の自殺危機に関連した直前のリスク因子を同定することを臨床家に勧めている。

Mościcki（1999）によると，直前のリスク因子とは，末端に位置するリスク因子と連動して作用し，自殺関連行動に結実していくような環境を作り出すものである。おそらく最も強力な直前のリスク因子は，自宅に拳銃が存在することである（Kellerman & Reay, 1986）。他の直前のリスク因子には，致死的な処方薬の存在（Mościcki, 1995），生活上のストレス因子（Rich, Warstadt, Nemiroff, Fowler, & Young, 1991）若年者にとっては，他人の自殺関連行動への曝露（すなわち，伝染；Gould & Shaffer, 1986）が含まれる。慢性疾患は回復の望みがほとんどないことに関連し，末端に位置するリスク因子として作用し，一方で急性の疼痛や不快感，または機能障害が生じるような疾患は直前のリスク因子としても作用する。このように，身体疾患が末端の，あるいは，直前のリスク因子のどちらとして作用するのかは，その状態の慢性化の度合いと予後によって決まるというのがわれわれの考えだが，Mościcki（1999）は身体疾患を直前のリスク因子とみなした。Levenson と Bostwick（2005）は，身体疾患患者は初めて自身の診断について見知った時期の前後が最も自殺関連行動にかられるリスクが高い状態にあるという。つまり，深刻な医学的問題があるという知らせをその人が初めて受けることが，自殺関連行動直前のリスク因子として作用しうると提示されている。

否定的なライフイベントには，自殺危機を活性化する可能性があり，直前のリスク因子とみなしうるようなものが沢山ある。フィンランドにおける大きな自殺の全国研究では，自殺に及んだ人びとの80％で，直近の過去3カ月以内に否定的なライフイベントが報告されていた（Heikkinen, Aro, & Lönnqvist, 1994）。この研究の中でライフイベントとして最もよく報告されたものとしては，仕事に関連した問題（28％），家庭不和（23％），身体疾患（22％），経済的困難（18％），失業（16％），別離（14％），近親者の死（13％），家族の病気（12％）があった。他のタイプの自殺念慮と自殺関連行動に関係したストレスフルなライフイベントとしては，最近投獄されたこと（Hayes, 1995），最近刑務所から釈放されたこと（Pratt, Piper, Appleby, Webb, & Shaw, 2006），さらに，ホームレス状態（たとえば，Eynan ら , 2002）があった。これらの研究で示唆されることをまとめると，どのようなタイプの喪失であっても，その人にとって重要，あるいは，高い価値があると受け取られるようなものであれば（たとえば，対人関係，健康，経済），自殺リスクの上昇に関与するかもしれない，ということである。ただし，重大な喪失に関連するライフイベントは，診断学的リスク因子や心理的リスク因子といった，他のリスク因子の存在下でのみ自殺危機または自殺関連行動に対する直前のリスク因子となると考えられる。

直前のリスク因子という構成概念と密接な関連がある構成概念として，警告サインという概念があり，それは「近い将来（たとえば数分，数時間または数日以内）で自殺リスクの高まることを示す，最も早期に検出可能なサイン」,「最も早期に検出可能なサインであり，自殺を予測したり，あるいは自殺に関連するかもしれないことを識別するような構成概念（たとえば，リスク因子）とは異なり，事態が進行したときの結果（自殺）の特徴を示唆するもの」（Rudd, Berman, et al., 2006, p. 258）として定義される。最近では，アメリカ自殺学会の専門家治療集団によって早急な介入を警鐘する3つの警告サインが同定された。①自身を傷つける，あるいは死ぬと迫る，②薬や武器，その他の手段へ近づこうとするなど，死ぬ手段を探す，③死，死ぬこと，または自殺について話したり書いたりしている，である（Rudd, Berman, et al., 2006, p. 259)。対照的に，自殺関連行動を防ぐ上でその人が（直ちに必要ではないにしても）精神医学的治療を必要としていることを示す警告サインは，①絶望感，②復讐を求める，憤怒，怒り，③無鉄砲な行動，または考えもなく危険な活動にかられている，④罠にはめられたと感じている，⑤アルコールまたは薬物使用の増加，⑥友人，家族，社会を避ける，⑦不安，焦燥，不眠またはいつも寝ている，⑧劇的な気分の変化，⑨生きる理由の喪失または人生の目的を見失っている，である（Rudd, Berman, et al., 2006, p. 259)。こうした警告サインは一般市民のために開発されており，愛する人がこうした症状を呈したらいつ助けを借りるべきなのかということが理解しやすいようになっている。とはいえ，個々の患者の危険性を判断する際に，本章で説明しているような実証的な文献に広く精通していることが，こうした一連の警告サインを補ってくれるという理解に基づけば，臨床家が危険性の高い患者の治療に当たっているときに，これらの警告サインを心に留めておくことは役に立つ。第II部でみるように，自殺を考えている患者に対する認知療法における戦略の多くは，これらの急性の警告サインを修正するようにデザインされている。

保護因子

膨大な自殺関連行動におけるリスク因子の文献とは対照的に，**保護因子**，あるいは，特に頻度的に自殺関連行動との関連が低い因子を同定した研究は極めて少ない。文献的に最も一貫性のある知見では，支持的な社会ネットワークまたは家族を保護因子として指摘している。とりわけ，結婚していること（たとえば，Heikkinen, Isometsä, Marttunen, Aro, & Lönnqvist, 1995），親であること，特に母親であること（たとえば，Hoyer & Lund, 1993; Qin, Agerbo, Westergård-Neilsen, Eriksson, & Mortensen, 2000）は自殺リスクの減少に関連する。

自殺学の文献の中で，保護因子になる可能性があるとして，他のものより注目されてきた一つの心理的因子としては，具体的な生きる意味を認識している度合いがある。より生きるべき理由が多ければ多いほど（強ければ強いほど），その人が自殺を企図するリスクは低い。Linehan, Goodstein, NielsenとChiles（1983）は，自殺を行わないための信念と希望を自己記入式の48項目によって評価する，生きるための理由リスト（Reasons for Living Inventory）を開発した。彼らは，生きるための理由リストReasons for Living Inventoryにおいて，4つのサブスケールを見出し，対処し生き残ること，家族に対する責任，子どもに関する心配事，自殺がその人の道徳に反していることであり，地域のボランティア調査参加者と精神疾患患者の両方で，これらが自殺念慮と自殺可能性の評定と逆相関していた。さらには，入院中の自傷患者のサンプルにおいて，対処し生き残ることのサブスケール（すなわち，将来についてのポジティブな期待と，人は人生が与えるどんなことにも対処することができるという信念）は，希死念慮と逆相関する（Strosahl, Chiles, & Linehan, 1992）。生きるための理由リスト（Reasons for Living Inventory）は自殺企図を行った患者を対象群の精神科患者の中から判別することができる（Malone et al.,2000; Osman et al., 1999）。生きる理由を調べる別のアプローチとして，JobesとMann（1999）は自殺行動のあった大学生に生きる理由と死ぬ理由を列挙するよう質問を行った。生きる理由として最も頻繁に認められたのは，家族と将来の計画であることがわかった。生きる理由が自殺行動に対する以上に，自殺死に対する保護因子であることはまだ一般に確立されたことではないが，われわれとしては，患者が自殺危機のさなかに自身の生きる意味を同定し思い起こせるように援助することが，われわれの治療における重要な構成要素であると考えている。

保護因子を同定する上で，自殺の割合が特に低いという特徴がみられる人口分布に対してより細かく調査する研究が少しずつ進んでいる。たとえば多くの研究者は，宗教活動の参加がアフリカ系アメリカ人，特にその中で女性において，自殺関連行動に至る可能性を減少するということを見出している（Griffin-Fennell & Williams, 2006; Joe & Kaplan, 2001, for reviews）。Griffin-FennelとWilliamsは宗教における奉仕活動への参加は地域と支援の感性を養い，自殺は罪であるという観念を強化するという仮説を立て，J. B. EllisとSmith（1991）は個人の宗教的幸福（神への信仰）と自殺に道徳面で対抗することとの間に強い正の相関があることを報告した。ヒスパニックにおける自殺率の低さに関する調査において，Oquendoら（2005）はラテン系の患者は生きる理由を特に多く語る傾向にあり，アフリカ系アメリカ人のようにより熱心な信仰心を持ち，頻繁に教会に参加するということを見出した。

Kraemerら（1997）は，保護因子を「期待された結果を得ること」を予測させるような特徴とみなした。しかしながら研究では，自殺企図の事実と死を同定し，中立的なアウトカム（すなわち自殺企図または死がないこと）と比較するようにデザインされている。そのため，対象群の人々がどういったことを望んでいるのかということに関しては全くわからない（Murphy, 1984参照）。われわれは第6章で，生きる意味以外の様々な保護因子について言及しながら，それも合わせて自殺関連患者のリスクアセスメントを実施するアプローチを提示する。そして，患者が自殺関連行動にかられることを防ぐ可能性のある因子に臨床家が注意を払うよう促している。自殺関連行動が関係する因子とリスク因子には多くの体系だった科学的支持があるが，それと比べると保護因子の概念については体系だった科学的支持が少なく，リスクアセスメントを方向付けるための臨床的経験則であるということは認めざるを得ない。しかしながら，個別の患者の自殺リスクを決定する際には，提示されるたくさんの特徴を全体的に考慮しなければならない。そうする中で，たくさんある特徴の全体的なバランスをとる上で，保護因子が有用であるということを，臨床家は理解するだろう。

本章のまとめ

本章で明らかとなったように，自殺関連行動に関係する因子は多く，臨床家によって評価することができるし，患者の現在の自殺リスクに対する包括的な理解を形成する際に，活用することができる。これらの因子のいくつかは，臨床家がリスクを決定する上で用いる背景情報を与えてくれるが，必ずしも治療ターゲットにはならない（たとえば，人口統計学的因子，精神医学的既往因子）。他方，精神医学的診断や心理的要因のような因子は，治療ターゲットになるだけではなく，特定の個人において自殺危機が活性化されるメカニズムについての手がかりを与える。様々な種類の精神疾患に関連する症状を軽減するのに認知療法が有効であるというしっかりとしたエビデンスが存在している（Hollon, Stewart, & Strunk, 2006, for a review 参照）。精神疾患は自殺関連行動の出現に影響を与え，精神疾患に対する治療はうつ，絶望感，あるいはその他の問題となる行動を軽減することを通して，間接的に自殺念慮とリスク因子を軽減する。しかしながら，本書の残りの部分でみられるように，関連する精神疾患を治療するよりも，本章で取り上げたような自殺－関連心理的症状を治療するほうが，自殺念慮や自殺関連行動を減らすことに的を絞った手法である，とわれわれは確信している。これらの心理的過程の大部分は，自殺関連行動に対するリスク因子や，それに関係する事柄についての文献から見えてきたものであり，次の章で述べる認知モデルにおいて中心となる重要な要素である。

自殺関連行動の関連因子とリスク因子の文献は膨大にあるものの，驚くべきことに，多くの基本的な論点についても，自殺関連行動を予測する上で満足できるような調査になるよう，未だに調査が継続されている。リスク因子の研究のほとんどは数カ月から数年の経過を観察しているが，一方で臨床家は，数秒，数分，数日後の患者のリスクについて決定をしなければならない，というPokorny（1983）の指摘はもっともである。さらには，たとえ研究者たちが，自殺を予測する複雑な方程式を明らかな重要性を持つリスク因子に基づいて作成したとしても，もともとの発生率が低い自殺の場合は，上手く計画された前向き研究の中で実際に起こる 1 件の自殺を予測することができない（たとえば，Goldstein et al., 1991）。したがって，文献を完全に理解したとしても，臨床家によって個別の患者が自殺関連行動を実行する可能性を予測することはできないのかもしれない。われわれが強く感じていることは，この領域では末端に位置するリスク因子を用いた予測を補うために，自殺関連行動の直前のリスク因子と具体的なきっかけへの研究がかなり必要になってきているということである。

今回のレビューの限界の一つは，報告された研究のほとんどは，成人を対象にしており，少数集団を省いた人口分布に焦点を当てているということにある。そのため，これらの研究の結果を特定の年齢層の集団や他の人種，民族集団に一般化する際には，注意を要する。われわれは思春期の自殺行動の関連因子とリスク因子の研究について第 11 章で，高齢者について第 12 章で短くレビューした。しかしながら，研究の中でどういう年齢集団を中心に調査するかとは別に，特定の人種や民族集団における自殺のリスク因子を調査した研究は不足していて，これらの集団に対する研究は将来特に必要とされている。前述したように，不十分とはいえこれまで実施されてきた研究の中で，ある人種と民族集団に特有の，臨床的に有意な保護因子があることが示唆されてきている。つまり，これらの集団の自殺関連行動の徹底した研究が非常に役立つ可能性がある。

最後に，われわれとしても自殺関連行動の神経生物学に関する文献が急増していることを認めないわけにはいかない。この領域の研究のほとんどは横断的なものなので，そのため，どの程度生物学的因子を自殺のリスク因子としてみなせるかということをわれわれが判断するには限界もある。しかし，この章のはじめに述べたように，うつ病などのような精神疾患の遺伝とは独立する形で，自殺における本質的な遺伝的構成要素があることは明らかである（Brent & Mann, 2005）。セロトニン神経系の不全，特に前頭前皮質に自殺関連行動の特異的な生物学的基盤がありそうである（Mann, 2003）。自殺した人の脳を調査した死後研究では，自殺の根底にある生物学的メカニズムに関わる二つの候補遺伝子が同定された。一つはシナプス間隙のセロトニン量を決定する酵素である tryptophan hydroxylase 1 のコードであり，もう一つは，シナプス間隙からのセロトニンの再取り込み率を決定するセロトニントランスポーターのコードである（Bondy et al., 2006）。これらの科学的進歩がわれわれに喚起するのは，自殺関連行動のような複雑な行動を決定する際に生物学的因子と心理的因子が相互に作用するということである。本書で説明された認知療法プロトコールは自殺念慮と自殺企図の心理的特徴を調整することに向けられたものであり，将来の研究によって，そのような治療的アプローチがこれらの生物学的な関連因子をどの程度調整するかが見出されることをわれわれは待ち望んでいる。

要約すると，個別の自殺関連患者にリスク因子の文献を適用する方法には多くの限界があるものの，文献が提供してくれる知見を起点とすることで，われわれは根底にある自殺関連行動に関連したメカニズムを理解し，自殺関連行動と関連する背景因子と直前の前兆を評価し，最も近い将来の自殺関連行動を減らしていくための介入へとつながっていく。第3章で，われわれはこれらの関連因子とリスク因子の多くを自殺関連行動の認知モデルへと組み入れている。第II部では，これらの因子を評価し，患者の概念化に当てはめ，認知療法の過程の中で調整していく方法について説明している。

第3章　自殺関連行動の認知モデル

自殺を考えている患者に対する認知療法には，その土台となる枠組みとして，一般認知理論，自殺関連行動に特定した認知理論，さらには，自殺関連行動に関連した重要な認知過程を特定することを目的としてデザインされた実証的研究の結果が組み込まれている。本章では，これらの要素を統一的だが柔軟性のあるモデルへと取りまとめ，認知療法の構造が特定の人に合わせて過不足なく妥当性を持つことができるように工夫した。「自殺を考えている患者」は同質で同じ部分を持った対象ではなく，自殺関連行動にかられた患者は様々に異なった表現型を呈している。たとえば，ある自殺研究家が論じたところでは，（少なくとも）自殺を考えている患者は2種類に分類される——広範に渡る絶望感で特徴付けられ，死のうとする意図が強い人，そして絶望感や死のうとする意図という特徴は目立たず，感情と衝動性を調整することが困難，あるいは他者に何らかの意思伝達をしたいために自殺企図を行う人，である（例：Apter et al., 1995; Kashden, Fremouw, Callahan, & Franzen, 1993; Nock & Kessler, 2006）。本章の後半で提案しているように，各々の自殺に関連する自殺スキーマがそれぞれ異なった表現型の説明に対応しており，①スキーマが作動する可能性は，精神疾患や生活上の葛藤という気質的な脆弱性因子の積み重ねに依拠していて，②一度これらのスキーマが作動すると，そのときには自殺危機のときに観察されるのと同じ認知過程が生じる。

自殺関連行動の認知モデルを理解することによって，自殺を考えている患者との臨床実践は影響を受けるだろう。われわれは，このモデルが中心的な役割を果たすのは，第7章でより詳しく検討しているような治療過程，つまり，個々の患者の臨床像を概念化し，特定の介入戦略を選択していく，まさにその部分にあると考えている。加えて，このモデルは現役の臨床家の自殺関連行動の理解を助けるし，枠組みとして系統的にこういった行動を説明する方法を持てるようになる。本章では一般的な認知モデルの説明から始め，自殺に関連する個人との関係を説明する。次に，実証的研究で注目されてきた，自殺に関係する心理的構造の検討を行う。最後に，これらの情報を自殺関連行動の認知モデルへと統合し，その中には気質的な脆弱性因子や精神疾患に関係する一般的な認知過程，自殺に特有の認知過程を含めた。

一般的な認知理論

一般的な認知理論は近年，様々な異なる種類の精神疾患や情動的混乱，問題行動に適用できるものとして，様々な認知療法の書籍に記載されている。認知療法に慣れてもらい，自殺を考えている患者の具体的な治療過程を説明する足がかりとして一般的な認知理論を利用してもらえるよう，ここで簡単に認知療法を振り返ることにする。**図 3.1** では一般的な認知モデルの主要な概念を説明している。

認知理論の核となる前提は，人がある特定の状況的刺激に対して意味付けしたことが，その後に続く感情を形成する上で重要な役割を果たしており，その感情が今度はその人の反応としての行動と関係してくる，というものである（例：A. T. Beck, 1967)。この理論に基づけば，好ましくない出来事，たとえば失職などは，否定的感情体験，たとえば抑うつ，不安，怒りを直接引き起こすわけではないということになる。その代わりに，感情体験の大部分は，その人がその状況を知覚し，解釈し，その結果を判断する，そのやり方によって決まってくるのである。そうすると今度は逆に，これらの感情反応そのものが，その人自身による，その人自身の苦悩となり，さらには，人がその状況に対して抱く次の考えに反映され，その影響でより否定的な気分と非適応的な行動が悪化していくことになる。言葉を変えれば，認知と感情の間にはフィードバック機構があり，その結果として人はますます否定的に，あるいはよりいっそう非適応的になっていく可能性がある。

たとえば，最近夫が浮気をしていることがわかり，夫が愛人のために自らの

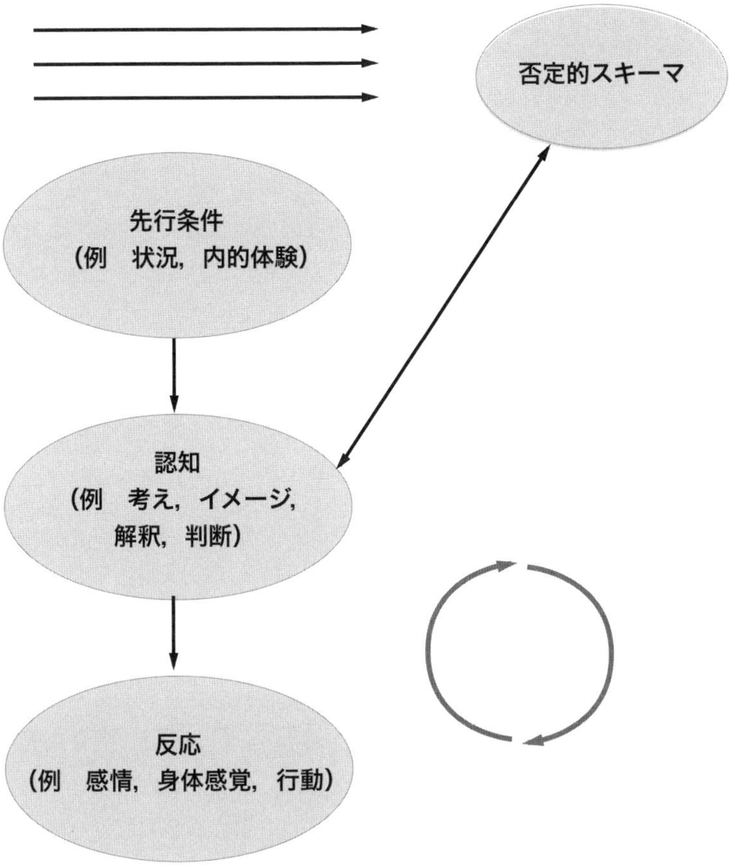

図 3.1　一般的な認知モデル

もとを去っていった，という女性を考えてみよう。もし，その女性が自分の残りの人生は一人ぼっちだと状況を認識すれば，彼女はおそらく抑うつを経験するだろう。もし，彼女がその状況を，夫が公衆の面前で自分を辱めたという意味合いで認識すれば，おそらく怒りを経験するだろう。それとは対照的に，夫がいない方が自分はうまくいくだろうから，自分の生活はより質のよいものになるだろう，という意味合いで彼女がその状況を認識すれば，彼女はおそらくこうした極端で否定的な感情反応を経験することはないだろう。第 5 章でわかるように，認知療法における一つの主要な取り組みは，こうした意味付けや認識，解釈，判断を見つけ出すこと，彼らがどの程度客観的にその状況の本質を明らかにできるかを評価することである。こうした取り組みを行っていくことのもとにあるのは，その人が状況を客観的に評価することで，非適応的な認知からくる偏りを減らし，もとの否定的な感情を減らすという仮説である。

これらの認知的，感情的，そして行動的反応の先行条件が，いつもその人が日常生活で遭遇している状況を必要としているわけではなく，そうした先行条件が内的体験であることもある。たとえば，先ほど説明した女性は，夫が初めて浮気を彼女に告げたとき（すなわち，先行条件＝出来事），夫が夜遅くまで家に帰ってこなかったことを思い出したとき（すなわち，先行条件＝記憶），あるいは，離婚が子どもたちの生活を破滅させるという考えを彼女が抱いたとき（すなわち，先行条件＝考え），などによって否定的な感情が強まる経験をするだろう。特定の先行条件によって引き起こされる認知は，必ずしも思考や解釈，あるいは判断などの言語で表現されるものである必要はなく，その代わりとして，個々人の中の，多くは過去の外傷体験や将来における最悪のシナリオ，といったような生々しいイメージとして現れてくることもある。さらに，反応には身体的反応とその後に生じる行動が含まれることもあるため，反応が常に感情に限定されている必要はない。この筋書きによれば，残りの人生は一人ぼっちだろうという考えを持ったこの女性は，まるで胃に穴が空いたように感じ，自分の価値について他者から過剰な安心を求めるかもしれない。その女性が，夫により公衆の面前で辱められたという考えを抱いたら，心臓が動悸を打ち，呼吸が浅くなるということを経験し，夫に関する悪意に満ちた風評を広めることで報復するかもしれない。この女性が，夫がいない方がうまくいくだろうという考えを抱けば，彼女は意外にも光がさしたように感じ，自分のための預金口座を開設するといったような，彼女の生活に対する適応的な変化を実行するべく取り組み始めるかもしれない。言い換えれば，同じ状況を異なったように解釈することで，全く違った感情的，心理的，行動的反応が促されることになるのである。

人がある状況で体験する認知は，無作為で行き当たりばったりに決まってくるのではない。むしろ，認知が決定されるところでは，その人の過去の体験や，その人が精神疾患の症状を経験しているかどうか，その人が生活上重大なストレスを抱えているかどうか，ということが基盤になっている。**図 3.1** の上部右端にあるように，われわれは否定的スキーマを構成概念に含めている。D. A. Clark と Beck（1999）は，スキーマを「刺激や考え，体験に関する一般的で典型的な特徴が蓄積されていくことによって，相対的に保持されてきた内的構造で，新しい情報を意味付けしていく方向で整理する際にこの構造が利用される。それゆえスキーマとは，どのように現象を知覚し概念化するかを決定することになる（p. 79)」としている。このように，スキーマは仮説上の認知構造であり，情報処理過程に影響し，注意を割り当て，情報に意味付けし，整理し，検索する方向性を導くものである。人が毎日の生活で新しい情報に出会ったときに，その人のスキーマはその情報を整理し意味付けする上で役立つ。このように，スキーマは人びとがそれを通して世界を眺めるレンズとしての機能を果たす。こうしたレンズは透き通ったものではない。それぞれのレンズの色合いを決定するのは，その人の過去の体験である。このことが意味するのは，人は世界を完全に客観的な態度で見るわけではなく，むしろ，入ってきた情報の意味付けには，そのときに作用しているレンズ，つまりスキーマの機能が付け加えられているということである。

スキーマがいつも問題のあるやり方で現実を歪めているというわけではない。実際の日常では，短い時間の中で大量の情報を処理し，最も適当な一連の行動を決定するために，適応的に人の役に立っている。しかし，否定的なスキーマになると，それが精神疾患につながり，偏った情報処理を行うことになり，その結果，精神疾患の範疇に関連した心配事を優先して認識していくことになる。たとえば，うつ病のスキーマは喪失と失敗に関する否定的な態度を含んでいて，うつ病の人に作用して，肯定的な情報よりも否定的な情報を処理することの方に重点を置くように仕向ける（A. T. Beck, 1967)。危険に関するスキーマの中には広く危害や苦悩を見つけ出そうとする信念や，対処する人の能力が含まれ，不安になっている人に作用して，中立性や安全性の兆候より，恐れの兆候を処理することに重点を置くように仕向ける（A. T. Beck & Emery, 1985)。このように，スキーマは特定の内容（例：信念や態度）と情報処理のパターン（参照：Ingram & Kendall, 1986）に関係したものである。自殺に関連した個人はしばしば，いずれかの種類の精神疾患（例：うつ病，不安，物質乱用）に関係する否定的なスキーマの特徴を有し，同じ形式を踏襲しながら，誤った情報処理過程や否定的な感情，そしてそれに続く非適応的行動を悪化させていく。こその一方で自殺に関連する個人は，様々な種類の精神疾患に幅広く及ぶような，自殺関連行動に特異的な自殺スキーマによっても特徴付けられている。本章の後半では，この自殺スキーマの概念について説明する。

認知理論によれば，否定的スキーマは絶え間なく活動しているわけではない。認知構造の多くは幼児期からの早期体験を発端に生じるが，その人が重大なストレスを経験するまでは活動を停止している。ストレッサーは人間関係の破綻といったような，ある一つの不運な出来事という形かもしれないし，あるいは，時間をかけてその人を疲弊させていくような困難が様々に蓄積していくことかもしれない。ストレッサーに特徴的なのは，それが密接に否定的スキーマの本質に合致していることであり，そのため否定的なスキーマが作動する可能性がストレッサーによって増大するようになる（参照：D. A. Clark & Beck, 1999）。一度否定的スキーマが作動すると，入ってくる情報はスキーマに合うよう型にはめられ，一致しない情報は無視され，スキーマはその後加わってくる情報に次々と関係するようになることによって，どんどん強固になっていく。われわれは認知療法を，入ってきた情報が否定的なスキーマによって統合される前に，患者がそれを評価する戦略を培っていく中で援助するアプローチであると見なしている。そのことが，もともとあったこうした認知的構造の強固さを和らげ，患者が新しくより適応的な認知構造を発展させるのを援助する。

この一般的な認知モデルは，自殺に関連する個人が無数に経験している困難に，どういった特徴があるのかを見定めていく上で有用である。第2章で説明したように，自殺に関連する個人のほとんどが一つ以上の精神疾患の診断を受けており，このことは逆に言えば，自殺に関連する個人は特定の否定的スキーマの活性化と関連しているということである。さらには，多くの自殺に関連する個人は主だったストレス要因を一つ以上経験しており，精神疾患の悪化に関係した否定的なスキーマがこういった逆境の最中で作動する。ただし，ある自殺学者は，自殺に関連する個人が自殺危機の最中にいるときの認知過程は，自殺に関係しない個人の認知過程と比較したときに，根本的に何か異質なものがあると論じている（例：Ellis, 2006）。この検討が意味することは，自殺に関連する個人に特有で，今まさに自殺危機に進んでいるときに働いている具体的な認知過程を説明する認知過程を把握する必要があり，そのためには，一般的な認知理論を超えたところに思索の手を伸ばす必要がある。最近になって，二つの心理学の理論が，いずれも認知的，行動的原理を伴ったものとして，自殺関連行動を説明するために提案されている。これらの理論について次のセクションで説明する。

自殺関連行動の認知理論

一般的な認知理論の上に展開される概念構造の一つに，**自殺関連モード**（suicidal mode）がある。A. T. Beck（1996）によると，モードとは「パーソナリティ構造の中にある特定の下位構造であり，パーソナリティにおける基本システムである，認知（あるいは情報処理），感情，行動，動機といった要素を組み入れたものである」（p. 4）。これらの要素は，特定の状況に反応するときや人が目標に到達することを試みたときに作動するような，「統合された，認知－感情－行動のつながり」を形成する。したがって，自己，世界，将来についての信念というのはこのシステムの認知的な要素を表現したものといえるが，認知以外の他のシステムについては，一貫した反応が促進されるように認知システムと協調して作動する。Beck によると，情報はこれらのシステムすべてを通して処理され，システムのきっかけとなった状況が消えた後においても，システムはある一定の期間作動し続ける。

Rudd（2004, 2006; Rudd, Joiner, & Rajab, 2001 も参照）は，モードの理論を自殺関連行動に適用した。彼のモデルは，本書の第2章で説明したリスク因子に関する文献と複雑に関係している。Rudd によると，人がたくさんのリスク因子を持てば持つほど，自殺関連モードが作動する可能性が高くなる。日常的な水準で自殺関連行動に対する危険性が高い人は，広範な自殺関連の信念と，情緒の不安定さ，行動的な対処技術の欠如を伴っている。Rudd の説明によると，自殺危機に陥るのは，時間限定的に4つのシステムすべて（すなわち，認知，感情，行動，動機）が高いレベルで作動する必要があり，それは何らかの悪化をきっかけにして誘発されるものである。自殺関連行動の重症度とは，その人の脆弱性の程度，あるいはベースラインとしてみられるリスクからくる機能，悪化につながる因子の重症度のことである。否定的な要素が核となって悪化させる出来事へとつながっていくといったように，将来的に同じような出来事を示すような文脈の中で再び自殺関連モードが活性化する可能性が増していくことになる。

二つ目の自殺関連行動における心理学理論は，Joiner（2005）により開発されたもので，その理論は3つの主要な構成要素からなり，自殺関連行動を実行するにはその3つすべてが関与し合う状態に達せねばならないとされている。第一には，その人が致死的な自己破壊を行動に示す能力を獲得していなければならない。ほとんどの人が痛みや死を恐れるため，自殺企図をすることは思いとどまっている。しかし，怪我や自殺に関係しない自傷行動，あるいは習慣的な刺青とピアスなどの経験を通して，痛みに対する訓練をしてきた人は，痛みが習慣化し，それに慣れ親しんでいる。それは，人が体を傷つける経験を次々と獲得していくことで，その人の痛みへの耐性が強まるということである。痛みが嫌にならなくなっていることに気付いて，さらには，痛みから喜びや安堵の感覚を得るようになるかもしれない。Joiner が Rudd と同じように述べているのは，人が過去に自殺企図をしてからは，自殺危機はより容易に訪れる，ということであるが，この現象については，それぞれが異なったメカニズムで説明されている。Joiner は，人は学習された行動を求めようとするからであるとしているし，Rudd は，自殺に関連する認知が自殺と他のリスク因子との関係を強め，その結果膨大な数の事柄が自殺に関連する認知の引き金になるからであるとする。次に，Joiner が提案するのは，人は死を望むことと関連した二つの心理的因子，所属感の喪失と迷惑をかけているという認識により特徴付けられている，ということである。つまり，彼の理論では，死への願望（すなわち認知的因子）と致死的な自己破壊行動を行為に示す能力（すなわち，学習された行動）という二つの領域が結び付くことで，自殺企図とそれによる死が説明されることが示されている。

これらの理論のいずれもが，正当性のある科学的基盤を持っており，われわれの理論と矛盾するところはない。自殺関連モードの構造は，自殺に関連する個人において作動している多様な一連の過程（すなわち，認知，感情，行動，動機）を説明する上で，もっと言えば，リスク因子が自殺に関連する個人に対してそれぞれに異なった程度の自殺関連行動（例：中等度の自殺企図 vs. 重度の自殺企図，単発の自殺企図 vs. 多発する自殺企図）の実行可能性へと変換される仕組みを具体的に説明する上で，有用なものである。このように，包括的な自殺リスクアセスメントを実施し（第6章を参照），自殺関連モードが将来的に作動する可能性を減らすための特定の介入を選択する上で，この理論は臨床家の指針となる。Joiner（2005）の理論は，簡素ではあるが，洗練された様式で，特に臨床家にとって判断を行う時間が限られているような場合に心に留めておくと，役に立つ。たとえば，所属感の喪失や迷惑をかけているという認識に特徴があるが，致死的な自己破壊を行為に移す能力は獲得していない患者に対する臨床家の判断は，過去の自殺企図の既往につながる死に対しての願望と，自己破壊行動，両方の因子を有した患者よりも自殺企図を行う危険性は低いとなる。

われわれの認知モデルは4つの方法でこれらのモデルを広げる。一つは，その認知モデルでは A. T. Beck の一般的な認知理論と自殺に特異的な認知過程を統合しており，一般的な精神疾患に関係する認知過程が増悪していき，自殺関連の認知を活性化する仕組みを説明している。二つ目としてこの理論が言及しているのは，リスク因子が働くと同時に一般的な精神疾患がもたらされ，自殺スキーマを活性化させ，自殺危機のときの苦痛を悪化させる，という仕組みについてである。要するに，この理論によって単にリスク因子の蓄積から個人が自殺関連行動にかられる可能性が高まっていくだけではなく，リスク因子が影響をもたらすことになるさまざまな過程が具体的になってくる。三つ目は，この理論の中で，衝動性や問題解決力の欠如といった，リスク因子とは別の自殺に関連した構造で，実証的文献に基づく科学的根拠を持ったものが統合されることになる。最後に，この理論は，自殺危機が進展してきたときに起こる出来事の具体的な展開に対する洞察を提供する。自殺を考えている患者の，個別性の高い，現象学的な経験を捉えるためには，自殺関連行動の認知モデルにあるようにメカニズムを具体的にしていくことが重要であり，患者の臨床像に対する臨床家の概念化を強化することが可能となり，介入の様々なポイントを説明することができるようになる。この後，われわれは実証的に支持された自殺関連の認知構造と認知過程について説明し，自殺に関する認知モデルにおけるこれらの要素の位置付けについて述べる。

実証に基づいた自殺に関連する認知的構成概念

第2章で強調したように，実証的研究によって，自殺とは関連のない人よりも自殺に関連する人でよりその特徴が見られるような，幾つかの心理的構成概念が存在することがわかった。このセクションの中では，こうした構成概念を用いて自殺危機がどのように展開するのかを説明する。

絶望感

第2章で概観したように，絶望感は単独で希死念慮と関係しており，数年後自殺をやり遂げることを予測する可能性があることが研究によって提示されている。絶望感と自殺関連行動の間に強い関連性があることから，われわれにとって絶望感を自殺の理解全体へと合致させることが責務となった。最も根本的なレベルで言えば，絶望感は認知である。将来が良くなる見込みがない，自分の問題は決して解決しないだろう，という信念である。前のセクションで述べたように，歪んだ認知の要素は，否定的スキーマの重要な部分である。この観点からは，絶望感は自殺スキーマと関係した信念と考えられ，一度作動すると，その人の認知的な資源の分配を偏らせて，このスキーマを強化するように手がかりを処理していく方向性へと進んでしまう。

加えて，何人かの研究者は絶望した状態と特性としての絶望感とを区別している。絶望した状態とは，どこかのある瞬間（例：自殺企図の直前）で作動する絶望感の程度であり，一方で，特性としての絶望感は，個人が一貫して将来に対して抱く否定的な見込みの程度である（A. T. Beck, 1986）。A. T. Beck（1986）によれば，特性としての絶望感が強ければ強いほど，小さく些細な苦難によって，その特性から自殺危機と絶望した状態を経験するようになる。つまり，特性としての絶望感が作動したときに，環境的なストレス要因と相互に作用して，絶望した状態を高めていく。われわれのモデルの中でも，絶望した状態の程度が強いことは，急性の自殺念慮の増悪と関係している。

実証的研究の結果，絶望感は自殺関連行動を理解する上で中心的な構成概念であることが明らかになったが，ここで重要になってくるのは，絶望感が中心的であるからといって，自殺を考えている患者のすべての特徴ではないことを確かめておくことである。たとえば，死のうとする意図が少なく，計画性が欠如している，そして／あるいは，注意を引く目的あるいは何か他者と意思疎通をする目的で行われる自殺企図においては，絶望感はかなり小さな役割しか果たさないようにみえる（Skogman & Öjehagen, 2003）。こうした例ではおそらく，生活におけるストレスを自分にはもう耐えられないと知覚し，その生活におけるストレスに関連した苦痛に耐えることができなくなり，それによって苦痛が蓄積していき，絶望した状態を強めていく時点にまで達する。したがって，われわれの認知モデルにおいては，（少なくとも）二つのタイプの自殺スキーマがあるとしている。一つは特性としての絶望感で特徴付けられるスキーマ，もう一つは，耐えられないと知覚することを特徴とするスキーマである（参照：Joiner, Brown, & Wingate, 2005; Rudd, 2004）。この発想は，自殺関連行動に多数の道筋があることを推測したFawcett, Busch, Jacobs, Kravitz, そしてFogg（1997）によって提案されたものと類似しており，その道筋のうち一つだけが絶望感に直接関与している。人が具体的にどの種類の自殺スキーマによって特徴付けられるかは，その人が過去に体験したことにより決定される。

われわれは，どの自殺スキーマが目立っているかに関わらず，一度活性化すれば，その人が継続的なストレスや苦難にさらされる中で，絶望した状態を経験する可能性はさらに一層高くなると考えている（**図3.2** 参照）。このことは，絶望した状態とはどちらの自殺スキーマの活性化にも関係して生じる結果として見られるものであって，絶望した状態がそのまま特性としての絶望感により特徴付けられる自殺スキーマではないということを示している。絶望した状態は，特性としての絶望感を示唆する，自分の将来が改善しないだろうという考え（例：「物事は決してうまくいかないだろう」）から成っている，あるいは，「私はこれ以上耐えられない」といったような，耐えられなさを示唆する考えからなっている可能性がある。絶望した状態の程度が増してくるに従って，個人が自殺念慮を経験する可能性が急速に高まる。

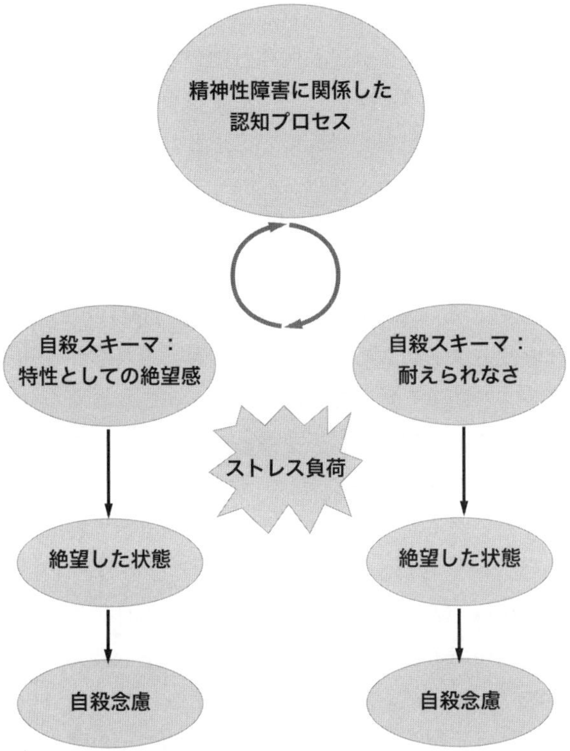

「自殺に関係した行動の認知モデル：理論と治療」A. Wenzel and A. T. Beck, 2008, Applied and Preventive Psychology, 12, p. 194. Copyright 2008 by Elsevier. Adapted with permission.

図 3.2　自殺関連スキーマ，絶望した状態，そして自殺念慮

自殺に関連した認知

第 2 章で，自殺念慮や希死念慮といったような，将来的な自殺関連行動を予測する，多くの自殺に関連した認知をわれわれは明らかにした。自殺に関連した認知的要素は，絶望感や耐えられなさ，あるいは他のテーマいずれであっても，何らかの自殺スキーマと関係している可能性がある。われわれのモデルによると，個人がこれらの認知を経験する頻度が多いほど認知は長く続き，認知の問題が大きければ大きいほどその個人が自殺企図を行う可能性は高くなる。

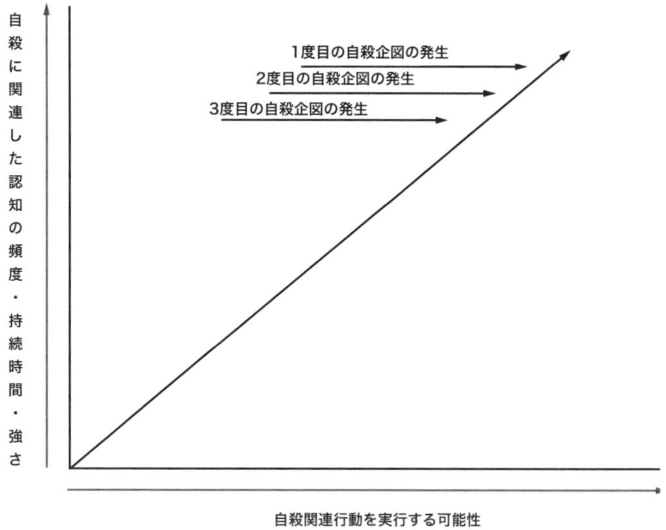

図 3.3　自殺に関連した認知と自殺関連行動にかられる可能性

このように，自殺に関連したこれらの認知の頻度，期間，重症度を重ね合わせて，ある人が自殺関連行動を実行に移す可能性を決定することになる。Rudd や Joiner のモデルと同様，われわれのモデルでも，自殺スキーマは個々の自殺関連行動とともに強まっていくため，自殺企図の既往がある個人においては，より小さな「用量の」自殺に関連する認知が自殺企図の引き金となるだろう。**図 3.3** は，過去の一連の自殺企図の既往の中で，自殺に関連した認知が，自殺企図を実行する可能性に与える影響を要約したものである。

衝動性の亢進

本書の第 2 章で見られたように，衝動性は捉えどころがない概念である。ある研究では自殺企図を行った個人はそうでない人よりもより衝動性が高いことが示されたが，一方で他の研究ではそうした結果は得られなかった。その理由として Joiner（2005）は，衝動性が自殺関連行動の末端に位置する因子である可能性について取り上げている。つまり，自殺関連行動では衝動性によってその人が傷害を負ったり，受傷したりする可能性が高められることになり，その後さらにその人が自殺企図を受け入れるようになってしまう可能性が高まる。要するに Joiner が提示したのは，衝動性は自殺関連行動と間接的に関係しているにすぎず，衝動性が自殺関連行動の中で他のメカニズムを通して働くようになるということである。自殺関連行動において衝動性が果たす役割を明確にすることがこれほど困難であるもう一つの理由は，衝動性の定義が，行動面での困難（例：反応を抑えることができない），認知の問題（例：先の計画を立てられない），パーソナリティの特徴といったように，様々に異なった形で進んできて，そこから概念化されたということがある（Endicott & Ogloff, 2006）。衝動性がときどきしか自殺に関連した行動と関係しない三つ目の理由には，計測するタイミングに関することがある。典型的には，自殺を考えている患者に衝動性を含む心理的兆候の計測が施行されるのは，彼らが自殺企図を実行した後である。衝動性が計測されることになる自殺企図後の時点では，多くの例で自殺危機は解決しており，おそらくは，そこでの衝動性とは患者が直ちに自殺しそうなときに経験している衝動性とは多くの点で異なるものである。

われわれの自殺に関する認知モデルの中では，衝動性を自殺関連行動に対する気質的な脆弱性因子と見なしている。われわれが「**気質的**」という言葉を使っているのは，この構造を多くの点でパーソナリティ特性と類似した，長期間にわたる個性として見なしているからである。さらに，われわれは「**脆弱性**」という言葉を使っているが，その理由は，この構成概念が幾人かの個人において自殺関連行動の可能性を増加させるものの，第 2 章でわれわれが提示した定義に従うと，実証的研究の中で適切な方法論を持って自殺関連行動にかられる危険性を増加させるという確証には至っておらず，そのため「**リスク因子**」という言葉を用いると誤解を招くだろうという確信をわれわれは理論的な観点から持っているからである。気質的な衝動性を評価する手段では，典型的な幾つかの側面（例：無計画な衝動性，動的な衝動性，認知的衝動性，注意の衝動性；Barratt, 1985 参照）が評価されることから，われわれは気質的な衝動性を広く捉えて，非特異的な構成概念と見なしている。

自殺企図を行った人たちのうち何人かは特別に衝動的ではなく，自殺関連行動が注意深く計画され実行されており，気質としての衝動性はすべての自殺を考えている患者にとっての脆弱性というわけではない。可能性として考えられるのは，気質としての衝動性は，絶望感や死のうとする意図が強いことに関係するというよりは，むしろ，耐えられないという認識や自殺企図を通じて他者と意思疎通することへの欲求を伴った自殺関連行動と最も関係しているのかもしれないということである。このことは，耐えられないという認識によって特徴付けられる自殺スキーマが作動した時のみ，気質としての衝動性が自殺関連行動の可能性を増加させる可能性があるということである。事実，実証的研究によって，衝動性は絶望感と負の相関をしており（Suominen, Isometsä, Henriksson, Ostamo, & Lönnqvist, 1997），衝動的に自殺企図を実行する（すなわち，5分よりも少ない時間で考えられた自殺企図）人は，衝動的でない自殺企図を実行した人よりも，抑うつが軽い（T. R. Simon et al., 2001）ということが示されている。こうした知見が示唆するのは，衝動的な個人が実行する自殺関連行動を説明する際に，絶望感の重要性は衝動的でない個人の場合よりも低いということである。

自殺企図のときに明らかになる，衝動という現象を検討することも重要である。ある自殺企図は前もって十分準備されているが，その一方で，ほとんど前触れもなく起こったように見えるものもある（例：T. R. Simon et al., 2001）。より詳しく言うなら，気質としての衝動性の評価が常にこうした全く異なった種類の自殺企図を実行する個々の人を区別するわけではない（例：Baca-Garcia et al, 2005）。自殺企図の状況に一致して現れてくる衝動性が，気質としての衝動性により特徴付けられる，個人の生活において現れ別の時間で見られる衝動性と，同じ種類のものかどうかは明らかでない。その代わりわれわれは，自殺企図の際の衝動性を示すものとして観察されるものの多くが，文脈としては今まさに自殺企図に進行しようとするときに経験されている，ある特定の種類の認知的機能障害として説明できるのではないかと考えている。

われわれの臨床的な観察では，自殺企図に向かって急速に進んでいる際に認知的な混乱状態にあったと，多くの患者が述べていた。自殺を行動に移す決断を衝動的に行い，感情的苦痛がある程度緩和することを実現するために無謀な行動へと衝動的に引き込まれている。しばしば自殺企図へと進む中で経験するのは，かなり無謀で落ち着かない状態であると同時に，かなり思考を駆け巡らせているということである。それよりもっと被害が少ないはずの選択肢を犠牲にし，問題に対しての唯一の答えとして自殺に注目するという，「トンネル視（訳注：詳しくは巻末の用語集参照）」を経験している。抜け出す道はないのだから苦しみを終わらせられることならどんなことでもしよう，という考えに精神的に没頭し，圧倒されている。彼らが口にするのは，自暴自棄の状態になっているということである。他の研究者も同様の現象を観察してきた。たとえばSilverman（2006）は，たくさんの自殺企図者を観察して，彼らの認知は障害を受けており，心理的に苦痛がある状態であるため，人生を終わらせることに関する合理的な選択や決断を行うことが不可能になっている，と説明した。Baumeister（1990）の理論においては，自殺を考えている患者は認知的脱構築（訳注：詳しくは巻末の用語集参照），あるいは，洗練された情報処理や問題解決を行うのが難しくなるような，事実に対する狭い注目が見られるとされる。Shneidman（1985）は，自殺を考えている患者は認知的圧迫感という特徴を持ち，その結果「個人の意識の中で通常は浮かぶ選択肢の範囲に対し，視野狭窄が起こったり，焦点化が起こったり，狭められたりする」（p. 138）状態にあることを観察している。これらの説明は，われわれが**注意の固定**と呼んでいる認知過程を示唆するものである。注意の固定には認知の構造だけでなく自殺が問題に対する解決策であるととらわれてしまう状態も含まれている。

われわれは当初，パニック症の患者において注意の固定の例を認めていた。A. T. Beck（1988）はこの現象を「高水準な思索過程が，自動的な認知処理過程から解離すること」（p. 101）と記述し，パニック症の患者は何が起こっているのかを熟考し，発作の最中の恐怖感から距離を置く能力が欠如していると記載している。パニック症の患者は，一番直近のパニック発作の真っ只中における内的状態を思い出すように指示されると，「私は何を感じてるか，ということを考えるだけで精一杯だ」「私は最悪を想像する」という項目に高い得点をつけ，「私は冷静さを保っている」「論理的に自分の問題を取り組むことができる」という項目に低い点をつける（Wenzel, Sharp, Sokol, & Beck, 2006）。自殺を考えている患者がまさに自殺企図に進もうというときに，これと同様の処理過程が働いているというのがわれわれの確信しているところである。この状態に対して，関連した実証的に正当な根拠がいくつかあり，入院患者の自殺との相関関係を調査した研究で，自殺既遂をした入院患者の大多数の特徴として，自殺企図に進む7日間で重大な不安，および／あるいは，焦燥があることがわかっている（Busch, Clark, & Fawcett, 1993; Busch, Fawcett, & Jacobs, 2003; Sharma, Persad, & Kueneman, 1998）。不安と焦燥は注意の固定についての感情面と行動面の表現である可能性がある。

言い方を変えれば，自殺企図のときに認知的そして行動的な衝動性として見られるものが，実際には注意の固定の現れであるということである。注意の固定が活性化し，圧倒する速さで気質としての衝動性が強まるというのは想像に難くない。しかし，この二つの構成概念は大きく区別されるものとして見なしている。さらに言えば，注意の固定は絶望した状態と相互に作用して認知－感情の負のスパイラルを作り出し，自殺念慮を悪化させ，自殺企図に向けて用意された状況が作り出される。自殺に関連した個人が絶望した状態にあるときには，彼らの認識として，自らの問題を解決する選択肢はほとんどない，という状態になっている。従って，われわれの仮説では，彼らは問題を解決する他の手段を系統的に考えるのではなく，むしろ自殺を適切な解決方法として認識してしまう危険性が増加していることになる。自殺が唯一の解決策だと，執着すればするほど，置かれた生活環境に関して絶望的になっていく，あるいはその生活環境が耐えられないと認識する可能性が高まる。絶望した状態がどんどん強まれば，自殺に関連した個人を圧倒し，彼らの判断を曇らせ，抜け出す道はないのだと結論付ける可能性が増加する。絶望した状態は注意の固定を強め，自殺が唯一の選択肢だとして注意が狭まっていき，絶望した状態がさらに強まる。

この注意の固定における認知－感情－行動的特徴は自殺企図をした多くの人に関連したものだとわれわれは確信しているが，こういった人すべてにあてはまるというわけではない。たとえば，ある人は高水準の特性としての絶望感で特徴付けられているが，長い期間をかけて自殺企図を注意深く計画し，自殺企図のときには不安や焦燥，混乱というよりは安堵しているという特徴を示す。こうした人は，自殺が唯一の解決策だとして，他の方法を考慮することがうまくいかないため，この場合でも注意の固定による認知的側面を示していると考えても良い，とわれわれとしては未だに考えている。しかしながら，こうした人は，注意の固定に関係する自暴自棄な状態を示すような，感情面，行動面との相関関係に基づくある種の徴候の多くが欠けている。

情報処理過程の偏り

A. T. Beck による感情と行動の障害に対する認知理論が具体的に明らかにしたのは，歪んだ認知を人が経験するということだけでなく（例：絶望感），情報を偏らせていく中でそのときの心配事にさらに関係していくような形で情報を処理してしまうということである。言い換えると，個人の信念が影響している部分は，環境の中の情報を処理し，あいまいな情報を解釈し，その人の過去から情報を想起させる，そのやり方に関わる部分である。この種の情報処理における偏りによって，肯定的あるいは適応的な情報がないがしろにされ，否定的または非適応的な情報に注目することが個人の中で起こりやすくなる。それによってさらに非適応的な信念が強まっていく。自殺を考えている患者で研究されてきた情報処理の偏りは二つの領域からなっている。それは，注意の偏りと記憶の偏りである。これらの構成概念を本書の第 2 章で扱わなかったのは，これらは実証的な文献の中で最小限の注意しか払われておらず，これらのデータを分析して将来における自殺関連行動を予測しようとした研究がないためである。それにもかかわらず，この構成概念がわれわれの自殺関連行動の認知モデルで含まれているのは，情報処理過程の偏りが一般認知理論の中心を占めていることに加えて，われわれが出会った患者一人一人が，自殺関連行動を理解する上でこうした現象の重要性を説明してきてくれたからである。

二つの研究グループが感情的ストループ課題（Emotional Stroop Task）（訳注：詳しくは巻末の用語集参照）を用いて，自殺に関連した刺激への注意の偏りを評価している。この課題をやり遂げるよう指示された参加者は，様々なインクの色の一つの単語を見せられ，その言葉が何を意味するかに関わらず，可能な限り速くインクの色の名前を告げるよう教示を受けた。自殺を考えている患者の感情的ストループ課題では，参加者は自殺に関連した言葉（例：**自殺**），一般的に否定的だととらえられる言葉（例：**寂しい**），あたりさわりのない言葉（例：**像**）を提示された。参加者が特定の分類の言葉における色名を答えるのに時間がかかれば，その言葉の内容が彼らの注意を引きつけ，色名を答えるという課題の直前でその言葉の内容が課題の達成に干渉したと仮定されるため，注意の偏りが証明されることになる。実証的研究では，最近大量服薬で入院した患者（Williams & Broadbent, 1986b）そして，過去の幾つかの中間点のうちある一つの時期で自殺企図をしたことがある患者（Becker, Strohbach, & Rinck, 1999）は自殺に関連した言葉の色名を答える際に，特に著名な干渉効果が明らかになることが示唆された。ストループ効果の偏りが，他の種類の注意の偏りではなく実際に起こっている注意の偏りを表すものかどうかに関して，疑問を投げかけた臨床的な研究者もいたが（MacLeod, Mathews, & Tata, 1986 を参照），いずれにしてもこの研究によって，直近で自殺企図を行った人は自殺に関係しない情報の処理とは異なるやり方で自殺に関連した情報を処理しているということが，変わらない事実として証明された。

自殺に関連した注意の偏りは注意の固定とどのように異なっているのだろうか？　われわれの提案は，注意の固定は「**全般的な**」認知処理過程の破綻で，個人は混乱し，彼らの環境に理論や適切な判断を適用することができなくなって，究極的には自殺だけに固着することにつながるというものである。自殺に関連する注意の偏りは，「**選択的**」に情報処理が行われていることを表し，その結果，自殺に関連する個人は通常であれば標準的な認知処理過程となるような文脈において，注意を自動的に自殺に関連する刺激へと向けている。多くの研究者は選択的注意を，不随意で意識的でない情報処理過程の結果としてみている（例：McNally, 1995）。対照的に，注意の固定は意識や理性的な情報処理過程の混乱である。

われわれが提案したいのは，自殺に関連する注意の偏りは，自殺に関連する個人の自殺に対しての注意を狭め，安心感や生きる理由，といった他の代替案を示すものから注意を離れさせている，ということである。前半で説明した研究の参加者たちは，おそらく自殺危機は弱まっているであろうとされている自殺企図後 1 年が経過した時点でも，明らかにこういった注意の偏りを示唆していた。このことから，自殺に関連する注意の偏りは，その人が急性の絶望した状態にあるかどうかに関わらず起こってくる，と考えるのが妥当だといえる。しかし，自殺スキーマが作動していて，その人が絶望した状態を経験しているときに，自殺に関連する刺激を見つければ，自殺に関連する刺激から遠ざかることは困難になり，そういった刺激によって圧倒されるようになり（それがより絶望した状態や自殺念慮を悪化させる），逃避と自殺に執着するようになる（**図 3.4**）。自殺に関連する個人が，こうした経験を経て，他に方法はないから自殺は止められそうにないと自殺を実行する決断をした時点で，ある閾値に到達したといえる。行動せずにいられる限界点が表現している時点というのは，今や自分自身を殺傷することへの意図に関する曖昧さがなくなり，自分の人生を終わらせるはっきりとした決断をした時点だということになる。このように自殺企図は，絶望した状態と注意の固定，自殺念慮の間の相互作用によりそれぞれが次第にひどくなり，苦痛や絶望した状態，混乱していることが行動せずにおれる限界点を超えたときに起こるのだろう。

しかし，選択的注意は自殺企図と関係した情報処理の偏りにおけるたった一つの領域にすぎない。さらに膨大な研究が一つの研究領域として蓄積されており，そこでは自殺に関連する個人は彼らの記憶の処理過程という側面での機能不全により特徴付けられることが，提案されるに至っている――過度に一般化した記憶様式 overgeneral memory style（Williams & Broadbent, 1986a; レビュー文献として参照 Williams & Dritschel, 1988; Williams, Barnhoffer, Crane, & Duggan, 2006）。これは，過去の個人的な記憶を誘発すると想定されるきっかけが与えられて，そのときに自殺企図を実行したことのある個人は，数々の出来事をひとまとめにするような漠然とした返答をする傾向があるという（例：「いつものように夏に家族と浜に出かけて行ったときのこと」）。たとえ，その人が一つ具体的な記憶をはっきり示すよう指示を与えられ，どうやってそれを実現するかを学ぶ実践練習を与えられたとしても，この反応様式は維持される。Williams ら（2006）が提示したところによると，自殺に関連する個人が広範な絶望の感覚によって特徴付けられているような場合，その人は過度に一般化された記憶によって，効果的な問題解決，一定時間将来について考えることを支える具体的な情報へと近づくことが妨害されるという。

自殺に関連する個人は具体的な生きる理由を思い出すことに困難があるため，過度に一般化した記憶様式が自殺危機の際に注意の固定を悪化させる可能性がある。さらにこのことが以下の 3 つの方法で，自殺スキーマの活性化のための気質的な脆弱性因子としての機能を果たす。一つは，自殺に関連する個人は自分の過去から具体的な肯定的経験を思い出すことがあまりない。それがその

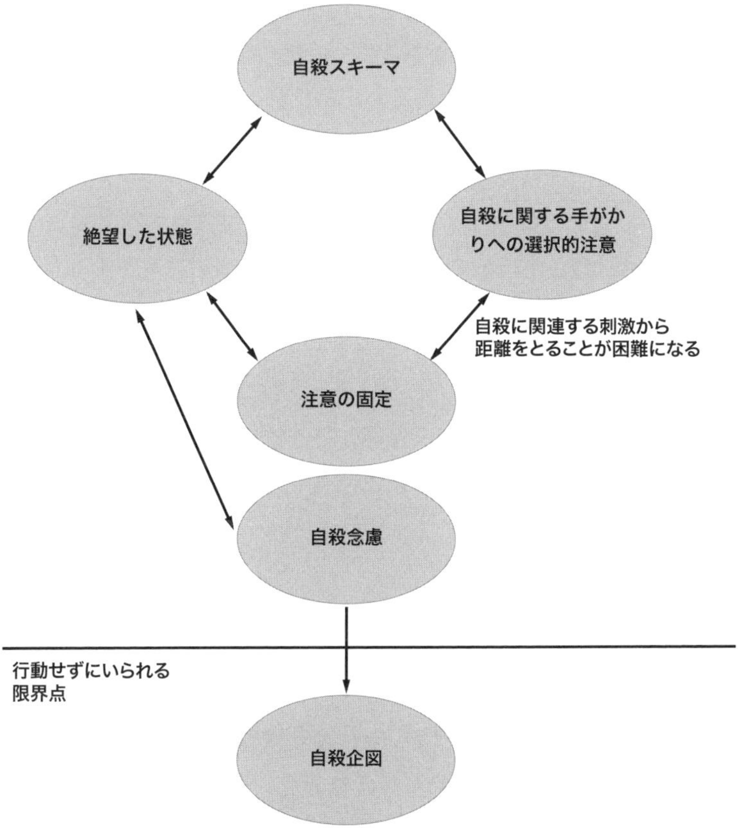

「A Cognitive Model of Suicidal Behavior: Theory and Treatment」より。A. Wenzel and A. T. Beck, 2008, Applied and Preventive Psychology, 12, p. 195. Copyright 2008 by Elsevier. Adapted with permission

図 3.4 自殺の危機における情報処理について提案されたモデル

人の否定的信念を強化し，人生は生きる価値がないという誤った結論へと導く可能性がある。しかし，この過程は自殺に関連する個人に特有のものではない。多くの研究が，うつ病の患者がこれと同様の過程により特徴付けられていることを提示している（Williams, 1996, をレビュー文献として参照）。二つ目としては，既に述べたように，過度に一般化された記憶は自殺を考えている患者が効果的な問題解決に必要な具体的な情報に近づくことを阻害し，さらなる生活上のストレスや苦難が作り出されることになる（Williams et al., 2006）。三つ目は，過度に一般化された記憶が過度に一般化して思考する様式全般を促進していき，その思考様式が自殺に関連する患者が一定時間将来に向けて考える能力（Williams et al., 2006を参照）に影響を与え，絶望感に基づいた自殺スキーマを強める可能性がある。

このように，自殺に関連する個人は2種類の情報処理過程の偏りによって特徴付けられる。彼らが示すのは，環境の中にある自殺に関連するきっかけを優先的に情報処理することであり，具体的で個人的な記憶を引き出すことが困難になっているということである。自殺スキーマが作動し，患者が絶望した状態になってしまうと，一度自殺に関連したきっかけを見つけるとそれに執着する可能性が高まる。彼らの過度に一般化した記憶様式は，自分を傷つけることに代わる具体的な代替案を見つけ出すことを阻害する。他の代替案を犠牲にして自殺へと注目することによって，絶望した状態と自暴自棄の感覚がさらに増していく。

問題解決力の欠如

効果的でない問題解決については，既に前の幾つかのセクションで言及してきた。それは過度に一般化した記憶様式の結果として起こる可能性があり，自殺危機の間に起こる注意の固定という状況においてはっきりとした形で現れてくる。自殺関連行動と問題解決力の欠如を結び付ける認知モデルが提示するのは，生活上のストレスがあるときに，自殺に関連する個人が自分の状況を耐えられないものとして知覚し，自分にはそれを変える能力がないと結論し，それにより絶望感が増大する方向へと導かれ，自殺念慮へと至る（Reinecke, 2006）というモデルである。実証的研究の中で確かめられたのは，自殺に関連しない個人と比較すると，自殺に関連する個人が生み出す問題への解決策が少ないこと（Pollock & Williams, 2004），自分が生み出した解決策が否定的な結果になると判断しやすいこと，生み出した代替案を使用する可能性が低いこと（Schotte & Clum, 1987），問題を扱う上で拒否する形の，あるいは回避的な戦略を利用する可能性が高い（D'Zurilla, Chang, Nottingham, & Faccini,

1998; Orbach, Bar-Joseph, & Dror, 1990）ことがわかっている。

衝動性のところで見たのと同じように，問題解決には幾つかの要素と過程が含まれており（D'Zurilla, Nezu, & Maydeu-Olivares, 2004），さらには自殺に関連する個人を系統的に調査したものとなるとほんのわずかしかない。問題解決を問題に対する解決を生み出す能力，として概念化すれば，問題解決力の欠如は生活上のストレスや自殺念慮と関係し，絶望感とは関係していないことになる（Priester & Clum, 1993; Schotte & Clum, 1982, 1987）。それとは対照的に，問題解決が問題解決における自己効力感，あるいは問題の結果に影響を与えることができるという信念として概念化されると，問題解決力の欠如は強く絶望感と関係しており，中等度に自殺念慮と関係しているということになる（Dixon, Heppner, & Anderson, 1991; Rudd, Rajab, & Dahm, 1994）。Reinecke, DuBois と Schultz（2001）は，抑うつと絶望感が問題解決の低さにみられる自己効力感と自殺念慮の関係を媒介することを見出した。したがって，絶望感と関係するように見えないためにそのメカニズムがはっきりとしないものの，問題解決を生み出す能力は生活上のストレスと相互に作用して自殺念慮を誘発する。その一方で，問題解決力が低い際の自己効力感は絶望感と関係しており，逆にいえば個人が自殺念慮を経験することに対する脆弱性を作り出す。解決策を生み出す能力と生活上のストレスとの相互作用は，耐えられないことと関係した自殺スキーマの活性化に寄与し，一方で問題解決力が低い際の自己効力感は絶望感に関係する自殺スキーマの活性化に寄与する可能性がある。

問題解決と自殺念慮，自殺関連行動とを結び付けた初期の理論は，問題解決を特性的な脆弱性因子として見なしていた（例：Schotte & Clum, 1982）。しかし，一つの研究の結果から，少なくともある程度は気分や状況的な要素とともに変化する状態的な現象であることが提示された（Schotte, Cools, & Pavyar, 1990）。Clum と Febbraro（2004）は問題解決力の欠如は慢性的に自殺と関連している個人（例：多様な自殺企図を実行している人）においてのみ特性的な特徴となる可能性があることを挙げている。Reinecke（2006）がわかりやすく説明しているように，問題解決力の欠如は自殺関連行動の予測因子であるのと同様に，精神疾患に対してのリスク因子であり，かつ精神疾患に付随するものである。可能性としては，問題解決力の欠如は自殺において直前のリスク因子であり，かつ末端に位置するリスク因子であると考えられる。われわれの提案の中では，問題解決力の機能障害は，衝動性と同様，自殺関連行動の気質的な脆弱性因子である，ということになる。問題の解決策を生み出すことができないことで，おそらくは生活上のストレス状況下でその人は自殺関連行動という危険性に身を置くことになる。その危険性の中で，さらには問題の解決策を生み出すことができないことそれ自体によって，不必要なストレスが実際に生み出され，耐えられないことに関連した自殺スキーマが活性化される。一方，問題解決力が低いという際の自己効力感は，絶望感により特徴付けられる自殺スキーマを活性化できることから，自殺関連行動に関係したものである（Rudd et al., 1994 参照）。ただし，問題解決能力と自己効力感は自殺危機の際により一層障害され，絶望した状態と，自殺が唯一の問題解決策であるとする注意の固定を強める，ということもここで提示しておきたい。したがって，問題解決技法が自殺危機の真っ只中において注意の固定を打破する戦略を提供するのと同様に，一般論として自殺を考えている患者の生活上のストレスの量を減らしてくれることが仮定されるため，自殺関連行動に対する認知的，行動的治療が問題解決技法の上達を強く強調していることは驚くに値しない。これから続く章の中で見られるように，問題解決に焦点を当てることは，自殺を考えている患者に対するわれわれの認知的な介入の重要な構成要素である。

非機能的な態度

自殺を考えている患者の治療にあたる臨床家は一様に，患者がしばしば，自己，世界，将来に対して歪んだ信念を表現することがあるのを知っている。これらの認知的な歪みは自殺を考えている患者に特有のものではないことは確かだが，ある実証的研究では，自殺に関連する個人の方が他の精神疾患の患者よりも非機能的な態度を認め（T. E. Ellis & Ratliff, 1986），非機能的な態度を認めることが自殺念慮と相関し（Ranieri et al., 1987），非機能的な態度のいくつかの領域が自殺念慮と自殺関連行動に関係する認知過程を理解する上で特に重要であることを証明している。たとえば，賞賛されることへの希求，権利意識，「感情に対して責任を取らないこと」あるいは感情的な状態の原因への洞察の欠如，などのような要素を評価する非機能的態度の尺度において，自殺とは関係しない精神疾患の入院患者よりも自殺に関連する個人の得点は高くなる（T. E. Ellis & Ratliff, 1986）。

文献的に大きな注目を受けた非機能的な態度の一つは，特性としての完璧主義である。本書の第 2 章で言及したように，特性としての完璧主義の一つの側面（社会規範への完璧主義として説明される）は，絶望感（例：Dean, Range, & Goggin, 1996），自殺念慮（Hewitt, Flett, & Turnbull-Donovan, 1992），および自殺企図（Hewitt, Norton, Flett, Callender, & Cowan, 1998）と関係している。完璧主義傾向のある人は，全か無かの条件付けをしてあいまいな色合いを無視するために，失敗として知覚することに対する脆弱性が高くなる。さらに，最近の研究から，社会規範への完璧主義は対人関係というメカニズムを経由する中で自殺念慮と関係する可能性が浮上している。たとえば，社会規範への完璧主義が強い人は，しばしば対人関係の中で敵意を示し（Haring, Hewitt, & Flett, 2003），それがその人たちを他者から遠ざけている可能性がある。加えて，そういった人は対人関係における過敏性が高いことが報告されており（Hewitt & Flett, 1991），社会的に孤立しているという誤った知覚を促進する可能性がある。最終的に，社会的な孤立がその人に自殺行動の危険性をもたらすことになる（Trout, 1980）。

自殺を考えている患者に認められる非機能的な態度は，多くの点で否定的スキーマの活性化を反映しており，否定的スキーマの多くは一般的に自殺に特異的というよりは精神疾患に関連している。しかし，T. E. Ellis と Ratliff's（1986）の研究は，非機能的な態度は他の自殺に関係しない精神疾患の患者よりも自殺を考えている患者でより特徴的で，自殺を考えている患者の否定的なスキーマの程度を強めたり，活性化する可能性を高めたりしているということを示している。次のセクションで要点を述べるが，われわれとして提案するのは，一つ以上の一般的な精神疾患に関連した否定的スキーマが活性化されていくことによって，より一層自殺スキーマが活性化する可能性が増すようになるということである。加えて，気質としての完璧主義は，Hewitt, Flett と彼らの同僚の研究において計測されているように，精神疾患に関連する否定的スキーマの活性化だけでなく，自殺スキーマの活性化につながる，もう一つの気質的な脆弱性因子である。衝動性と問題解決力の欠如のところでわかったように，気質としての完璧主義はもしかすると個人の一部を特徴付けるだけなのかもしれない。しかし，おそらくは①気質としての完璧主義は他の気質的リスク因子とともに働いて，その多くはRudd（2004, 2006）が彼の自殺関連モードの理論において検討したのと同様に，精神疾患や自殺関連行動への脆弱性を高め，②気質としての完璧主義は，人が失敗を経験したときの絶望感に関連したスキーマが活性化される可能性を高めるのであろう。

自殺関連行動の認知モデル

自殺関連行動の認知モデルでは，一般的な認知理論，自殺に関連した理論的構成概念，実証性に裏打ちされた自殺関連行動に関係するとみられる心理的構成概念を，組み込むことが重要である。**図3.5**では，この目的を達成するために構成された，われわれの自殺関連行動に対する包括的な認知モデルを提示した。

一番上の楕円は，衝動性や問題解決力の欠如，完璧主義，他の非機能的な態度，過度に一般化した記憶様式を含む気質的な脆弱性因子を表している。本章でわれわれは心理的な観点からの気質的な脆弱性因子について強調してきたが，現実的には第2章で説明した多くのリスク因子をこの構成概念に含めることができる（例：低い社会経済的状況，教育面の達成の乏しさ)。これらの構成概念はそれ自身が直接的に精神疾患や自殺関連行動を導くということではない。むしろ，われわれが提案したいのは，それらは3つの方法で自殺関連行動と関連しているということである。一つは，生活の中でストレスがかかった際に精神疾患に関連した否定的スキーマを活性化する可能性を有しているということである。個人が持っている気質的な脆弱性因子の具体的な組み合わせに依存する形で，具体的な否定的スキーマの内容が形作られる。二つ目として，これらの脆弱性因子は，精神疾患を悪化させるストレス要因という文脈でも，さらには自殺関連行動に対する直接的な前兆になるストレス要因という文脈においても，おそらくは脆弱性それ自体がストレスを生み出す。たとえば，先に検討したように，完璧主義は対人関係における敵意と関係しており，他者とのつながりを混乱させる可能性を有している。最後に，これらの脆弱性因子が自殺危機のときの認知的情報処理過程に影響を与えるということである。以前述べたように，注意の固定の重要な特徴として，個人が問題に対して根拠を当てはめることができなくなり，自殺をそこから抜け出す唯一の方法として注目する，ということがある。したがって，気質としての問題解決力の欠如によって，おそらくは自殺に関連した個人の中で①絶望した状態にあるときに注意の固定を経験する，②より適応的な代替案を行動するよりもむしろ自殺企図を実行する，という可能性が強められる。気質としての過度に一般化した記憶様式は，自殺

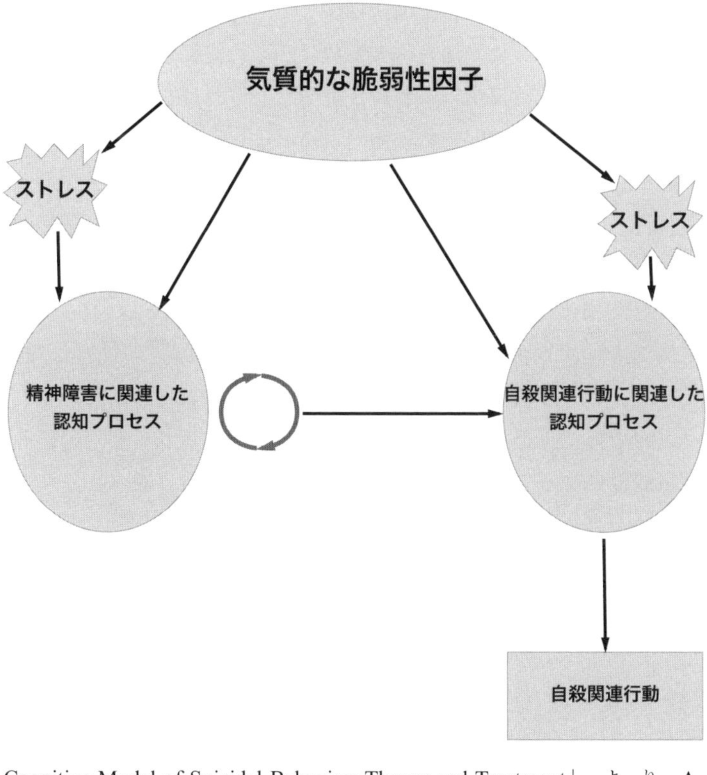

「A Cognitive Model of Suicidal Behavior: Theory and Treatment」 より。A. Wenzel and A. T. Beck, 2008, Applied and Preventive Psychology, 12, p. 191. Copyright 2008 by Elsevier. Adapted with permission

図 3.5　自殺関連行動の統合的認知モデル

に関連した個人が具体的な生きる理由を見つけ出す可能性を減らすために，注意の固定を増悪させる可能性がある。さらには，気質としての衝動性は自殺に関連した個人が注意の固定の状態へと急降下する速度に影響を与えている。

左の楕円は一般的な精神疾患と関係した認知過程や，**図 3.1** でより詳細に提示された過程を表したものである。以前に述べたように，否定的スキーマはストレス状況下で活性化される。非適応的思考，解釈，判断，イメージ，といったこれらの否定的スキーマの内容を彷彿とさせるものは，外的な先行条件，あるいは内的な先行条件，またはその両方によって引き出される。その次に，その人は非適応的な感情的，心理的，行動的反応をみせ，さらに否定的なスキーマを強める。しかしこの負の悪循環を経験した，あるいは気質的な脆弱性因子があることで特徴付けられる個人の大多数は，その先に自殺企図をしない。したがって，自殺関連行為の認知モデルが説明しなければならないのは，どのようなメカニズムでこれらの因子が一部の人にだけ自殺関連の思考や行動を強めるのかということである。

そこでわれわれは，自殺に関連する個人における，非適応的な認知的，感情的，生理的，行動的反応の間での負の悪循環が高まることによって，否定的スキーマが著しく強まり（例：それがⅠ軸障害の重症度と関係する），さらには別の否定的スキーマが活性化される（例：それがⅠ軸障害の併存と関係する）と考えている。この悪循環はこの楕円の右側の矢印で表現されている。否定的スキーマが力を得て，追加の否定的スキーマが活性化されると，特にその人が気質的な脆弱性によって特徴付けられているときには，自殺スキーマが活性化される可能性が高まる。言い換えれば，否定的スキーマが作動した結果，個人が将来に対して絶望感を体験したり，その人の状況が耐えられないと認識したり，あるいはその両方が起こってくる時点まで蓄積されていく。ほとんどの人が少なくとも一つ以上の精神疾患の診断を受けていることからも，このことが自殺企図をした人の大多数を特徴付けているはずだと，われわれは考えている。自殺企図をしたけれども，精神疾患の診断を受けていない人は特に高い気質的な脆弱性の蓄積や，特に高い環境的ストレスを持ち合わせている。

右の楕円は自殺関連行動に特異的な認知過程を表現しており，**図 3.2，図 3.4** でより詳細に説明している。自殺スキーマが活性化し，その人が生活上のストレスを経験しているとき，その人は絶望した状態を経験する可能性がある。自殺に関連するきっかけを見つけ，同時に絶望した状態にあった時に，自殺に関連した情報から離れることが困難になる可能性が高まり，それが注意の焦点を狭めることや，効果的な問題解決を実行する能力を制限し，自暴自棄の感覚を悪化させ，自殺念慮を強めることに寄与する。絶望した状態，自殺念慮，注意の固定が重なり合い，それが図の一番下の長方形で表現されている決定的な閾値を超えたときに，自殺企図が起こる。この耐性の閾値はそれぞれの個人で異なっており，おそらくは，過去に苦痛に耐えた経験や痛みのような脆弱性因子によって決まってくる。たとえば，自殺企図の既往は将来の自殺企図のかなり強い予測因子であるということからも，過去の自殺企図がその人の耐性の閾値を下げる可能性が考えられる。

この章全体を通して重視されている点として，このモデルが多次元的であるということがある。言い換えると，これらの構成概念のどれか一つが存在するからといって，ある個人が自殺関連行動を実行するという確証はない。むしろ，気質的な脆弱性因子，否定的スキーマ，生活上のストレスが相互に作用し，自殺スキーマの活性化する可能性が高まっていく。ある人の特徴として，気質的な脆弱性因子がほとんどなく，さらに／あるいは軽度の精神疾患が認められる場合には，かなりの程度の生活上のストレスが自殺スキーマを活性化するために必要となる。しかし，もしその人に多くの気質的な脆弱性因子があり，そして／あるいは重度の精神疾患によって特徴付けられている場合には自殺スキーマを活性化する上で求められる生活上のストレスは，先ほどの場合よりはもっと少ないものになる。さらに，自殺スキーマの活性化が自殺関連行動を実行することを確証するわけではない。むしろ，自殺に関連する認知（例：絶望した状態や自殺念慮），および自殺に関連した認知過程（例：自殺に関連したきっかけへの注意の偏り，注意の固定）のある人では，自殺関連行動を実行に移す可能性が増加している。もっと言えば，それが初回であるか繰り返している自殺企図かどうかによって（Joiner & Rudd, 2000 参照），また，その人がうまく自殺危機に対処する戦略を発展させているかどうかによって，自殺関連行動を実行する可能性は変わってくるため，同じ人でもこれらの認知過程が展開する仕組みは異なってくる。第 2 部で説明したわれわれの認知的介入は，自殺スキーマを修正し，絶望した状態，自殺念慮に対処し，さらには自殺に関連するきっかけから離れるために必要不可欠な道具を患者に提供するもの，とみなされる。

われわれは，自殺関連行動の認知モデルは，精神疾患と自殺関連行為に関する現存の理論的見地と両立するものであると確信している。この認知モデルは，それらに反論するというよりはむしろ，①気質的な脆弱性因子により人は自殺関連行動の危険に置かれる，②精神疾患に関連した認知過程が次第に高まり，自殺関連行動と関連した認知過程を活性化する，③一度自殺危機が起こると心理的な事象が展開する，といった機序をより具体的に正確にしたものである。われわれのモデルで提示されている脆弱性因子にあるような，リスク因子を人が蓄積していくことが自殺関連モードを活性化する可能性を増大する，とする Rudd（2004）にわれわれは賛同する。Rudd が提案するように，認知的（例：絶望感），感情的（例：自暴自棄な状態），動機的（例：人生を終わらせたいという願望），行動的（例：自殺企図），という自殺危機の特徴があり，われわれとしては，これらの多くは自殺スキーマが作動しているときに経験され，そうなると注意の固定という文脈にまずは照準が合わされることになるのではないかと考えている。実際には，**図 3.5** で提示された構成概念が，自殺モードにおける認知的因子のより正確な表現であると主張する人もいるだろう。

加えて，居場所を失う，厄介者にされる，といったような，人生の失敗についての認知は自殺危機が進展していく上で必要であるとする Joiner（2005）にわれわれは賛同する。こういった失敗の認識は自殺スキーマ，特に絶望感に基づくスキーマを強める。われわれは致死的な自傷行為を繰り返し行う能力においてどういうものが必要になるのかということに関しては，はっきりとした形では説明していない。ただし，それは他の気質的な脆弱性因子として論じることができるかもしれない。人が致死的な自傷を繰り返し行うのに必要な能力を高めていくにしたがって，気質的な脆弱性因子から自殺関連行動に関係する認知過程への直接的な道筋が活性化され，この構図が他の気質的な脆弱性因子に関連することによって，自傷行為の重要性が中心的な問題になってくる。

本章のまとめ

本章では，一般的な認知理論と，実証的な文献で同定されてきた心理的なリスク因子，自殺関連行動に固有なものとしてわれわれが信じている追加の理論的構成概念を合わせた，自殺関連行動の認知モデルについて説明した。ここでわれわれが説明した自殺関連行動の認知モデルは，完成にはほど遠いものである。絶望感，問題解決力の欠如，といった自殺関連行動を説明する上での幾つかの構成概念とその役割については根拠を支持する実証的研究の大きな基盤があるが，情報処理過程の偏りといったような他の構成概念は，最近研究者の注目を集め始めたところである。われわれのモデルの各部分は，今まさに自殺企図に突き進んでいるというときに患者が教えてくれたことから導き出されたものであり，われわれはこれらのプロセスについて前向き調査をするために，研究における革新的な方法論を設計するという挑戦に直面している。さらに全体として，このモデルは実証的で詳細な調査を行わなければならない。なぜなら完璧主義といったような幾つかの構成概念は，苦難に対して非機能的な態度で応答する傾向というように，他にあるもっと一般的な要素で説明できるかもしれないからである。他にもたくさんの脆弱性に関わる心理的因子の中で，精神疾患や自殺関連行動に関係する否定的スキーマが作動する危険性に個人をさらすことになるようなものが存在するかもしれない。われわれとしては，このモデルを洗練させ，より自殺関連行動を理解するようになるための実証的な基礎を提供してくれるような，未来の研究を待ち望んでいる。

このモデルは外来に自殺を考えている患者を持つ臨床家にどのような形で役に立つのだろうか？　自殺スキーマが作動する理由を理解し，自殺関連行動を実行する可能性が増すような環境（例：たくさんの自殺に関連するきっかけがある環境にいる）を予測するための論理的な枠組みをこのモデルが提供してくれる。こうした知識は，ともすれば強烈な感情や行動化に彩られた面接の真っ最中に携わる臨床家にとって，検討を進める上で土台となる部分を示唆してくれる可能性を有している。さらに，第 7 章で詳細が検討されているように，患者の臨床像の認知的概念化は，自殺に関連する理論から起因するものである。臨床家は患者の自殺念慮と自殺関連行動に最も関連した因子を理解することで，最大限成功の可能性のある介入を特定することができるであろう。たとえば，臨床家が選択する戦略としては，急性の絶望した状態にいる患者よりも，漠然とした自殺念慮を有しているが複数の気質的な脆弱性を持っている患者に対しての方が，適用する戦略が多様で異なったものになってくる。第II部では，気質的な脆弱性因子，一般的な感情障害に関係する非適応的認知，自殺危機で明らかになる自殺に関連する認知過程の各段階に対する介入戦略について，さらに詳しく述べている。

第４章　自殺関連行動を防ぐための エビデンスに基づいた治療

認知モデルに基づいた自殺関連行動に対するプロトコールを提示する前に，ここではまず本書の読者に現在入手可能な治療的介入の範囲を知ってもらえるよう，自殺や自傷に関係する行動を予防する目的で構成された既存の治療法について説明していく。薬物療法，心理社会的介入を含む精神医学的治療が自殺を予防できるかどうかということについては，様々な意見がある。ある専門家たちは，精神疾患を持つ患者が，特定の障害に対して推奨された治療を受け入れ，着実に実行してくれたならば，自殺は予防可能であると信じている（例：Lönnqvist et al., 1995; Mann et al., 2005)。その一方で，自殺は防ぎ得ないと結論付ける専門家たちも存在する（例：Gunnell & Frankel, 1994; Wilkinson, 1994)。精神保健に従事する専門家の中で意見が異なる一つの理由は，自殺は防げるという見解を明確な形で試すために実施された実証的研究が非常に少ないためである。信頼性と実証性に裏付けられた自殺を予防するための治療がないことにより，臨床家や研究者たちは自身の臨床経験をもとにしたり，自殺に関係するリスク因子を減らす上で実証的な根拠がある治療方法から編み出した方法を活用したりしながら，自殺の予防が可能かどうかということに関する結論を導き出してきた。

精神医学的治療を受けていない者よりも治療を受けている者の方が自殺による死亡が少ない，という結論を裏付けるような臨床的疫学研究は，前方視的な研究，後方視的研究ともに多く存在する（Mann et al., 2005, for a review)。ただ，治療の有効性（efficacy）や有用性（effectiveness）を評価する上でもっとも科学的に厳密なデザインは無作為化比較試験（RCT）である。患者を介入群とコントロール群に無作為に割り付けて，両群の自殺率を前方視的に確認することが，介入が自殺を減らしたかどうか確認する上で，最も科学的に厳密な方法なのである。

残念ながら，精神医学的治療がコントロール群よりも大幅に自殺を減らしたかどうかを試験したRCTはほとんどない。RCTではこの問題に二つの方向性で取り組むことができる。**有効性**についての研究では，いくつもの交絡因子をコントロールすることができる最適な環境下において介入による影響を評価するよう研究が構成されている。それに対して**有用性**についての研究では，現実臨床場面に則した状況で実施され，そこでは，交絡因子のコントロールが有効性についての研究よりも難しくなる。この章の残りの部分では，前者の研究成果を**有効性**，後者の研究成果を**有用性**，といったように言葉を使い分けている。この章で取り上げている多くの研究の中で，コントロール群という言葉は**通常治療**または，その地域で通常受けることができる治療を示している。コントロール群に通常治療を用いることには二つの重要な利点がある。①関心のある治療を地域の通常治療と比較するということであり，それが意味するのは，その治療の利益が一般的に受ける治療のそれを上回る場合にのみ有効，ないし有用であると判断されるということである。②研究に参加するすべての患者は少なくとも地域の標準的な治療を受けることができるので，治療までに一定期間待機するように要請されたり，無効な治療にさらされたりする患者が出ない。

われわれの知る限り，MottoとBostrom（2001; Motto, 1976）は介入により自殺を予防できることを証明した唯一のRCTを実施している。この有用性研究では，うつまたは「自殺関連状態」で入院した3,005人の患者に対して，退院した30日後に，推奨される外来治療に参加するかどうかを決めるための連絡が取られた。治療を拒否した患者と，1カ月後の経過観察を中断した843人の患者が介入群とコントロール群に無作為に割り当てられた。介入は，彼らが入院している間に聞き取りを行った調査スタッフメンバーから送られる，簡単な手紙で成り立っていた。手紙の目的は，調査スタッフが，患者たちが無事かどうかを気にかけており，肯定的な態度を持ち続けていることを，調査スタッフから患者たちに対して知ってもらうようにする，という単純なものである。何ら患者に行動を要求するようなものではなく，彼らに何か特別な情報を求めるものでもなかった。こうした種類の手紙の例としては，「○○様へ：入院していたとき以来ご無沙汰していますが，お元気ですか。もしあなたが私たちに手紙を書こうと思っていただければ，私たちはとても嬉しく思います」（Motto & Bostrom, 2001, p. 829）という具合である。一つ一つの手紙には住所が書かれてあり消印のない切手が貼られた封筒が同封され，患者が望めば返書を書けるようにし，実際に返書を書いた患者にはそれに続く手紙が届けられた。介入群の患者には，1カ月毎に4カ月間，続いて2カ月毎に8カ月，3カ月毎に4年間手紙が届けられた。コントロール群の患者に対しては一切これらの手紙は送られなかった。

自殺は州の公的記録，カルテ情報，家族からの報告によって判断された。この研究の結果は，追跡調査の最初の2年間における介入群の自殺率が，コントロール群の自殺率よりも有意に低いことを示した。しかしながら，5年間の追跡調査期間では両群間の自殺率に有意な差は無く，2年間の時点で見られた有意差は再現されなかった。とはいえ，このMottoとBostromの研究（2001）がわれわれに気付かせてくれたのは，少なくとも2年間にわたって自殺による死に対する介入として有意な効果があることが示されたことであり，この研究はそのことを示した唯一の研究である。この発見が臨床的に意味することは，関心と支援を表現した手紙を使って，患者，特に治療に参加しなかった患者に援助を申し出た臨床家は，退院後2年間患者の自殺リスクを減少させることができるということである。

なぜ，自殺介入の効果を証明するために実施されたRCTがこれほどまでに少ないのだろうか？　これらの研究を実施することに関連する一つの主要な方法論的困難さとして，自殺が稀なイベントだということがある（Hawton et al., 1998）。一般的には，ベースラインでのイベント発生の割合が低くなるほど，より小さな治療的効果を見つけることが必要となってくる。介入条件とコントロール条件の間で統計的な有意差を出すには，より大きなサンプルサイズが必要になるのである。研究者たちの見積もりによると，90％信頼区間で100,000人当たり±5人の範囲内である一般人口の自殺の発生率全体を測定するためには，100,000人規模のとても大きな研究サンプルが必要になる（Goldsmith, Pellman, Kleinman, & Bunney, 2002）。大きなサンプルサイズを含んだ研究は，上述したMottoとBostrom（2001）の研究のような，最小の経済負担で行える介入方法ならば実現可能だろう。しかしながら介入の効果を検出することができるように十分な効力を保ちつつ，たとえば16週間の薬物療法と精神療法による介入のRCTを実施するといったような，広域かつ他施設で実施されるような精神医学的治療にかかる経済的負担は，途方もないものになるだろう。

自殺に対する介入の効果を研究するためにより安価で行える代替手段としては，自殺と関連性の高い尺度を測定結果に選ぶことである。第2章で記載したように，自殺企図は自殺の最も強いリスク因子の内の一つを構成する。したがって自殺の尺度の代理となり得るものの一つとしては，自殺企図の発生を測ることがある。自殺企図の発生は，特に自殺行動にかられる危険性の高い人びとにおいて，自殺による死亡よりも発生頻度が高いため，結果の尺度としてより実行可能性が高い。したがって，もし決められた追跡調査期間の間に自殺企図を起こしそうな人を含めることができれば，そのRCTは介入の効果を発見する可能性を有したデザインとなるかもしれない。こうした研究では，典型的には最近自殺企図を起こした対象や，複数回自殺企図を起こした対象を募集しているが，その理由としては，そういった人びとは研究の追跡調査期間に自殺企図に再度及ぶ可能性が特に高いという理由からである。

自殺企図の予防に対するエビデンスに基づく治療

自殺企図の割合を低下させるための治療を評価することは，公衆衛生上の問題として価値があるにも関わらず，この問題に対して新たな治療法を評価し発展させる，ないしは既存の治療方法を評価する臨床試験は不足している。薬物療法，精神療法の介入を評価したRCTのいくつかの文献レビュー（Comtois & Linehan, 2006; Gunnell & Frankel, 1994; Hepp, Wittmann, Schnyder, & Michel, 2004; Linehan, 1997）とメタ解析（Arensman et al., 2001; Hawton et al., 1998; Hawton, Townsend, et al., 2005; Van der Sande et al., 1997）は，自殺企図か自傷行為を防ぐことに焦点を当てている。RCTの結果は様々で，いくつかの研究は自殺企図や自傷行為を減少させることに対して特定の介入の効果があると報告し，他のいくつかの研究は効果を示すエビデンスはないと報告している。これらの研究のメタ解析は，異なる治療方法，異なる研究デザイン，異なるアウトカム，異なる尺度で行われた研究を同じグループに混ぜてしまっている，という問題点がある。ゆえに，これらのメタ解析の結論は，研究をどのように分類するかによってばらついてしまう（Comtois & Linehan, 2006）。たとえば，あるメタ解析は認知行動療法が自殺行動を減らすことに有用性があると報告（Van der Sande et al., 1997）し，他のメタ解析では認知行動療法が自殺行動を減らすことに有用性がない（Hawton et al., 1998）と報告している。このテーマのメタ解析の結果は賛否両論であり，実際ときどき互いに矛盾してきた。したがって，われわれは個々のRCTのデザインと結果について今回見直しを行った。

われわれが注目した研究は，自殺企図や自傷行為を防ぐための薬理学的，または心理社会的介入の有効性や有用性を調査することをねらった研究であった。多くの研究では自殺企図と自傷行為，この二つの種類の行動を区別していない（例：Linehan, Armstrong, Suarez, Allmon, & Heard, 1991）ことから，結果の要素として自殺企図に焦点を当てた研究と，自傷行為に焦点を当てた研究の両方を含めた。このレビューに含まれる全ての臨床試験で求められる特徴としては，以下のようなものであった。①査読審査のある雑誌に掲載されている，②研究に参加する前に自殺企図や自傷行為に及んでいる対象者を含めている，③対象者が介入群と対照群に無作為に割り付けられている，④主要な結果の要素として自殺企図か自傷行為かが含まれている。われわれはMEDLINE, Cochrane Library，PsycINFO electronic databasesを活用し，既存のレビューやメタ解析を通じてRCTを探し出した。そこでは以下のグループに分けて研究をレビューした。①薬物療法，②集中的なフォローアップとケースマネジメント，③入院治療，④プライマリケアにおける治療，⑤思春期の治療，⑥精神力動的治療，⑦弁証法的行動療法（DBT），⑧問題解決療法（PST），⑨認知療法。このレビューに引き続いて，今後こうした研究がどういう見通しで行われていくのがよいかに関する議論についても話題提供している。自殺企図や自傷行為以外の関連するリスク因子（例，抑うつ）や，尺度（例，治療アドヒアランス）を指標として重要な発見を報告している研究が，他にたくさんあることを十分ふまえながらも，このレビューでは自殺企図や自傷行為を防ぐことに対する介入の有効性や有用性のみに焦点を当てている。

薬物療法

薬物療法の研究において，自殺企図や自傷行為を治療ターゲットとして特定し，経過観察期間にそれらを系統的に評価したものはほとんどない。自殺企図を行った対象者に共通して抑うつが観察されているにも関わらず，自殺企図を行った後であったとしても，治療が行われなかったり，あるいは不十分な治療を受けたりしている，ということがしばしばある（Oquendo et al., 2002）。気分障害に対する抗うつ薬治療の研究を調査したメタ解析では，一般論として，この介入方法が自殺を防ぐ上で有用性がないことが示された（Agency for Health Care Policy & Research, 1999）。特に自殺行動に対する抗うつ薬の効果を調べたRCTは数が少ないが，そこで使用された薬物療法には自殺企図や意図的な自傷行為を防ぐ有効性がないことがわかった（D. B. Montgomery et al., 1994; S. A. Montgomery, Roy, & Montgomery, 1983; Verkes et al., 1998）。しかしながらVerkes et al.,（1998）の報告では，研究に参加するまでの自殺企図回数が5回未満の患者に限って，SSRIのパロキセチン（パキシル）がプラセボと比較して自殺企図を防ぐ上での有効性を有していた。この二次的分析による見解の再現はまだなされていない。

抗うつ薬以上に自殺企図を防ぐことが見込まれるような結果の報告は，気分障害に対してリチウムで治療した患者と，統合失調症に対してクロザピン（Leponex =商品名）で治療した患者において見られている。Thies-Flechtner, Müller-Oerlinghausen, Seibert, WaltherとGreil（1996）はリチウムと比較してカルバマゼピン（Tegretol），アミトリプチリン（Elavil）の有効性を調査した。追跡調査の期間に9件の自殺と5件の自殺企図が起こったが，リチウム治療中に行われたものはなかった。Meltzerら（2003）は多施設RCTの中で，統合失調症または統合失調感情障害と診断された患者に対するクロザピンとオランザピン（ジプレキサ）の有効性を比較した。結果，オランザピンで治療された患者に比べてクロザピンで治療された患者では，2年間の追跡調査の間に自殺企図をした者が有意に少ないことが示された。追加による（あるいは併用による）向精神薬の潜在的効果が検討された際に，そこまでの結果に続けて分析が行われ，この所見がさらに補われる形となった（Glick et al., 2004）。ここまでの簡潔なレビューから示唆されるのは，抗うつ薬は一般的に自殺企図率を低下させる有効性を持たないと結論付けることができるが，リチウムとクロザピンにはある程度の裏付けがある，ということがわかる。

集中的なフォローアップとケースマネジメント

いくつかの研究の中で，臨床的ケースマネジメントや，アウトリーチサービスを含む集中的なフォローアップが，再企図やさらなる自傷行為の起こりやすさに対して有効性や有用性を持つかどうかについて調査している。これらの研究の多くが，介入によって追跡調査の間再企図や自傷行為などの行動を減らすということについて有意な効果を報告することができなかった（Allard, Marshall, & Plante, 1992; Cedereke, Monti, & Ojehagen, 2002; Chowdhury, Hicks, & Kreitman, 1973; Hawton et al., 1981; Van der Sande et al., 1997; Van Heeringen et al., 1995）。一つの例外として，Welu（1977）は包括的なフォローアップ介入が，通常治療に比べて自殺企図の再発を減少させることを見出した。この研究は，患者の必要性に対して臨床的評価を行い，精神療法，危機介入，家族療法，薬物療法が行われた。介入群に割り付けられた患者は，精神保健福祉の臨床家に退院後可能な限り速やかに連絡が取られた。フォローアップのための接触は通常自宅訪問の形で，毎週または2週毎に，4カ月の追跡調査期間で行われた。有意な治療的効果を見つけることができなかった他の研究とは異なり，Welu（1977）の研究における介入によって，包括的な精神保健における治療を提供し，病院から退院したのちのフォローアップと継続的なケアに重点をおいたアウトリーチプログラムが，自殺企図が繰り返されることを防ぐことが実証的な根拠を持って証明された。

他の3つの研究から，フォローアップ中における接触の持ち方と頻度による結果の違いに関する知見が付け加えられた。まず一つ目に，Termansen と Bywater（1975）は，自殺企図を経て退院した後に，直接会うことによるフォローアップ群，電話でのフォローアップ群，フォローアップしない群とを比較するRCTを実施した。この研究では，直接会うことによるフォローアップが，フォローアップしないことに比較して有意に自殺企図の再発を減少させることがわかった。加えてVaivaら（2006）は，自らの意思で過量服薬をして1カ月間精神科医の電話によるフォローアップを受けた患者は，通常治療を受けた（言い換えれば，電話での接触のなかった）患者に比べて，過量服薬による自殺企図が起こりにくくなることを見出した。しかしながら3カ月間の追跡調査の評価では，電話を受けた患者群と通常治療の患者群の間で有意差はみられなかった。

MottoとBostrom（2001）の研究の部分的な再現の中で，Carter, Clover, Whyte, DawsonとD'Este（2005）はオーストラリアのニューサウスウェールズ州の救急部に運ばれた患者の中から，中毒治療病棟に入院した患者を集めた。全ての患者が自らの意図を持って服毒しており（たとえば処方薬，違法薬物，CO，除草剤，殺鼠剤，インシュリン，その他未確認物質），その後に評価を受けた。772人の患者が介入群とコントロール群にランダムに割り付けられた。介入はMottoとBostrom（2001）の研究に非常に類似しており，退院後12カ月の期間を通して要求のない8通の手紙（封をした封筒に入れて）を患者に送ることであった。この研究では，1年間の追跡調査期間での過量服薬を繰り返す**患者の割合**としては，両群間に有意差が見られなかった。しかし，同じ患者群で追跡調査期間の全ての自殺企図を考慮した場合，手紙を送られた患者はコントロール条件の患者に比べ，自殺再企図の総数がおおよそ半分になっていた。サブグループ解析では，介入によって女性の自殺企図が圧倒的に減少した。

いくつかの研究が，退院後のケア体制の調整について調査している（Moller, 1989; Torhorst et al., 1987）。Moller（1989）の報告では，入院治療と同じ臨床家が退院後も治療を継続することと，他の臨床家が退院後の治療をすることとを比較してみると，前者の方が自殺企図や自傷行為を防ぐ上で有用性がすぐれているというわけではないことが示された。その一方で，Torhorstら（1987）は，退院後に臨床家が変更された患者群に比べると，退院後も同じ医師が診ている患者群での自殺企図や自傷行為の比率が有意に少ないと報告している。

全体を通じたわれわれの判断は，自殺企図や自傷行為を減少させる集中的なフォローアップとケースマネジメントの有用性に関して楽観視することには注意が必要であるというものである。この点について調査した全ての研究で，介入条件がコントロール条件よりも大幅にこれらの行為を減らすことができたというわけではないが，少なくとも，直接会うこと，電話，手紙による接触が，病院を退院した後の自殺を考えている患者に有益であるという，いくつかのエビデンスがある。

入院治療

入院治療への受け入れがなされた患者に対していくつかのRCTが実施されている。しかし，①行動療法（behavior therapy）と洞察志向的療法（insight-oriented therapy，訳注：詳しくは巻末の用語集参照）（コントロール条件として；Liberman & Eckman, 1981）；②認知療法（cognitive therapy）と問題解決療法（problem solving therapy; PST）と非指示的療法（nondirective therapy，訳注：詳しくは巻末の用語集参照）（コントロール条件として；Patsiokas & Clum, 1985）③身体的・精神的に治療を急ぐ必要のない患者の総合病院での入院と退院（コントロール条件として；Waterhouse & Platt, 1990），が比較されたが，いずれも自殺企図や自傷行為に対する有意な治療的効果を見出すことに失敗している。他の入院の研究では「永住ビザ」を患者に与えるかどうかが，自殺企図や自傷行為を減らすことに利益があるかどうかを調査した。永住ビザは病院への再入院を保証したり，心理士への電話を保証したりする通過証として機能する。しかしながらこれらの研究で，入院治療へのアクセスや心理士への電話は自殺企図や自傷行為の予防に通常治療以上の有用性を持たないことが，思春期（Cotgrove, Zirinsky, Black, & Weston, 1995）および成人期（J. Evans, Evans, Morgan, Hayward, & Gunnell, 2005; Morgan, Jones, Owen, 1993）で示された。そのため研究者たちは，入院治療が通常治療で達成される治療の範囲を超えて自殺行動や自傷行為の頻度を減らす効果を持っているということを見つけ出すには至っていない。

プライマリケア治療

プライマリケアにおける治療は，自殺を試みたり，故意に自傷行為におよぶ患者に対処したりする上で，決定的に重要性を有しているのかもしれない。なぜならそうした患者は典型的には精神科外来の治療に通いたがらない傾向があり，プライマリケア医の診療を受ける機会の方が多いからである（Kreitman, 1979; Morgan, Burns-Cox, Pocock, & Pottle, 1975; O'Brien, Holton, Hurren, & Watt, 1987）。プライマリケア場面で行われたいくつかの研究のうちの一つに，反復する自傷行為に対する介入の効果を評価したものがある（Bennewith et al. 2002）。介入と通常治療を比較する上で，患者自身ではなく開業医たちの診療がランダム化された。その診療が介入条件に割り当てられた一般開業医には手紙が送られ，その中で，その開業医の患者のうちの 1 人が自傷行為に及んでいるという事実がこれらの行動を追跡している調査チームによって判明した，ということが伝えられた。その開業医には自傷行為に対する臨床的マネジメントのためのコンセンサスガイドラインが送られた。それらの郵送物の中には，相談のための予約を取るよう勧めた患者に送る用の別の手紙も同封されていた。その結果，この介入が通常治療と比べて，反復する自傷行為の発生を減らすことに有用性を持たないことが判明した。一方，サブグループ解析で，故意の自傷行為を繰り返した病歴を持つ患者には有益な効果を示したが，自傷行為の病歴のない対象には有害な効果を持つことが示された。つまり，それまで自傷行為の病歴がない患者へこの介入をすることによって通常治療よりもよりその後の自傷行為にかられやすくする可能性があることがわかった。従って，自傷行為をプライマリケアで追跡することがこれらの行動を減らす上で有用性があることを示すエビデンスはなく，実際には逆効果なのかもしれない。

思春期に対する心理社会的治療

自殺行動や自傷行為を行う思春期の患者に対する心理社会的治療は，その多くが何種類かの理論を背景とした手法からくる要素を含んでいる。たとえば Wood, Trainor, Rothwell, Moore と Harrington（2001）は研究の中で，自傷行為を伴う思春期症例を対象に発達促進的な集団療法（訳注：詳しくは巻末の用語集参照）の有効性について評価しているが，それは問題解決療法，CBT, DBT，そして精神力動的集団精神療法の方略をもとに構成されている。そこでは患者は 6 回の「緊急」グループセッションに参加する。それぞれのセッションでは特定のテーマを設定して話し合われ（たとえば人間関係，学校問題と友人関係，家族問題，アンガーマネジメント，抑うつと自傷，絶望感と未来についての考え），毎週の集団療法の中で経過観察される。結果としては，集団療法を受けた思春期の患者は，自傷行為を実行するイベントが通常治療のみを受けた思春期の患者よりも 2 回以上少なく，自傷行為を実行する可能性が低くなっていることが示された。

若者たちの自殺企図に対する家族療法の有効性を調査した二つの研究は，それぞれ賛否両論の結論に至っている。最初の研究は，精神科救急への入院を勧められた 10 ～ 17 歳の，主にアフリカ系アメリカ人の若者を対象として，マルチシステム療法（multisystemic therapy; MST，訳注：詳しくは巻末の用語集参照）の自殺企図の減少に対する有用性を通常の精神科入院と比較して評価した研究（Huey et al., 2004）である。MST は在宅を中心とした介入で，以下のような方法でまず家族に焦点を当てる。①子どもたちと効果的に意思の疎通を図り，見守る。子どもたちを訓練する上で必要な技術や資源を提供し，支援者の能力を高める，②子どもたちを逸脱した友人関係から離れさせ，社会につながる活動に従事させられるように支援者を援助する，③効果的な育児が行われることを阻害する，個人，あるいは家族システムに関係するような阻害因子に取り組む。加えて MST では，家庭内にある致死的な道具を除去したり，それを安全な物に変えたりするよう家族に求める。この研究の結果は，16 カ月の追跡調査の間，自殺企図を減らすことに関して MST は，精神科入院治療よりも有意に有用性があることが示された。しかしながらこの研究の限界は，MST に割り付けられた若者の方が，入院条件に割り付けられた若者よりも過去の自殺企図の割合が有意に高かったということである。従ってこの治療結果は，ある場面で極端な行動を示した集団は，次の場面でテストされると極端な態度を示しにくくなるという，統計学的な事実あるいは，平均値への回帰として説明できるかもしれない。

二つ目に示す研究は Harrington ら（1998）が調査したもので，過量服薬によって意図的に自分自身を傷つけた児童と家族に対する児童精神保健福祉士の介入が，通常治療に比べてその後の自傷行為を減少させるかどうか，というものである。この介入は評価面接と家族の問題解決に焦点を置いた 4 回の家庭訪問からなっていた。この研究は追跡調査期間の自傷行為に対して両群間の有意差を示さなかった。ただしこの研究の中で，こうした結果に至った可能性として著者が挙げているのは，ソーシャルワーカーは通常治療群に割り当てられた両親にもいくらか接触する必要があったため，介入のある部分は通常治療群へもいくらか取り入れられることになったかもしれない，ということである。

King ら（2006）は自殺に関連して精神科入院中の思春期の子どもに対する若者支援チーム（Youth-Nominated Support Team-Version1）の有効性を調査した。この介入の革新的なところは，学校，近隣や地域，家族を含めた思春期の子どもが生活する全ての領域で，彼らを気にかけてくれるような人を特定することが求められるところにある。親や保護者の同意を得て，支援する人たちは心理教育セッションに参加した。セッションでは，若者の精神疾患やその治療計画，自殺リスク因子，思春期の子どもとコミュニケーションするための方略，緊急時の連絡先について支援者の理解をサポートするように構成されていた。支援する人たちは毎週思春期の子どもと会って話をするように促された。しかしながらこの研究の結果は，通常治療に比べて自殺企図を減少させる有益な効果を示さなかった。このように，研究者たちが思春期の自殺に対するいくつかの革新的で包括的な心理社会的治療をデザインしているにも関わらず，それらを確実に自殺や自傷行為の有意な減少へとつなげるためには，もっと多くの研究が必要である。

精神力動的精神療法（Psychodynamic Psychotherapy）

Guthrie ら（2001）は服毒自殺を試みた患者に対する短期精神力動的対人関係療法（brief psychodynamic interpersonal psychotherapy，訳注：詳しくは巻末の用語集参照）の効果を測定しようとした。これは，心理的苦痛の一因となる人間関係の困難を同定してその解決を助けることに焦点化した治療で，対話モデルの精神療法をもとに Hobson（1985）が開発した。

患者たちは自宅で看護師のセラピストによる 4 回のセラピーか，短期精神力動的対人関係療法を含まない通常治療に無作為に割り付けられた。この研究の介入を受けた患者たちは，コントロール群の患者たちに比べると，自傷行為の起こりやすさが 6 カ月の追跡調査の間で有意に少なかった。

Bateman と Fonagy（1999）は境界性パーソナリティ障害（BPD）の患者

に対して，入院治療を一部含めた精神分析を中心とするプログラムと通常の精神医学的治療の有用性を比較した。治療は個人療法（毎週），精神分析的集団精神療法（週3回），サイコドラマのテクニックを志向した表現療法（毎週），地域での会議（毎週），症例管理者を交えた会議（毎週），そして薬物療法の管理（毎週）から成っている。セラピーは精神分析の訓練を受けた看護師によって提供された。患者が欠席した場合は必要に応じて電話，手紙あるいは自宅への訪問を受けた。結果として18カ月の追跡調査の間，自傷行為と自殺企図の有意な減少が明らかとなった。このセクションでレビューした研究は両者ともに自宅への訪問がプロトコールに含まれた精神力動的アプローチを用いたが，治療の種類（対人関係療法，精神分析的精神療法）と治療の強度の点で異なっている。にもかかわらず，これらの研究により精神力動的な焦点を含んだ治療の包括的なアプローチが自傷行為を減少させる可能性が掲げられている。

弁証法的行動療法（Dialectical Behavior Therapy; DBT）

DBTはBPDの診断基準を満たす自殺を考えている患者の治療のために，Linehan（1993a, 1993b）が開発した認知行動的介入である。DBTは次に挙げる優先順位に基づき，3種の行動を標的とする。①命を脅かす行動（たとえば自殺企図，自傷行為），②治療阻害行動，③QOLを損なう行動。Linehanら（2006, p. 759）によれば，DBTは5つのメカニズムを通じてこれらの目標を達成するものである。①行動していく能力を増やす，②（偶発的な出来事の管理と妨害してくる感情や認知の減少を通じて）練習した行動を行う動機付けを改善する，③治療の中で獲得したものを生活環境に般化することを保証する，④行動を非機能的なものから機能的なものへと強化できるように治療環境を構造化する，⑤患者を効果的に治療するためにセラピストの能力と動機付けを強化する。

DBTは支援を届ける4つの形態により提供される。①週に1回の個人精神療法，②週に1回の集団スキルトレーニング，③必要に応じた電話相談，④週に1度の治療者たち相談支援チームの話し合い。

まず，Linehanら（1991）は，自殺しようとする意図の有無を問わず，少なくとも2回以上自傷行為をしたBPDと診断されている44人の女性を対象として，DBTの有効性を研究した。患者たちはDBTまたは地域の標準治療の群に無作為に割り付けられた。DBTは1年を超える期間提供され，それぞれの患者は治療後1年間追跡調査された。DBT群に割り当てられ追跡調査の期間に繰り返して自傷行為を行った患者の割合は，通常治療群に割り当てられ繰り返して自傷行為を行った患者と比べて，有意に少なかった。DBTの優れた側面が，行動療法家でない精神療法の専門家に依頼した治療よりも有効性が高いかどうかを確かめるため，再現試験が引き続いて行われた（Linehan et al., 2006）。この研究では直近で自殺企図か自傷行為をした，BPDと診断されている101人の女性が対象となった。参加者は1年間のDBTまたは専門家による地域の通常治療に無作為に割り付けられ，その後2年以上の追跡調査による評価が実施された。その結果，DBTに割り当てられた患者の自殺再企図の起こりやすさが，専門家による通常治療に割り当てられた患者のおよそ半分になることが示された。最近の研究は，DBTのどの要素が本質なのか，またどの程度DBTのマニュアルに忠実であることが，この研究や他の研究に匹敵する結果を達成するためには求められるのかを解明しようとしている。DBTは，多施設RCTが実施された自殺を考えている患者に対して治療の有効性が支持された数少ない介入の一つである。

問題解決療法（Problem Solving Therapy; PST）

PSTは臨床家と患者が問題解決戦略を使って一緒に問題に対処する，認知行動的介入の一種である。この治療法の調査を行った研究の多くが，通常治療に比べて次に起こる自傷行為を防ぐ上で有効性が無いと結論している（Gibbons, Butler, Urwin, & Gibbons, 1978; Hawton et al., 1987; Salkovskis, Atha, & Storer, 1990）。加えて，McLeavey, Daly, LudgateとMurray（1994）は，服毒に対する問題解決技法トレーニングと問題志向型危機介入に差がないことを示した。さらにDonaldson, SpiritoとEsposito-Smythers（2005）は，自殺企図後の思春期の子どもに対する治療で，支持的な対人関係の調整と問題解決療法並びに感情制御技能訓練problem solving and affective skills management therapyとの間に有意差がみられないことを示した。

これらの研究に加えて，他の二つの研究では，調査者が治療法の有効性を二つの別々の臨床研究で評価しようとしたことと，一方の研究でこのセクションでレビューした他のどの有効性研究よりも大きなサンプルサイズを使用したことのために，価値の無いものになった。こうした研究は，自殺目的あるいはそうではない自傷行為の治療に対して，マニュアルを使用したCBTの有効性を調べている。マニュアルを使用したCBTは，PST，認知再構成，そしてDBTから引用されたいくつかの戦略と共通するアルコールまたは物質乱用を減らすための戦略，これらをそれぞれ結び付けた介入である。患者には治療マニュアルとともに最大7回の個人精神療法セッションが提供された。この介入はいくつかの異なった戦略を含んでいるものの，その中心的な特徴としては，自傷行為の一因となっていると推定される具体的な問題で，かつ，問題解決戦略を用いて扱うことができるものに取り組むよう，患者を援助するための戦略が準備されているところにあった。最初のパイロット研究では，通常治療と比較して，マニュアルを用いたCBTの自傷行為への治療効果は見られなかった（K. Evans et al., 1999）。続けて行われた大規模な臨床研究（n=480）も，通常治療と比較した自傷行為への有意な効果を見つけることはできなかった（Tyrer et al., 2003）。

全体として，自殺や自傷行為を減少させることに対する問題解決戦略の有効性を調べた研究は，落胆させられる結果となっている。しかしここで取り上げておきたいのは，Salkovskis ら（1990）の研究である。そこでは，自殺再企図に対するPSTの介入における効果は1年の観察期間では得られなかったものの，6カ月の評価では有意な治療効果を示していた。小さなサンプルサイズでは大きい治療効果しか検出できないと通常されるところ，たった20人の患者をサンプルにしてこの結果が得られていること，さらに治療効果が抑うつと絶望感を尺度として見出されているという点を考慮した場合，ここでの結果は意義深いものである。こうしたSalkovskis et al.の研究がわれわれを奮起させ，問題解決と認知行動的対処戦略の発展に焦点化することによって，自殺を考えている患者に対しての認知的介入をさらに発展させ，その有効性の評価をしていくことへとつながっていった。

認知療法

1990年代の中頃から，われわれは，自殺企図後に来院する患者に対して救急部で行えるような短期間の危機介入として認知療法が実行可能かどうかを調査し始めた。われわれの臨床場面で見られた傾向として，観察した自殺企図において，そのほとんどは最近起こったストレスになる出来事，典型的には喪失（たとえば人間関係の破綻，体の病気，薬物乱用の再開，失業）を一種類以上含む出来事がきっかけになっていた。そのため，当時われわれは自殺企図から間もない患者は短期間の問題解決的介入に反応する可能性があると考えていた。救急部で彼らの問題に取り組もうとわれわれが提案したところ，これらの患者のうち何人かはそれを受け入れてくれたが，その他はわれわれと話すことに抵抗したり，あるいは拒否したりした。何人かの患者たちは「間違いをおかした」，自殺企図は「昔のこと」で，再びすることはもう二度とないだろうと説明した。彼らは生きることを明確に約束したので，今後の自殺関連行動への精神医学的治療は必要ないし，もっというと，治療そのものが不必要だ，と認識していた。一方，他の患者たちは，あまりにも動揺しているため問題について詳細にわたって語ることはできないし，問題を直接的に扱うことは感情的な苦痛を引き延ばす結果になると信じていた。また別の患者たちは，身体的な問題（たとえば過量服薬のための意識障害）のためにわれわれと会話することができなかった。問題を話し合うというわれわれの提案を断った理由を説明することすら拒否したりする患者もいた。

そこでまずわれわれが気付いたのは，患者の入院ないし退院の方針が決まり，感情がもう少し安定した状態になった後の方が，より彼らが協力的になる可能性が高いということだった。患者がこの研究に参加するようになる可能性を高めるために最も適当なタイミングは，救急部で最初の評価を受けてからおおよそ24～72時間の期間である，ということをわれわれは発見した。通常われわれは，患者が入院している間に心理的な評価を行って，自殺企図をするつもりがあるかを確認するところから始めた。一般に入院の期間が短期間であることを考え，われわれは退院後の外来でのセッションを提供した。当初，直面している問題を扱うのに，ごく短期（おおよそ4回か5回のセッション）の認知療法で十分だと考えていたが，自殺企図が起こる前に起こった出来事を時系列に沿って理解し，患者の臨床所見に対する症例の概念化を作成する（第 7 章で述べる）ためだけに，いくつかのセッションが必要であることに気がついた。さらに，患者が感情的に苦痛を感じていた出来事を安心して扱え，希望の感覚を培うことができるように臨床家と信頼関係を確立するためには，さらに多くの時間が必要になることもしばしばあるということにも気付かされた。

われわれが行った予備の臨床試験では，おおよそ 10 セッションの認知療法を受ける群と，通常治療を受ける群に患者を無作為に割り付けた。両群の患者は通常提供されるような他のどのような治療を併用することも許可された。患者は入院か退院の後すぐにベースラインの評価を受け，フォローアップの評価が 1，3，6，12 カ月後に行われた。

研究を実施しておよそ 1 年間がたった頃，われわれはこの研究の脱落率に懸念を抱くようになった。多くの患者が追跡調査評価のセッションに参加していないことに気がついたのである。研究をやり遂げた人としていない人の間には大きな差があるに違いなく，この発見はわれわれに警鐘を鳴らした。たとえば，臨床状態が改善することで，患者がもはや研究に参加する利益がなく研究への参加を継続する必要がない，と結論付ける方向に誘導されるかもしれない。反対に，症状が悪くなったと感じた患者も，研究に参加することは利益がなく治療を最後まで受けずに研究への参加を中断する，と結論付けるかもしれない。脱落の理由に関わらず，継続率が低いと結果の一般化可能性，ひいては有効性に関する結論が著しく限定されることになってしまう。

そこでこの主要な方法論的問題点に配慮して，われわれは参加者を研究に保持することと治療に促すことに労力を割けるようにするために，研究を改善していく決断をせざるを得なくなった。そこでまず気付いたのは，研究のケースマネージャー（study case manegers; SCMs）として任命した追加のスタッフを雇うことが必要だということだった。SCM の第一の仕事は，患者が研究に参加し続けることを促し，それを援助することである（Sosdjan, King, Brown, & Beck, 2002）。通常 SCM は，救急部，あるいは入院病棟にいる間の入院期間中に，患者との関係づくりをした。SCM は患者が研究に参加する状態を維持できるよう補助し，必要に応じて他の紹介サービスを提供した。われわれが願ったのは，患者が研究に参加している間，患者にとって一貫して受ける価値のある資源としてSCMが患者に認めてもらえるようになることであった。

SCMの主たる仕事は，約束の日が近づいていることを手紙や口頭で知らせることであったが，それ以外の通常の継続したやり取りも手紙や電話を通じて提供した。MottoとBostrom（2001）の研究結果に従って，SCMは患者を照合するためだけに，何も要求しないカードと手紙を彼らに送った。セッションへの不参加や脱落率の潜在的な高さを考え，われわれのチームは彼らに伝言を残すよりも直接会うことを優先させた。これはそれまでの経験上，直接会うことがその後のセッションに出席させやすくすることがわかっていたからである。これらの確認作業の中で，患者たちは，研究の評価と治療に出ることに立ちはだかる多くの阻害因子（移動の問題，育児の負担，身体障害，運営能力の欠落，忘れやすさといったものを含む）があることを教えてくれた。患者がセラピーや評価の予約を取る段に達したときに抱える問題について，SCMは患者が対処し解決できるよう援助した。

数々の手紙や電話による確認にも関わらず，患者たちは評価の問診や治療のセッションに参加できなかった。しかも，それは認知療法の治療群か通常治療群かは関係なかった。しばしば患者たちは約束に行くことをためらったり，気が進まなかったりすると話し，①治療について絶望的になっている，あるいは治療が助けにならないと思っている，②個人的な問題を話し合うことについて不安を抱いている，③自殺企図は些細な失敗で，もはや治療は不要であると考えていると言った（これらを扱う戦略は第6章と第10章を参照）。SCMは治療に対するこれらの態度に気付いて，患者の憂慮に耳を傾け，共感した。理解してもらえたと一度患者が感じれば，SCMは患者が治療や研究に対してより適応的な態度を育み，潜在的な阻害因子に打ち勝てるように手助けした。そうすると評価や治療のセッションへの参加率がたちまちのうちに大幅に増加するのをわれわれは目の当たりにした。

患者の，治療と研究への参加を維持するためのケースマネジメントプロトコルの成功を受けて，われわれは認知療法による自殺企図再発予防の有効性を通常治療と比較して評価するという，より大きな臨床試験を開始した（G. K.

Brown, Tenhave, et al., 2005）。本書の第 2 部の主題はまさにこの研究で評価した認知療法のプロトコールである。この研究のデザインにはケースマネジメントのアプローチを含んでいるが，ここで注目すべきことは，この研究の最も重要な焦点は依然として，ケースマネジメントの効果をみることではなく，認知療法の有効性を評価することにあるという点である。その理由は，どちらの群に割り当てられた患者も全員，ケースマネジメントを受けているからである。本書の第 2 部の介入について，多方面にわたる議論を支える背景情報を提供するために，われわれの研究の方法と結果についての簡単な説明を，これからお示ししたい。

対象群は自殺企図後 48 時間以内に医学的ないし精神医学的な評価を受けた 120 人の患者で構成された。患者はペンシルベニア大学付属病院の身体ないし精神の救急部で集められた。まずは自殺企図（たとえば過量服薬，裂傷，銃創）後救急部に入院している患者で，被験者としての適性を持っている可能性がある人を抽出した。その他の組み入れ基準には① 16 歳以上，②英語を話す，③ベースライン評価をやり遂げる能力がある，④その後の評価を追跡しやすくするために二つ以上の連絡手段を持っている，⑤インフォームド・コンセントを理解して同意する能力を持っていることが含まれた。もし患者が内科疾患を有していて，外来で行われる臨床試験への参加の妨げになるような場合には，研究から除外された。

ベースラインの評価に続いて，患者たちは認知療法かそうでないか，二つのうちの一つどちらかに無作為に割り当てられた。認知療法に割り当てられた患者は，治療マニュアルに沿った 10 セッションの個人精神療法を受けることが予定された（G. K. Brown, Henriques, Ratto, & Beck, 2002）。どちらの条件に割り当てられた患者も通常治療は提供された。われわれは彼らがその後自殺企図をするかどうかを明らかにするために，全員の追跡調査の評価を 18 カ月間実施した。

患者の年齢は 18 ～ 66 歳で，61％が女性であった。対象の人種的特徴を説明する目的で作成された自己申告書へ患者に記入してもらった。それによると，アフリカ系アメリカ人が 60％，白人 35％，ラテンアメリカ人とアメリカ原住民，または詳細不明の患者が 5％であった。ベースラインでは，92％がうつ病と診断され，68％が物質使用障害と診断された。特定の物質使用障害としては，アルコール（30％），コカイン（23％），そしてヘロイン（17％）の依存が含まれていた。ほとんどの患者（85％）は一つ以上の精神医学的診断がついた。患者の過半数（58％）は処方薬，市販薬，あるいは違法薬物の過量服薬による自殺企図を行っていた。他の手段は，皮膚を刺すか切る（17％），飛び降り（7％），縊首，銃または溺水（4％）であった。

その結果，認知療法を受けた患者の24％が追跡調査中に自殺企図をしたのに対して，通常治療を受けた患者では42％が自殺企図をしたことがわかった。最も重要な発見は，追跡調査の期間，認知療法を受けた患者は受けなかった患者に比べて，自殺企図の繰り返しやすさが，約50％に減っていたことである。認知療法を受けた患者は通常治療だけを受けた患者に比べ，18カ月後の評価で抑うつと絶望感が有意に少なかった。事後解析で認知療法を受けた患者と通常治療のみを受けた患者に比べると，認知療法を受けた患者はベック抑うつ質問票の点数が6，12，18カ月の追跡調査期間で低く，ベック絶望感尺度の点数は6カ月後の時点で有意に低いことが示された[原注]。

認知療法は自殺企図対策の上で有効性があるとわれわれは結論した。SCMsによるケースマネジメントは認知療法群にも通常治療群にも提供されているため，この効果はケースマネジメントをさらに超えたものとなる。急性の苦痛を対処する目的でより適応的な方法を身につけた患者は，将来の自殺危機を避けるためのよりよい準備がなされているというのがわれわれの考えである。効果的な問題解決戦略を発展させることはわれわれの介入に不可欠な焦点ではあるが，同じように重要な要素がいくつか存在する。その中の一つは，患者の社会的支援ネットワークを改善し，補助的な支援に対する彼らの受け入れを強めることに照準を合わせた行動戦略であり，今度は患者を地域に参加させていくことになる。もう一つの要素は認知的戦略として，自殺危機の際に現れる非適応

原注）われわれが本書を準備する最後の段階になったときに，思春期や若年成人患者の，希死念慮の有無にかかわらず繰り返される自傷行動に対する認知行動的介入の有効性を調べた他のRCTを知った（Slee, Garnefski, van der Leeden, Arensman, & Spinhoven, 2008）。この研究の結果を見ると，この研究の介入はほとんどわれわれの認知療法のプロトコールをもとにしており（Slee, Arensman, Garnefski, & Spinhoven, 2007を参照），それが自傷を防ぐ上で有効性があることが示された。

的思考や信念を修正し，患者に生きる理由を思い出させることを焦点にすることである。本書の残りの部分はこの介入の構成要素と適用を説明することに割かれている。

将来の研究の推測

ここまでを要約すると，自殺対策の有用性と有効性を評価した研究はわずかしか存在しない。退院後治療を受けない患者に対して要求を含まない手紙を送ることの効果を明らかにした一つの研究（Motto & Bostrom, 2001）を例外として，自殺対策についての有効性－有用性を見る論文は実際上存在していない。しかしながら，自殺企図や意図的な自傷行為を防ぐことを目的とした様々な治療戦略の有効性を支持する RCT が，少数ではあるが存在している。成人に対して成功した介入は，集中的なフォローアップとケースマネジメント（Termansen & Bywater, 1975; Vaiva et al., 2006; Welu, 1977），精神力動的精神療法（Bateman & Fonagy, 1999; Guthrie et al., 2001），BPD に対する DBT（Linehan et al., 1991, 2006），認知療法（G. K. Brown, Tenhave, et al., 2005），主要な感情障害（major affective disorder）に対するリチウム（Thies-Flechtner et al., 1996），統合失調症に対するクロザピン（Meltzer et al., 2003）である。思春期に対しては発達促進的な集団療法（Wood et al., 2001）が有効性のある治療で，MST（Huey et al., 2004）はいくらかの期待を見せた。臨床の励みとなるようなこうした知見にも関わらず，これらの介入についてはの有用性が直接比較されていないため，自殺企図患者や意図的に自傷行為をする患者に対する最も有用性の高い治療として推奨するだけのエビデンスとしては不十分である。

このセクションでわれわれは，こうした研究の状況についていくつかの観点から議論しておきたい。われわれの指摘のほとんどは，この章で再検討した研究の基盤を形成する研究デザインの強みと限界を理解することに関わるものである。自殺を考えている患者の治療を評価する研究者にとって，将来の研究をデザインする上でここでの提案を考慮することは重要である。しかし同時に，臨床家がこれらの研究デザインの問題を理解し，その結果として，彼らが研究文献の批判的読者になって，文献における発見をどの程度臨床に応用できるかを評価できるようになるということも重要であるということは疑う余地がない。

本章のレビューで引用したほとんどの研究が持つ限界は，試験結果を報告する上での基準が欠けていることである。特に不適切な報告では，結果の解釈を，不可能ではないにせよ困難にしてしまい，さらには，偏った結果に偽の信頼性が集まってくる危険性に進んでいってしまう（Moher, Schulz, & Altman, 2001）。論文の質を改善するために，臨床試験の研究者，統計学者，疫学者，バイオメディカルエディターによる国際的なグループが，Consolidated Standards of Reporting Trials（CONSORT）ガイドラインを出版した（Begg et al., 1996）。CONSORT ガイドラインには，RCT の報告の質を改善するためにチェックリストとフローチャートが含まれている。チェックリストには論文で取り上げられなくてはならない項目が含まれていて，フローチャートには，試験のすべての参加者が無作為化されてから，その研究との関わりが終了するまでの流れが，わかりやすい図で読者に提示されている。これらのガイドラインの意図は，そこに不備があるかどうかに関わらず実験的な手順をより明確にし，データの使用者は実験目的に対するデータの妥当性をより適切に評価できるようにすることである。たとえばこのガイドラインでは，無作為化の順序を生み出す方法や，匿名化を含む無作為化を実施する方法，さらに，誰が無作為化の順序を生み出す人で，誰が参加者となり，誰が参加者を集団に割り付けるのかを表記することを，RCT 試験で報告するよう求めている。本章のレビューで取り上げた試験の多くは，使用された無作為化の手順において重要視されることを詳細に記述できていない。CONSORT ガイドラインは The Lancet，the Journal of the American Medical Association，そして the Journal of Consulting and Clinical Psychology のような著名な医学・心理学ジャーナルに支持されている。将来の自殺対策の臨床試験は，その報告がより厳密に標準化されたものに適合していることが期待される。

最近のこうした試験で見られる主要な方法論上の不備は，そのほとんどが介入の効果を検出するには参加者の数が少なすぎることである（Arensman et al., 2001; Hawton et al., 1998）。研究の前に検出力分析を報告しているのはごく少数の臨床試験に限られるが，それによって介入群とコントロール群の間の有意差を検出する上で十分な対象者の数を集められる可能性が高くなる（ただし例外として G. K. Brown, Tenhave, et al., 2005; Carter et al., 2005; そして Linehan et al., 2006 を参照）。Arensman ら（2001）は自殺企図の再発率の差異を統計的有意差を持って示す上で必要となる患者の数をコンピュータを使用して見積もっている。彼が再検討した RCT のほとんどが，実際に含まれていた患者数と，効果を検出するために必要な患者数の間に，かなりの食い違いがあったと結論付けられた。

これと関連した問題点として，自殺のリスクが高いと考えられる多くの患者たちが（たとえば，即座に病院に搬送する必要がある自殺を考えている患者），自殺関連行動を減少させる治療の有用性や有効性の評価を実際には受けていたにもかかわらず，研究報告の中では除外されていた，ということが挙げられる！　抗精神病薬の有効性を調べる調査者たちは，規定に従って，自殺のリスクが最も高い対象者たちを除外する。おそらく研究者たちは，これらの患者たちがあまりに危険なために外来で治療できない，彼らはとても困難であるため臨床試験に持ちこたえられない，と心配になったのだろう。それだけでなく，自殺のリスクを減らすためにデザインされた他の治療の効果を研究してきた研究者が，業界の標準を考えて同様の手法を取ってしまった。たとえば，Linehan（1997）は自殺のリスクが高い患者を除外した 6 つの研究を含む，13 の外来患者の RCT を再検討しているが，リスクが高い患者を除外して有意な治療効果を見出した研究は無かった（Allard et al., 1992; Chowdhury et al., 1973; Gibbons et al., 1978; Hawton et al., 1981; McLeavey et al., 1994; Waterhouse & Platt, 1990）。自殺のリスクが高い患者を含めることは統計的な検出力を高め，自殺予防研究の結果をリスクが高い患者に一般化していける可能性を高めてくれるだろう（Comtois & Linehan, 2006）。

RCT から得られた知見を一般化する可能性は，研究の参加者たちが，抽出が行われた集団を代表しているという仮定に基づいている。患者を研究登録する法則が異なっていることからくる偏りは，介入の有用性を過大，ないし過小な評価へと導く可能性がある。精神医学的問題で治療を受けている患者を含む研究は，症状の重症度と社会的環境（たとえばホームレスや貧困）によっては，異なったサブグループの患者を研究参加へと導く可能性があるという点で，特に参加者バイアス（選択バイアス）にさらされやすいだろう（Patten, 2000; Vanable, Carey, Carey, & Maisto, 2002）。とりわけ，症状の重症度がより高く，より社会的資源に乏しいとメンタルヘルスの対象になりやすい（Shadish, Matt, Navarro, & Phillips, 2000）。物質乱用の治療の試験（Rychtarik, McGillicuddy, Connors, & Whitney, 1998; Strohmetz, Alterman, & Walter, 1990）では，症状の重症度の低さと社会資源の多さが関連していた。以上より，症状の重症度が高く，得られる社会資源が限られ，自殺リスクが低い対象を含む臨床試験から得られる知見は，一般化可能性に限界があるだろう。

自殺企図をする，あるいは自傷行為にかられやすい人と，臨床研究で集められた人との間の参加者バイアスの性質と程度は実際のところわかっていない（Arensman et al., 2001）。たとえばここでのレビューで引用したRCTの中で，参加を拒んだ患者の割合を報告した研究は11しかない（Allard et al., 1992; G. K. Brown, Tenhave, et al., 2005; Carter et al., 2005; Evans et al., 1999; Guthrie et al., 2001; Hawton et al., 1981; Linehan et al., 2006; Verkes et al., 1998; Waterhouse & Platt, 1990; Welu, 1977）。これらの研究の中で，臨床試験への参加を拒んだ対象患者の割合は0%（Waterhouse & Platt, 1990）から49%（Allard et al., 1992）までの幅があった。さらに，参加者バイアスと関連した因子を調べた研究はたった二つであった。Welu（1977）の調査では，研究の参加者と参加を拒んだ人たちの間で，人口統計学上の要素に大きな違いがないことがわかっている。われわれの研究では，白人はアフリカ系アメリカ人に比べておよそ2.6倍治療への参加を拒否しやすい傾向があることがわかった（G. K. Brown, Tenhave, et al,. 2005）。こうした潜在的な偏りの理由と影響を調べるためのさらなる研鑽が現在進行中である。

これらの研究の多くでみられるもう一つの問題は，関心領域を形作るための研究に独特かつ，特有の用語体系である。自殺企図と自傷行為を記述する共通の用語体系を使用することは，研究間で結果を比較するために肝要である。たとえば第1章で記載したような自殺関連行動の定義は，しばしばこれらの研究の中で報告すべき内容としては含まれていない。臨床試験の報告の中に自殺関連行動の定義を含むことがないことが意味するのは，試験によってその可能性を再現したり，メタ解析を使って複数の研究結果を統合したりする上で必要となってくるような，特定の種類の治療に有用性があるという結論が形成される上で重要な細部を切り離してしまうということである。

それと関連する懸念材料として，使用された評価基準の種類について研究の中で一貫性が欠如していることと，ほとんどの研究は測定の質を促進するために使用した方法（たとえば評価者の訓練）を記載していないことがある。さらにいっそう問題なのは，多くの研究がお互いに標準化された評価基準を使用することに失敗していることである。第 1 章で検討したように，十分な信頼性と妥当性を持った，自殺企図や他の自殺に関連した因子に関する評価基準が多く存在する。自殺企図，これは特に致死性の程度が低い手段に関連した行動であるが，しばしば信頼性を保って評価することが難しいため，治療条件への割り付けを盲検化された評価者たちの中において意見が一致していることが求められる。さらに，治療条件に割り付けられた集団に対して，このようなアウトカムを評価しているということが盲検化されているかどうか，またそうされているとすれば，どうやって盲検化がうまくいっていると評価したかについて記載した研究は非常に少ない。評価者に対して治療条件かどうかを盲検化することは，研究デザインの要素として，患者が割り付けられた治療条件の働きに評価者が意識的にあるいは無意識的に彼らの評点を調整してしまうことを防ぐ上で決定的に重要である。しかしながら，評価される患者が自殺危機に直面している状態であるときに盲検化した評価を実施することは特別な問題を孕んでいるため，自殺研究の参加者を効果的にマネジメントするためには，盲検化をやめる必要があるかもしれないとわれわれは考えている。

治療の完全性はもう一つの懸念材料であり，多くの介入研究はそれを満たしていない。介入研究が再現されるためには，治療の不明瞭化を防ぐ治療マニュアルが必要である。さらに，多くの RCT は，臨床家がどのように介入の訓練を受けたのかについての記載を提供したり，治療技法の遵守と技量の測定を含めたりすることに失敗している。精神療法の研究では，面接を録音または録画して，信頼性と妥当性の確立した技術評価尺度を使って評点すべきである。たとえばわれわれの臨床試験では Cognitive Therapy Rating Scale（Young & Beck, 1980）を使用し，自殺対策に焦点化した具体的な介入の要素に対しては追加の項目を使用して補足した。面接が複数の独立した評価者によって評価されれば，治療の完全性はさらに向上するだろう。

RCTで集められたデータを扱う上でわれわれがいくつか推奨していることもある。全ての有効性や有用性の分析は，プロトコールの遵守，実際に受けた治療，または引き続き起こる治療や評価からの脱落というものに関わらず，無作為化された患者はすべて割り付けられた治療群に含まれるという，所謂「intent-to-treat（ITT）原則」（訳注：詳しくは巻末の用語集参照）を持って実施されるべきである。結果が自殺企図の発生や自殺企図の回数であれば，脱落を説明するために，生存率分析が行われるかもしれない。階層線形（またはロジット）モデルも，最後の観察を繰り越したり，得られなかったデータがある患者を除外したりする必要がないため，繰り返し測定することで変化を評価する上で活用できるかもしれない。研究の脱落者を扱う適切な統計分析方略を使用することは，治療が実際に有効ないし有用であるかどうか判断するために非常に重要である。たとえば，もし治療の有効性を評価するための分析に，研究を実際に最後までやり遂げた参加者のみが含まれたとする。しかしそこでは，研究を中断した患者が，臨床的に悪くなった（あるいは良くなった）からそういう結果になったのかもしれない。そのため，この戦略は介入の有効性について偏りのある結論に導く可能性を持っている。

本章のレビューは自殺関連行動への対策に注目した研究を含んでいて，自殺念慮を減らすことに照準を定めた研究が含まれていないことを，最後に記載しておく。自殺念慮を解決するためのいくつか見込みのある治療方法が存在する。たとえばCollaborative Assessment and Management of Suicidality（Jobes, 2000, 2006）は自殺に特化してマニュアル化された，自殺念慮を持つ患者のための評価と治療のアプローチである。Suicide Status Form（Jobes, Jacoby, Cimbolic, & Hustead, 1997）をもとにしたCollaborative Assessment and Management of Suicidalityは，評価尺度として患者の自殺傾向に対する評価のガイドを提供し，さらに，治療計画に情報を付け加え，その治療計画を形成していく上で用いることができるような背景構造を明らかにする方向へ導いてくれる。このアプローチに関する有益な効果を裏付ける予備的研究があり（Jobes, Wong, Conrad, Drozd, & Neal-Walden, 2005），現在RCTで評価されている。

本章のまとめ

この章でレビューした研究は，自殺関連行動への対策は可能であるという見方を支持している。研究の数は限られていて，これらの研究の多くに方法論上の不備があるのは事実であるが，認知療法のように自殺企図の割合を減少することに有効性を示したエビデンスに基づくアプローチがいくつか存在する。われわれは自殺の危険性のある患者を治療する臨床家には，エビデンスに基づくアプローチに精通し，熟練しておくことを強くお勧めしたい。治療者はエビデンスに基づくアプローチを活用することによって，治療が上手くいく可能性についての具体的な情報を持って患者と意思疎通ができるために，こうしたアプローチは，治療に対して両価的になったり治療に希望を持てなかったりさえする自殺リスクが高い患者の治療で特に重要になってくる。

これらの知見を多様で危険性の高い集団に一般化するにはいくつかの限界があることを確認しておくことも重要である。今日まで，実施されてきたほとんどの治療研究は成人を対象にしてきており，他の年代にこれらの知見を一般化する際には注意が必要になると言われている。いくつかの治療に関する研究が思春期を対象に実施されているが，老年期や大学生年代を対象としたRCTをわれわれは見つけることができなかった。さらに，人種や民族の少数派，ゲイ，レズビアン，バイセクシャル，性転換者，そして他の脆弱な集団（たとえば囚人）を含めて，こうした対象に実施された介入研究はほとんどない。こうした特別な集団に対しては，新たに革新的な，あるいは文化に適合した介入を発展させて試験する必要がある。現在のエビデンスに基づいた介入にとって，これらの治療を実際に地域で行った際の有用性を調べたり，治療反応と関連した変化のメカニズムを理解したり，これらの治療を公共へ広めることの有用性を評価したりするためには，より多くの研究が必要である。

われわれは①見込みがあることが示されたPSTの側面を広げること，②厳密な研究を実施し，自殺というテーマにおける多くの研究で見られる方法論上の限界を改善させることを目的として，自殺リスクのある患者の再企図率を減らすことを目指し，通常治療と認知療法の有効性を評価するようにRCTをデザインした（G. K. Brown, Tenhave, et al., 2005）。われわれの介入では治療的観点から，効果的な問題解決戦略の発展に焦点を当てるだけでなく，将来的な自殺危機を扱い，生きる意味を実感できるようにして，社会的関係性を改善し，他の身体的，精神的治療に応じやすくなるよう，認知的，行動的戦略を展開させていくことに対しても焦点を当てた。この介入は次の章に記す一般認知療法の原則に由来し，第1，2，3章に記した研究努力の流れの中で明らかになったものである。方法論上の観点から，われわれのRCTは適切なサンプルサイズで，評価の信頼性を確保するための厳密な基準を維持し，治療は完全性を伴って提供され，データセットから生じた特徴的傾向を正確に探るために高度な統計手法を適用した。

われわれの研鑽を経て，自殺再企図の割合を減らす上で，通常治療と比較して有効性がある治療が確かめられた。この章で既に記載したように，通常治療に加えて認知療法を受けた患者たちは，通常治療のみを受けた患者に比べ，18カ月の追跡調査の間，再自殺企図率がおよそ50%少ないことがわかった。通常治療を受けた患者群に比べて認知療法を受けた群は抑うつと絶望感が少ないことが示されているが，これらは自殺関連行動を行う患者のリスクの一因となる二つの因子である。われわれはこの介入の有効性と有用性の評価を進めていくが（革新的なその適用については第11～13章を参照），認知療法を成人の自殺を考えている患者に対する治療と考えることについては，確かなエビデンスが存在する。次の部で，この治療法の実施方法をはっきりとした形で提示する。われわれは認知療法の簡潔な全体像を読者に提供することと（第5章），自殺を考えている患者に対する認知療法の各段階と，それに関連した目標や戦略についてくわしい理解を得てもらうこと（第6～9章）を目的に，次の部では系統立てて説明した手引きを提供している。これらの章を通じて，このプロトコールが具体的にどういった形で適用されるかについて症例を交えながら紹介していくことにする。

第 II 部

臨床への応用

第 5 章　認知療法の基本原則

認知療法の基礎にあるのは，認知理論という確固とした土台と，具体的に予定されたセッション構造，そして，患者の認知的概念化（すなわち，認知理論に照らし合わせて患者の臨床像を理解すること）に基づいた，一連の認知的，行動的戦略であり，これらは臨床家の方で選択していくことができる。自殺を考えている患者に対する認知療法は，うつ病（A. T. Beck, Rush, Shaw, & Emery, 1979），不安症（A. T. Beck & Emery, 1985），パーソナリティ障害（A. T. Beck, Freeman, Davis, & Associaties, 2004），物質乱用（A. T. Beck, Wright, Newman, & Liese, 1993）といった，他の困難な症状に苦しむ患者に対する認知療法と基本的な部分で多くの類似点がある。本章では認知療法の基本的な原理について概説するが，認知療法の原則は，ほとんどの認知療法にとって共通するもの（参照：J. S. Beck, 1995; Wright, Basco, & Thase, 2006）である。それとあわせて，ここでは自殺を考えている患者にこれらの標準的な方法を適用するやり方についても提案する。自殺を考えている患者に照準を合わせた具体的な戦略については，この後に続く章で紹介する。

認知療法の基礎にある特徴の一つは，構造化されていて時間限定的であるという点にある。患者は各セッションを通じて，積極的かつ系統的に問題を解決し，生活上の問題に取り組むべく，目的志向型で臨床家と協働的に行う治療への理解を深めていく。自殺を考えている患者に対する認知療法が自殺問題のない患者に対する認知療法と異なるのは，彼らが直近で自殺危機に関係していることから，治療の中で具体的に生活上の問題に働きかけることが含まれている点である。つまり，直接的な方法（例：自殺念慮と希死念慮を修正する）であれ，間接的な方法（例：患者が仕事を見つけ，その結果，将来に対しての希望を培い，生きることの意味を見出す）であれ，自殺対策に照準を合わせることがこうした患者との認知療法の中心を占めている。ホームワークは，面接の中で話し合った戦略を患者が自殺危機と関連する生活上の問題に対して適用できるようにするためのものである。患者にはこのことを理解してもらい，ホームワークの内容は臨床家と協働して決めていく。

認知療法の基礎となるもう一つの特徴は，患者による状況への解釈と，その状況の現実的な評価のズレに着目しているということにある。臨床家は患者に心理教育を行い，認知モデルと，どういった仕組みによって解釈の違いから感情体験や行動的反応の違いが生じてくるのかについて話し合う。認知モデルは患者自身の生活を例にして肉付けされる。こうして患者の理解を促しながら，彼らの苦悩や自殺危機に関連した否定的な考えを特定し，それを評価していくための技法を身につけてもらう。患者は，具体的な状況の中で出現する思考と，自己，世界，そして将来についてどう捉えているかということを特徴付けている根源的信念とを結び付ける。臨床家はこれらの信念を修正するよう働きかけていく。

また認知療法は，行動面への介入を含んでいる。たとえば，不安が強い患者はリラクゼーションの技法を教わる。あるいは，抑うつ的な患者は活動記録表をつけて，生活の中で楽しみを得る方法を見つけ，そうした活動にもっと多く参加できるようになる。行動的介入は，辛い症状から楽になることや，将来的に症状が起こった際にそれらの症状にうまく対処する方法を身につけていく上で役に立つ。それに合わせて，行動的介入は，患者が苦痛に耐えうまく対処する能力を持っているということ，問題が解決できないものではないということに患者が気付くことで，認知の変化も産み出す。

認知療法の取り組みの多くは，認知的，行動的に意味のある変化を産み出すが，そこには臨床家と患者の間に適切な治療関係が存在しているという前提が土台としてある。臨床家は温かく，共感的，協働的で，個人としての判断を控えた態度を示すことが必須である（A. T. Beck, & Bhar, in press）。治療の方向性をもたらす包括的な症例の概念化は，患者の経過と現在の問題を詳しく理解するところから導き出される。臨床家が注意深く耳を傾け，共感することを通じて，こうした理解は最大限良い方向に向かっていく。傾聴と共感の技術が高い臨床家はそうでない臨床家より行動上の変化を促すことができるが，それはこれらの技術が治療同盟を強化する上で必須だからである。つまり，認知療法の目標は，臨床家が患者に助言を与え，どうやって患者の生活上の問題にうまく取り組むのかを理解してもらうことではない。むしろ認知療法の目標は，患者があるやり方を実践できるよう援助することであり，それは，協働的経験主義を通じて，あるいは患者と臨床家がともに系統的かつ科学的な方法で患者の問題に取り組む過程を通じて，これまでとは別の方法で彼らの生活上の問題を理解し，その問題に対応していくということである。この目的は，臨床家が共感という態度を患者に伝えるときにのみ達成される。

この章は，①セッションの構造と②一般的な認知療法の戦略の二つの主なセクションに分けられている。これらのセクションにおけるすべての要素は認知療法のほとんどの形式で一般的なものであり，以下の書籍で詳細に説明されている。Judith S. Beck（1995）Cognitive Therapy: Basics and Beyond（邦訳『認知行動療法実践ガイド』），または，Jesse H. Wright, Monica R. Basco, Michael E. Thase（2006）Learning Cognitive-Behavior Therapy: An Illustrated Guide（邦訳『認知行動療法トレーニングブック』）である。ただし，ここでわれわれが説明するのは，これらの一般的な戦略が具体的にどのように自殺を考えている患者に適用されるかについてである。

セッションの構造

認知療法のセッションは以下のような基本的な構造で成り立っている。それは，簡易気分チェック，前回のセッションからの橋渡し，アジェンダの設定，ホームワークの振り返り，定期的なまとめ，ホームワークの設定，最後のまとめと患者からのフィードバック，である。患者が治療の過程を通じて主体的に治療に参加することを目指して，また，認知的な視点をもとに患者が系統的に自身の心配事に取り組む機会を持つようになることを目指して，セッション構造に沿って進めることで，継続的な症状と自殺リスクの評価の実施が保証される。本セクションで描かれたセッションの構造は，各回で達成したい明確かつ実現可能な目標として，また各セッション間を繋ぐ道すじとして想定されたもので，結果として，患者の生活で意義のある変化が生じることに向けて治療過程が連動されていくことになる。

簡易気分チェック

各セッションの開始時に，認知療法家は前回から今回までの間の患者の気分を簡便に評価する。この課題を達成する上での効果的な方法の一つは，患者にセッションの 5 ～ 10 分ほど前に到着してもらい，ベック抑うつ質問票やベック絶望感尺度といった標準化された自記式評価尺度に記入してもらっておくことである。セッションの最初に臨床家がこれらの評価尺度の結果に目を通すことによって，特に問題となっている，あるいは，著しく改善もしくは悪化している症状をセッションの中で取り扱うことができる。

われわれは，標準化された自記式評価尺度を手に入れることができない臨床家が多くいることや，中には毎セッションの前にこれらの評価尺度を完成することに対して苛立ちをあらわにする患者がいるということも想定している。こうした場合には，臨床家は患者の気分症状を 0 から 10 の尺度（0 はとてもひどく落ち込んでいる，10 はとても気分がいい）で回答してもらう方法を用いて評価することも可能である。また，睡眠障害や疲労感のような特に患者を苦しめる症状に注意を払うことは，臨床家にとって有用である。次の章で詳しく説明するが，簡易気分チェックは臨床家にとっては自殺リスクの評価を実施する時間である。さらに，自殺を考えている患者の多くが様々な医療，精神保健，依存症支援，社会的支援を受けており，臨床家は他の治療プロトコールへのアドヒアランス，特に精神医学的薬物療法の利用，また彼らが定期的に受診予約をしているかどうかについてを確認するために，ここでの時間を活用する。最後に，自殺を考えている患者の治療に当たる臨床家は，前回から今までのアルコール，薬物使用について評価する。それはこれらの要素が自殺念慮と危険行動の増加と強く関連しているからである。

簡易気分チェックは 5 分以上続けるべきではない。たとえば，患者が前回の面接から今まで間に経験した困難について詳細にわたって話し始めて臨床家が困ってしまうことがある。こういった場合にわれわれが提案したいのは，誠実さを保ちつつ介入していけるように，彼らの問題が困難そうだという認識を持ちながら，話し合うアジェンダに彼らが取り組めるように誘導していくことである。こうした細やかな介入が，患者を認知療法のセッションの構造になじませ，それが患者が提示する問題に取り組んでいく上での系統的かつ問題解決型の手法のモデルになる。

簡易気分チェックにはいくつかの目的がある（J. S. Beck, 1995）。一つは，臨床家が患者の進捗状況についてセッションの回をまたいで知ることができ，患者に治療の進捗状況を明確にすることで，希望を持ってもらい，治療をさらに進展させる手助けになる。また，患者が最も気にかけている問題を，臨床家も気にかけ心配していることを伝える機会を提供する。さらには，簡易気分チェックをすることで，臨床家がのちのセッションで取り組む上で重要な「赤旗 red flags」，たとえば，薬物乱用の増加，絶望感，あるいは薬物療法へのコンプライアンス不良など，が明らかになる。

前回のセッションからの橋渡し

前回のセッションからの橋渡しは，前回のセッションで何があったかを患者が正確に思い出し理解するステップを着実に踏んでいく上で，とても簡便な戦略である。また，前回のセッションから今回のセッションへと内容がつながるので，臨床家は前回のセッションから導き出された問題を追うことができ，適切な解決策に到達するように患者とともに取り組むことができる。前回のセッションからの橋渡しは，一連の治療経過を結び付け，各要素が統一感を持つようにまとめていき，さらに，治療の中でより長期的な目標に取り組めるようにセッションが進行することを保証するために役に立つ。前回のセッションからの橋渡しをするために，臨床家は以下のような質問をする。①「私たちは前回のセッションの中で次の自殺企図を防いでいく上で大切なことを話し合いました。それはどんなことでしたか？　どんなことを学びましたか？」，②「前回のセッションであなたの気を重くさせるようなことはありませんでしたか？」，または③「行ったホームワーク，あるいはしなかったホームワークにはどんなものがありますか？」（J. S. Beck, 1995）。

ときには，患者が以前のセッションのことをほとんど覚えていないことが発覚する場合があり，このことが臨床家をがっかりさせることは疑う余地もない。

こうした難しさは，特に自殺を考えている患者に共通したもので，彼らがしばしば慢性的にひどい苦痛とともに生活し，アルコールと薬物を使用し，判断と決定能力が混乱している状態にある現実も否定できない。われわれはこういう場合に忍耐強くなって，自殺を考えている患者以外のときに意識している以上に橋渡しをやり遂げることに関して指導的になるように臨床家に勧めている。患者自身が責任を持って前回のセッションからの橋渡しを構成するというのが理想ではあるが，臨床家はこの過程に患者をソーシャライズし，例を挙げながら導いていくようにすることが必要であろう。

アジェンダの設定

アジェンダの設定は，そのセッションで中心になる話題を設定することを目的として，臨床家と患者の間で行われる明快で協働的な過程である。臨床家と患者は一緒にアジェンダの内容を設定する。もし，複数の問題を話し合う必要があれば，各項目に取り組むために必要となる時間の目安も含め，いくつかある問題の優先順位をつけることが，アジェンダの設定の中に含まれる。アジェンダの項目は，通常は治療の初期段階で協働的に設定される治療目標と関係しており，その結果として，一つのセッションから次のセッションに向けて統一感を持って各要素が位置付けられることになる。ただし，患者が治療目標と関係しないアジェンダ項目を提示することが時折ある。通常は患者が重要だと強く考えている問題に取り組むことが，治療関係における最大の関心事になる。ほとんどの場合で，こうした問題について話し合っていくに従って，臨床家が創造性を発揮してその問題と全体的な目標をつなげる道程が見えてくるものである。このことが意味するのは，臨床家が配慮しながらアジェンダ設定の過程に導いていくことで，結果として患者の要望を満たし，治療のはじめに設定した目標を達成する方向に進行していくことが保証されるということである。そうすることで，患者は認知療法の過程へとソーシャライズされていき，アジェンダを構成し設定することに責任を持つようになっていく。一般に，アジェンダの設定はセッションの効率を高め，生活上の問題に優先度をつけて取り組む組織化された手法の模範となる。アジェンダを設定することによって，患者の生活上の問題に系統的な方法で取り組むことができるということを伝えることになる。アジェンダ設定をすることで希望を持つようになった患者を，実際われわれは目の当たりにしている。

自殺を考えている患者とのアジェンダ設定の中には，具体的にどの問題がもっとも将来の自殺危機を防ぐことにつながるかを見極めることが組み込まれる。もっとも生命を脅かし危険だと認識される問題，あるいは，そうした問題に対する対処スキルの欠如をアジェンダにすることが，臨床家と患者双方にとって優先事項でなくてはならない。われわれの認識では，自殺を考えている患者は慢性的に未解決な問題を抱えていることが多く将来自殺関連行動にかられる可能性がある脆弱性の高い状態にある。われわれが臨床家に強く勧めたいのは，まずは，長期的な問題には注目せず，直近の自殺危機に最も関連している問題に取り組むということである。こうしたことから，自殺を考えている患者に対する認知療法の第一義的な焦点は，①もっとも自殺危機に近接して関連している問題，②将来の自殺関連行動を予防する上で最も役立つことが臨床家，そして患者ともに十分よくわかるような介入，③治療への参加と治療コンプライアンスを邪魔する思考，信念，あるいは行動，ということになる。われわれはこれらを自殺対策に焦点を置いた**急性期**の治療とみなしている。長期的かつ慢性的な問題は，患者が進歩して，自殺危機にうまく対処するための戦略を適用できることが明らかになった後に，**維持期**の治療として最終的に取り扱われることになる。第 9 章では，この目標が満たされたかどうかを評価する手法について検討している。

アジェンダの設定は認知療法の中心的な特徴であるが，それは，患者の問題を整理し，治療目標に関連付け，セッションにおける時間を効率的に使うことが保証されるからである。しかし，アジェンダ設定に馴染みがなく，それまで生活上の他の問題に対して取り組んできたやり方とかなり違う患者もいるため，すべての患者がはじめからアジェンダを設定することに応じられるわけではない。したがって，治療経過の初期には，臨床家からわかりやすくアジェンダ設定の過程を説明し，それが理にかなっているということを伝えていくことが重要になる。臨床家は患者がアジェンダ設定について不安を持っているかどうか，そしてその役割に関して質問があるかどうかを知るために，フィードバックを患者に求めるだろう。「**アジェンダ**」という単語が，あまりにも形式ばっている，あるいは，ビジネスライクに見えるから好きになれない，と感じる患者もいる。このような場合には，「今日私たちが重点的に話しておいたほうがよい，大切なことは何でしょうか？」と，もっと日常的な方法で尋ねることでアジェンダを設定し，最終的に同じ目的を達成することもできる。

われわれはこれまでの実践の中で，アジェンダ設定に伴って起こってくるいくつかの共通する問題を同定し，それらに取り組むための工夫を行ってきた。たとえば，どんなことをアジェンダに設定したいかと尋ねられた際に，かなり詳細にわたって問題を語り始める患者もいる。ほとんど構造化されていないような中で患者が問題点の検討を始めれば，落ち着きがなくなることが多く，本筋から逸れた他の問題と自分の問題を結び付けてしまい，それが却って彼らの苦悩の程度を強めてしまう結果となる。このようなことが起きたときに大切なのは，アジェンダ設定とは，細かく描写することではなく，問題に名前を付けることなのだと学んでもらうことである。たとえば，「これはアジェンダを設定すべき重要な問題のようですね。この問題を『彼氏との困り事』と名付けましょう。今日，一緒に取り組まないといけない他の問題がありますか？」という声掛けをすることができる。この過程は患者にとっては，どのようにして問題とその境界を明確に特定するか，ということに関する模範となる。

ときどき患者は，どの項目をアジェンダに設定したいか尋ねられて，「わからない」と答えることがある。ここにはいくつかの理由が含まれていて，それはたとえば，本当に患者がこの問題に取り組むための最良の方法を知らない，治療が自分の役に立つ可能性はないと絶望している，あるいは，直接的に自分たちの問題を話すことを回避していることなどである。こうした状況では，臨床家は前回のセッションのまとめを行い，これまでの治療の方向性と治療目標を患者に思い出してもらう。もしこの戦略でアジェンダが引き出されなければ，治療目標として挙げられる選択肢の一覧を提示するか，自殺対策をターゲットにした他のセッションで出てきた話題を患者に勧めるかしてもよい。他には，次のセッションでどんなことを話したいか考えてもらう，あるいは，ホームワークとしてアジェンダを箇条書きにしてくるよう患者に提案することもあるだろう。さらに臨床家は，次のセッションまでの間に患者が考えをまとめるための質問例を書いたワークシートのようなものを工夫してもよい。これらの戦略はすべて，生活上の問題を同定し，整理する技法を患者が身につけていくことを援助するためのものである。

しばしば，患者はアジェンダについて尋ねられたとき，否定的な感情を示すことがある。もしこういうことが起こったら，「『アジェンダとして設定したいことは何ですか？』と私が訪ねたとき，どんなことがあなたの心によぎりましたか？」と尋ねることにより，患者の思考を同定することができる。患者がアジェンダ設定に否定的な反応を示す理由は様々である。たとえば，彼らは治療に対して絶望感を感じていたり，アジェンダ設定することは虚しいことだと強く確信していたりするかもしれない。彼らは自身のことを弱いと認識していて，もし具体的に感情的な話題を話し合えば事態がもっと悪化すると恐れているのかもしれない。一旦臨床家が患者の心配を認め，その心配を際立たせておくことによって，このような思考に対する適応的な反応を培っていくことで彼らを支えることができる。他のサポートの仕方として，患者に具体的な話題を話し合うことの利点と欠点をそれぞれ挙げてもらい，その上で具体的なアジェンダに関する否定的な感情反応を扱う戦略を発展させるといった形で臨床家が関わることもある。

アジェンダの内容はセッションが進むにつれて変化していく。相当経験のある臨床家であっても，時折，特定のアジェンダ項目を話し合う際に必要となる時間的な幅を不正確に見積もっていたことに気付かされるものである。こういう場合には，板挟み状態になっているとあらかじめ臨床家の方から患者に打ち明けて，その上で一緒にその時間的幅を調整する最良の方法を明らかにしていく。もし，患者が特定の項目を話し合うのを次の週まで待つことを選んだとしたら，前回のセッションからの橋渡しに沿って話を進めていく中で，その内容が際立つようにする。他には，臨床家と患者がアジェンダに沿って話し合っているとき，そのセッションの残りの時間で取り組む必要があるもっと差し迫った問題が明らかとなることもあるかもしれない。このような場面では，その問題を話し合うためにある事項がアジェンダから外れることとその論拠について臨床家は明らかにする。

ホームワークの振り返り

ここまでに言及してきたように，ホームワークとは，患者がセッションの中で検討を重ねた技法を実生活の中で起こってくる問題に適用していくための機会を保証するためのものであり，そういった理由からも認知療法にとって必要不可欠な部分となる。治療を実践していると，患者がセッションの中で問題についてしっかりと話し合うことに十分熟練してきていることにしばしば気付かされるが，それと同時に，意味のあるやり方でそこでの検討を彼らの生活の中に置き換えることができたときにのみ継続した変化が起こる，ということにも気付かされる。臨床家がホームワークの振り返りをアジェンダに含め，前回のセッションの中で検討してきた課題を扱うのは欠かせない。もし，臨床家がホームワークを振り返らなかったら，患者に対してホームワークは重要ではないというメッセージを与えてしまうことになる。

ときとして，患者は危険な状態でセッションにやってくるかもしれず，特に自殺を考えている患者においては，こうした危機は話題として優先される必要がある。もし，ホームワークを破棄して，危機に焦点を当てることが患者にとって最も良いと判断したならば，その際には臨床家はその判断を明らかにしておく（例：「新しい問題があなたにとても強い苦痛を引き起こしています。今回このことを最優先に話し合う必要があることははっきりしています。先週のホームワーク課題を話し合うのは次週まで取っておきましょう」)。

アジェンダを話し合う

アジェンダの話し合いは，認知療法の核心部を形成する。ここで患者は自分にとって問題となっている状況を説明し，臨床家は，この章で説明した一般的な認知療法戦略，さらには続く章で説明される自殺に関連した認知療法における特定の戦略を活用していく。それを通して，患者が状況を理解し，よりバランスのとれた状況の解釈と，問題解決の方法になるような，つまり，そのときの状況の結果に対処しつつ，将来同様の状況に対処できるような方法を同定する援助をする。臨床家がこのセッションで経験する典型的な問題には，話し合いの焦点が不明確，話の進行が漠然としている，適切な治療的介入が実行できていない，といったものがある（J. S. Beck, 1995）。こうした問題は，経験豊富な認知療法家からのスーパービジョンを受け，自身の専門的な経験に基づき振り返りを行うことで改善することが可能である。

定期的なまとめ

定期的なまとめをすることは，治療セッションで生じた様々な内容から明らかになってくる主題を，臨床家と患者が要約していくための手段として提供される。多くの場合，定期的なまとめは各アジェンダ項目を話し合った後に行われ，その内容は，問題の言い換え，問題を話し合ったことから学んだ主な結論，患者がその問題に取り組むことを計画する方法から構成されている。定期的なまとめをすることによって，臨床家と患者がともに問題に対する共通理解を持つことが保証され，臨床家が共感を示す機会が提供されることになる。これはセッションを進行する上においても，さらには話し合われた問題についてしっかりと考える時間を臨床家と患者が持てるようになるという点においても役立つものである。認知療法の他の構造と同じように，治療導入期ではしばしば，臨床家が主導して，定期的なまとめを提供する。患者の認知療法へのソーシャライゼーションが進むと，患者が自発的に定期的なまとめをする場面が増えてくる。

ホームワークの設定

ホームワークの設定は，アジェンダ項目を話し合う間で，適切であればどの時点においても取り組まれうる可能性がある。ホームワークの内容を決めていく上できめ細やかな配慮を行うことが重要である。もし，患者がホームワークに取り組まなければ，結果，課題に取り組めた場合のように滑らかに，あるいは速やかに，治療は進んでいかないかもしれない。ホームワークは認知療法の中心をなす重要なものだということを念頭に置き，ホームワークの設定にまつわるどのような問題にも取り組めるよう，十分な時間を準備しておく必要がある。

ときとして患者が「**ホームワーク**」という単語に抵抗を示すことがあり，課題を患者が仕上げる上で妨げになるような言葉ではなく，促進するような他の言葉に工夫するとよい場合がある。ときには，ホームワークを課せられている，進めていく上で自分が口出しできることはない，と患者が捉えている場合がある。このとき重要なのは，認知療法は根本的に協働的な過程であり，あらゆる治療的側面が協働的な立場に基づいて取り組まれる，ということを患者に覚えておいてもらうことである。課題が複雑すぎて，患者は診察室から出た後どこから始めたらいいのかわからない，あるいは，課題を構成する要素がたくさんありすぎる，これら両方の理由で患者が課題そのものに圧倒されてしまうことに気付かされることもある。われわれの経験から一番役立つのは，課題を何か一つ，具体的なものにして，自殺を考えている患者がそのホームワークに注意を十分に集中させることができるように工夫することである。

臨床家は数々の戦略を適用しながら，うまくホームワークが実現できるよう保証していく。たとえば，患者がホームワークをやり遂げられる可能性を，0%（明らかにホームワーク課題を行う計画がない）から100%（ホームワークをする計画がはっきりしている）の範囲の尺度を使って評価するよう患者に求める，という場合もある。彼らの予想が90%未満であれば，その課題を実行できると患者と一緒に確信できるようになるまで，ホームワークについてさらに話し合うべきである。臨床家はホームワークを行う理由を思い出してもらえるよう患者を促すかもしれない。そうすることで，認知療法を通して肯定的変化を成し遂げるためには患者の関与が欠かせないことを再確認してもらうことができる。一度ホームワークの理由についてしっかり理解してもらえれば，課題をやり遂げる妨げになるようなすべての阻害因子を予測してもらい，解決するための方法をブレインストーミングするよう患者に促すこともある。その後で，改めて，どの程度ホームワークの達成が期待できそうか尋ねてみる。もし患者がホームワークをやり遂げる自信が90%以下であることを示し続けていれば，課題を修正したり，新しい課題を検討したりすることもある。

患者がホームワークをうまくやり遂げる可能性を向上させるいくつか他の戦略がある。もし可能であれば，面接中に課題にとりかかり，患者が従えるようなモデルを提示して，準備と段階を踏めばうまくいくということを認識してもらうことが役に立つだろう。一緒にホームワークをする具体的な日付と時間を話し合うこともある。われわれが強く推奨しているのは，臨床家と患者の双方がホームワークを書きとめておくことである。ホームワークを書面にすることによって，患者に役割を果たすことを思い起こさせ，その理由と具体的な指示をわかりやすくさせることができる。これまでのわれわれの経験の中でも，書面にしたホームワークは，視覚的に適応的な対処戦略を思い起こさせ，実際の危機のときに活用できるようになる可能性を高めてくれるきっかけになることが観察されている。

最終的なまとめとフィードバック

セッションの最後の5分は，セッション全体に散らばっている材料を，面接の終了に向けてまとめることに費やす。それは，患者が臨床家にフィードバックする機会にもなる。ときに患者はフィードバックの中で，具体的な話題，特に自殺に関係した問題を話し合うことに抵抗を示し，自らの気持ちが動転していることに気付くことがある。フィードバックを得ることは，そうした問題を明確にし，感情にうまく対処するための戦略を特定するのに役に立つ。患者は，それがどのような否定的認知であったとしても，本章のこのあとのセクションで提示される技法を活用しながら，それを認識し応対していくようになる。そうした感情にうまく対処するための戦略には，気持ちをそらすあるいは自ら気持ちを鎮める活動を実行する，経過をみるための面接を予定しておく，あるいは患者の状態を評価するために面接の後24～48時間後に電話をする，といった対処やサポートがある。フィードバックは，治療が協働的な過程であり，もし体験していく中で納得できない部分があれば臨床家は進んでそれを調整していくということを伝える，もう一つの方法なのである。

認知療法における一般的な戦略

非適応的な認知を評価することは，認知療法の中心を占める取り組みである。否定的な感情体験に関連した思考やイメージを同定する練習を行った後で，患者は系統的なやり方で戦略を練っていくことになるが，それは，認知の妥当性を問いながら，手に入る情報全てを統合し，代わりとなるより適応的な視点を育むことを目指す。繰り返し言葉として現れる典型的な認知から主題が浮かび上がってきて，患者の，自己，世界，そして／あるいは将来に関する非機能的な思考を示唆するものとなる。治療全体を通してこれらの非機能的信念が同定され修正されていく中で，継続的な認知の変化が起こる。これまで示してきたように，これに加えて行動的戦略が認知療法で行われることもある。これらの行動的戦略はしばしば，患者がおかれている環境の中で，患者の活動の程度を増やし，非機能的な信念を実際に試してみる機能として働く。次のセクションで，こうした標準的な認知的，行動的戦略の詳細について説明する。

思考と信念を評価する

認知療法での戦略として，歪んだ，非適応的な認知と信念についての評価がある。特に自殺を考えている患者に合わせて構成された認知療法においては，セッションで取り組まれる思考と信念のほとんどが自殺念慮と希死念慮，そして絶望感に関係している。このセクションでは引き続き，これらの認知を同定し修正する標準的な戦略について説明する。

自動思考を同定する

自動思考とは，ある特定の状況で出現してくる，否定的な気分と関係した思考である。「自動」という用語を使っているのは，多くの場合その思考はあまりに素早く出現するため，患者が，これによる感情，あるいは行動的な結果に気付かないかもしれないからである。問題のある認知を修正するための第一段階は，その思考を経験している場面を認識するためのツールを患者が作っていく援助をすることである。

自動思考を同定するための最も直接的な方法は，「その瞬間あなたの心にどんな考えがよぎりましたか？」と率直に尋ねることである。しかしながら，われわれの経験の中では，患者はこの質問に答えることが，特に認知療法を始めて間もない頃には難しいことが多い。自動思考を同定するための他のアプローチとしては，「そのときどんな考えが心によぎったと推測しますか？」あるいは「＿＿＿＿または＿＿＿＿＿と考えてなかったでしょうか？」というものがある。合わせて臨床家が心にとめておくとよいのは，患者はつらい自動思考に加えて，つらくなるようなイメージを経験しているかもしれないということである。J.

S. Beck（1995）は，患者の自動思考を引き出す方法として卓越した例を提供している。

自動思考とイメージを同定するように患者を促すときには，認知モデルの理解を強化していくよう，わかりやすく着実に患者の認知と感情体験を結び付けることが重要である（すなわち，認知は気分と密接に関連するということを意味する）。さらに，患者に 0 から 10 まで，または 0 から 100 までのスケール上で，10 または 100 がこれまで彼らが経験した中で最も強烈な感情として，気分の強度を評点してもらうとうまくいく。この練習にはいくつかの目的がある。まず，これによって患者自身が感情体験を分類する方法を自分自身で培っていけるように手助けをすることができる。そうすることによって，**混乱**といった誰もが使うような言葉を使わず，うまく感情を区別することができるようになってくる。二つ目の目的としては，次のセクションで見られるように，この練習は，こういった認知を修正する戦略が有効かどうかを患者が自分で判断できるようになるための練習を提供する。第三に，こうして評点することで，報告を受けた状況および患者の反応の深刻さについての情報が臨床家に提供される。そして最終的には，自殺関連行動を実行しないと強烈な感情に耐えることができないという観念を，患者が検討し始める手助けとなる。

こうした認知療法の原則を描写していく上で，われわれは第 1 章で紹介した患者ジャニスに焦点を当ててみる。ジャニスは，自殺を考えている患者に対する認知療法の有効性を評価するようデザインされたわれわれの臨床試験の中で出会った典型的な女性患者の何人かを重ね合わせた模擬患者として表現したものである。以下の対話の中で描写しているのは，ジャニスの臨床家がジャニスの経験した自動思考を同定するやり方である。臨床家は，ジャニスが履歴書を提出する前，ジャニスが雇用してもらいたい職場に履歴書を提出したとき，そしてその建物から出た後，それぞれの場面での自動思考を同定することに着手している。そのときジャニスの心によぎった考えやイメージを彼女自身で見つけ出すのに時間がかかったというところをよくみていただきたい。状況に対する正確な描写，ジャニスの心をよぎった認知，および彼女のその後の感情反応を組み立てるために，臨床家は多くの戦略を創造的に用いている。さらに，ジャニスがその状況で起こったことを大まかに説明しようと発言したときに（例：「このバスにはとてもたくさんの人がいた」），臨床家はそれらの出来事の背後の意味に関心を持つように彼女を促している。ジャニスが特定の思考と感情体験を結び付けられるように，臨床家は明らかとなった思考を繰り返し言葉にしている。

臨床家：少しじっくり考えていただいて，あなたが履歴書を出すときに起こったことを説明してみていただきたいのですが。準備はいいですか？
ジャニス：はい。
臨床家：そのお店に行くまでの，バスに乗ったところを教えてくださいますか？何が目に入りましたか？
ジャニス：バスに乗ってて。混んでたんです。バスが停留所に止まるたびに人が降りていって。間に合うだろうと思って責任者に伝えてた時間にたどり着けないかもしれないって。
臨床家：そのときどんなことが心によぎりましたか？
ジャニス：バスに人がいすぎ！，みたいな。ただ単に，そこのお店に行きたいだけだったのに。
臨床家：バスに人がたくさんいるっているのはどういうことを意味するんですか？
ジャニス：遅刻するって。
臨床家：なるほど。遅れるって考えたってことですね。そのときどんな気分でしたか？
ジャニス：悲しかったと思います。
臨床家：悲しかったのですね。（沈黙して）少し引っかかるところがあるのですが。私が治療に当たってきた他の多くの人は，遅れるかもしれないって思ったら，不安とか，あるいは焦りを経験するんですよね。悲しみ，っていうのはどこから来たのですか？
ジャニス：（涙ぐんで）だって，もうギリギリのところだってよくわかってるから。おそらくもう仕事にはつけないなって思ってるし，実際今がそう。そこに行ったからって何になるんだろうって，思ったんです。
臨床家：とても大切なところですね。たくさんのことがそのとき頭によぎったってことですよね。たとえば「バスにとてもたくさんの人がいる」とか，「遅刻するだろう」とか。けど，そういったことのすべてがあなたに対して意味していたのは，約束の時間に遅れることが自分の将来を決めるだろうっていう予想，要するに，仕事に就けないだろう，っていうことだったのですね。
ジャニス：全くその通りです。
臨床家：そうすると，将来が決まってしまう，仕事に就けないだろう，って考えると，どれぐらいの悲しみになりますか？　0から100で点数をつけるとすると？　これまで経験した中で一番悲しかったのが100点です。

ジャニス：ものすごく悲しかった。80とか85かな。

臨床家：そのことは，建物に歩いて入って，主任としゃべるときのあなたに対してどんな影響がありましたか？

ジャニス：おそらく悲しそうに見えたと思います。

臨床家：そのことは主任のあなたに対する見方に影響を与えたかもしれないと考えますか？

ジャニス：おそらく，そうだと思います。ほとんど泣いてたし。（皮肉っぽく笑って）主任も人とうまく話せなさそうに見える人を顧客サービス係として仕事場に出したいとは思わないだろうし。

臨床家：そうすると，これで多分将来が決まってしまったという考えは，あなたが主任にどういう印象を与えるかに影響を与えた，と。

ジャニス：そう。それはもう確実ですね。

臨床家：履歴書を手渡したときには，どんなことが頭の中をよぎってましたか？

ジャニス：よく，わかりませんけど。ただ早く終わってほしかった。

臨床家：どう思われます？　たとえば「いい印象を与える絶好の機会だ」とか，あるいは「絶対に仕事に就けないだろう」とか，自分が思っていたかもしれないと考えてみたら？

ジャニス：おそらく，後者でしょうね。「私って何の役にたつの？」みたいな……。特に，主任が私のことを「一体全体どこに雇う余地があるのか」っていう感じでチラッと見たときには，特にそんな感じで思ってたかな。

臨床家：そうすると，自分は二度と仕事に就けないだろうっていう考えと，「私って何の役にたつの？」っていう考えで辛い思いをしてたのですね。0から100点でつけると，そのとき経験した感情はどれぐらいですか？

ジャニス：悲しかった。たぶん，増えていってて，95点ぐらい。

臨床家：履歴書を提出して，それで何があったのですか？

ジャニス：ほんと私に対して面倒くさそうに，主任は「また連絡します」って。

臨床家：その後そこを出たのですか？

ジャニス：そう，ほとんど飛び出すような感じで。主任の前で泣くのは嫌でしたから。

臨床家：建物から出たときにはどんなことが頭をよぎってましたか？

ジャニス：何にも。気持ちの中は全く空っぽでした。

臨床家：何かありありと想像したものや映像が心に浮かびませんでしたか？

ジャニス：実際にはそうかもしれないですね。いっつも同じ考えが浮かんできてるから。自分の部屋に閉じこもって，あいつ（継父）がベットから出ろって，ドアの外からどなってるような。

臨床家：そのときにはどんな気分なのですか？

ジャニス：もっと悲しい気分。
臨床家：点数をつけると，どれぐらい悲しい？
ジャニス：100 点。
臨床家：そのときがあなたにとって，再び自殺に関する考えを持ち始めたときになるということでしょうか？（臨床家は続けて，ジャニスの思考とイメージを自殺念慮に結び付けていった。）

自動思考を評価する

ひとたび患者が自動思考を同定する技法を身につければ，臨床家は，これらの考えを修正する戦略へと焦点を移していく。それによって，患者の生活状況に対する状況判断としてより釣り合いが取れたもの，別の反応を培っていくことができる。ほとんどの例では，患者が状況に対する視野を広げ，自動思考を支持したりそれに反論したりする証拠を十分検討し，そこでの情報を利用して自動思考に対応すれば，患者の否定的な感情の強度は減少する。最初は，前回のセッションから今までに経験した特に困った状況について検討していくことを目的として，面接の中でこうした練習を実施する。患者もやがては上達して，困った状況に直面した瞬間に感情反応を調整するために，これらの技法を活用するようになってくる。

臨床家は，患者が自動思考の妥当性について吟味していく援助をするために，**ソクラテス的質問**を用いる。すなわち，臨床家は穏やかに患者を誘導しながら，自動思考や患者が実際に起こると予想している破滅的な結果が起こる可能性に関して，それを支持する証拠，あるいは反論する証拠を吟味していく。そのときに，はい・いいえで分けられるような返答を求める臨床家はほとんどいない。むしろ，質問の内容は，患者の中で決め手になっている思考を刺激することを意図したものになっている。重要なことは，ソクラテス的質問が，他の認知療法の技法と同様に，協働的な過程であるということを臨床家が心に留めておくことである。直接的に患者を評価することに取り掛かったり，臨床家の中でより適応的だと判断するに至った側面に患者を合わさせようと圧力をかけたりすることがソクラテス的質問の目標ではない。事実，患者の思考にも多少の真実があり，患者の思考は一様に非現実的だと言う態度を採用するのは間違いかもしれない，ということを臨床家が覚えておくとよいだろう。その患者の思考の代わりとして，患者がそういった特定の結論に達した道程をどう理解したらいいのかということを話し合い，状況をよく検討するための別のやり方を提供する。

患者と臨床家が協働的に思考を評価するためにソクラテス的質問を活用するようになると，そこから**代替反応**が形成される。たとえば，自殺を考えている多くの患者は，「誰も私を気にかける人はいない」という自動思考を言葉にする。それに答えて臨床家は，「その考えを支持する根拠は何ですか？　その考えに反論する根拠は何ですか？」というような質問をする。理にかなった代替反応は，「もっと広い支援ネットワークがあればいいのに。私は上手に昔の友人と交流を保つことができなかった。だけど，良い友人がいたときもあるし，もう一度友人とともに過ごし始める取り組みはできると思う」であるかもしれない。注意したいのは，代替反応が現実にそぐわない形で肯定するようなものではなく，患者にとって幾分かの改善が起こるとよいと考えられる領域を狙っているところにある。そうは言っても，代替反応を形成するときには，広範に渡る否定的な発言に反論していくための，具体的な証拠の断片へと言及していくことになる。

以下の会話は，ソクラテス的質問の例として，ジャニスと臨床家が仕事の採用をめぐる困難について話し合っているところである。この会話の冒頭の場面で臨床家は，ジャニスがバスで移動している間に，彼女の心によぎったことと最も関連した自動思考を同定する手助けをしている。その後臨床家は，悲しみと絶望感が高まることに関連した別の自動思考を同定する代わりに，ソクラテス的問答を使って介入するという判断をした。臨床家がその状況に対するジャニスの評価に対して，様々に異なったタイプの質問を利用しているところに注目してほしい。

臨床家：とても大切なところですね。たくさんのことがそのとき頭によぎったってことですよね。例えば「バスにとてもたくさんの人がいる」とか，「遅刻するだろう」とか。けど，そういったことのすべてがあなたに意味していたのは，遅れることが自分の将来を決めるだろうっていう予想，要するに，仕事に就けないだろう，っていうことだったのですね。

ジャニス：全く，その通りです。

臨床家：あなたが仕事に就けないと仮定してみましょうか。どれぐらい悪いことですか？

ジャニス：（涙ぐんで）最悪。母親とあいつから永遠に離れられないから。

臨床家：（穏やかに）そうなることは100％確実ですか？

ジャニス：そうですね。私にアパートの敷金を払うお金はないから。

臨床家：確かにそうですね。今月家を出ることはできなさそうですね。そういう状況にいる友人がいたとしたらなんて声をかけます？

ジャニス：（涙を拭って）おそらく，挑戦し続けていれば，次の月があるよって。

臨床家：すると，それはあなたの状況にどう当てはめられます？

ジャニス：（がっかりして）わかってますよ。探し続けるべきだってことでしょ。そりゃ最終的には私も何か仕事に就くでしょうしね。（皮肉っぽく）

臨床家：その口振りからすると，納得はしていないようですね。今はあなたの心にどんなことがよぎっていますか？

ジャニス：今は仕事がないわけ。だから，納得できるような仕事に就き続けられるのなんて絶対にないな，って。

臨床家：自分は納得できる仕事に就き続けることは絶対にないだろう，って考えると，どんな感情が湧いてきますか？

ジャニス：悲しすぎる。かなり絶望的。

臨床家：ジャニスさん，自分は納得できる仕事に就き続けることは絶対にないだろう，って考えて，悲しくなったり，絶望的になったりするのは，あなた一人だけのことではないのではないでしょうか。実際には，絶対に納得できる仕事には就けないって考えて，あなたのように感じる人はたくさんいるだろうと私は思います。一方で，私にわからないのは，その発言がどれぐらい正確なものなのかっていうことです。そう感じる理由としてどういうものが考えられますか？

ジャニス：学校に戻るために仕事をやめてから長い間仕事に就けてないし，この数年は入退院を繰り返してるし。いい仕事に就いて，それを続けていくと言う意味では，あまりいい流れじゃないと思います。

臨床家：そうですね。あなたにとって大変な数年だったんですよね。学校に戻る前はどうですか？　そのときは安定して仕事に就けていましたか？

ジャニス：そう，ですね。ショッピングモールの中の店でだいたい5年間働きましたからね。

臨床家：そのことはどういうことを意味しますか？

ジャニス：前は仕事に就いてたんだなって思います。けどなぜか自分でもわからないけど，こんなに絶望的なんです。

臨床家：絶望的なのですね。本当に大変な数年だったんでしょう。「確実に自分が立ち直って仕事に就くためには，何かするべきことがあるんだ。以前は安定して仕事に就いてたし，それができることはわかってる」って自分自身に言い聞かせてみるのは，どうでしょう？

ジャニス：それはできないことはないけど。

臨床家：私が言ったことを自分の言葉で言い直してみていただけますか？

ジャニス：前仕事に就いてたんだから，もう一回できる。けど準備を整えて，もっと求人募集に応募する必要があるかもしれない。

臨床家：そう言葉にしてみたら，どう感じますか？

ジャニス：どれだけ仕事を探して，どれだけ履歴書を書かないといけないかって考えると，まだ悲しいです。けど，ちょっと希望があるようにも思います。

この例では，臨床家は代替反応を作り出している（すなわち，「確実に自分が立ち直って仕事に就くためには，何かするべきことがあるんだ。以前は安定して仕事に就いてたし，それができることはわかってる」）。こうしたことは，患者が認知的技法を学んでいるとき，初期のセッションで起こることがある。代替反応を形成することへと誘導するときに，患者に自分自身の言葉で言い直させるといったように，自らが関係しているのだということを患者に確認してもらい，創造的に戦略を用いることで，最終的にそれが役立つものになることが保証される。治療が進むと，患者は自発的に自分自身で代替反応を形成するようになる。

信　念

中核信念とは，人びとが自己，世界および／または将来に対して抱く根源的な考えのことである。ほとんどの場合には，こうした中核的な信念は特定の場面で引き出されてくる自動思考へと患者を駆り立てている。自動思考を同定し，評価するための技法は認知療法の基礎を形作るものであるが，認知の変化が最も維持されるのは，非機能的な中核信念が同定されて，修正された場合である。第 8 章において見られるように，自殺を考えている患者で最も一般的に見られる中核信念は 3 種類あり，無力だという中核信念（例：「私は抜け出せない」），愛されないという中核信念（例：「私を気にかける人は誰もいない」），そして，価値がないという中核信念（たとえば「私はお荷物である」）である。

媒介信念という言葉で呼ばれるのは，容易に同定され，中核信念より変化に応じやすく，中核信念と特定の場面で経験される自動思考の間の橋渡しになる。

しばしば，媒介信念は世界の仕組みについての頑なな態度，規則，または仮定，といったものを形づくっている。ときにはそれが条件付きの発言の形をとることがあり，たとえば「もしすべてを手に入れることができなければ，そのときには私は敗北者なのだ」あるいは「もし1人でも私を好まない人がいれば，それは私が望まれていないということ意味している」などがある。注目すべきは，これらの発言が非現実的なもので，実現不可能な基準に個人が従わなければならないようにしているという点だ。容易に予想されるように，こうした基準を満たすことができなかったときに感情障害に陥る危険が生じ，さらには，その基準が高すぎるために常にその基準を満たせないという状態になる。

多くの場合患者は，中核信念および媒介信念をはっきりと言葉にすることが難しい。しかし，第7章で説明するように，これらの信念を理解することは認知的概念化の中心的部分であり，治療経過全体を通して介入を選択する際の指針になる。治療の当初から，患者の経過，臨床像，主訴，および同定された自動思考をもとに，臨床家は患者の信念についての仮説を練っていく。治療過程全体を通してさらに情報が集められるようになると，臨床家はこれらの仮説を修正していく。いくつかの戦略が，患者と協働的に信念を同定していく上で活用できる。たとえば，別々の場面で明らかになったいくつかの自動思考に共通している特徴的な主題をまとめていく，ということもある。あるいは，患者が心によぎった考えを描写しようとしたときに強く感情をあらわにしたとすれば，それは中核信念を示すものであるかもしれない。

下向き矢印法は，中核的信念を系統的な方法で同定するための一般的なアプローチである（Burns, 1980）。患者が自動思考を同定するときに，臨床家は「それはあなたにとってどういった意味がありますか？」と質問することで応じる。患者が返答したときに，臨床家はその認知が意味するところを調べるための質問を繰り返して，自己，世界，または将来についての根源的な信念へと協働的にたどり着くまで続ける。ジャニスとの以下の会話を検討してみよう。

臨床家：わかってもらえるかと思いますが，主任が完全に否定的な返答をしたということを聞いて私は正直戸惑っています。申込書を渡したときに主任はどのようなことを言っていましたか？

ジャニス：連絡を取りますって。あなたは必要としていないっていう口実でしょ，そんなことわかってますよ。
臨床家：そうかもしれないし，そうじゃないかもしれないですよね。私はこういうふうに考えてみました。責任者をとことん問い詰めて，あなたの求人の進捗状況を聞いてみたらどうなるでしょう？
ジャニス：（怖がって）無理言わないでくださいよ。二度とあそこに戻れなくなりますよ。
臨床家：この提案を私がしたときにどんなことが頭をよぎりましたか？
ジャニス：二度と戻れなくなるって。私には今何の力もないし，もう雇いませんって言われたら，私，耐えられませんよ。（皮肉っぽく）責任者に雇われなくなる可能性について私に聞かないでくださいね。かなりその可能性高いと思うから。
臨床家：わかりました。仕事に就けないと，口に出して言ってみてもらえませんか？　それはあなたにとってどんなことを意味するのでしょうか？
ジャニス：もう二度と仕事に就けないだろう。
臨床家：そうすると，もう二度と仕事に就けないという考えはあなたに何を意味しますか？
ジャニス：（沈黙）母親とこの先ずっと一緒に生活するだろう。
臨床家：それはどういうことを意味しますか？
ジャニス：何を聞きたいのかよくわかりませんけど。
臨床家：言い方を変えましょうか。あなたがこの先ずっと母親と一緒に生活する，という考えがあなたにどんなことを伝えていますか？
ジャニス：（涙ぐんで）わたしは用無し。負け犬。価値のない人間。

この例では，臨床家はジャニスに強い影響を与えている中核信念――私は価値がないという信念――を同定した。臨床家はこの情報を活用して，認知的概念化をした。特にジャニスの自動思考の多くは，価値がないという考えに端を発しており，この中核信念の影響のために，彼女は周囲の状況の中から選択的にこの考えに対する確信を深めるようなきっかけを探し出し，同時に彼女に価値があることを示唆してくれるようなきっかけを無視するといった修正を加えていた。ジャニスの様々な困難さの背景に無価値感があるという理解に基づくと，臨床家は，彼女が自分の自尊心が存在する範囲を認識する方法を見つけ出し，彼女の自尊感情を改善する別の方法を身につけていくことによって，彼女の中核信念を修正することに取り掛かることができる。そしてそれによって，もともとの問題である自殺リスクが軽減する可能性がある。

自動思考を評価するための戦略の多くは，信念を評価するために活用することができる。たとえば，信念を支持する根拠と反論する根拠を吟味し，より現実に即したバランスのとれた信念に作り変えることへと患者を導くことができる。われわれの経験では，信念は1回のセッションでは修正されない。その代わり，臨床家は時間をかけてこうした戦略を使いながら，繰り返し患者が古い信念を信じ続ける程度と，現在新しい信念を信じている程度を評価する。治療開始時の患者は，往々にして，以前からある非適応的な信念を100%信じているが，治療が終わる頃には，10%や20%しか信じていなかったり，ときには全く信じていないことすらある。

自殺を考えている患者に対する認知療法では，患者の自殺念慮と自殺関連行動を行う傾向に取り組み，それによって，将来の自殺危機に対処するための戦略を患者が身につけていくことを援助する。認知療法における急性期の自殺対策は相対的に簡素なもので，往々にして身体医学，精神医学，依存症，そして社会的支援の介入を含んだ，より幅広く他の治療プログラムと連携する中で行われる。自殺を考えている患者は多くの場合，精神症状，対人関係，および状況的困難に慢性的に苦しんでいるために，自殺対策に照準を合わせた治療の各ステージの中で，彼らの信念が修正されることを直接的に期待するのは現実的なことではない。それにもかかわらず，この時期の治療の最後で多くの患者が手にする手段には，①自身の信念を同定し，それらが自動思考，感情的反応，および行動的反応に影響する仕組みを理解する，②定期的にこれらの信念の強さを評価し，状況に応じてそれらを修正するための戦略を実行する，というものがある。こうした信念の多くは，将来的に自殺関連行動の危険性が治まって治療の維持期に入ったときに，引き続き治療の対象となることが望ましい。

行動的戦略

気分を上手く扱って，その人が扱える程度にしていくために，臨床家は認知的概念化をもとに，一連の幅広い行動的戦略を選別して活用することになる。たとえば，もし不安な患者が，症状の渦中で自分をコントロールできなくなるかもしれないと心配していれば，コントロール感覚を取り戻すための方法として筋弛緩法を活用するかもしれない。行動的戦略を通して患者は，自分自身で症状や生活上の困難に対処できること，あるいは彼らが予想している最悪のシナリオはあまり起こらないこと，ないしはそれほど悪いものではないということを学習する。このようにして，行動的戦略が認知的変化をもたらし，それによって症状が軽減していく。

多くの認知療法家が一般的によく用いる戦略に，**行動実験**がある。行動実験では，患者が実生活場面で彼らの誤った信念や予想の妥当性を実験的に検証する。すなわち，患者は仮説と検証という方法を，手法として生活の中に当てはめていく。その中で，判断したり結論を導き出したりする前に自分が置かれた環境から情報を集め，それを客観的に分析するようになる。自分の考えが誤っている，あるいは誇張されているということが患者が直接わかるので，この戦略は，自動思考，予測，および信念を修正する上で強力な手法である。行動実験はしばしばホームワークになる。前に提示したジャニスとの会話の場面で臨床家は，行動実験に繋げていくことを意図して，彼女の中核信念を同定する代わりに別の方向性に話を持って行くように工夫することもできる。

臨床家：わかっていただけるかと思いますが，主任が完全に否定的な返答をしたわけではない，ということを聞いて私は正直戸惑っています。履歴書を渡したときに主任はどのようなことをおっしゃっていましたか？

ジャニス：連絡をさせていただきますって。あなたは必要としていないっていうための口実でしょ，そんなことわかってますよ。

臨床家：そうかもしれないし，そうじゃないかもしれないですね。私はこういうふうに考えてみました。責任者をとことん追求してみて，あなたの求人の進捗状況を聞いてみたらどうなるでしょう？

ジャニス：こんな奴は必要ない，金輪際，絶対雇わないって言うでしょうね。

臨床家：仕事に就けないってだけじゃなくて，責任者に配慮してもらえなくなるというふうに予想するのですね。

ジャニス：絶対そうでしょう。

臨床家：今週実験をしてみようとは思いませんか？　あなたの求人の進捗状況を聞いてみませんか？　そうしたら，あなたの予想が正確かどうかわかるんじゃないでしょうか？

ジャニス：（しぶしぶ）できるとは思うけど。（声が小さくなる）

臨床家：こういうのにも理由があるんです。もしあなたが仕事に就くことができれば，仕事に就けないだろうという考えが不十分だったことが学べるでしょう。もし仕事につけなかったけど，主任はまだあなたのことを配慮して扱ってくれていることがわかれば，あなたの予想のある面は正確だけど，ある面は誇張されていることがわかるでしょう。もしあなたが仕事につけなくて，かつ主任が配慮なくあなたを扱ったことがわかったときには，次のセッションで，履歴書を提出するという問題を上手く乗り越えて働き続けることにつなげていくだけじゃなく，主任からの配慮がなくなったことにどう対処するかということについても，私と一緒に取り組んでいきませんか。

ジャニス：けど，思うんですけど，主任が配慮してくれなくなったら，実際めちゃくちゃになりますよね。そうなったら，その日は，自分なんか価値ないって考えると思いますよ。

臨床家：わかりました。実際それが起こったときに，どう対処するかということについてこれから話し合いましょう。

そこで臨床家は，主任が配慮してくれないというところをジャニスに想像させ，それに関連する辛さに上手く対処するときに使用する認知的，行動的戦略を明らかにしていくことへと話を進めた。次のセッションでは，ジャニスは実験の結果を報告した。

臨床家：実験がどうなったか，お聞きしたいですね。

ジャニス：今でも，上手くいったなんて信じられませんけど，店に寄って，主任に会わせてってお願いしたんですよ。

臨床家：勇気を出しましたね。その後どうなりましたか？

ジャニス：仕事にはつけませんでした。けど，それが思ったほど悪くはなかったんですよ。会社の方で働いている人を既に雇ってしまってたって言ってたんです。

臨床家：それで，主任はそのことをどういった感じで伝えてくれたのですか？乱暴で配慮に欠ける態度でしたか？

ジャニス：全然。始めに私が履歴書を提出したときに，そのことに取り掛かっている最中だったので，十分に説明できなかったんだって謝ってくれました。仕事の適性はあるし，雇えないのは他の人が決まったってことが大きいって教えてくれたんです。

臨床家：そうすると，まとめるとどんなことがわかります？

ジャニス：（ため息をついて）他人がどう考えているかを私は考えすぎていましたし自分自身の評価も気にしすぎていたんですね。私が思ってるほどには悪い状態ではないんですよね。

臨床家：新しい情報を得て，0から100で点数づけしたら，どれぐらい悲しいですか？

ジャニス：終わってみると，全く悲しいことはなかったです。主任が私に，適性があったって話してくれたから，これからは，他に2つ3つ同じような仕事の採用試験を受けにいくことにしようかと考えています。

自殺を考えている患者がしばしば口にするのは，気分が落ち込んでいて，生活における楽しみは，あったとしても全く些細なものでしかないということである。こうした場合には，**活動記録**のような，他の行動的戦略を用いて，実際に彼らがどのように時間を使って，楽しみにつながる活動をしているのかを確かめる（A. T. Beck & Greenberg, 1974）。患者は次の面接までの間，継続的に1日の活動を1時間毎に記録してくるよう求められる。各活動に対して，その活動で得られた達成感とその活動を行っているときに感じた喜びの程度について，0から10の尺度で評点をつける。その際，患者が点数をつけるときに抑うつ気分によって評点が影響を受けないようにすることをある程度確実にしておく必要がある。そのため臨床家は，セッションの中で，スケール上の特定の数値を目印となるポイントとしていくつか作っておき，尺度の幅を十分に活用するよう患者を促すことによって，活動記録を行う準備をしてもらうようにする。臨床家が患者の実行した活動についての情報を集めた後に，患者とともに①達成感と喜びをもたらす新しい活動を計画し，②達成感と喜びをもたらす活動の頻度を増やすことに着手していく。活動記録は，自殺を考えている患者が，生きる意味を感じられるようにする意味があり，自分の人間関係がつながっていく感覚を培う活動を推し進めていく援助へとつながっていく。

これらに加えて，筋弛緩法，呼吸調整，ロールプレイといった豊富な行動的戦略をコミュニケーションや社会的スキルを高める目的で実行することができる。もしそれが認知的概念化から引き出されたものであれば，臨床家は創造的に行動的戦略を適用し，患者の症状と生活上の困難に取り組むことができる。われわれが推奨しているのは，これらの戦略をセッションの中で紹介し，患者がホームワークによってこれらの戦略を自分自身の環境へと般化させていく練習を行うことである。さらに臨床家には，どの程度自分自身が状況に影響を与え逆境に対処できるのかについて，自分自身に対する信念を塗り変えていくために，この戦略を活用することで何を学んだかを，患者に尋ねることを提案しておきたい。

本章のまとめ

認知療法は，時間限定的で構造化された治療アプローチであり，患者が認知的，行動的戦略を使って，自らの気分に上手く対処し，機能を改善し，究極的には基盤にある非機能的な思考や信念を修正できるように援助するものである。認知療法家はセッション構造に従って面接を進め，気分チェック，前回のセッションからの橋渡し，アジェンダの設定，アジェンダ項目の話し合い，定期的なまとめ，ホームワーク，最後のまとめとフィードバックを行う。治療者と患者が一緒に設定した症状や生活上の問題にアジェンダとして話し合い取り組んでいくために，認知療法家はセッション構造の範囲内で柔軟に戦略を選択していく。特定の戦略の選択は，具体的な状況で出現した患者の信念や自動思考についての情報を含めた認知的概念化に基づいて行う。自殺を考えている患者に関連した認知的概念化が導かれていく過程については，第7章で詳しく説明する。

認知療法の目標の一つは，さまざまな激しい否定的感情に関係する思考，イメージ，信念を修正することである。臨床家はまず，ソクラテス的質問や行動実験を活用して問題のある認知を評価しながら，問題となっている認知やそれに対する戦略を見つけ出すやり方を患者が身につけられるように導いていく。強い感情を引き出す認知は，中核信念の表れである可能性がある。こうした信念は，患者が置かれている状況で，特定の情報に注目するように促したり，あるいは無視したりするようにして，患者が中立的で両価的な情報を解釈するやり方に一定の傾向を持たせようとする。従って，非機能的な信念の修正は，認知療法による継続的な変化と関連している。認知的戦略に加えて，行動的戦略がしばしば認知療法家によって活用されるのは，生活の中で患者が苦痛に感じる症状を減らし，肯定的な変化を起こさせるためである。行動的戦略を活用すると，その結果として症状が改善することが多いが，それだけでなく，生活場面での逆境に効果的に対処できることを患者に示すことができる。

この後で詳しく説明するが，自殺を考えている患者に対するわれわれの認知療法は一般的な認知療法のアプローチ（例：J. S. Beck, 1995）と共通する部分が多い。そこでは，認知的概念化が，患者を理解し適切な介入を選択できるようにする点で最も重要だとされる。治療における主要な焦点の一つは非機能的思考と信念の修正である。セッションは本章の前半で記載した構造で行われる。本章で説明された認知的，行動的戦略は，それが認知的概念化によって根拠がある場合に臨床家が活用していくことになる。

しかし，われわれのプロトコールの中には自殺を考えている患者に特有なものもいくつか含まれている。自殺危機を予防するための戦略を立てることが，認知療法の第一の介入目標となる。うつ病，性被害，人間関係の問題など，患者はセッションの中で一連の問題を持ち出してくる可能性があるが，最も重要なのは，最近の自殺危機に関係した患者の自殺念慮と問題に照準を合わせることである。われわれはこれを治療における急性の自殺対策期とみなしており，本書のターゲットでもある。患者が将来の自殺危機を扱う技法を身につけたという証拠が明らかになれば，治療の維持期に移り，自殺危機の背景にある問題を認知的な視点から治療し始める。さらに，自殺を考えている患者は，できるだけ速く直接，苦痛を軽減する必要があるため，一般的な認知療法戦略の多くが自殺危機のときにすぐに使えるように修正されている。従って，自殺を考えている患者に対する認知療法プロトコールは，一般的な認知療法の枠組みに基づいて概念化するとともに，自殺を考えている患者が危機のときに活用できるように最適化したものといえる。

第6章　導入期

第6章から第9章は自殺を考えている患者に認知療法を実施する上での具体的な戦略について述べる。これらは，われわれの臨床試験の中で再自殺企図の割合を減らす上で有効であることが見出された治療パッケージをもとにしている（G. K. Brown, Tenhave, et al., 2005）。ここでの戦略の多くは，出版されていない研究用の治療マニュアル（G. K. Brown, Henriques, Ratto, & Beck, 2002）や，治療について要約している他の論文や書物の中で（Berk, Henriques, Warman, Brown, & Beck, 2004; G. K. Brown, Jeglic, Henriques, & Beck, 2006; Henriques, Beck, & Brown, 2003）説明されているものである。しかし，その全容について提示するのは本書が初めてとなる。これらの戦略は，臨床試験において適用された治療プロトコールと同様に，患者が自殺をしようとしているとき，または自殺危機を経験した直後の時点で用いられることを想定している。

既に，自殺念慮がかなり強まっていると話している患者や，治療の経過中に自殺企図を行った患者の治療にあたっている臨床家もいるだろう。こうした場合に臨床家が，本書で述べている戦略に治療の焦点を移行すると，将来の自殺危機にうまく対処するのに必要な技法を患者が身につける援助をすることができる。患者が自殺に関する対処技法を彼らの生活に適用できるようになったことがはっきりすれば，以前の治療に戻って再開することになる。このように，自殺危機の後で治療を受けに現れた新しい患者であろうと，治療を行っている間に自殺危機に陥っている患者であろうと，このアプローチを適用することができる。いずれの場合にも，臨床家と患者が自殺危機と関係のない他の問題領域に注目し始めれば，急性の自殺対策段階を脱して，維持治療段階へと進んだということになる。その時点で，心的苦痛や機能障害と関係して慢性的かつ長期的な影響を及ぼすような，診断に関係する問題，あるいは心理社会的な問題に取り掛かることができる。

自殺を考えている患者に対する認知療法はこれまで本書の中で提示してきた様々な内容の中から発展してきたものであり，そこには自殺関連行動の分類システムを構成する主要な因子，精神疾患に対する一般的な認知モデル，自殺関連行動に関係する心理的構成因子，一般的な認知療法の治療戦略などが含まれる。この治療における基本的前提として，患者は①認知面，行動面，感情面に適用できる重要な技法が欠如している，②自殺危機のときに過去に学んだ対処技法をうまく使うことができない，③自殺危機のときに手近にある資源を活用することができない，といったものがある。後者の二つでみられるのは，非機能的な自動思考や中核信念のために，自殺を考えている患者たちの技法や資源の利用が妨げられているということである。第一義的な治療目標は将来の自殺関連行動の可能性を減らすことであり，それは①適応的な対処技法の獲得，②認知的な技法を向上させ，生きる理由を見出したり希望を培ったりしていく，③問題解決スキルを伸ばす，④患者の社会的支援ネットワークを増やす，⑤身体医療，精神医学，依存症治療，社会資源といった支えになる別の介入に対する患者のコンプライアンスを高めることによって達成される。自殺対策に向けた急性期治療では一般に，セッション回数を限定して行う（例：われわれの臨床試験ではおよそ 10 回のセッションを実施した)。

図 6.1 には，自殺を考えている患者に対する認知療法がどのように進行するのかについての俯瞰図を提示している。治療は 4 つの大きなセクション，導入期，認知的概念化と治療プラン，治療前期，治療後期に分かれている。本章と第 7，8，9 章はこれら 4 つの主要な治療段階に相当する（各段階の主要な構成要素の概要に関しては付録参照)。本章では，特に導入期に達成される課題に焦点を当てて説明する。

導入期の狙いは以下のとおりである。①インフォームド・コンセントを得た上で認知療法の構造と進行に関して患者をソーシャライズする，②患者を治療に引きこむ，③自殺リスクのアセスメントを実施する，④セーフティプランを作る，⑤希望があることを伝える，⑥患者に最近の自殺危機の際に生じた出来

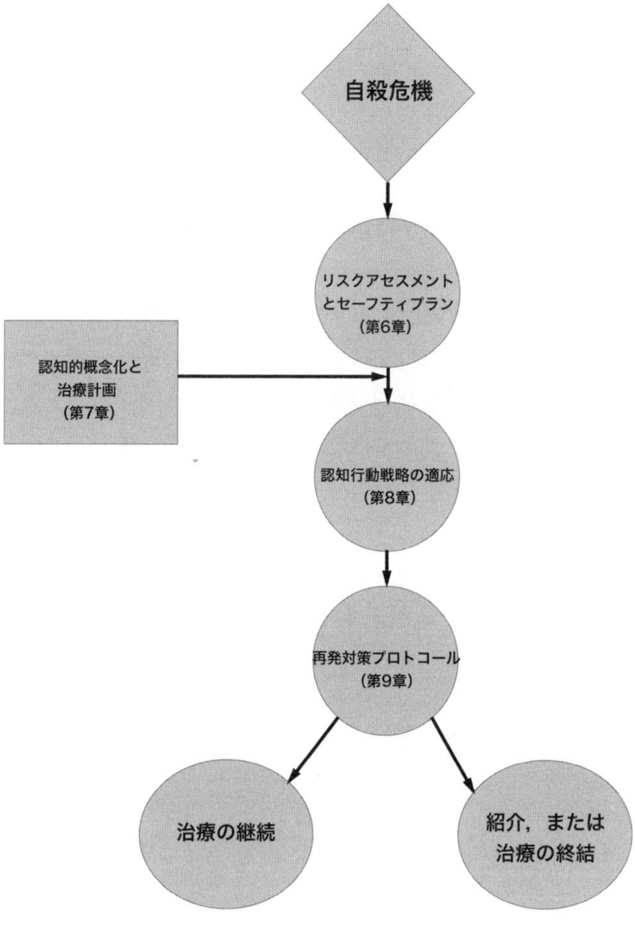

図 6.1　自殺を考えている患者に対する認知療法の流れ図

事を描写してもらう。①から⑤に至る話題の順番は，急性期に取り組む問題の典型的な流れを時系列で示したものとして提示している。しかし，具体的な状況や患者の臨床像が明らかになる中で，臨床家の選択として，これらの問題を異なった順序で取り組むことや，何セッションかにわたって一つ以上の領域が網羅されることがあってもよい。われわれは，⑥の話題を検討するのを 7 章まで保留にするが，それはこの議論が導入期のいくつかのセッションをまたいで生じてきて，認知的概念化を形作るために用いられるからである。

どのような患者であれ，こうした話題のほとんどが認知療法の急性期に達成される重要な目標であると読者は思い当たるかもしれない。本章でこれらを強調しているのは，自殺を考えている患者の治療をうまくやっていく上でこれらが特に重要であるとわれわれが確信しているからである。状況が絶望的で，それを変えるためにできることは何もないと信じているために，患者は治療に対してあまり期待していない。したがって，臨床家が丁寧に注意を払っておくべきことは，強固な治療関係を結び，問題を解決するための系統的なアプローチを作り上げ，将来に向けて希望があることを伝えることである。

インフォームド・コンセント，そして認知療法の構造と過程

どの治療アプローチにおいてもまず必要な一歩は，心理社会的評価を行い，それに続いて，治療に参加する患者からインフォームド・コンセントを得ることである（American Psychological Association, 2002）。倫理的原則に従えば，情報は患者が理解しやすい言葉を用いて提供される必要がある。さらにこの原則の前提には，患者がインフォームド・コンセントの過程に参加する能力があることと，患者が他者からどのような不適切な影響も受けず，自由に同意をすることができる，ということである。過度な苦痛を経験している患者，あるいは，大量服薬といったような自殺企図の結果として認知に問題が生じている患者にとって，治療の同意ができるということは，インフォームド・コンセントがわかりやすいものであることを意味している。このような症例では，患者の好みや最大の利益を心に留めながら，介入に対する同意が得られるよう進めていくのが最もよいやり方である。たとえばもし，患者が中毒状態で，意識がもうろうとした中で自殺の考えを口にしているのであれば，自らを傷つけることからその人を守るために臨床家は自殺のリスクをアセスメントすることだろう。その上で，患者が自分自身を守ることができるようになってからインフォームド・コンセントを得ることが患者にとっての最大の利益であると，臨床家は決断するかもしれない。インフォームド・コンセントの過程にはいくつかの要素があり，そこには①プライバシーと守秘義務の限界，②治療の構造と過程，③

治療によって生じる危険性と利得，④他の治療法についての情報を患者に提供すること，が含まれる。次に各々の問題について見直してみることとする。われわれが重要視しているのは，インフォームド・コンセントに含まれるのが，単純に話題に関係する情報を患者に提供することだけではないということである。インフォームド・コンセントの過程における重要な要点は，臨床家と患者が対話していく中で，患者が治療に関する疑問を尋ねることができ，さらに，提示された情報を患者が理解したと臨床家が確信するのに必要十分なだけの説明が患者に提供されることである。

将来的に自殺関連行動を実行する可能性が高まっていることを示すいくつかの兆しが患者に見られるのであれば，初回のセッションで取り組む重要な問題は，守秘義務にあるといえる。患者たちが知らされなければならないことは，彼らの情報に対しての守秘義務が守られること，ただしその例外として，州の法律に示されているような，患者たちが自分自身，または他人に対して切迫して危険な状態にあるといった特殊な環境下にある場合はそれに当たらないということである（American Psychiatric Association [APA], 2003）。守秘義務の例外となるのは，確実に患者の安全を守る，あるいは，確実に他者の安全を守ることを目的として臨床家が必要な手続きを経る場合に限られる。守秘義務の限界についての議論は，自殺問題がない他の多くの患者と同じようには円滑に進まないかもしれない。治療に導入し治療の焦点となる問題に関する情報について他の患者の場合と同じように守秘義務を約束することができないためである。多くの患者は，もし自分を殺したいという考えを持っていると言えば絶対に入院になるだろうと，決めてかかっている。自殺を考えている患者に対する治療では，患者が自分自身を傷つけるような切迫した危険な状態にあり，外来診療では安全に治療できないと決断したときには，患者に対して入院の必要性をはっきり言葉にして伝えることにしている。臨床家に推奨していることは，守秘義務の限界に対する論理的根拠を明確に説明することと，自殺念慮と希死念慮の重症度をもとに施されることになる治療の範囲を示すことによって（例：面接の頻度が増える，簡単な電話相談の予定を立てる，家族相談をする），患者に入院は多くの治療手段の一つにすぎないということを理解してもらうことである。もし入院が必要なのであれば，臨床家が患者とともに可能な限り協働的に入院治療を検討していくこと（例：特定の病院を選ぶこと）も勧めている。

臨床家はインフォームド・コンセントの過程の中で治療の焦点と構造について，明瞭で理解しやすい言葉を用いて説明しなければならない。臨床家に勧めたいのは，治療における主要な目標は将来の自殺関連行動を防ぐことだということを患者と話し合い，態度ではっきりと示すことである。こうしたことを経て患者は，この目的を達成するために使用される特別な戦略や，その戦略が将来の自殺危機において適用されるやり方を教わっていく。ときに，自殺問題とは関係のない他の問題に焦点を当てたがる患者もいる。他の問題を治療の焦点ではないと除外するものではないが，それらの問題については最近の自殺危機と将来的な自殺危機のリスクとの関係の中で取り組むことを提案するようにしている。本章の冒頭で検討したように，患者の自殺に向かう傾向と関係しない問題の解決を治療の中で優先するのは，自殺にうまく対処するスキルを患者が生活に般化できることが明らかになった後である。

患者によっては，様々なタイプの精神療法を受けてきて，それと同じような構造や形式を期待している人がいるかもしれない。その場合，治療の理論的根拠と目標を検討することに加えて，認知療法特有の特徴を説明することが，臨床家にとって有用であることに気付くことがあるだろう。患者が受ける説明は，たとえば，治療はおよそ50分間で，想定された目標を目指して進行していくこと，治療が始まる前に評価尺度（例：ベック抑うつ質問票）に記入するように求められること，ホームワークは彼らが認知的，行動的スキルを彼らの日常生活に適用するのを手助けする目的で計画されていくこと，などである。こうしたことに加えて，この時期には自殺に焦点を当てることになるため，治療が簡素なものになることも伝えられておかなければならない。ただし，第9章で見られるように，この時期に治療中断が起こった際には，認知的行動的戦略を用いて患者がどの程度将来の危機にうまく対応していけるかを考えて柔軟に対応していくことになる。したがって，治療の流れ全体から進行状況を評価し，その中で個々に応じてそのときのそれぞれの治療ステージの長さについて調整していくことも患者に伝える。臨床家は，細かなことをたくさん提示していくが，患者は，特に危機のまっただ中にいる場合には，それらすべてを覚えていないということに留意しておかなくてはならない。面接の中で提示された情報を補うためにわかりやすく書き出しておく方法が役に立つことが多い。さらに第5章で示したように，臨床家は，患者が重要な点を確実に理解できるようにしていくために，定期的なまとめを活用することができる。

臨床家は，初回のセッションの中でアジェンダを設定することによって，認知療法のアプローチのひな形を患者に示す。第5章で述べたように，臨床家はアジェンダを設定する理由について患者に説明し，各セッションの始めに行われる協働的な過程であることを知ってもらう。しかし，初回のセッションでのアジェンダは，倫理的な原則に抵触するいくつかの問題を孕んでいるため，患者と協働している部分は少ないように見えるかもしれない。一般に，臨床家が提示する初回のアジェンダの話題には，①インフォームド・コンセントを得ることを含め，治療の構造や過程について話し合う，②治療に来て積極的に参加することの重要性を強調する，③自殺リスクのアセスメントを仕上げる，④セーフティプランを作る，ということが含まれている。フィードバックは患者から引き出され，患者が重要だと認めた追加項目がアジェンダに追加される。われわれは初回セッションでたくさんのアジェンダ項目があるために患者（そして臨床家）がそれに圧倒されてしまうこともあるのではないかと考えている。臨床家に知っておいてほしいのは，こうしたたくさんのアジェンダ項目が初回セッションで網羅されてはいるが，それらは同時に他のセッションにおいても採用され（例：守秘義務），結果的に必要に応じてもう一度取り組まれることになるということである。

認知療法の構造と過程について十分に説明した後に，次の段階であるインフォームド・コンセントの過程に移り，治療による利益と危険性について話し合う。治療の利益について話し合っていく中で，治療で効果がみられた患者の割合や，この治療の有効性に関するエビデンスについて患者は知識を得ることができる。たとえば，自殺企図後にこの治療を求めている患者に対しては，認知療法はその後に続く自殺企図の割合を50％近く減らすことができることが最近の研究でわかった，ということを伝えるとよい（G. K. Brown, Tenhave, et al., 2005）。臨床家は自殺を考えている患者に対する自分の治療の成功率について話すこともある（Rudd et al., in press）。

対照的に，患者は治療の潜在的な危険性についても知らされるべきである。それはたとえば，①不快な感情が起こるかもしれないこと，②治療中に自殺関連行動が生じる危険性，③守秘義務が侵される潜在的なデメリット，などである。臨床家は，自殺危機に関係する出来事や感情について語ることが患者を当惑させることになるかもしれない点に関して，患者と十分に相談し合って，治療セッションの後にもし気持ちが動揺するようなことがあった場合に実践できそうな戦略についてあらかじめ検討しておくようにすることもある。自殺を考えている患者，特に最近自殺企図を行った患者には，この治療が次の自殺企図を行わない保証になるわけではないことも理解してもらっておくべきである（Rudd et al., in press）。患者にこうした情報を提供することが，潜在的な自殺危機や治療コンプライアンスの向上に取り組むことの重要性を強調する手助けになる。さらに，患者や他の人の安全を確保するために守秘義務が破られる可能性と，それに関連した潜在的な幾つかのリスクも存在する。たとえば，自殺の危険性が切迫している中で，患者がこれらのリスクを減らす介入の同意をしなかった場合には，警察や緊急対応をする人，あるいは家族に接触しなければならなくなることのデメリットについても患者に説明する。そのとき臨床家は注意深さを保ち，治療関係の中での守秘義務とその他の生活の中での守秘義務とが安全性を確保するためやむを得ず損なわれることからくるデメリットを見極めようとしていることを態度で示すことができる。さらには，守秘義務を破らなければならないときには患者に知らせるし，それによって，患者はそこで起こっていることをすべて知らされることになるということについてもその話し合いの中で取り上げておく。例外としては，守秘義務違反をしたことを明らかにすることによって，それまで以上に患者が自分や他者を傷つける危険が増加すると臨床家が判断した場合がある。

インフォームド・コンセントの最後の段階には，他の治療法について話し合うことが含まれる。直近で自殺企図を行った患者たちには他にエビデンスに基づくアプローチとして，第 4 章で述べたような短期力動的対人関係療法（Guthrie et al., 2001）や弁証法的行動療法（Linehan et al., 2006）も自殺企図を予防する上で効果があるということを知らせておくべきである。感情障害に対する炭酸リチウム（Thies-Flechtner, Müller-Oerlinghausen, Seibert, Walther,

& Greil, 1996），統合失調症に対するクロザピン（Meltzer et al., 2003）などのように，再自殺企図の可能性を減らすための薬物療法の潜在的有益性に関する情報も提供することができる。患者が自分にとって最もよいと信じることができるアプローチを見つけられるように，臨床家は，それぞれの治療の利点と欠点に関する話し合いを丁寧に進めていくべきである。その際，他の精神医学的治療や依存症治療に積極的に参加している患者に対しては，臨床家は，治療に対するコンプライアンスとアドヒアランスの重要性を強調することがあるかもしれない。インフォームド・コンセントの一部として，他の周辺の問題を検討することがあるかもしれないが，このプロセスにおいて最も重要な点は，治療に訪れ参加すること，その中でアジェンダや治療の目標を設定すること，課されたホームワークを仕上げること，自殺危機にうまく対処するための戦略を使用すること，提示される他の治療的側面にも積極的に参加すること，等に対する同意を含めた，治療に対する契約を患者と結ぶことである。

治療への患者の関与

実証的研究の中で，自殺企図を行った人のうち20％から40％しか自殺企図後の入院を経て外来での治療を受けている人がいないことが示されている。そのため，患者が治療に参加できるようにすることは特に重要である（例：Kreitman, 1979; Morgan, Burns-Cox, Pocock, & Pottle, 1975; O'Brien, Holton, Hurren, & Watt, 1987）。治療コンプライアンスを下げる因子としては，経済状況が悪いこと，破局的な生活スタイル，治療への消極的な態度，重度の精神疾患，薬物やアルコール乱用，自殺危機に対する恥の感覚，スティグマについての懸念，文化的に精神保健福祉サービスに対して否定的な信念があること，などが言われている（Berk et al., 2004; 本書の第10章を参照）。このように，臨床家は，患者を治療に促しそれを維持することに対して特に積極的な態度を取る責務がある。

自殺を考えている患者は多くの精神疾患や依存症の医療的処置を受けていることが多いため，この治療の医療的処置とどう違っているのかわからなくなっているかもしれない。治療を受けている間に自殺企図を行ったような患者であれば，特に治療に対して両価的で絶望的に感じているかもしれない。そのため，特にこうした対象の患者がこれまで十分に治療を受けてきていないとすれば，治療に向かわせるための戦略が重要になってくる。①患者の内的現実を理解し，個人の経験を重視していることをはっきりと示す，②可能な限り患者と協働的に関わり，患者と治療者がチームとして機能する，③セッションを通じて患者からフィードバックを引き出しそれに答える，④暖かく，誠実で，信頼に足る，専門家としての態度を最大限示すといった，第5章で述べた一般的な認知療法の技術を用いることによって患者とのラポール形成が達成できるだろう。その上で，自殺を考えている患者の治療にあたる臨床家は，問題解決と自殺に対処する技法に焦点を当てることによって患者固有の経験を明らかにしていくことが可能になるはずである。さらに，たとえ存在する問題をすぐには解決できなかったとしても，常に希望を抱き続けているという態度を示すことによって，臨床家が患者の模範になることができる。

われわれは，患者が継続して治療に参加する可能性を高める見込みがあるいくつかのポイントを特定している。その一つ目のポイントは，患者にとってストレスが強いこと，特に自殺危機につながる出来事を話し合うことは，痛ましい問題や彼らがむしろ考えないようにしている出来事を思い出させることになる可能性があることを，臨床家があらかじめ患者に強調して伝えておくべきだということである。こうした患者の懸念に取り組む際の具体的な方法として，未来の自殺関連行動を防ぐためには感情的な問題を話題にしておくとよいということを，臨床家が患者にあらかじめ説明しておくのがよい。さらに，患者の動揺を招くような問題について話し合うことで生じる苦痛に対応するための戦略，たとえば，休憩を取る，気持ちが動揺するような問題は期間を限定して取り上げる，リラクゼーションを用いる，否定的な感情反応に対応するために深呼吸をする，などのうちどれがそのときに使えそうかについて，臨床家が患者と一緒に見当をつけておくことができる。感情的な問題についてこうした戦略を絞り込んで話し合い決めていくときには臨床家と患者が協働的に進めていく必要があり，臨床家が治療における医原性の副作用に関してもきちんと意識しているということを伝えるようにする。

二つ目のポイントは，臨床家は，サービスを求めていく上で支障となる可能性がある文化的な問題に特に注意を払わなければならないということである。われわれの臨床試験では，アフリカ系アメリカ人，そしてアフリカ系アメリカ人の部族に属する人の60％が治療に対する否定的な態度をとることがわかっている（Wenzel, Jeglic, Levy-Mack, Beck, & Brown, in press）。ときにこうした患者は，臨床家を中流階級で文化的に多数派であるとみなし，臨床家と関係を持つのが難しいという意思表明をすることがある。臨床家はソクラテス的質問を用いて，民族的，経済的な背景が彼ら自身のものと異なるかもしれない治療者と治療を行うことについての患者自身の信念を同定し，取り組むようにする。たとえば，臨床家は，「あなたがこのセッションで私と治療を行う場面を想像したときに，あなたの心にどんなことがよぎりましたか？」と尋ねることもある。もし患者の自動思考が否定的かつ絶対的で強固なものであれば，臨床家はこれらの認知を支持したり，あるいは反駁する証拠を求めたりすることもある。あるいは，何回かセッションに参加してみるといった行動実験を提案し，治療に参加を続けることに対しての患者自身の否定的な予想を試してみることもできる。治療者が，自殺を考えている患者，特に文化的背景が違う患者の治療を行うことに対する自分自身の信念に対処することも同じように大切なことである。もし，臨床家が特定の文化や民族，性的志向を有する患者の治療を行う適性に欠けているのであれば，文献や臨床経験の知識を得たり，同僚やスーパーバイザーへ相談する責任が生じる。

三つ目のポイントは，臨床家が一般的な認知療法の戦略は，患者が治療に参加するのを妨げる可能性のある要素を特定したり，そうした阻害要因に対応する方法についてブレインストーミングを行うことである。これらの要素は実際は，認知的（例：治療への期待が低い），行動的（例：予約表を簡単になくす），状況的（例：移動手段がない）なものかもしれない。認知的な阻害要因に対応していくために特別な工夫が必要なこともあるが，患者から試しにやってみてほしいと言ってくることもある。たとえば，患者が認知モデルを受け入れていないという徴候を見せること，つまり，無感情や，片言の返事，目線があわない，しかめ面をしている，といったことがあるかもしれない。こういった場合には，治療に来ることに関する患者の信念や，治療がうまくいくことに関する全般的な期待，認知療法の際立った特徴的な効用についての期待を，臨床家が引き出すようにする。患者の否定的な信念によって治療参加やコンプライアンスが妨げられていることが明らかな場合には，臨床家はソクラテス的質問を用いて，その信念がどの程度現実的かを患者自身で調べるように手助けをする。さらに臨床家と患者は，患者がセッションに参加できなかった場面を想定し，それに対する特定の戦略を協働的に練っていくことができる。ここで，認知療法に参加することに関して両価的な感情を抱いていたジャニスと彼女の臨床家が行った会話について検討してみよう。

臨床家：ジャニス，あなたは私の質問にほとんどを片言でしか返事をしてくれませんね？　私にはあなたがこの治療を全く受け入れていないようにみえるのですが，この見方はあっていますか？

ジャニス：（深くため息をついて）これで何かが変わるとは思えませんね。（私にとっては）正直（話が）長すぎる。

臨床家：そうですか。この治療は役に立たないと思ってるのですね。（ジャニスが頷く）特にどういうところがあなたにそう思わせるのですか？

ジャニス：（イライラ怒って）全部でしょ！　他の人（治療者）も何の役にも立たないし！　薬も意味ないし！　結局，あいつが（私の）人生をめちゃくちゃにしたのよ。それなのに，母親はあの人と別れなかったし，私は家から出るお金もないし（涙を流す）。

臨床家：あなたはこれまで何度も治療を受けてきたけど，それらは決していい結果にならなかった，ということなのですね。それでは信じられなくなるのもわかります。とはいえ，今回のはこれまでの治療とは違うんだっていうことが明らかにわかるような事実がどこかにないかなって，私は思うんです。

ジャニス：そんなの，どこにもないでしょ。

臨床家：（誠実に）ここまで私たちが一緒にやってきたことの中で，あなたがこれまで一緒に治療をしたセラピストと違うところは何かないですか？

ジャニス：（ぷっと吹き出して）知るわけないでしょ。そんなこと急に言われてもわかるわけないし。

臨床家：確かに。この治療がどんなものか説明したところまで戻って考えてみましょう。私は，あなたが自分を傷つけようとすることに耐えられず，そうしてしまいたいと思ったときに，具体的にどうやってそれをやり過ごすかという方法を一緒に練習していきたいと考えています。以前の治療でそういうことをしたこと，ありますか？

ジャニス：（しぶしぶ）それはなかったと思う。母とあいつとの関係を何度もなんども話し合って終わる，っていうのが，いつものことだったから。

臨床家：私の治療方法はどうお感じですか？　何らかの助けになれそうなところ

はないですか？

ジャニス：実際のところどんなのか知らないから。

臨床家：ちょっとやってみようという気にはなりませんか？

ジャニス：（しぶしぶ）いいけど。

臨床家：ありがとう。それでは，あなたに治療を始めるにあたって準備をしていただけるといいなと思います。（少し間を空けて）私の経験だと，治療が助けになるのかどうかわからなくなると，特に気持ちが落ち込んでいたりするときには，これが本当に役に立つのかって考えて，治療を飛ばしてしまいやすくなります。

ジャニス：そう，同じように私も（治療を）やめてたかも。

臨床家：あなたが，「これが何の役に立つの？」って考え始めたときに対応する方法について一緒に考えておきませんか？

ジャニス：どういうことか，意味がわかりませんけど。

臨床家：大丈夫。こんな方法はどうですか？　もしあなたに4回の治療に同意してもらえたら，その後はあなたの好きなようにしてもらってもいいということにしてみませんか。4回の治療が終わったところで，「この治療は役に立つか？」という疑問を話し合う時間を設けて，あなたにとってこの治療が何らかの役に立っているのかどうかを批判的に評価してみませんか？

ジャニス：たった，4回の治療でそういう話ができるの？

臨床家：そう，4回でいいです。4回の面接が終わったら，この治療がどういうことを提供できるか，あなたが生活していく上でどのように助けになるのか，というはっきりとしたことがより的確にわかるようになっているだろうと思います。そうしたら，「これは何の役に立つだろうか」という質問の答えが，家で落ち込んで座り込んでいたときよりも，より客観的にわかるようになると思うんです。だから，4回で，どうですか？

ジャニス：4回ね，わかりました。

最後になるが，患者の幾人かは，自殺関連行動による2次的な利得があるために自殺について話すことに対して両価的な感情を抱いていることも，われわれは見てきた。こうした事柄は，もともと患者にはっきりわかっていることではないのかもしれない。とはいえ，彼らが自殺をしようとしていたり，さもなければ辛い思いをしたりしているときには，しばしば近しい他者や支援者から注目を受けていたり，ケアしてもらったり，関心を得たりしているものである。そうだとすれば自殺危機にうまく対処する戦略を身につけていくことによって，患者は，もはや他者からの注目を受けられなくなる，という不安定で危険な状況に身を置くことになるのである。それはたとえば，自殺問題におけるこういったプロセスについて検討していくことが，非難されている，間違いだと言われている，と患者に捉えられ，このプロセスをはっきりと指摘することが治療的関係を損なうことにつながるかもしれない。しかし，臨床家は，このプロセスに患者が気付けるように，治療の中でソクラテス的質問を活用することができる。そのことによって，注目を受けることやケアを受けること，あるいは他者の関心を引くという方法ではなく，もっと適応的な方法を見出す機会を彼らに提供できるかもしれないのである。

臨床家が「一歩踏み込んで」自殺を考えている患者との距離を近づけ，患者が予定を立てたり約束を守ったりできるように援助することが，臨床家にとって有用なこともわかってきた。必要となれば，患者に治療を促すためのテクニックとして，思い出してもらえるよう電話をしたり，手紙を送ったり，柔軟に予約について対応したり，進んで電話面接を行ったりすることも含まれている。さらに言えば，自殺を考えている患者の多くは，社会に出ることや経済的状況に困難を抱えている。患者に移動資金（例：地下鉄のパス）や，子どもの預かり所，緊急の食料費を得る上での援助をすることが，治療参加を促す上で重要となるかもしれない。第4章で述べたように，われわれは臨床研究の中で研究ケースマネージャーを活用して，患者との接触を維持し，彼らに予約を思い起こさせ，精神医療や社会的支援に関する情報を提供したり，他の支えてくれる人を提供したりする援助をする役割を担ってもらった（G. K. Brown, Tenhave, et al., 2005）。ケースマネージャーによるサービスは，定期的に治療に参加することが困難であったり，治療をしている期間中に多くの危機の可能性があったりする患者においては特に重要である。こうした対象にこのようなチーム医療アプローチを行う他の利点としては，ハイリスク群の患者の治療をしているときに臨床家が孤立感を抱いたり，圧倒されるように感じたりすることを防ぐ補助的な役割がある。われわれは，患者を導いたり，社会的支援を用いて手助けしたり，柔軟な予約を可能にしたりしてくれるこうしたケースマネージャーを臨床家が簡単に利用できるわけではないことも認識している。ここで主として伝えたいことは，こうした患者の治療を行う臨床家たちの，治療を受ける責任は患者そのものにあるという見方を変えていこうという提案である。

自殺リスクのアセスメント

自殺を考えている患者は自殺のハイリスク群を構成しており，治療を始めるにあたっては包括的な自殺リスクのアセスメントを実施し，その後の各面接でも簡便にアセスメントする必要がある。包括的な自殺リスクのアセスメントの中には，患者の現在の精神状態についての問診，自己記入式の評価尺度への記入，患者の行動の観察などが含まれる（参照：APA, 2003）。自殺リスクのアセスメントは，導入期前やその間に実施される心理的評価という文脈の中で行う。第7章ではこれらの情報を認知的概念化と治療計画を作成する上でどのように用いるのかについて検討している。包括的なリスクアセスメントの狙いを以下に挙げる。①患者の自殺への危険性を決定するリスク因子と保護因子を同定する，②特に自殺関連行動に関係する精神医学的および他の医学的併存障害を同定する，③最も適切なケアのレベルを決める（例：入院，外来治療），④治療によって変化を与えることができるリスク因子を同定する。本章で提示されるガイドラインは外来治療を求めてくる患者のリスクアセスメントの実施に照準を定めている。救急病院や緊急電話などで患者を評価するためのリスクアセスメントプロトコールはこれとはかなり違ってくることがわかっている（例：APA, 2003）。

リスクアセスメントの質はいくつかの要素の影響を受けており，そこには，臨床家の技術レベルや患者の正確かつ完全な情報を開示する能力とその動機，他の情報源（例：診療録）がどの程度入手できるか，アセスメントを実施することのできる時間，といった要素が含まれる。患者と社会的なつながりのある人たちから情報を得ることが助けになることも多い。それはたとえば，患者の家族や友人から患者の精神状態や過去の自殺企図，治療歴，といった情報を提供してもらうことである。他の臨床家に連絡をとることで，患者の支援体制を増やし，ケアの連携を促進することができる。このセクションで説明しているような情報は常に手に入れることができるものではないかもしれない。一般に推奨されているのは，包括的なリスクアセスメントはそのときに手に入る全ての情報源を使って実施されるべきだということである。その後面接を進める中で新しい情報が手に入るようになったときにはアセスメントを修正していくようにする。

患者や臨床家はおしなべて，自殺について話すことは自殺企図の可能性を増やすという誤った信念を抱くことがある。現実的には，この考えを指示するデータは存在していない。それとは全く対照的に，開放的で率直に自殺について検討することによって自殺に対する偏見や神秘性を最小限にすることができることを，われわれは目の当たりにしてきた。多くの人が生活の中で問題に対して慎重になっていたり，あるいはすべてを避けようとしてしまっていたりするため，臨床家が正面を切ってその問題を取り扱うと，患者は気持ちが和らぐように感じることが多い。とはいえ，直近での自殺危機に関連する個人的な問題について話し合っていると，患者が動揺してしまうということもある。自殺リスクのアセスメントを始める前に患者に対して，これから尋ねる質問のうちいくつかはストレスがかかるかもしれないし，むしろ思い浮かべたくない問題や出来事を思い出させてしまうかもしれないということを患者に知らせておくのがよい。リスクアセスメントを実施する際には，質問を受ける利点の方が潜在的な危険性を上回っていることを伝え，患者たちがその場で見通しを持ちやすいように話し合っていくこともできる。冒頭でも述べたように，もし直近と過去の自殺危機に関係する問題を話し合っているときに患者が苦痛を感じた場合に用いることができる対処技法は数多く存在している。

リスク因子のアセスメント

図 6.2 は包括的なリスクアセスメントにおける主要な項目を提示したもので，その中には自殺念慮や自殺に関係した行為，精神医学的診断，精神科受診歴，心理的な脆弱性（例：絶望感），心理社会的脆弱性（例：最近の喪失），が含まれている。この図では第 2 章で示した自殺の構成要素を書き出し，その上で，そうした構成要素のうち臨床的な指標となるものをいくつかまとめ，そうした要素が悪化するような状況を見つけ出せるようにした。一枚の紙面上にリスク因子や保護因子を書いておくことで，それぞれの因子が関係する強度を効果的に評価し，効果的に重みづけできるようになるので，役に立つのではないかと

自殺に関連する要素(最近について)		臨床症状(最近の状態)
□ 死を望むことが生きることを望むよりも上回っている		□ 大うつ病性障害
□ 死のうとする意図や計画がない希死念慮		□ 混合性エピソード
□ 具体的な計画のない希死念慮		□ 物質乱用あるいは依存
□ 具体的な計画のある希死念慮		□ クラスターB群のパーソナリティ障害
□ 自身を傷つけるように命令する幻覚		□ 絶望感
□ 実際に起こった自殺企図	□ 生涯を通じた評価	□ 焦燥感や重度の不安
□ 自殺企図が多発する	□ 生涯を通じた評価	□ 社会的な孤立や孤独
□ 中断した，あるいは中断された自殺企図	□ 生涯を通じた評価	□ 問題解決力の欠如
□ 自身を殺傷しようとしての準備行動	□ 生涯を通じた評価	□ 非機能的な態度(完璧主義など)
□ 自殺と関係しない自傷行動	□ 生涯を通じた評価	□ 家族や他者からに重荷だとみなされている
□ 自殺企図が失敗したことに対する後悔	□ 生涯を通じた評価	□ 臨床症状の突然の変化(改善，あるいは悪化)
活性化させる出来事(最近について)		□ 高い衝動性を伴う行動
□ 離婚，別離，あるいは，配偶者やパートナーの死		□ 他害の考え
□ 対人関係における喪失や衝突，あるいは暴力		□ 他者への攻撃的な行動
□ 法的な問題		□ 慢性的な身体的な苦痛，あるいは他に急性の医学的問題がある(例 AIDS，慢性閉塞性肺疾患，癌)
□ 財政的な困難，解雇，あるいは仕事における役割の変化		□ 自殺手段が手に入る(例　銃，薬)
□ 拘留中，あるいはホームレス		□ 身体的，あるいは性的虐待(生涯を通じた評価)
□ 他の喪失，あるいは他の重大な否定的な出来事		□ 自殺の家族歴(生涯を通じた評価)
治療歴		保護因子(最近について)
□ 精神障害の既往，治療歴		□ 将来への希望を述べる
□ 絶望感，あるいは治療に不満がある		□ 生きる理由を認めている
□ 治療の指示に従わない		□ 家族や他者への責任感；家族とともに生活している
□ 治療を受けない		□ 支持的な社会的繋がり，あるいは家族
□ セーフティプランを拒否したり，同意ができない		□ 痛みや苦痛を伴って死にゆくことや死そのものに対する恐怖
		□ 自殺が非道徳であるという信念，あるいは宗教への意識が高い
		□ 仕事や学校に従事している

図 6.2　自殺リスクのアセスメント

思われる。

自殺に関係する認知を注意深く同定していくことは，こうした要素が自殺関連行動のリスク因子として文献上で確立されていることからも，最重要課題である。自殺に関係する認知を注意深く同定するうえでしばしば用いられるのは，リスクアセスメントを始めた冒頭では，自殺に関係している問題の中でも患者が話をしやすいと考えられる話題に臨床家が特に関心を示すことである。たとえば，現在患者が死にたいと思っているかどうか，そしてその死にたいという気持ちは生きたいという気持ちを上まわっているのかどうか，と臨床家が尋ねてみる。ひとたび患者が生きるか死ぬかという問題について話し始めると，臨床家は，患者が現在死に対してどのような考え（または，他の自殺に関係する認知，例：自分を傷つけるイメージや命令幻覚）を持っているかを尋ねる橋渡しができることになる。もし患者が自殺についての考えを話せば，臨床家は，その期間や頻度，今回の期間（例：過去 48 時間，過去 1 週間）と患者のこれまでで最も悪かった時期における自殺念慮の強度について評価する。その理由は，現在の自殺念慮よりも過去からこれまでの中で最も悪かったときの自殺念慮の方が，将来的な自殺関連行動をより強く予測することが研究によって示されているからである（A. T. Beck, Brown, Steer, Dahlsgaard, & Grisham, 1999）。もし患者が自殺に関連する考えやイメージ，幻覚を報告した場合には，臨床家は自分を殺したいという意図と願望の程度を見極めていくようにする（例：「あなたは自分自身の人生を終わらせたいという何らかの願望がありますか？　その願望は弱いですか，中ぐらいですか，強いですか？」）。それに続いて，もし患者が自分自身を殺傷するという意図や願望を認めたなら，臨床家は，「こういう方法で自分を殺してしまおうか，と考えたことはこれまでありませんでしたか？　その計画を実行しようとしていますか？」といった質問をすることによって，自分自身を殺傷することを計画しているのかどうか明らかにすることができる。こういった道筋で質問し調べていくのは，患者がこれらの質問に対して率直に感じたままに語ってくれることを仮定しての話である。患者が彼らの自殺企図の計画やその意図の程度を臨床家に報告することに抵抗を示した場合には，その人の自殺の危険性は自分の考えをつつみかくさず報告できる患者よりもはるかに高い（APA, 2003）。

自分自身を殺傷したいという願望や計画について患者が報告したことをアセスメントすることに加え，たとえば，自殺を行動に移すための準備をしているといった，自殺念慮を示唆する行動についてもアセスメントするべきである。

こういった行動は多くの場合，診察室の中では観察できないことがあるかもしれないが，「実際のところ，これまで自殺企図のために何か準備をしてきませんでしたか？　それはどんなことですか？」と尋ねることもある。準備行動の例として含まれるのは，銃やロープ，ホースを購入したり，薬をためたり，確実に死ねる方法を決めるためにインターネットで検索したり，自殺することについて手記を書いたり，遺書を準備したり，価値のある遺産を処分したり，友人や家族にはっきりとした理由を告げずに別れを告げたり，といったことである。後々本章で議論になるところであるが，患者が致死的な何らかの手段を手に入れることができるかどうかを尋ねることは重要であり，患者が自分自身を殺傷する計画の一部としてそのような手段について述べているような場合は，そうした質問が特に重要になってくる。このような手段の例としては，銃（特に自宅に銃がある）が手に入る場合や，致死的になりうる薬品が手に入る場合等が含まれる。

リスクアセスメントには自殺企図や中断した自殺企図，中断された自殺企図，といった他の自殺に関係した行動を確かめていくことも含まれる（これらの行動の定義については第1章を参照）。直近に自殺に関係した行動が発生していれば，それに引き続いて自殺関連行動の蓋然性が高められるという理解に基づき，これまでの生涯における自殺企図や直近の自殺企図と同時に，こうした行動についても評価されねばならない（例：過去1カ月間や1年間；Hawton, Zahl, & Weatherall, 2003）。これらの行動が起こることをアセスメントするときには，「過去自殺企図をしたことや，自分を傷つけることを何かしたことがありますか？」といったように，スクリーニング目的で開かれた質問をすることが役に立つ。もし患者が自殺企図や自傷行動を行っていることを示唆すれば，それに続いてその行動をとっているときに体験している希死念慮を評価する質問を行う。この質問の流れは，患者がその行動の結果として死ぬことをどのような形で意図していたにかかわらず，そこから自傷あるいは潜在的な自己破壊行動を行っていたかどうかを臨床家が決める手助けになる。コロンビア自殺評価スケール The Columbia Suicide Severity Rating Scale（Posner, Brent, et al., 2007）は，定義に一致した正確な質問を含んでいるため，自殺企図，中断した自殺企図，中断された自殺企図，自殺ではない自傷行動，あるいは他の自殺関連因子などをスクリーニングする上で有用である。

第1，2章で述べたように，過去に行った自殺企図で際立っていた特徴が将来の自殺関連行動の起こりやすさに影響を与える。そのため臨床家は，リスクアセスメントの一部として，他の過去の自殺企図の特徴をアセスメントする。たとえば，希死念慮評価尺度の質問を使って，過去行った自殺企図によってどの程度死ぬことを望んでいたか，行動の目的は問題から逃れる，または解決するためであったのか，患者は他の人から発見されないような対策を取っていたかどうか，などを評価することができる。強い意図を持って過去の自殺企図を行っていた患者は，低い意図で行っていた患者より他の自殺企図を行う可能性が高いため（R. W. Beck, Morris, & Beck, 1974），この評価尺度から得られた情報は危険性を評価する上で中心的な役割を果たす可能性がある。さらに希死念慮評価尺度では，患者が自殺企図の後生き残ったことを後悔しているかどうかを評価している。これは，自殺企図が失敗したことを後悔していれば最終的に自殺で死亡する可能性が高いことを示唆していることから重要である（Henriques, Wenzel, Brown, & Beck, 2005）。

第2章で説明したように，多くの自殺を考えている患者は少なくとも一つの精神医学的診断がつく。そのため，自殺リスクの包括的なアセスメントの中には，最近の精神医学的疾患，うつ病，双極性障害（特に混合状態の存在），アルコールや物質使用の問題，精神病性障害の評価が含まれている。境界性パーソナリティ障害や反社会性パーソナリティ障害に関連したクラスターB群のパーソナリティ障害によるII軸の特徴は，直接的に尋ねたり，行動観察をしたり，他者からの報告をもとにしたりしながら評価していく。精神疾患やアルコール乱用（例：Alcohol Use Disorders Identification test; Babor, Higgins-Biddle, Saunders, & Monteiro, 2001），物質乱用（例：Drug Abuse Screening Test; McCabe, Boyd, Cranford, Morales, & Slayden, 2006）のスクリーニング尺度は，臨床的にこうした疾患をさらにしっかりとアセスメントするほうがよいかどうかを決定する上で，効果的な手段を提供する。

第2，3章では，激しい絶望感（特に強い絶望感が維持されている場合），その人にとって耐えがたい苦痛，社会的孤立や孤独，問題解決力の欠如，完璧主義などの非機能的な態度を含む，自殺の危険性を高めるような様々な心理的行動的因子について説明した。自殺のリスクアセスメントにおいては，これらの因子すべてに対して，存在の有無と重症度を評価するべきである。患者が，特に老年期の患者の場合，もし自分自身を家族の重荷になっていると見なしていれば，リスクが高いと考えられる（Joiner et al., 2002）。焦燥感や急性の不安が観察されれば，注意の固定と関係した感情や行動であることを示唆するものであるため，自殺の危険性が高まっていることを示している（参照：Busch, Fawcett, & Jacobs, 2003）。前に言及したように，臨床家は，何らかの殺人の考えや他者に対する攻撃や暴力がないか評価するべきである。それは，これらの行動が自殺のリスクを高めることと関係していることが研究で示されているからである（参照：Conner, Duberstein, Conwell, & Caine, 2003; Verona et al., 2001）。最後に患者の臨床所見が予想外に変化したり，気分が急速に悪くなったり，介入していないのに劇的に改善したりする場合は，危険性が高まっている可能性がある（Slaby, 1998）。自殺について両価的な感情を抱いている患者が，苦しんでいたのに気分が改善したとすれば，自殺関連行動を実行することを決定した現れである可能性がある。

詳細な治療歴はリスクアセスメントの助けとなるもので，過去の治療に対する患者の反応や，治療に対する参加と期待の程度等の情報を提供する。リスクアセスメントのこの部分には，過去の精神医学的治療（特に精神科入院歴），精神療法，依存症治療などを確認することが含まれる。臨床家は，患者が現在や過去の何らかの治療に対して絶望感や両価的感情，不満足感を抱いていたかどうかについても評価する。過去の治療において特記すべき特徴があれば，それも記載されることになるが，コンプライアンス不良（例：処方された薬を飲まない，規則正しく面接に参加しない），不安定さ，協働的でないこと，臨床家との関係が希薄であること，なども含まれる。患者が自身の精神医学的，医学的疾患または他の問題に対して，有効な手当が得られないとあきらめてしまっていれば，自殺のリスクが高まった状態だといえるだろう。

保護因子のアセスメント

自殺のリスク因子のアセスメントに加えて，包括的なリスクアセスメントには自殺のリスクを下げることに関係する保護因子の評価が含まれなくてはならない（**図 6.2** を参照)。第2章で述べたように，自殺関連行動の保護因子を明らかにした実証的研究の数は，リスクを高めることに関係する因子の研究と比べると，まだまだ少ないものである。その一方で，患者を自殺から保護する因子の特徴の多くは，リスクの程度を高める因子を部分的に和らげることができる患者の重要な強みであることを，われわれは臨床の中で認識してきた。保護因子の多くは心理的態度や信念を反映したものであり，たとえばそれには望みを持っていること（例：Range & Penton, 1994)，生きる理由（例：Strosahl, Chiles, & Linehan, 1992)，生きたいという気持ち（例：G. K. Brown, Steer, Henriques, & Beck, 2005)，自殺危機と関係した問題領域における自己効力感（例：Malone et al., 2000)，死や死のうとしていること，または自殺を恐れること（例：Joiner, 2005)，自殺は倫理に反するという信念（例：J. B. Ellis & Smith,1991）などがある。他の保護因子には，支持的な社会的交流（例：Rowe, Conwell, Schulberg, & Bruce, 2006)，特に危機の最中にサポートしてくれる人が側にいる時，がある。結婚している患者，家族と一緒に住んでいる患者は，特に子どもや他の家族への責任がある場合は，自殺リスクが下がる（例：Heikkinen, Isometsä, Marttunen, Aro, & Lönnqvist, 1995)。われわれの臨床的な経験からは，積極的に治療に参加している状態ももう一つの保護因子であると言える。

自殺リスクを決定する

最終的なリスクの決定は，得られた情報，患者自身の話，診療録や他の情報源を含めて，そのすべてを評価した後に行われる。決定をしていく中では，①それぞれのリスクや保護因子が存在するかしないか，②検討の結果明らかになったその患者のリスクの深刻さや重症度を評価していく。過去のリスク因子の研究は，個々の患者のリスクを決定する際に多数認められるリスクと保護因子を重み付けしていく方法をほとんど提供していない。一般に，文献上自殺リスクの高さとの関連が最も深い特徴，たとえば過去の自殺企図，絶望感が続いていること，特定の計画を持って自分自身を殺傷しようという意図を表明していることは，リスク評価の中で最も重み付けされるところである。加えて，場合によっては，最も患者の苦痛と関係しているように見える因子をもとに，各リスク因子の重み付けをすることができる。しかし，それぞれのリスク因子の深刻度を決定する際，患者自身の話をそのまま鵜呑みにして，リスクアセスメントを行うべきではない。専門家としての経験や実証性に裏打ちされた，リスク因子の知識，患者の臨床所見，そして親族や他の支援者の報告をもとにした臨床的判断も含まれるべきである。

臨床家がそれぞれのリスクと保護因子の強さを評価した後に，あらゆるリスク因子の全体的な強度からすべての保護因子の全体的な強度を評価することによって，最終的なリスクの決定がなされる。もし，保護因子がリスク因子を上回っていると判断されれば自殺リスクは低いし，リスク因子が保護因子を上回っていると判断されれば自殺のリスクはより高くなる。このように臨床家は全体の自殺リスクを，低，中，切迫している，と評価する。われわれは，このような段階付けが，治療計画や適切な医療の程度を決定する上で有用であると理解している。第 10 章では，様々な程度の自殺リスクがみられる患者に対する治療技法の広がりについて述べる。適切な治療の程度を決定することに加えて，①追加の治療や社会的支援への声掛け，②持続するリスクを見定めるための追加のフォローアップ評価，③リスクの程度を他の治療者や支援者に知らせること，④リスクを知らせるために家族と接触すること，⑤他の情報源（例：診療録）から追加情報を得ること，などの必要性についても評価するべきである。

全体の感想を求める

リスクアセスメントの間，またその後でも，臨床家は評価に対する患者の反応を取り扱うべきである。これをやり遂げるためには，目に見えて苦痛があった場合に行うアセスメントと同様に，アセスメントの前後での苦痛の程度や，自分を傷つけたり自殺を行動に移そうという意図，アルコールや薬物を使用したいという欲求について評価するとよい。アセスメントを行っているときに患者の状態が悪化してくるようであれば，臨床家は，休憩を取ったり，気持ちをそらすための行動を使って気持ちを落ち着かせたり，体調が整ってからアセスメントを進めたりすることを患者に勧めることができる。強い苦痛を伴いながらでなければアセスメントの面談に参加することができない患者は，高い水準の治療が必要となることが示唆される。つまり，患者の不調の様子を観察することを通して，リスクアセスメントにおいて価値のある情報を得ることができる。患者に感想を尋ねることは，臨床評価を行い，特にその中で臨床家と患者が協働的になっていく上で重要であるといえる。その一方で，リスクアセスメントをする理由が患者の安全を守り，治療を計画するためであることをもし彼らが理解すれば，ほとんどの患者がアセスメントに内在する負の効果に耐えることができるということがわれわれにはわかっている。

セーフティプラン

リスクアセスメントによって最終的な決定が行われ，外来診療で安全な治療を行えると臨床家が決定した後，臨床家と患者は一緒に治療の中で，今後自殺危機に陥らせる要因への対処法を書いたセーフティプランを作成していく。セーフティプランは，自殺危機のときに実施することに患者が同意した適応的戦略や利用資源について，自殺危機の中で行う行動や連絡先等を優先順位をつけて箇条書きにしたものである。セーフティプランの原理は，事前に決められた適応的戦略のリストを使用することで，患者自ら自分に対して，差し迫った自殺企図の危険性を下げるための手助けを行うということにある。多くの患者が問題解決技法を危機的状況で使用することに困難を抱えていることに配慮すれば，セーフティプランの目的は，危機の状態でないときに一連の適応的戦略を計画し，苦しい状態になったときのためにあらかじめ戦略を準備しておくことにある。セーフティプランの方法はコロンビア大学の Barbara Stanley や M. David Rudd とその同僚ら（例：Rudd, Mandrusiak, & Joiner, 2006）が開発していた方法と非常に似ている。

セーフティプランの基本的な内容は，①自殺危機にある際の危険サインに気付く，②他の人に相談せずに使える適応的戦略を認識する，③友人や家族に連絡を取る，④精神医療保健の専門家やスタッフに連絡を取ることが含まれる。危機的状態の中で，患者はまず危機であることを認識し，計画の概要に沿ってそれぞれの段階を進めていく練習をする。練習した中の第一段階で自殺念慮や希死念慮を減らすことに失敗すれば，順次段階を進めていく。われわれの経験上，よいセーフティプランは簡潔で，読み取りやすい形式になっていて，一般には患者自身の言葉で作り上げられていることを，ここで書き添えておきたい。ときには，**セーフティプラン**という名前に患者が抵抗を示す場合もあった。そうした場合には創造性を発揮して，患者と臨床家が新しいタイトルを考え出してもよいかもしれない。われわれの研究で患者が生み出した他のタイトルとしては，「**危険なときの計画**」や「**プラン B（Plan B）**」，といったものがある。

セーフティプランを作り上げていく中で，臨床家は，自殺危機に患者がうまく対処するために書かれたこれらの戦略が使えるかどうかを，患者に対して尋ね続ける。ただし，セーフティプランが「**自殺しない契約**」になってはいけない。自殺しない契約とは常に，患者が自分を殺さないことと，危機のときには誰かを呼ぶことを約束するよう要求する形式をとる（Stanford, Goetz, & Bloom, 1994）。自殺しない契約が自殺リスクに関する臨床上の不安を下げる助けになるという根拠のない聞き伝えの観察に反して，実際のところは，自殺しない契約が自殺関連行動を防ぐのに効果的であるとする実証的な根拠は全く存在していないのである（Kelly & Knudson, 2000; Reid, 1998; Rudd, Mandrusiak, & Joiner, 2006; Shaffer & Pfeffer, 2001; Stanford, et al., 1994）。クリニカルガイドラインでは，自殺しない契約を使うことは，患者に対して自殺しないよう強要する方法になるとして注意喚起をしている。自殺しない契約を交わすことによって，患者による真の自殺リスクの表出が曖昧にされる可能性があるからである（Rudd, Mandrusiak, et al., 2006; Shaffer & Pfeffer, 2001）。つまり，患者は契約を破ったことで彼らを治療する臨床家を落胆させることを恐れて，自殺念慮についての情報をどこかに追いやろうとする可能性がある。それとは対照的に，セーフティプランは，どうやって将来的な自殺企図に備えるかを示した計画として提示されるものであり，そこには危機のときに対処技法を使用し，精神保健の専門家に相談するという形で治療に参加することに対する患者の同意が含まれている。

臨床家と患者は協働的にセーフティプランを作成していき，両者が積極的に関与して様式の中の項目を埋めていく（**図 6.3** を参照）。臨床家と患者が隣同士に座り，セーフティプランを作っていくことに話の照準を合わせることができたとき，協働的関係がよりよいものになっていくのは確かである。準備され

1. 警告サイン（どういう時にセーフティプランを利用することになるか）
□寝てしまって，起きたくなくなる □自分を傷つけたくなる □これ以上耐えられないと考える
2. 対処戦略（自分自身でやれること）
□ロックミュージックを聴く □椅子に座って体を揺する □散歩に出る □呼吸を整える □熱い，あるいは冷たいシャワーを浴びる □運動をする
3. 連絡をとる
□気持ちを紛らわすために友人に連絡をする：＿＿＿＿＿電話番号：＿＿＿＿＿＿＿ もし気持ちが紛れなかったら，下記のいずれかの人に危ない状態で助けがいることを伝える □家族に連絡する：＿＿＿＿＿電話番号：＿＿＿＿＿＿＿＿＿＿＿＿ □他の人に連絡したり話す：＿＿＿＿＿電話番号：
4. 勤務時間内に精神保健の専門家に連絡をとる
□セラピストに連絡する：＿＿＿＿　電話番号：
□精神科医に連絡する：＿＿＿＿＿電話番号：＿＿＿＿＿＿＿＿＿＿＿
□ケースマネージャーに連絡する：＿＿＿＿＿電話番号：＿＿＿＿＿＿＿＿＿＿＿
下記の機関やサービスは24時間どの日でも連絡が取れる
□精神科救急への連絡先：＿＿＿＿＿電話番号：＿＿＿＿＿＿＿＿＿＿＿
□自殺予防ライフラインへの連絡先：＿＿＿＿＿電話番号：＿＿＿＿＿＿＿＿＿＿＿

患者サイン＿＿＿＿＿＿＿＿＿＿＿＿＿＿＿日付＿＿＿＿
主治医サイン＿＿＿＿＿＿＿＿＿＿＿＿＿＿＿日付＿＿＿

図 6.3 救急病院に入院した患者の導入期で作成されたセーフティプランの例

た様式を使いコンピュータ上でセーフティプランを完成させていくことが効果的だが，もしコンピュータや様式が手に入らなければ，臨床家は**図 6.3** で示されている項目を利用してそれを作ることができる。セーフティプランには次の 4 つの段階が含まれている。

1. **危険サインを見つける。**セーフティプランは，自分が実際に危機を経験していると患者が認識できたときにのみ，自殺危機を解決する可能性があるものである。このようにセーフティプランを形成していく際の第一段階は，自殺危機へと進む可能性が差し迫ったものになっている兆候を認識することが含まれる。これらの危険サインには自動思考やイメージ，思考様式や気分や行動が含まれる。患者は自殺について考え始めたときに経験していることを箇条書きにするよう求められる。そうして，これらの危険サインが患者自身の言葉でセーフティプラン上に書き並べられることとなる。**表 6.1** はわれわれの臨床試験の際に患者が見出した典型的な危険サインのいくつかを，要約したものである。
2. **対処戦略を使う。**ここでは患者が自殺危機に至る兆候を認識したときに，他者に相談しなくてもできる活動を箇条書きすることが求められる。治療の初期に，こうした活動は，患者が自分自身から距離を取り，自殺念慮が強まるのを防ぐ機能がある。治療初期の対処戦略の例には，散歩に出る，想像力を刺激するような音楽を聴く，暖かいシャワーを浴びる，犬と遊ぶ，聖書を読む，と行った具体的な行動をとることも含まれる。他にも第 8 章に記載されているような新たな技法を患者が新しく治療で学んだときに，行動的，感情的，認知的対処戦略として，セーフティプランの項目に付け加えられる。このように，導入期にセーフティプランは練られるが，治療前期や治療後期でも，より効果的な対処技法が学習されたときには見直され更新されていく。
3. **家族や友人に相談する。**第 3 の段階は患者が危機のときに連絡が取れる家族や友人のリストから構成される。もし第 2 段階で箇条書きにされた対処戦略で危機が解決しなければ，患者はこれらの人たちに連絡を取るように指導される。連絡をされる人びとのリストは大切な人の中から書き出され，そこには電話番号も含まれる。連絡したときに患者は，自分が危機的状態にあり助けが必要であることを知らせることも知らせないこともある。われわれの観察によると，患者がはっきりと自殺を言葉にして知らせなくても，家族や友人と交流することが，患者を自分の問題から引き離し自殺危機を沈静化する助けとなる可能性がある。これとは対照的に，特にセーフティプランに書かれた戦略が効果を持たなかったときには，患者が自殺危機を経験していることを，近い友人や家族に知らせるという選択をとるかもしれない。加えて，この段階の変法としては，家族や友人が自殺危機のときに観察できるかもしれない危機サインと，危機のときに患者がどう応対してもらいたいかという方法について，書き留めておくというものがある。自殺について考えているときに他者と接触するべきかどうかを決断するということは患者にとっては複雑な問題である。そのことを考慮すると，臨床家と患者は協働的に，最も実行可能性がある計画を作っていくべきだといえる。

表 6.1　自殺危機に至る危険サインの例

サインのタイプ	例
自動思考	「私は必要のない人間だ」 「私は失敗作だ」 「私は変われない」 「私は価値のない人間だ」 「私は問題に対処できない」 「何もよくなることができないだろう」
イメージ	フラッシュバック
思考過程	思考が追い立てられるようになる いろいろなことを同じ問題として考えてしまう
気分	現実的に抑うつを感じる 強い不安 強い怒り
行動	泣く 自ら孤立していく 薬物を使用する

4. **専門家や支援者に相談する。**第 4 段階は，①臨床家，②時間外に連絡のつくオンコールの臨床家，③プライマリケア医や精神科医，他の医師，④ 24 時間の救急病院，⑤他の地域や国の緊急電話（例：自殺防止ライフライン the Suicide Prevention Lifeline, 800-273-TALK），といった危機のときに助けを求めることができる専門家の電話番号を箇条書きにしておくことである。患者はそれまでの戦略（例：対処戦略，友人や家族に相談する）がうまく機能しなかったときに専門家や支援者に相談するよう指導される。セーフティプランでは，危機の際に適切な専門家の助けが手近にあるということを強調し，必要なときにどうやってこういったサービスを得るかについての指示を書き留める。

セーフティプランが完成した後，臨床家は，計画のそれぞれの段階を振り返り，患者にフィードバックする。適応的戦略に関して，追加としてさらにブレインストーミングへ進めるべきことがないかどうかを尋ねる。臨床家は，患者にホームワークができそうかどうかを尋ねるのと同じ方法を用いて，「0 をできそうにない，100 をかなりできそう，として，危機が差し迫ったときにこれらの段階を利用するというのはどの程度できそうですか？」と尋ねる。もし患者がセーフティプランの特定の段階を用いることができるかどうかについて疑いを感じているようであれば，臨床家は問題解決技法を用いて，その段階を適用する上で支障となるものを確実に乗り越えられる方法や他の対処戦略を探す。もっと言えば，もし全体としてそのセーフティプランを使う可能性が 90 %を切ると患者が言えば，そのとき臨床家は，セーフティプランを使う上での否定的な信念や予想を見つけ出し，使えるものになるように患者に働きかける。こうしたことを経て，セーフティプランが使える可能性を患者が評価するだけではなく，入手可能なすべての情報を用いて治療の程度を決定した（第 10 章参照）にも関わらず，セーフティプランを使用する同意が得られない場合は，それは，より高度で密な治療が確約されなければならないことを示している。

危機のときにセーフティプランを使う可能性が少なくとも 90%以上だと患者が言えば，患者と臨床家はそれに署名をして，原本を患者が持ち運べるように手渡す。臨床家もコピーを持っておいて，その後面接の中で，新しい技法が習得されたり，社会とのネットワークが広がったりしたときに改めて修正できるようにしておく。患者がどこにセーフティプランを持っておくか，危機のときにどうやって見返すのかについても話し合っておく。セーフティプランの形式は個々の患者のニーズに合わせるのがよい。たとえば，われわれは，もし情報が小さな危機カード（**図 6.4** 参照）に書かれていれば，よりセーフティプランが使いやすくなるという患者がいることも認識している。これらのカードは，セーフティプランの中に描かれた特定の段階を患者に思い出させるための，極めて端的な言葉からなっている。中には持っている携帯電話や他の携帯用電子機器を用いて，その中にこういった情報を保存する患者もいるだろう。選択される方法や様式が違っていても，セーフティプランの最も重要な点は，すぐに手にして使えるように準備してあるということにある。

もう一つ，セーフティプランを発展させ使用していく上で重要な話題は，致死的な道具を手元から除去することである。われわれは冒頭で，具体的な計画を伴っている希死念慮は自殺のリスク因子を構成していることについて言及した。具体的な計画の中に，すぐに手に入るように準備された致死的手段がある場合に，この危険性はさらに高まる。致死的道具が銃であるときには，致死的手段への接近を阻止する方向に転換する必要がある。弾丸が込められた銃を使って自らを殺傷するのに有する時間は，大量服薬や首つり等の他の方法より

外出する際のセーフティプラン
警告サイン：
対処戦略：
家族または友人：
緊急連絡先：

図 6.4 外出時のセーフティプラン：危機カード

も通常かなり短い。したがって，もし患者が自殺関連行動を行おうとしている危険な状態にあれば，銃を安全に管理することが導入期に取り組まねばならない治療的課題になる。この問題を話し合っておくことは，多くの場合，セーフティプランの文脈の中で行われる。

もし上述のようなことに関係していれば，臨床家と患者はあらかじめ合意した上で，致死的手段への近づきやすさの程度について話し合い，これらの手段への接近を減らす方法に話題を絞っていく。そのとき患者には，家に銃を持っているかどうか，銃に接近したことがあるかどうかについて必ず尋ねなくてはならない。銃を購入する計画があるかどうかについても尋ねられる。自殺リスクのある患者が近づけないように，すべての銃や銃弾を取り除き保管しなくてはならない（R. I. Simon, 2007）。一方，銃を家族や臨床家に渡すよう患者に求めることに伴う問題点には，まさにそのときに患者が直接自殺するための致死性の高い手段を手にする可能性があり，自殺の危険性を高めることになるというものがある。その方法に代わる実行可能性のある計画には，保護義務の責任のある人物，通常は家族や近しい友人が，銃を患者の手元から離すというものがある。こういった保護義務の責任があると規定された人物であれば，安全に自宅から武器を取り除くことや警察やそうしたことができる他の人物に相談することが可能なはずである（R. I. Simon, 2007）。臨床家と保護義務のある人とが，どうやって武器を取り除くのかということや，どこに安全に保管するのかということを話し合った上で，患者が手に入れられないようにしなければならない。臨床家は，電話や人を介して直接保護義務のある人物と接触するべきであり，そうすることで，入念に準備された計画に基づいて確実かつ安全に銃を取り除くことができる（R. I. Simon, 2007）。

銃を取り除くための具体的な計画や時期については，リスク因子と保護因子を各症例ごとに考慮して決定していく。たとえば，自分自身を殺傷するために銃がすぐに手に取れるような状況になっていて，患者はそれを使用する意図と計画があるといった場合で，なおかつそのときに保護義務のある人物が銃を安全に保管することができないとする。こうした状況では，臨床的には，銃が安全に取り除かれ，他の自殺のリスク因子の程度が減少するまで患者を入院させることが適切であろう。致死的手段を取り除いたとしても，患者が他の手段を使用することを決意するかもしれないので，臨床家としては患者の安全を保障するものではないことを自覚しておかねばならない。このように，セーフティプランを使用し，患者の死のうとする意図や計画，致死的手段の手に入りやすさ，あるいは他の危険因子を継続的にモニタリングすることが，経過を通じて自殺の危険性を減少させる上で決定的に重要な要素となる。

希望があることを伝える

着実に希望を持てるようにしていくことはどの精神療法の方法においても重要な要素の一つであるが，絶望感が自殺の予測因子であることからも，このことが本介入においては極めて重要になってくる（G. K. Brown, Beck, Steer, & Grisham, 2000）。初回の面接の中においてさえ，自殺危機をうまく扱ういくつかの技法を臨床家から患者に提供することが可能である（例：セーフティプランにある様々な戦略）。そうする中で，人生は改善できないものであり，改善するためにできることは何もないという考えを，患者が変容させていく手助けをすることができる。「かしこく期待を持とう」とすることによって，無気力な状態に留まらず，適応的な問題解決や適応的な行動に進むようになり，それが失望や絶望よりも機能的であることを患者が理解できるように支援できる。

ジャニスと臨床家の初回セッションの最後の，セーフティプランを作った後の会話をみてみよう。

臨床家：私たちは今日何かとても大切なことを達成したように思います。あなたの継父との葛藤といった，とても困る状況に対処する計画をはじめて立てました。セーフティプランに対してあなたはどのように考えていますか？

ジャニス：まだはっきりわかりません。次にあいつと顔を合わせたときにどうなるかはわかってるんですけどね。

臨床家：あなたは以前にこういった計画を立てたことがありますか？

ジャニス：いえ。これが初めてです。

臨床家：次にあなたがこうした危ない状況になったときに，何かそれに対処する計画を持っているというのは，良いことではありませんか？　あるいはこういった状況になる前に，あなたがこの方法を用いて危ない状況に対処できるのであれば完璧だと思いませんか？

ジャニス：計画があるのはいいと思います。もしかしたら，号泣するんじゃなくて，何かあいつに言い返すことを思いつくぐらい冷静でいれるかもしれませんね。

臨床家：良いですね。特にあなたの継父とのことになりますが，セーフティプランで危ない状況を対処できるようになると，これまでにあった過去のこととは違ってくる可能性があることもあなたは見通せてますね。

ジャニス：（わずかに明るい表情になって）そうですね，確かに。

臨床家：そうすると，物事をあなた自身で変えていく方法があるという期待を，いくらかでも持てそうですね。

ジャニス：そうですね，ちょっといい感じかも。

本章のまとめ

自殺を考えている患者に対する認知療法の導入期では，最近の自殺危機に注目して，認知療法の過程に彼らをソーシャライズする（例：面接の始めにアジェンダを決める）ことによって，患者が認知療法に興味を持つようにしていく。臨床家は患者に二つの方法で希望があることを伝えていく——言語的には，臨床家が治療を受けることによって患者が意味のある収穫を手に入れることができるだろうということを，はっきりと確信を持って話題にする，非言語的には，生活上の問題を扱う系統的で実行しやすい技法を構築する。導入期の流れでは，①インフォームド・コンセントを含めた治療の内容と過程について説明する，②患者を治療に促し，治療を妨げる可能性のあるすべての問題に取り組む，③自殺リスクを評価する，④セーフティプランを作る，⑤希望を持ってもらう。

導入期の最後に行うのは，患者の自殺危機について，出来事に沿った詳細な描写を行うことである。われわれの経験では，自殺対策治療のまさに始めの面接では，インフォームド・コンセントを得ること，包括的な自殺危機アセスメントを行うこと，セーフティプランを作成すること，という本章で注目した戦略に照準を合わせる。これらは，自殺危機の周辺の問題をある程度認識する手助けにはなるが，通常は，適切で詳細な情報を得る十分な時間はない。したがって，導入期の他の面接では，簡単な自殺のリスクアセスメント，セーフティプランが効果的かどうか，および改訂が必要かどうかの確認，自殺危機の周辺の出来事を時系列に沿って話の流れをふまえて説明してもらうようにする。自殺危機の周辺の出来事をふまえた説明は，認知，感情，行動，自殺危機の状況的な側面，心理的経過をもとに患者の臨床像を包括的に理解すること，つまり，認知的概念化の基礎を形作るものである。概念化の過程，特に自殺危機の周辺の出来事に関する流れをふまえた説明については，第7章で説明した。続いて，認知的概念化をもとに，第8章で示した具体的な治療戦略を組み立てていく。

第7章　自殺関連行動の認知的概念化

これまで検討してきたように，多様な因子（たとえば統計的，診断学的，精神科受診歴，心理的因子）が相互に作用して，ある個人の脆弱性が強まり自殺関連行動に向かっていくと言うことができる，同時に，自殺関連行動は多くの視点（たとえば，気質的な脆弱性因子，精神疾患に関連した一般的な認知過程，自殺関連の認知過程）を通して理解できると言うこともできる。さらに，自殺を考えている患者が一般的に口にするのは，最近の自殺危機に影響を与えた因子は，多くはないにしても，二つ以上あるということである。その因子のいくつかには，慢性の心理的もしくは社会的な問題（すなわち，末端に位置するリスク因子）が含まれている。その他の因子としては，自殺危機の直前に起こる時間的に差し迫ったもの（すなわち，直前のリスク因子）がある。そのために，これらの因子のうちのほんのわずかしか取り扱わない標準化された治療は，柔軟な手法を使って個々の患者特有の問題に合わせて行う治療と比較すると，効果が弱い可能性がある。

われわれの介入では，自殺危機の発生に関係する脆弱性因子と認知過程に着目した，症例の概念化技法を導入している。Persons（2006）によれば，症例の概念化に基づく精神療法は，「治療計画と介入の道標として役立つ，個別の症例に合わせた定式化を発展させ，各症例に対して仮説検証という形で実証的にアプローチすることを治療者に求める（p. 167)」。つまり症例の概念化は，治療過程の早期には患者の臨床像を理解するために認知理論を用い，治療全体では，得られた新しい情報に基づいて修正されていく。自殺危機に関連した認知，行動，感情，そして状況的要素は概念化に統合され，今度は逆に，将来の自殺関連行動を防ぐ上で役立つと予想される特定の認知的，行動的戦略が概念化をもとに選択され，治療の中で適用していくことになる。症例の概念化はこうした形で機能していくが，本章では以下のようなアプローチの主要な段階について説明する。①自殺危機を取り巻く詳細な状況に注目して心理的アセスメントを実施する，②患者の臨床像に対する認知的概念化を定式化する，③概念化に基づいて治療計画を発展させる。

心理的アセスメントを実施する

直近に自殺危機があった患者に対しては，包括的な心理的アセスメントが実施されねばならない。第6章で述べられたリスク因子と保護因子の包括的なアセスメントは，将来の自殺関連行動のリスクを見極めるために既に実施されている。しかし，患者の臨床像に対する概念化と，患者のニーズに合わせた詳細な治療計画を作り上げるためには，追加の心理的アセスメントが必要になる。自殺を考えている患者の心理的アセスメントには二つの重要な構成要素がある。一つ目の要素は，どういった場合でも行われる一般的な聞き取りの面接で一般的に集められる情報である。臨床家はそこで，現在の精神医学的診断，精神医学的治療歴と依存症治療歴，精神疾患と自殺関連行動の家族歴，病歴，心理社会的な経過，そして精神状態の評価を含む情報を集めていく。二つ目の要素は，最近の自殺関連行動に関係する状況について，臨床家が詳細な情報を集めることである。

患者の精神医学的診断と，これまでの経過の様々な領域における一般的な情報を，臨床家が得るには，様々なやり方がある。あるクリニックでは，聞き取りをするスタッフが心理的アセスメントを行った後に，報告をまとめ，臨床家に患者が割り振られる。そのため，この段階で臨床家は既に相当量の関連情報を得ていることになり，患者に会う前でも事前の症例の概念化を進めることができるだろう。あるいは，他の臨床家は既に，リスクが高い患者の治療に入っているかもしれない。その中で自殺危機に取り組み，将来の危機にうまく対処するための戦略を作り上げていくことを目的に，治療の焦点を修正するための仕切り直しを行うかもしれない。この場合，臨床家はおそらく，患者と一緒に行ってきた治療の中から既にこれまでの経緯と背景について多くのことがわかっている。いずれの場合にも，認知療法の導入期では自殺危機に関連する情報を得ることに焦点を当て，精神医学的診断と経過に直接関係する一般的な情報を集める必要はないだろう。逆に，新たに自殺を考えている患者の担当になった臨床家や，このような背景情報をもっていない臨床家は，導入期の段階で十分な心理的アセスメントを行う必要がある。多くの自殺を考えている患者は苦悩が続いていて，将来の自殺関連行動の危険性があると考えられる。そのため，第 6 章で述べられたように，自殺リスクアセスメントが常に優先されるべきである。より包括的な心理的アセスメントは臨床的に妥当性があればいくつかのセッションにわたって行われる。さらには，第 1 章で述べたように，精神疾患，自殺念慮，過去の自殺関連行動に対して標準化された自記式評価尺度を用いることによって，臨床家に役に立つ情報を得ることができる可能性がある。

この章の残りの部分では，われわれの患者，ジャニスの例を用いて症例の概念化の過程を説明する。以下に，聞き取り面接で実施された心理的アセスメントで得たジャニスについての情報を示す。

ジャニスは 35 歳，白人の独身女性で母と継父と同居している。彼女は数年前図書館学の学士号を取得したが，卒業以来無職である。薬の大量服薬（およそ 20 錠の睡眠薬）という形で自殺企図を行い，最近まで入院していた。ジャニスの報告するエピソードは慢性的で，再発性の重症のうつ病であり，1 回のエピソードが数カ月間持続し，決して寛解することはなかった。彼女の I 軸診断はうつ病，再発を繰り返す，重症であった。聞き取りを行ったスタッフの記載によれば，境界性パーソナリティ障害のいくつかの兆候が認められたものの，はっきりと II 軸もしくは III 軸の診断はつかなかった。無職であることと家族関係の問題は IV 軸に表記された。V 軸では GAF（Global Assessment of Functioning）スコアは 40 で，過去最も高い GAF スコアは 50 であった。

ジャニスは処方薬の過量服薬による自殺企図が過去 3 回あった。一つは 6 カ月前で，他は 2 年前と 6 年前に起こっていた。彼女によれば，これらの自殺企図は医学的な治療が必要になるほどには重度でなく，誰にもそのことを打ち明けていなかった。ジャニスには，これまでうつと自殺念慮のために 2 回の入院歴があった。引き金になったのは 2 回とも，彼女が治療を受けず，仕事に就かないのであれば，一緒に住まないと彼女の母に脅されたことだった。過去数年の間，ジャニスは様々な種類の抗うつ薬とベンゾジアゼピン系薬を処方されていたが，彼女は効果がないと思っていた。聞き取り面接のときには，抗うつ薬を内服していた。既に精神科主治医は潜在的な致死性を有するベンゾジアゼピン系薬剤を睡眠障害に対して処方しないようにしていた。

ジャニスの社会的経過を聞く中で，彼女が社会から孤立しており，何かを達成することを目指した活動にほとんど従事していないことが明らかになった。彼女の話では，数年前まで数人の近しい友人がいたが，うつが増悪するにつれて交流が減っていったということだった。彼女にはこれまで恋人の男性が数人のいたが，その関係は最も長く続いたときでも6カ月間であった。子どもはいない。ジャニスは母と継父と一緒に住んでいるにもかかわらず，たまにしか交流せずほとんどの時間を自室で過ごしていた。彼女の血のつながった父親は彼女が子どもの頃に家を出て，その父親とは連絡をとってこなかった。彼女が続けている趣味や関心のあるものはない。

ジャニスは肉体的および性的な虐待については否定した。彼女の母は過去にうつ病の治療歴があり，母方の叔父は彼女が10代のとき自殺企図をしている。彼女が最近かかった身体疾患は何もないとのことであるが，過去に喘息の既往があった。彼女は若い頃アルコールとマリファナを習慣的に使用していた時期が何度かあったことを認めているが，現在はアルコール，あるいは物質乱用はないと言っている。

ジャニスはベック抑うつ質問票で25点であり，それは中等度のうつ病を示唆するものだった。さらに，この評価尺度の自殺についての項目では2点で，それは自身の人生を終わらせたいと願っていることを表していた。ベック絶望感尺度は15点であり，それは高いレベルの絶望感があることを表している。致死性尺度によると，意識の消失があり起き上がることができないなど，彼女の自殺企図には高い致死性があると考えられた。希死念慮尺度からは，問題から逃れるため自身の人生を終わらせることを心の底から望んでおり，ジャニスの自殺企図に多くの重要な特徴があることが明らかになった。彼女は手に取った薬の量で命を落とす可能性があるのはわかるが，実際に死ぬはずなどないと語っていた。自殺企図は衝動的なものであったという認識であり，自分自身を殺傷するための準備は最低限しか行わなかったという。彼女は自分自身を殺傷するという意図について公に話し合うことを拒否し，自殺手記を書いたり，自身の死を予期して何か他に準備したりしているということもなかった。母と継父が家にいる間に自殺企図があったにもかかわらず，2人は彼女が過量服薬をした後数時間経つまで気付かなかった。彼女が風呂場の床で意識消失しているところを発見し，その状態を見てすぐに治療のために受け入れをしてくれる病院を探した。彼女は入院し，そこで医学的状態は安定した。どうすれば自分の生活環境をよくしていけるかということについて見通しを持って考えることが難しく，自殺企図を生き延びたとはいえ，それがよかったのかどうかについては，良かったとも悪かったとも言えず，そこで両価的な感情を抱いているのではないか，と質問すると彼女はそれを否定しなかった。

心理的アセスメントからもたらされた重要な情報として新たにわかったのは，気質的な脆弱性因子と最近の自殺危機に寄与したであろう現在の精神疾患に関することであった。しかし，心理的アセスメントの中には決定的に重要となるもう一つの部分があり，そこでは最近の自殺企図そのものの特徴に注目していく。つまり臨床家は，①自殺企図の詳細な描写を得て，②主要な状況的出来事と，危機の直近にある認知，感情そして行動的因子を時系列で構築する。この情報が利用されるのは，気質的な脆弱性因子と精神疾患がどのような文脈の中で，具体的にどのように働いて自殺危機が出現してくるのかということを理解するためであり，自殺危機のときに生じて潜在的に自殺関連行動へと結実するような自殺に関連した認知過程を見出すためである。

自殺危機の文脈もふまえた説明

これらを受けて，初期治療の最終的な目標として第 6 章で述べてきた目的を補完するために行うのは，患者を治療に導入するきっかけとなった直近の自殺企図の前，その間，そしてその後に起こってきた出来事についての正確な描写である。介入のこの部分では，患者たちには自殺危機で起こった出来事について語るという機会が生じる。臨床家は第 3 章で述べられた認知モデルを，起こった一連の出来事に当てはめていくことによって，患者が語りやすくなるような手助けを行う。ひとたび危機が訪れると活発になってくる自殺に特異的な認知過程と，自殺危機を促進する認知，感情，行動とを，臨床家と患者とが一丸となって理解を深めていく取り組みである。**図 7.1** で提示したシンプルな図式の中で描かれているように，臨床家と患者が特定することができる自動思考は二つのタイプに分けられる。それは①自殺危機の根底にある理由あるいは動機に関連した自動思考と，②自殺をやり遂げようとする意図と関連した自動思考である。**図 7.1** で図示された認知的アプローチは，自殺企図を理解するためのものであることを確認しておくことが大切である。自殺企図を伴っていないが切迫した自殺念慮があるというのが特徴の自殺危機にある患者は，自殺企図をしようという理由もしくは動機に関連した自動思考だけを持っている

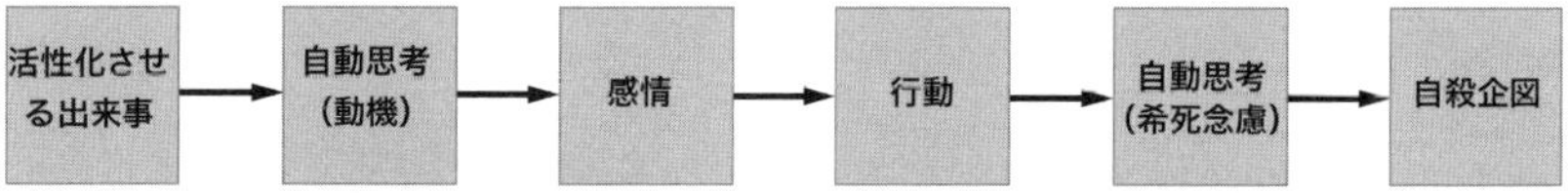

図 7.1 自殺の危機を理解するための基本的な認知的アプローチ

場合のことも，動機と希死念慮に関係する自動思考をいくらか持ってはいるが，それらに基づいた行動にはまだ至っていないこともある。自殺危機の前，最中，その後に生じる一連の出来事を特定する手順は，弁証法的行動療法（参照：Linehan, 1993a）で使われる行動連鎖分析にとてもよく似ている。

自殺危機の当日，または何週間，あるいは何カ月前でもよいのだが，臨床家は，自殺危機の前後の出来事に対する文脈もふまえて説明できるようになるための工夫として，まずあるどこかの時点から聞き取りを始め，話してもらうようにする。話を始める時点として想定されるのは，患者がある特定の出来事に対して強く感情的な反応を経験したような場面である。特定の出来事としては，重大な損失といった外的な出来事や状況が想定されるかもしれないし，自動思考のような内的な出来事がそれに当たるかもしれない。時間や日付，場所，そして他者の存在などの，他の引き金や状況についても臨床家は記載しておく。患者は，その後引き続いて起こった出来事全てを描写するように促される。自殺企図をした患者の治療にとっては自殺に関連した，鍵となる認知を特定することが大切であるため，ここで話し合うときには，はっきりと明確に自殺を決断した時点に特に的を絞って話を進めるべきである。自殺企図の方法を述べてもらうことに加えて，患者が引き金へと至る前に確実に実行しようと計画をしたかどうか，あるいは，自殺企図は衝動的あるいは反射的だったかどうか（すなわち，自殺企図の決断がわずか数分でなされている）という点に対して患者に答えてもらう。他者の態度（たとえば他者からの注目や関心）から何らかの自殺企図を肯定するような強化を受けたかどうかを見極めるために，自殺企図の後に続いて起こった出来事についても，患者の反応や他者の反応を含めて語られなくてはならない。

「私はまた薬に手を出してしまった。自殺企図をするのは大抵そういうときだ」といったように，患者は時折自殺危機に導いた主だった外的出来事だけを述べ，どのように彼らが反応したか，もしくは，その出来事をどう解釈しているかを語らないことがある。この場合，臨床家はより詳細な情報を得ることが必要であることの理論的根拠に立ち戻って振り返りを進める。そうすることで，患者がより詳細な情報を語ることをためらっているのかどうかを見極めることができる。もし患者が詳細な情報を述べることをためらっているのであれば，必要に応じて臨床家は休憩を取ることを保証したり，こうした場合の苦痛にうまく対処するためのリラクゼーションや呼吸法の活用を患者に指導したりするといった，第6章のリスクアセスメントのところで述べたのと同じ戦略を利用することができる。もし患者が詳細な情報を述べることに不安がないのに，詳細な情報を特定したり，はっきり話したりすることが難しいのであれば，臨床家は，出来事の経緯に沿って順序立てて話していけるように質問を組み立て，特定の思考，感情，行動を同定することを目指してソクラテス的質問によるアプローチを用いることができる。たとえば，「正確に**どうやって**あなたが——から自殺企図を決定するまでに至ったのかを私としては理解したいのですが？」というように，臨床家は話の大枠を決めるような質問をすることもある。自動思考を特定するためには「そのときどのようなことが頭をよぎっていましたか？」，特定の感情を同定するためには「それが起こったとき，どんな気分でしたか？」，詳細な行動を同定するためには「それでどう行動したのですか？」，と臨床家は尋ねる。

患者が自分の話をするとき，臨床家は，共感的で決めつけない態度で話をきくことが重要である。定期的に簡潔にまとめ，そして共感を示すことは，しばしば患者が理解されたと感じ，自殺危機をもっと詳細に説明するよう促す助けとなる。個人的な意見ではあるが，われわれがこれまで観察してきた中での印象としては，信頼感があり協働的な治療関係の患者は，しっかりとした治療関係に欠ける患者よりも，一般的に臨床家に対してより自発的に自分の認知と感情の反応を明らかにしてくれる。話が正確で納得できるものであるかどうかという点には疑義を唱えず，ここでは起こっていることそのままの像を得ることが肝要である。起こったことについて患者が述べるままを素直に許容することが，治療関係を構築し患者を治療に参加させる上で助けとなる。たとえば，ある患者は，自殺企図で入院したときのことを説明した際に，誰も自分の自殺関連行動に至るまでに起こった出来事について関心を持っていないと受け取った。認知療法のセッションの間，自分の自殺企図について説明してこう語った。「何が起こったかを誰かに話すのは，今までの中で今回がはじめてです。実のところ，あなたは，これまで私に何が起こったのかを尋ねた最初の人です。ほとんどの人は起こったことに関心を持っていなかったり，聞いた人がとても不快な思いをしたりするので，私はそのことを話すことができなかったのです」。

以下のジャニスと臨床家との会話では，患者が直近の自殺危機について詳細かつ，文脈もふまえて説明できるように，臨床家が手助けする過程が描き出されている。

臨床家：自殺企図に至るまでにどういったことがあったか教えてもらえますか？

ジャニス：どこから始めたらいいですか？

臨床家：あなたが話の始まりと思うところならどこでも。通常こういった話は，その人が何かに対して強い感情的な反応を抱いたところから始めるものなんです。

ジャニス：ええと。そしたら，私が死のうとしたあの日，私がリクライニングチェアに座ってて，あいつが家に帰ってきたところ，ですね。あいつは正面玄関から入ってきて，私の方に歩いて近づいてきました。そのとき，私はすぐ，あいつがいつもの本性を出してきたのがわかりました。母親は部屋の反対側のカウチに座ってました。そのとき，私思ったんです，「あいつが何を言ったって，お母さんは私を守ってくれない。だって，あいつを家の中で一番偉い奴みたいに扱ってきて，好き放題にさせてるんだから」って。

臨床家：なるほど。それでそのとき何が起こったのですか？

ジャニス：思った通り。あいつは本当最低な奴です。

臨床家：正確には何を言われたんです？

ジャニス：椅子からそのだらしない尻をあげて，夕飯だから席につけ，って。

臨床家：(非言語的に表情で共感を表し）それで何が起こったんです？

ジャニス：そんな風にせめられたから，腹が立って。あいつに何か叫んで，怒って出ていって，2階の自分の部屋に上がっていった。腹が立って腹が立って……。

臨床家：部屋を怒って出ていったとき，どんな考えが頭をよぎりましたか？

ジャニス：あいつは私のことなんかどうでもいいんだって。

臨床家：怒りを感じて当然だと思います。それでどうなったのですか？

ジャニス：自分に対しても同じように嫌になってきて。いつもあいつのいいなりだった。「もう無理。こんなことが延々と続くなんて無理」って思った。

臨床家：どうにも厳しい状況ですね。自分の部屋にいるときにどう感じて，どのように我慢できないと考えていったのでしょうか？　どんどん怒りが強まっていったのですか？

ジャニス：たくさんの感情があって，怒りとうつの両方とも。うわーっていう感じになりました。要は，気持ちが押し寄せてきて何が何かわからないようになって。それから考えてたのはほんの数分だけ。それで，自殺しようってなったんです。

臨床家：それで，自殺しようってなった後，そのときにはあなたの頭の中にどういったことがよぎりました？

ジャニス：頭によぎったのは全部，私の頭をおかしくさせるようなことだったと思う。「そう。そうするしかない。死にたい。終わらせたい。すべてをやめてしまおう」って頭の中で叫んでたんです。

臨床家：なるほど。私が起こったことを理解しているか確かめたいので，あなたが自殺企図を行う前に起こった一連の出来事をまとめさせてください。継父が家に帰ってきて椅子からどけと言ったのですね。「あいつは私のことなんかどうでもいいんだ」という考えが頭に浮かび，あなたは怒って，その部屋を飛び出した。自分の部屋に戻ってから，あなたはマイナスの感情に圧倒されて，自分自身を非難していって，「もう我慢できない」って考えた。そしてあなたは，気持ちがどんどん煮詰まってきて，「やってやる。もう終わらせよう」と考えた。自殺しようと決意したのがそのときだった。

ジャニス：そう，そのときに薬棚から睡眠薬ひと瓶とって全部飲んだんですよ。

臨床家：どんな薬をどれくらい飲んだのですか？

ジャニス：だいたい20錠ぐらい。薬の名前は覚えてないけど，眠る助けにはなってくれたんじゃない。

臨床家：それで薬を飲んだ後，何が起こったんですか？

ジャニス：なんにも。次に覚えてるのは，病院の救急室で目を覚ましたところだったから。

臨床家：そうすると，自殺したいと感じた主な引き金は，気持ちが煮詰まっていったっていうことなんですか？

ジャニス：そう。

臨床家：（ジャニスのストーリーと実現可能な治療目標を結び付ける）わかりました。これは私たちが取り組まないといけない，大切な問題です。自分自身を傷つける以外に，煮詰まった感情を乗り切るための方法がないかどうかを考える必要がありますね。

ジャニス：（ぼんやりと一点を見つめている）

臨床家：つまり，確かにあなたはとてもひどい感情になることもあるかもしれない，しかし，そればかりではなくて，考えと感情を扱うための，何か役に立つ，他の方法があるということに希望を持つこともできるのじゃないかっていうことです。それがあなたにとって治療を行う目的なのではないでしょうか。もう少し言わせてもらえるのであれば，私の望みは，自殺がもはやあなたの選択肢ではなくなるということです。少しでもやってみようっていう気持ちになりませんか？

ジャニス：それもいいかもしれないですね。ただ，私の人生の中で，人生っていいなって心から感じたことなんか一度もなかったから，選択肢として自殺がない，というのだと，私としてはちょっとやりにくいかな。だって，自殺の考えが止まるところまで待てたことなんて，一回もないんですよ。一回もいいことなかったんだから，いつかいいことが来るとか考えて，しんどいのが終わるまで待つなんてことは無理なんです。だから，自殺に心が傾かない，なんてできるわけないでしょ。

臨床家：なるほど，あなたが苦痛を強く感じているときに，希望を持てるような何か，あなたがそれを克服できるだろうっていうようなことを想像することが難しいのはそのせいなんですね。だから，心の状態が良い方に向かうということを想像するのは難しいのですね？

ジャニス：そう。だって，良い気分になるなんてのは本当に一度だってなかったんですから。気持ちが煮詰まった辛すぎて死にたいってときか，空っぽで，だるい気持ちか，それがいつものことで，そのどちらかしかないんですよ。意味もなく気が張ってるんです。私の人生で幸せだったことなんて，ただの一度だってなかったんです。

自殺危機を時系列に沿って組み立てる

自殺危機に至るまでの出来事の文脈に沿った説明をもとに，活性化するきっかけになった出来事，認知，感情，行動的反応を含めて，臨床家はそれを時系列に沿って組み立てる。**図 7.2** は，ジャニスの自殺企図を取り巻く一連の出来事を時系列に沿って提示した。鍵となる自動思考は時系列に沿って記載されており，その多くが感情の高ぶりを伴っているものである。**図 7.2** で示されているように継父がジャニスを非難し，かつ母がその間に入ろうとする態度が取れなかったとき，彼女の怒りは強まっている。その時点で，彼女の感情反応（怒り）に至る状況について，彼女はいくつかの自動思考を体験している。次に，ジャニスは部屋から怒って飛び出し，自室に閉じこもり，そこで，怒りに反応したいくつかの自動思考を抱き，次の行動を取り始めた。ここでの自動思考（たとえば，「もう耐えられない」）は，自身の人生を終わらせようとするジャ

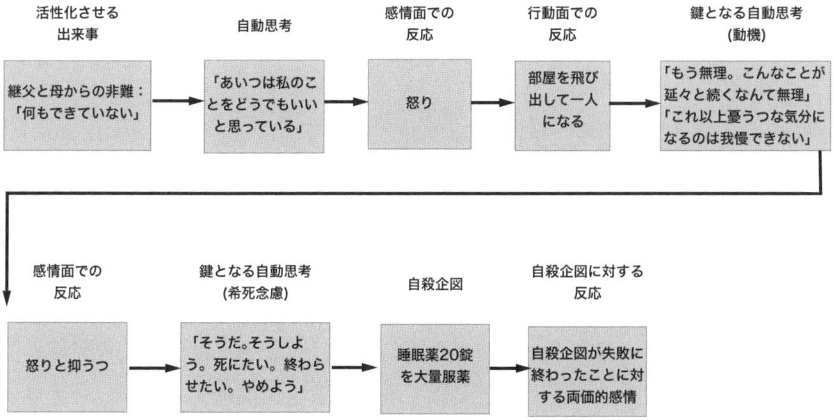

図 7.2　ジャニスの自殺の危機の時系列の流れ

ニスの決断の中で最も中心的なものであることから，臨床家は，自殺企図を理解する上で最も関係が深いと考えた。

図 7.2 には一つの活性化した出来事が提示されているが，そこに含まれるのは，時系列に沿った多くの，多様な活性化する出来事，その出来事に対する多くの異なった認知，感情，行動的反応である。たとえ臨床家と患者が最初から完全に，患者による文脈も含めた説明から時系列に沿った組み立てへと進めていけそうな場合でも，そこで作った時系列に沿った文脈もふまえた説明を見直してみると，追加で患者たちが別の思考，気分，行動に思い当たることがたびたびみられる。そのため，起こった出来事を正確に表現するということを目指して，原案として，様々な形で最大限詳細に時系列に沿った組み立てを作っていくことが求められる。この時系列に沿った文脈もふまえた説明は，自殺危機の認知的症例概念化を発展させ，将来の危機を防ぐ介入や対処戦略が使用されるタイミングを特定する助けになる。この図はまた，治療後期で出てくる再発対策プログラムを準備するときに有用な資源となるため，第 9 章で改めて説明する。

認知的概念化

この治療の導入期では，認知的概念化を構成することが最大の山場になる。患者たちは当初自分の自殺危機について，一つ，あるいは複数の直近に起こった出来事への反応，つまり苦悩が極期に至ったときの表現とみなしているかもしれない。しかし，認知的概念化は，自殺危機に対してもっと深い理解を育むことを目的としている。それは危機を取り巻く状況の中ですみやかに影響するようになる，患者の経過から確認される他の因子（たとえば気質的な脆弱性因子，精神医学的診断，虐待歴など文脈を理解する上で関連する因子）を考慮することでもある。そのため，自殺危機で直接経験した出来事や自動思考だけではなく，**図 7.3** で描かれているような，自動思考に関連した人生早期の体験や中核信念，媒介信念を概念化の中に含めることになる。

幼少期に始まる早期の体験の中では，中核信念や媒介信念が培われることにつながる急性，慢性，もしくは反復する深刻な出来事について評価する。第 5 章で述べられているように，中核信念は患者が自己，世界，または将来について抱いている中心的な考えあるいは絶対的真実である。それらは一度形成されると，体験によって容易に修正されず，長期にわたって広範に影響を及ぼす認知過程である。中核信念はまた，融通が利かない態度や規則，思い込みのいずれか，またはその全てからなり，媒介信念に影響を与える。媒介信念は，主観的な幸福を維持しようとして，あるいは苦痛を避けようとして生まれてくるものであり，一般的には世界の成り立ちについての条件付きの説明という形をとる暗黙の規則である。

われわれの治療では自殺スキーマに関連した中核信念と媒介信念を修正することに焦点を当てる。**図 7.3** に従えば，自殺に関連した中核信念と媒介信念は自殺危機の間，患者が経験する自動思考やイメージに影響を与える。このように，一般的な認知モデル（第 3 章の**図 3.1**）の一部である一連の認知，感情，反応というモデルは，自殺危機において活性化される認知の内容を治療の中で理解し，最終的には修正することを目的として用いられる。

患者と臨床家は自殺危機の間に生じる自動思考を突き止めることができる可

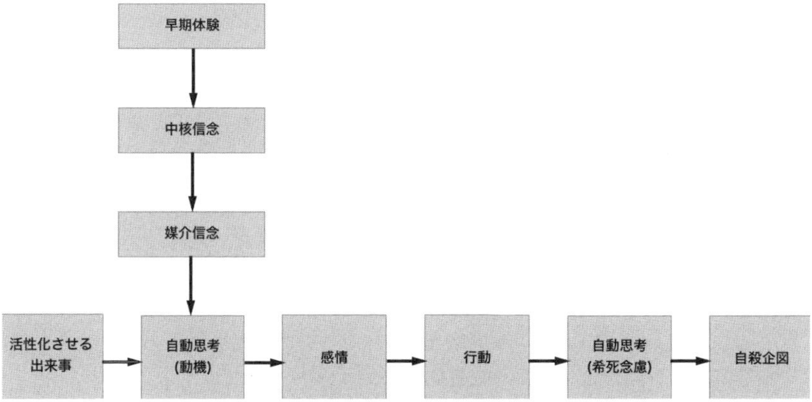

図 7.3　自殺企図を理解するために拡張した認知的アプローチ

能性があるが，ときに中核信念，媒介信念が自動思考ほどには明らかにならないことがある。場合によっては，臨床家が直接これらの信念について尋ねたり，信念が自動思考として表現されて，認識されたりすることがある。しかし，中核信念および媒介信念の多くはかなり根源的なものであるため，患者は気付いていない可能性があり，それらを自分自身もしくは他者に明確な形で伝えない。こうした場合に，臨床家は，患者の思考について検討したり自殺危機について話し合ったりしているときにみられる共通した主題が，患者の中核信念と媒介信念についての手がかりを提供してくれていると理解できることがある。あるいは下向き矢印法を使ってこれらの信念を浮き上がらせることもある。第 5 章で述べられているように，下向き矢印法では，一旦鍵となる自動思考を同定し，そこで臨床家は「その考えはあなたにとってどのような意味がありますか？」と尋ねていく。どういった動機から自殺をしようとするのか，という文脈の中で下向き矢印法を用いることについて説明するために，以下のジャニスとの会話を検討することにする。

臨床家：では，「いよいよ，もう我慢できない。この繰り返しがいつまでも続くのはもうこりごり。私はあいつにされるがままにひどい扱いを受けてきた」とあなたが考えるときに，何か決定的なことが起こるのですね。
ジャニス：ええ。

臨床家：そのように考えることは何を意味するのでしょうか？
ジャニス：わからない，です。
臨床家：言い方を変えましょう。これらの考えはあなたというひとりの人間に対して，何と言ってると思いますか？
ジャニス：私に本当に何か問題があるってこと。あいつがあたりまえのように私を非難するようになってからそう考えるようになったのは確かなんだけど，まだほかの人だったら，たぶん上手にあの人と仲良くやってるんじゃないかと思うの。（一瞬沈黙し，ゆっくりした口調になって）そう，私はほんとに，生きる価値なんかない人間だから。
臨床家：私があなたについて知っていることから考えると，価値がないということは自分自身について抱く中心的な考えで，その考えがあなたの人生の中でずっと存在してきた，というように思えるのですが。
ジャニス：（ため息をついて）そう，私の人生はほんとうにほとんど意味がないの。人生に喜びなんて一つもなかったから。ただ，苦痛と失望だけ。
臨床家：私は二つの中核信念を聞いているということですね。「自分は価値がない」と「人生は意味がない」，これはあなたに当てはまりますか？
ジャニス：（涙ぐんで）そう，私が自殺したいと思っているときはほとんどいつもそう感じています。

セッションの後半で，ジャニスはまた第三の中核信念も認めた。それは彼女が感情的な痛みに耐えられないというものだった。このように，ジャニスの中核信念は二つの自殺スキーマの領域に落とし込むことができる。価値がないという彼女の信念と人生は意味がないという信念は特性としての絶望感に関連しており，感情的な痛みに耐えることが難しいという彼女の信念は耐えられなさに関連している。

媒介信念（たとえば態度，規則，思い込み）は同じような方法で同定されることもある。ジャニスの症例で臨床家は，以下にあるような思い込みを明らかにするために追加のソクラテス的質問を用いた。それは，「感情をコントロールできないのなら，私は価値がない」と「もし過去の治療が役に立たなかったら，絶望的だ」というものである。これらの中核信念および媒介信念は，ジャニスが幼少の頃に父が彼女を置いて出て行ったことや，13 歳の頃からうつ病エピソードを慢性的に繰り返していたといった彼女の早期の体験から影響を受けていることが明らかになった。そこでジャニスが思い出したのは，母親が他の男性と交際するために，たびたび彼女をベビーシッターのもとにあずけていったこと，そして，家で一緒にいてほしいという意思表示を母親に対して彼女がすればするほど，叱られていたということだった。母親の注意をひこうと思って彼女がかんしゃくを起こすたびに，母親は彼女の感情表現に対して彼女を見下したように扱った。こうしたことからジャニスは，自分が母親の注目に値せず，自分の願望を表出する，もしくは自分には感情をあらわす権利がないという考えを募らせ，それが同時に慢性的な自己評価の低さへと彼女を導いていった。とりわけ，継父が他の人を自分と同じように扱っている姿を見たことがなかったという理由も重なって，この継父のジャニスに対する扱いが，彼女の価値がないという信念を強化していった。

早期の体験，中核信念，媒介信念，鍵となる自動思考の同定が，自殺危機における認知的概念化の中心部分を形作る。自殺を考えている患者に対する認知療法の中心的な焦点は，こうした認知を修正するための戦略を患者が育んでいく援助をすることである。しかし，第 3 章で提示している認知モデルの観点から，追加として症例の概念化の中でさらに二つの部分を考慮することが重要になる。第一に，①自殺関連スキーマとスキーマに関連する中核信念を活性化させ，②自殺危機を悪化させる可能性を持つ気質的な脆弱性因子を説明することである。ジャニスの場合，一つの気質的な脆弱性因子，つまり問題解決力の欠如が特徴的だった。これまでの生活を通じて，ジャニスは決断することが困難で，たびたび大きな課題に直面し圧倒されるという経験をしていた。彼女は，自分自身で問題を解決できるという自信がなく（すなわち問題解決への自己効力感が低い），問題に取り組むための選択肢を見出すことに困難があり（すなわち解決策を生み出すことができず），行動を起こすよりむしろ，何もしないことを選ぶことが多かった（すなわち回避）。こうした特徴は，彼女が職に就いていないことに現れている。つまり彼女は図書館司書の職に就く上で一般的に求められている手順がわからず，図書館司書学の成績が他の人より低かったので，自分はその仕事にふさわしくないと考え，職に就くことを躊躇していた。

第 2 に，認知療法を行いながら悪循環を打ち破る戦略へと照準を合わせていくよう，臨床家は自殺危機のときに働く，自殺に関係する認知過程（例：注意の固定）を明らかにする。この章の最初の方で紹介した会話では，ジャニスが「ほんの数分で」自殺したくなったと述べていた。彼女は問題の解決策として他の方法ではなく自殺に固執していた。そう考えるに至った仕組みを同定するために，臨床家は，その短時間の間に起こっていたことを明らかにしていくことに特に注目する。以下の会話を検討してみよう。

ジャニス：だから，私が自殺したくなったのは，ほんの数分で。

臨床家：ジャニス，そのわずか数分の間に特に何がおこっていたか，そこに立ち返って考えてみることができますか？　あなたがいよいよ自分を傷つけようと決断する直前。

ジャニス：よくわからないんですよ……。何もはっきりしないし。

臨床家：私がわからないのは，どういった経過であなたの怒りや抑うつという煮詰まった感情と耐えられないという考えから，自分の人生を終わらせるという決断に至ったのか，ということです。

ジャニス：どういったらいいのか，それってほんとうに難しい。いつも，押し寄せてくるみたいに，突然死にたいと感じるんですよね。

臨床家：部屋から怒って飛び出して，自分の部屋に行った数分間を思い返してみてください。（ジャニスがその時点まで戻って考えていることを確かめるまで沈黙する）あなたは何をしていましたか？

ジャニス：ただ，震えてベッドに横になってたんです。

臨床家：部屋に自殺を思い起こさせるものがあったのですか？

ジャニス：いいえ。でもほんと，そうなったのは，バスルームに行かなければならなくなったっていうまさにそのときのことで，私が薬棚を見たときでした。人生を終わらせた方がましだって思ったのは。

臨床家：そうしたら，薬棚があなたに自殺を選択肢として思い出させたってことですか？

ジャニス：そう。

臨床家：そこで，一旦薬棚を見て，自殺を考えてから，たとえば，気分を良くしたり，気持ちを紛らわせたりすることができるような，他のことを考えませんでしたか？

ジャニス：全然。今までで頭に自殺のことが浮かんだときにうまく他のことを考えられたことは一度もないから。

臨床家：むしろ，終わらせる方法として最も良いのは自殺することだ，という考えにとらわれるようになっていたみたいですね？

ジャニス：そう，おかしくなったみたいに。そこから逃げる方法は薬を飲むこと一つだけだって。そのときがまさに，そうしよう，人生にケリをつけようって，私が決めたときでしたね。

臨床家：もし薬棚を見てなかったら，自殺の考えを抱いていたと思う？

ジャニス：少なくとも，すぐにではなかったと思う。おそらく，しばらくベッドに横になって，泣いてただろうな。

臨床家：そうすると，バスルームに行って，薬棚が目に入ったという出来事が，あなたを今まで経験した最悪の状態以上にしたということですね。合っていますか？

ジャニス：まったく，その通り。そうすると，思うんですけど，私は常にあいつと戦ってきてて，でも，いつもは薬をひと瓶分飲むことはなかったんです。だから通常は，私は起き上がったり，薬を飲んだりするだけの元気がなくなってて，ただ寝ようとするだけだったってことでしょうね。

このように検討することによって，ジャニスが自殺に関連するきっかけ（すなわち，薬棚）を見たことで，次々と自殺する考えに苛まれるようになった（すなわち，注意の固定）ことが明らかになった。その中で臨床家はジャニスが彼女の感情的な苦痛に対する他の解決方法，たとえば気分をよくするため，もしくは気をそらすために何か活動をするなどに気付けるかどうかを評価している。ジャニスの反応は，一度自殺に集中し始めると他の解決策を思い付くことができなかった。このように，こうした一連の質問から，彼女の耐えられなさに関連した自動思考（すなわち「これ以上耐えられない」）に伴って生じた彼女の注意の固定が，これまでは耐えうる限界であった閾値を超えてしまう状態まで彼女を後押しをしていたことが明らかになった。もしそのとき薬の飾り棚を見ていなかったら，彼女はおそらく薬を飲むことに固執するようになっていなかっただろう。こういった一連の出来事は，しばしば衝動的に自殺企図をする人びとを特徴付けるものである。

ここで臨床家が心に留めておくべきことは，自殺関連行動の認知モデルによって導かれなければ，この情報を得ることはできないということである。当初ジャニスは，突然自殺したくなり，全てのことがぼんやりしているため，具体的な一連の出来事を思い出すことができなかったと述べている。臨床家が具体的な質問（「部屋に自殺を思い起こさせるものはありましたか？」）をしたときにのみ，ジャニスの自殺危機で働いている特定の認知過程が明らかにされたのである。その結果，ジャニスの直近の自殺危機に関連した認知内容（耐えられなさに関連した思考）と，情報を処理するメカニズムとして，彼女でみられる何パターンかの偏りを，臨床家は完全に理解することができた。

臨床家は認知的概念化を完成させるために，**図 7.4** に提示されたフォーマットを活用することができる。このフォーマットは，患者の自殺危機を理解する上で中心を占める，気質的な脆弱性因子，早期の体験，中核信念，媒介信念，鍵となる自動思考，自殺関連の認知プロセスを要約したものである。もし情報がすぐに手に入らなければ，臨床家は各項目すべてを満たすことができないこともあるが，逆に，ある項目で働いている仮説を想定しておいて，治療が進展する中で患者から追加の情報を得ながら試していくということもある。治療過程を通じて新たに出てきた追加の情報から認知的概念化を修正もしくは改善していくためには，柔軟性をもたせることが認知的概念化の特色として重要になる。まとめると，自殺企図へと続く一連の出来事の時系列に沿った組み立て（**図 7.2**）と認知的概念化（**図 7.4**）によって，気質的な脆弱性，根底にある信念について，さらには，思い込み，自動思考，信念，感情，行動が自殺危機で高まっていく様子の理解が進む。臨床家は，こういった情報で武装することによって，自殺危機が出現するような文脈を構成する因子と，特定の危機で出現することが予測される認知，感情，行動的反応に関する包括的な理解をまとめあげていくのである。

治療計画を立てる

治療計画とは患者によって述べられた具体的な問題と治療目標をまとめたものであり，心理的アセスメント，認知的概念化，患者の協力はそれぞれに影響する。治療計画を使っていくときに臨床家は，①治療目標，目標に到達するための戦略，②各セッションで着手する活動に関する柔軟性を持った計画を明らかにしていく。治療計画の主な目的は，欠如していて改善が必要な特定のスキルと，修正する必要のある非機能的な信念を決定していくことにある。さらに，目標を明確にして，測定可能で，観察可能なものとなるよう心がけながら言葉を選ぶことで，治療ターゲットの変化を説明していくことができる。

治療目標を策定する

将来の自殺関連行動の防止は，どのような他の治療目標よりも最優先される。ほとんどの患者は自殺を防ぐことが治療目標であることに同意するが，ときに，

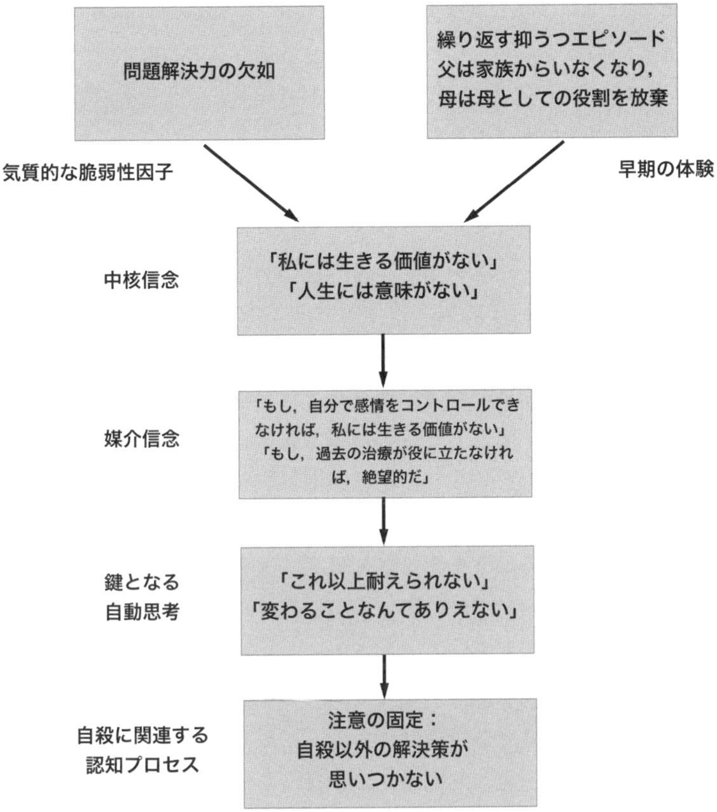

図 7.4　ジャニスの認知的症例概念化

直近の自殺危機が患者の中で過去のものになってしまっているために，自殺を防ぐことを治療目標の課題に挙げない患者もいる。こうした患者は確信を持って，決して次の危機はないだろうと信じているものである。こうした患者に対応していく上で重要なことは，生きていこうとする彼らの決断を支持し，自殺を防ごうとすることが治療目標であることの根拠を提供することである。たとえば，人の生きようとする決意がしばしばストレスと絶望を感じる時間を減らすということ，そして，患者が心地よいと感じている今こそ，将来の自殺危機をうまく対処するための特定の戦略を学ぶべきときであるということを，治療者は説明するだろう。別の患者では，生きたいという気持ちと死への願望とで，両価的になっているため，自殺を防ごうとすることを治療目標とするのに拒否感を示すことがあるかもしれない。そのとき肝要なことは，問題が解決するかもしれないという希望を患者に伝えることを目指して，生と死に関する問題についての患者の自動思考に取り組んでいくことである。

自殺を防ぐことが重要な治療目標であることに患者が同意した後に，患者と臨床家は追加の治療目標を同定する。ここでの目標には，典型的には自殺リスクに関連する気質的な脆弱性因子（たとえば問題解決力の欠如）に取り組むことが含まれる。その際に患者は，精神医学的アセスメントのなかで明らかになった精神疾患や物質関連問題，あるいは自殺危機で経験した心理社会的な問題などを次の目標として治療計画に加えると良いのではないか，と考えるかもしれない。われわれは，患者の最近の自殺危機と将来的な自殺関連行動の危険性という文脈をふまえて，こうした治療目標に取り組むことを臨床家に勧めている。ジャニスの第一義的な治療目標は次の自殺企図を防ぐことであり，二つ目の治療目標は自殺念慮に寄与する気分障害にうまく対処する戦略を身につけ，仕事を見つけ，そこから自分には価値があるという感覚を獲得し，最終的には母の家から出るための援助をすることであった。臨床家は，職探しに取り組むことによって，彼女の問題解決スキルを向上させることを期待しており，彼女は他の問題や危機に対処するために用いることができるはずであった。それに加えて，治療目標には，認知的概念化から特定された中核信念の修正が含まれることもある。自分には価値がなく，人生は無意味で，感情的な苦痛に耐えられない，という信念を修正することをジャニスは希望した。

ときに，患者は漠然とした，あるいは，実際達成できるかどうかがはっきりしない治療目標に取り組みたいと希望することもある。こういった事例では，臨床家は患者に行動面を表す言葉を用いて目標の概要を述べるよう求めるだろう。たとえば，治療目標は抑うつ気分が少なくなることであると患者が述べた場合には，どうやって他の人（たとえば友人や家族など）は患者の抑うつ気分が軽くなったことがわかるだろうか，と問いかけて，それに答えてもらうようにするかもしれない。ジャニスに，母親はどうやって彼女の抑うつ気分が少なくなったことに気付くだろうかと尋ねてみると，友達づきあいが増え，泣くことが少なくなり，生活をよりよくすることを行動に移す，たとえば仕事を得ることなどだと彼女は答えた。臨床家は，そういった社会的活動の種類と頻度を説明するようジャニスに求め，治療目標の輪郭が描けるように話を進めていった。その結果，ジャニスは，クラスメイトと月に 2 回昼食に出かけるという，彼女にとって無理のない目標を決めることができた。

介入戦略を選択する

治療目標を確立した後に，臨床家と患者は将来の自殺関連行動を最も予防できそうな，具体的な認知療法的介入を選択していく。認知的概念化に基づいて考えることによって，臨床家と患者は，どの問題もしくはスキルの欠如がもっとも人生を脅かす，あるいは危険なものとして考えるかを決定する。こうした問題には通常，最近の自殺危機を時系列で組み立てる中で同定されるような，自分の人生を終わらせると決断することに一致した，特定の自動思考と行動が含まれている。もちろんときには，患者の自殺関連行動に寄与する因子として様々ものがあったり，どの問題，どのスキルの欠如が自殺危機状態へと至る上でもっとも危険かを判断することが難しかったりするような場合も見られる。もし患者がそれまでに複数回の自殺企図を行っていたのであれば，自殺危機のエピソードの中で最も人生を脅かす，もしくは危険につながるスキルの欠如を特定するために，追加で，患者と臨床家は過去の自殺企図を時系列に沿って聞いていくことがあるかもしれない。

鍵となる自動思考もしくは行動が一度特定されると，具体的な介入が選択される。第 8 章で述べるように，将来の自殺関連行動を回避するために多くの異なった認知療法的介入戦略を活用することができる。それでは，臨床家はどうやって最も適切なものを選択するのだろうか？　臨床家は自分自身に以下の問いかけをするだろう。①患者と臨床家両方共が，将来の自殺企図を防ぐ上で最も手助けになると見なしているのは，どの介入か，②この患者の過去の自殺企図を防ぐにはどのような介入法を行っておけば，予防という視点で効果をもたらすことができたのか，③どういった介入が今ある患者の資源の上に構築できるか，④患者の生活を最も大きく変える介入はどれか。こうした話題については，直接的に患者と家族もしくは相談支援チームの中で話し合われる。

本章のまとめ

認知的概念化は自殺を考えている患者に対する認知療法の骨幹を形成するものである。それは，気質的な脆弱性，自殺に関係する信念と認知，自殺危機のときに働いている認知過程を含む認知モデルに基づいて，自殺を考えている患者の臨床像を理解するということである。認知的概念化は絶えず発展していくものである。臨床家が初めて患者に会ったときに，患者が明かした情報，患者の診療録からの情報，同様の患者との臨床経験を総合したものをもとに臨床家は概念化を形成する。要するに，臨床家は，患者の最近の自殺危機と関係した認知的，行動的，感情的，状況的な要素について仮説を作り出すのである。しかし，臨床家が患者との関係を育み，時間をかけて患者の行動を観察することで追加の情報を得れば，認知的概念化は修正されていく。直近の自殺危機に関連した出来事が一度時系列に沿って組み立てられ，しっかりとした認知的概念化が作られると，臨床家と患者は治療前期に移行する。

認知的概念化は多くの目的を提供する。臨床家が認知理論に基づいて判断し，さらに，症例の概念化からその認知理論がそれぞれの患者の生活に合わせた形で提供される。つまり，大量の情報を体系化し，過去の経験をもとに発達してきたスキーマを考慮することによって，それが患者の行動を了解可能にする手助けになる。認知的概念化はまた，治療計画の発展と，臨床家によって選択される特定の介入戦略へと導く。たとえば，自殺を考えている患者が危機的状況に陥ったとき，臨床家は「私はもう耐えられない」といった自動思考を修正するため，あるいは注意の固定を阻止するための戦略を適用していく。急性の危機が解決できたそのときには，将来に希望はないという中核信念を修正する戦略を適用していくことになる。第8章で提示するように，こうした特定の目標に到達するために非常に多くの戦略が用意されている。

第 8 章　治療前期

治療前期における臨床家のねらいは，患者が自殺念慮にうまく対処するための認知的，行動的，感情的な対処スキルを身につけていくことを援助し，将来的に自殺関連行動を行う可能性を減少させることにある。治療前期の介入は，認知的概念化や治療計画をもとに選択される。自殺を考えている患者は多くの場合，たくさんの問題を抱えており，それには精神疾患やアルコール／物質使用障害，慢性の身体的問題，慢性的な心理社会的問題（例：貧困な財政資源，社会的ネットワークが限定的である），医療，社会的支援へのアクセスの制限などがある。治療の中で使える時間や資源が限定されていることが多いことを考慮すると，これまでの自殺危機に関係した問題のすべてに取り組むという点も含めて，このような多様で複雑な問題に取り組むことは臨床家にとって一つの挑戦であるといえる。第 5 章で述べたように，自殺を考えている患者に対する認知療法の第一義的な焦点は，①自殺危機に関係する最も直近の問題，②将来的な自殺関連行動を防ぐ上で最も役立つと，臨床家，患者がともに認識している介入，③治療参加と治療コンプライアンスを邪魔する考えや信念，あるいは行動，である。

治療前期は治療の構造化と柔軟性の間でバランスを取りながら実施される。ある部分では，臨床家は第 5 章で説明されている面接構造を遵守し，自殺対策に向けて照準を定めた有効性があるアプローチを維持するよう推奨される。他方では，急性の苦痛がうまく対処し，患者にとって苦痛に満ちた，当惑するような問題に患者が注目し続けられるように，柔軟なやり方で具体的な介入を用いられることもある。臨床家は，自殺関連行動の認知モデル，認知療法の面接構造，患者の臨床像の認知的概念化，臨床家が面接を始めたそのときの患者の苦痛の程度を，心に留めておく。さらには，治療の中で話題となる戦略を補うために，セルフヘルプガイド：Choosing to Live: How to Defeat Suicide Through Cognitive Therapy（T. E. Ellis & Newman, 1996）（邦訳『自殺予防の認知療法　もう一度生きる力を取り戻してみよう』）を患者に紹介することもある。

既に認知療法に馴染みのある読者であれば気付いているであろうが，これから続いて説明される戦略の多くは，自殺問題に関係していない場合の認知療法に組み入れられているものである。そうだとすると，この治療プロトコールはどこが特別なのか？　まず一つは，この治療が対象を明確にした治療であり，面接の内容が，最近の自殺危機を理解し，最近の自殺危機を認知モデルに基づき概念化し，将来的な自殺危機の可能性を減らす戦略を展開することへと力が注がれている点である。面接に持ち込まれた材料について臨床家と患者が検討していく流れの中で，最近の自殺危機またはそのときの自殺念慮について，そして，治療（すなわち導入期）でまず重要だと仮定された，自殺関連行動の将来的な危険性を高める具体的な因子について考えていく。治療の焦点が，特定の精神疾患の症状や，そのときの心理社会的問題といったような，他の重要な領域に移行する（すなわち，維持期の治療）のは，臨床家と患者ともに将来的な危機にうまく対処できる確信があるときだけである。二つ目に，自殺を考えている患者に用いられる戦略は具体的なものであり，危機のときに容易に手に取ることができるような戦略から導かれたもので，それよりも複雑で系統的な配慮を必要とするような戦略が用いられることはない。たとえば，自殺問題とは関係のない患者で用いられる一般的な認知的戦略としては，非機能的思考記録表（Dysfunctional Thought Record）（A. T. Beck, Rush, Shaw, & Emery, 1979; J. S. Beck, 1995）があり，患者はコラムに状況，思考，感情を書き留め，否定的な自動思考を見つけ出し，評価する。われわれの経験では，注意の固定に圧倒されて絶望した状態にある自殺を考えている患者は，しばしばこういった訓練を行う余裕がないため，声掛けという形を通してすぐに認知的，感情的，行動的な変化を引き起こすように工夫することが重要になる。

治療前期における構造化された面接

治療前期における基本的な面接構造は第 5 章に提示した形式に沿ったものである。臨床家ははじめに気分のチェックを行い，以前の面接からの橋渡しをするよう患者を促し，患者と協働的にアジェンダを設定し，ホームワークを振り返り，アジェンダについて話し合い，合間でまとめを行い，新しいホームワークを設定するよう患者に働きかけ，最後のまとめを行い，フィードバックを得る。ただし，自殺を考えている患者の認知療法においては各面接で網羅されるべき追加の項目がある。そこに含まれる項目は①自殺リスクの評価，②アルコールと薬物の使用の評価，③他の支援へのコンプライアンスの評価，④セーフティプランの振り返りである。

自殺リスクのアセスメント

自殺リスクの簡便な評価は毎回実施されなければならない。自殺リスクを継続して評価することが，患者の安全を守り，各々のセッションで適切な計画をたてるための最も重要なステップの一つだからである。この評価は簡易気分チェックの一部として行われる。気分のチェックは，自殺を考えていない患者に対する認知療法における簡易気分チェックよりも，自殺念慮や自殺企図により注目したものとなり，気分に対する注目は少なくなる。臨床家はこうした患者すべてに自殺リスクをモニタリングすべきであるが，最近自殺危機があった患者はリスクが高いといえるため，特にこのモニタリングが重要になってくる。それゆえ，臨床家は一連の質問を用いて，自殺リスクにおける様々な側面を以下のように評価していく。

①「死にたいとか人生は生きる価値がないと感じることはありますか？」

②「自分自身を殺したいという願望を持っていますか？」

③「自分を殺してしまおうという気持ちがありますか？」

④「自分自身を殺そうとする計画がありますか？」

⑤「将来に対する絶望した気持ちはありますか？」

他に，引き金や思考，信念，あるいは最近の自殺危機と関係した行動といったような，個々の患者に特有な自殺リスクを成り立たせていることへと的を絞って質問していく。その他にも，各セッションの前に患者にベック抑うつ質問票のような標準化された質問紙を埋めてもらい，自殺に関する考えや願望，悲観的な見方を評価する項目に対する患者の反応に臨床家が注目する場合もある。臨床家は全体的な気分についても患者に尋ねるが，一般的な重要性は，自殺念慮や希死念慮に関する患者の報告を聞いた後になる。

自殺のリスクが増加していることを示唆する大まかな目安としては，何らかの自殺念慮や重篤な絶望感，臨床像の突然の変化，治療をしているにもかかわらず改善が見られないこと，患者の状態の悪化，他の重大な喪失，あるいは，その他セーフティプランに掲げられている危険サイン，などが挙げられる。リスクが高まっていると判断されると，第6章で述べているように，自殺リスクについてより詳細な評価を行った上で，リスク管理をするための行動を計画していくことが，アジェンダの最初に置かれるべきである。リスクを管理するための行動を計画していくことの中に，セーフティプランの再検討や，その内容の修正や追加が伴ってくることも多い。

薬物・アルコールの評価

自殺危機を経験する患者の多くに薬物やアルコールの乱用が認められ（例：Adams & Overholser, 1992），さらに，薬物やアルコールを積極的に使用していることによって，脱抑制が起こったり，判断力の低下が起こり自殺企図に対するリスクが高まる。臨床家は前のセッションから今回までにこうしたアルコールや薬物の使用に対する評価を実施するべきであるが，特にこうした物質乱用の既往歴がある患者に対してはそうである（第13章を参照）。それに対して患者が物質乱用を認めた場合には，物質使用の頻度や使用量，気分への効果や自傷行為のリスクなどを同定することが重要になる。特に物質使用の再発が過去の自殺危機と関連がある事例では，薬物やアルコールを使用することに対する願望を評価する場合がある。たとえば，「0から100までの値があって，0は願望がない，100がとても強い願望を表すとします。（物質の名前を入れて）を使用するということに対するあなたの願望は，今はどれぐらいですか？」。薬物やアルコールを再使用したことを報告したり，そのときこれらの物質を使用したい欲求があることを話す患者に対しては，使用する可能性についてより詳しく評価し，適切な行動計画を練っていく。自殺念慮や絶望感と同様に，薬物やアルコール使用は簡易気分チェックの間に評価される。

治療コンプライアンスの評価

第 2 章に述べられているように，自殺を考えているほとんどの患者が少なくとも 1 つ以上の精神疾患の診断を受けており，その結果，患者の多くが精神科の薬物治療を受けている。したがって臨床家は，各セッションの中で，投薬状況に何か変化があったかどうかを患者に尋ねるようにする。さらに，処方された通りに薬を飲む上でなんらかの困難があったかどうか，処方医と最後にあった日時，次に処方医と会う日時についても臨床家は確認する。もし，投薬を受けたり，計画通りに薬物治療の予約を守ったりすることに問題があれば，コンプライアンスの問題はおそらく自殺対策に関連した重要な問題の兆候とみなされる（例：治療に関して否定的な態度を示す，治療を受けることに関して混乱している），より踏み込んで話し合えるようにするために，この問題がセッションのアジェンダとなる。最後になるが，（睡眠薬におけるジャニスの症例のように）大量服薬すると致死的になる可能性がある薬物もあるため，自殺リスクのアセスメントの適用範囲を拡げて，薬物の使用状況に特化してモニタリングするということもありえる。

継続的な医学的治療，依存症の治療，社会的支援といった他の専門的サービスを，自殺を考えている患者が必要とする場合も多い。簡易気分チェックの中で，患者が他のサービスを受け入れることができるかどうかを評価する。もしこうしたサービスを受け入れない兆候が患者に見られれば，臨床家はこの項目をアジェンダに付け加え，この章で後に述べる戦略を用いて，サービスを受け入れられないことについて取り組んでいく。

セーフティプランの振り返り

治療を進めていく中で，新しい技法を学んだり，新しい人間関係を築いたり，新しい技法を使っていくときには，何らかの問題が生じる。そのため，臨床家は導入期の間に作成したセーフティプランを定期的に振り返り，その上で計画を更新していくようにする。この過程は自殺リスクのアセスメントのときから始まっている。セーフティプランを振り返ったり更新しているときには，臨床家は，セーフティプランが自殺念慮を和らげたり，自殺危機を避けたりする助けになるという目的が果たされているかを患者に尋ねる。その際に，必要と判断されれば，セーフティプランに項目を付加する作業をアジェンダの中に含めることもある。自殺危機のときに患者がセーフティプランを使用しないとすれば，必要なときにセーフティプランを使用することを妨げているものは何かを同定していくことが重要になる。臨床家は，セーフティプランがどの程度役に立つかということに対する，患者の期待を含めた，患者の自動思考を注意深く再評価する。そこでは，第5章で述べた認知的戦略を用いながら，セーフティプランに対する患者の否定的なとらえ方を見極めていく。コンプライアンスに関連した問題への他の取り組みには，セーフティプランを，使用者にとってより親近感が湧くように，患者の自殺危機により関係したものとなるように修正していくということがある。その理由は，そのように工夫することによって，自殺危機のときにセーフティプランがより確実に患者のすぐ側にあるようになるからである。

介入戦略

治療前期に適用される具体的な介入は，行動，感情，認知の分野に分類される。行動の分野における戦略には，楽しみにつながる活動を増加させ，社会支援を改善し，薬物治療や精神療法，依存治療のコンプライアンスを増大させるというものがある。感情の分野における戦略は，感情に対する効果的なコーピングスキルを向上させ，辛いときの感情的反応をコントロールする助けになる。認知の分野における戦略には，機能不全を起こしている信念を修正し，生きる理由を認識してもらい，問題解決戦略に重点を置いて，衝動性を減少させるというものがある。われわれはこれらの戦略を先に挙げたような3つの主要な領域に分類しているが，実際には行動的，感情的，認知的戦略は期待される結果に到達できるように関連させて使用されるのがほとんどである。たとえば，セッションで話し合われた行動的，あるいは感情的戦略を実行に移すことに乗り気ではない患者もいる。このような例では，臨床家は，こうした戦略に対する否定的な態度を評価し，そこでの否定的な認知を同定し，修正するために認知的戦略を用いる。その結果，患者がうまく行動的，あるいは感情的戦略を用いたときには，それが患者の達成感を高めることにつながると同時に，そこで生じる認知的な変化を特定し，統合していくことが特に重要である。認知的，あるいは感情的戦略をうまく実施できた場合によく目にすることは，苦痛にうまく対処し，自殺危機を減らすことができる根拠が患者自身に提供されるというものである。逆に，認知的戦略として，特定の信念の妥当性を調べるために行動実験を実行するというように，患者による行動的な反応が必要とされることも多い。

行動的戦略

われわれの臨床経験の中では，多くの臨床家と患者が，自殺危機に対処できるよう，まず行動的戦略に注目して計画を練っていた。行動的戦略を通して，直接的に生活上の変化が達成されることによって，多くの場合患者たちは動機を高め，彼らの感情的な反応を減少し，ひいては，自殺念慮や自殺関連行動へと導く根底的な信念を評価していくときに自らをよい状態に保てるようになっていた。さらには，行動的戦略によって患者の心の中にゆっくりとではあるが着実に希望が育まれることによって，自らの問題に持ちこたえることができるという事実が明らかになる。つまり，こうした戦略は認知的戦略を行うのと同じ目的をしばしば達成していることになる。

1. 楽しみにつながる活動を増加させる

第 5 章で言及したように，絶望し，活動的になれない患者に用いることができる戦略は，楽しみにつながる活動に費やす時間を増やすことである。最初にこの行動的戦略に焦点を当てることの利点として挙げられるのは，この戦略によって，置かれている環境に患者が関与することが促進され，患者が肯定的な変化を強化し，楽しみを感じる機会を増やし，それによって動機が高まっていくことによって，より複雑な他の問題に取り組めるようになっていくことである。第 5 章で説明した戦略の中に，1 日における各時間で取り組んだ活動を観察し，各活動における楽しみや達成感を評定するものがあった。自殺を考えている患者においては，ある一定の期間を観察のために費やし，その後に患者が置かれている状況に関わっていくよりも，可能な限り迅速にその状況に関わることが求められるため，われわれはこれらの行動的戦略を選択肢の一つとして提案している。

臨床家と患者は協働して，簡単に達成できる楽しみの活動のリストをつくる。リストの中には 1 人でできる余暇活動や社会的活動を入れておくようにする。そうすることで患者は結果的に，この戦略を用いる中で単に他者の存在に依存することがなくなる。活動のリストを作った後，患者と臨床家はそれ以上に楽しめると考える活動や，実行する可能性のある活動について段階的に順位をつけていく。集団で外出するようなより努力を要する活動や，より経済的な資源を要する活動は，簡単に実行できる活動ほどの価値は持たないことがよくある。ときには，患者は楽しみにつながる活動のリストを作るのに苦労する。こうした場合に役立つ方法としては，人生の中で今より楽しかった，自殺したいと思わなかった時期について思い出してもらい，その上で，かつて楽しめていた活動を尋ねるというものがある。患者がより確実にその活動をやり通せるようにするため，ワークシートやカレンダーを活用して，その活動が実行される予定の具体的な日時を記録しておくようにする。加えて，0 は「まったく楽しくない」，100 は「非常に楽しい」であるということを示したスケールに則って，それぞれの活動の結果生じた楽しみの程度を評価するように患者は促される。このような客観的な評価は，生活の中で楽しみを経験することができるという根拠を患者に提供するのに役に立つ。もちろん，楽しみにつながる活動に取り組んでいくのは治療セッションが終わった後になるため，ホームワークとして，何か少なくとも一つこうした楽しみにつながる活動を継続していくことは理にかなったことだといえる。もし次の治療セッションの中で，患者からその活動をうまくやり遂げたという報告があれば，自殺危機になって危険サインが認められたときに実行できるよう，セーフティプランの中にその活動を追加し，更新していくようにする。

続いて，この戦略の適用例としてジャニスに用いたやり方を説明する。これは，第 3 回目の認知療法のセッションである。最初の 2 回のセッションでは，包括的な自殺リスクのアセスメントや心理的評価を完成させ，セーフティプランを構築し，自殺企図に至るまでの出来事の文脈もふまえて説明できるようにすることに時間が費やされた。彼女はこのセッションの始めに行ったベック抑うつ質問票で重症と評定され，高いレベルの絶望感と落胆を口にしていた。臨床家は，「人生には意味がなく，何も与えてくれない」という彼女の信念を修正するために，楽しみにつながる活動を増やすことへ治療の照準を定めることにした。ジャニスは当初楽しみにつながる活動を認識することに困難を抱えていた。そこで臨床家が認知的戦略を用いて，彼女の持つ考え「こんな活動は取るに足らないし，役にも立たないだろう」を検討している点に着目してもらいたい。

臨床家：（簡易の気分チェックの結果で）残念ですが，ここ 2，3 週間，物事がうまくいかなかったようですね。（沈黙の後）私としては，あなたの気分を改善して，人生は何も与えてくれないという考えに反論できるようなことが何か一緒にできないかな，って考えています。アジェンダとして，話し合いたいことが何かありそうですか？

ジャニス：（ためいき）それをしたらなにかいいことがあるんですか？　どうぞ，好きにしたらいいじゃないですか。

臨床家：（アジェンダ設定を終え，その項目の話し合いに移る）考えてみたのですが，あなたがしたいことを集めたリストを作ってみるというのはどうでしょうか？　つまり，あなたに楽しいと感じさせてくれるものは何かということです。そうすれば，あなたが自分は弱いと感じていて，とても落ち込み，ついには自殺したいとさえ考えているようなときに，このリストを参考にすれば，あなたの気分がよくなるよう現実的に助けてくれる何かそのときできることが見つかるかもしれないですよ。

ジャニス：わざわざそんなことを言ってる意味がわかりませんね。もう全部やりつくしましたよ。そんな簡単なことじゃないですよ。

臨床家：簡単なことじゃない，まったくその通りですよね。憂うつになったり，自殺したいと思ったりすることはとても複雑なことです。私の経験でわかっているのは，このリストは最初のステップとしてはいいけど，それだけだとダメなのは確かだ，ってことです。必ずしもあなたの問題をすべて解決するわけじゃないです。ただしこれをやってみることで，不愉快になる代わりとして，良い気分を感じられるようなことを自分で実行できるという，ちょっとした希望の兆しがあなたにもたらされるかもしれませんよ。

ジャニス：そんなこといったって，そんなリストを作るのに，どこから始めたらいいかもわからないし。そもそも，楽しいことなんかないんだから。

臨床家：では，気分がよかったときには，どんなことをしようとしていましたか？

ジャニス：（鼻をすすって）さっきもいったけど，気分がよかったことなんて，今までなかったと思いますよ。

臨床家：そうですよね。あなたが私に言ってくれているのは，これまでの人生はこれまでずっと，どんなことをやっても，何一つだって楽しいことはなかった，っていうことですよね？

ジャニス：（止まって）うーん。そうじゃないけど。そりゃ，少しは楽しいことがあったとは思う。けど，今はぜんぜんそのときと違うから。そういうことできないってことですよ。

臨床家：（そうした活動が何かを発見するまでは，「よい気分を感じさせる活動ができない」，というジャニスの考えに触れないことを選択して）たった今，どういったことを考えていますか？

ジャニス：大学に戻る前，1990年代に好きなテレビ番組が2，3あったけど，今はもうやってないし……。（次第に声が小さくなる）

臨床家：他には？

ジャニス：えーっと。なんか雑誌を読んでたかな。昔はいくつか定期購読してたから。あと，ときどき友達と外に出かけたり，ランチや映画に行くのが好きだったから。けど，前話したみたいに，昔の友達と接することはなくなったんですよ。

臨床家：とても大切なところですよ。気分を改善して，人生が自分に与えてくれるものは何もないという考えに反論するかもしれない，3つの活動が見えてきましたね。だけど，こういった活動を実行するのは難しいかもしれないともおっしゃられていました。そのテレビ番組はもうやっていないとか，定期購読をやめたとか，友人にもう会わない，とか。（沈黙）私としては，こうした困難の一つ，それ以上でもいいですが，対処する方法は何かないんだろうか，と思うのですが。

ジャニス：（がっかりして）わかりません。

臨床家：えーっと。たとえば雑誌を読むことは？　雑誌を読むには，定期購読をしないといけない？

ジャニス：うーん。いや。お店で買うことができると思いますけど。

臨床家：（熱意を示して）とってもいい考えですね。他に先ほどの困難に対処するのにどんな方法がありますか？

ジャニス：そのテレビ番組はもうやってないと思うんです。だけど，番組のDVDが発売されてると思うんで，レンタルしに行くことができると思う。

臨床家：いい感じの始め方ですね。（友人と外出することは1回のセッションで解決できない大きな問題であるという理解のもと，友達と外出することを追求しない）リスト作りを始めましょう。（メモ用紙を取り出して書く）「1. お店に行き，雑誌を買う。2. （テレビ番組名）のDVDを借りる。」いい感じですね，ジャニス。リストに書くことは他に何かあると思いますか？

この方法を自分の困りごとに当てはめることで，ジャニスはさらに3つの活動を同定した。①彼女の好きなパスタ料理を作ること，②猫と遊ぶこと，③母と映画を観に行くこと。臨床家は，ジャニスの抑うつや絶望感の程度が高いことを考えて，ここでの活動を，単純でわかりやすく，扱いやすいものであることが保証されるものにするように心がけた。このセッションの後半では，ジャニスが次回セッションまでの間にこうした活動の少なくとも一つに取り組めるような可能性について吟味し，1日の中でその活動を実行できる可能性のある具体的な時間を確かめていった。ジャニスは治療セッションを終えて自宅への帰り道にDVDを借りて，その夜に何話か見るということを決めた。次のセッションに来たときに彼女は，そのシリーズのうち幾つかのエピソードを観てどれほど楽しめたかということを驚きとともに報告し，嬉しそうな様子であった。ジャニスはまた，店で購入した雑誌を途中まで読み，ときどき猫と遊んだ。そして，臨床家はこうした活動をセーフティプランに付け加えるようジャニスに提案した。

2. 社会資源の改善

多くの自殺を考えている患者は，治療を始めたときには，誰も自分たちを気遣ってはくれないという考えを持っているものである（Fridell, Ojehagen, & Träskman-Bendz, 1996）。したがって，認知療法プロトコールのもう一つの目的は，患者の社会的支援ネットワークを改善することであり，そこには，家族や友人と患者との既存の関係を強めることや，患者の生活の中に身近な他者がいないのであれば，新たな関係を築くということが含まれている。ポイントとして押さえておかなければならないのは，臨床家が患者の唯一の社会的支援にならないということ，その代わりに，患者が他者，なるべくなら既に患者の支援ネットワークの中にいる最も健康的な人との結び付きを回復するよう援助するということであり，最も好ましいことであるといえる。大抵の場合，こうした支援ネットワークは特に強くもなく，よく練られたものでもないが，その存在自体が患者に，所属意識をもたらしてくれる，あるいは，人間関係が深まるかもしれないという希望を提供してくれる。既存の関係における痛手の全てを修復できるとか，この治療のような焦点化された介入を行っている短い期間で新たにたくさんの人と支持的な関係を作るといったことを期待するのが現実的でないことはわれわれも認識している。しかし，この問題への働きかけは治療の急性期に始めることが可能であり，逆に長期に渡る人間関係の困難さについては維持期に取り組むことができるものだともいえる。

このようにわれわれは，たとえ限られた支援であったり，具体的な支援としては一つのことしか提供できなかったりする人だったとしても，そうした社会支援の一部になりうる関係者のリストを作成しようと患者に尋ねてみることを臨床家に勧めている。多くの場合，ある種の支援ネットワークが準備されていることがわかるのは，患者にとっては驚きであるとともに喜ばしいことでもある。そうしたときには，患者はカレンダーを使って，リストにある特定の人と一緒に，できる限りたくさんの肯定的な社会的活動を行うことを予定することが勧められる。さらに臨床家は，患者が旧友や隣人，教会のメンバーや他の地域資源と連絡をとる支援をすることもできる。いずれの場合においても，認知的戦略を用いて，以下の現実に沿わない考えについて吟味するべきである。①家族や友人は彼らの生活の質について配慮してくれない，②家族や友人は必要なときに助けてくれない，③自分たちは一貫して他者に拒絶されている。

ときに明らかとなるのは，患者が近しい人間関係を破壊するような自滅的な方法で行動していることである。例えば，自殺を考えている患者は，失望や絶望感，低い自尊心のために，親切な声かけや他者との相互理解に無関心である。こういった場合には，それまでのように何も考えず誘いを断る代わりに，他者からの優しいしぐさや言葉を探し出し，誘いを受け入れるよう勧めるかもしれない。その反対に，人に賛辞を与えたり，人を招待したりする準備をあらかじめしておくよう，患者に勧めることがあるかもしれない。そうする中で，彼らの思いやりのある行動は気付かれず返事もされず拒否されるとする仮説を検証するために，行動実験が計画されるかもしれない。自殺を考えている患者の多くは，感情的苦痛の中にあり，他者のニーズに注目することができない。患者が自分の人間関係を改善していくためには，自分の人生において最も重要な人たちを，思いやりと尊敬を持って扱うことを目指して努力をすることが欠かせない。

われわれがこれまで指摘してきたことに，自殺を考えている患者は，家族の資源を十分に活用しないことが多いというものがある。こうした患者はときどき，家族が助けにならない，批判的であると決めつけていることがある。しかし多くの場合に後々明らかになるのは，患者を世話したり患者の生活にもっと関与しようと努力している家族が幾人かは存在するということである。また，われわれがときどき目のあたりにするのは，努力を繰り返しても報われなかったり気付かれなかったりするために，家族が彼らの絶望感に圧倒されていて，音を上げているという場合である。こうしたことからわれわれの理解では，家族資源を理解し活用するために，臨床的に必要となれば，1 回か 2 回のセッションを家族面談に割くことが有用だと考えている。家族面談は，自分は孤独だという患者の信念が真実である程度と，そうした信念のゆがみの程度とを臨床家が比較して見極めていく上で助けになる。さらには，患者の同意を得た上で家族とのセッションの間にセーフティプランの内容を家族と一緒に振り返ることもできる。その中で家族が教わるのは，①切迫した危機サインをどのように認識するか，②患者が危機の状態にあるかどうかを見極めるために具体的にどういった質問を患者にするのがよいのか，③危機を扱う対処戦略を患者が適用するときにどういった援助をすればよいのか，専門家への受診に際してどういった援助をすればよいのか，ということである。最後になるが，第 6 章で述べたように，自宅から凶器を排除するなど，より安全な環境を作っていくために家族の協力が必要になる場合があることにも言及しておく。

ジャニスの支援状況には明らかに欠けている部分があった。友人との連絡が途絶えただけではなく，実母や継父との関係も難しくなっており，しかもその状態で実母と継父と同居していた。ジャニスは，継父が明らかな敵意を持って自分を非難していると感じていて，さらに，母親が自分を助けに来ないことに腹を立てていた。母親との関係でみられる葛藤が最も小さく，あらかじめ今の状況でも存在している人間関係であった（彼女の友人のように，再構築されなければならない人間関係ではない）。彼女が言うには，ときに母親は気配りする様子を見せてくれて，彼女を心配してくれるということだった。こうした情報をもとにして臨床家は，ジャニスの社会支援ネットワークを改善していく上で，理論的にはまず最初に母との関係を扱う段階が必要だと判断した。次の会話は，ジャニスの喜びにつながる活動がある程度うまくいった後の，4回目のセッションで見られたものである。

臨床家：それで，そうした活動をした結果はどうでしたか？

ジャニス：うーん。死にたくなったかどうかということであれば，今週は自殺したい気持ちはなかったです。

臨床家：それはいいですね。そうした活動をすることは，人生があなたに与えてくれるものは何もないというあなたの考えにどのように影響しましたか？

ジャニス：まだこの活動で何か影響があった，とは思えないんですけど……。だって，自分の部屋に閉じこもって雑誌を読んだり，DVDを見たりする人がどういう人たちかっていったら，わかるでしょ？　友達もいないんですから。実際，私はまだ誰ともどこにも行ってないですからね。

臨床家：この活動があなたの気分を維持して，人生の他の問題を考えることからあなたの気持ちをそらす助けをしてくれているようですが，一方で，どうも問題はまだ続いているようですね。

ジャニス：そういうことですよ。

臨床家：あなたは今，友人のことと，人と出かけることについてお話しくださいましたね。このことは，あなたと周囲の人との関係が改善していけば，あなたの人生がよりよくなるという意味になりますか？

ジャニス：そうなんですけど，それができるのかが，自信ないんです。

臨床家はジャニスの母や義父との関係を扱い，過去の友人との関係を再び始めることが可能かどうかを吟味することへと話題を進めていった。最終的にジャニスは，自分の母との関係に話の焦点を当てることが，物事がうまくいくようになる可能性を最も高めてくれるかもしれないというところで合意した。

ジャニス：母と今より多くの時間を過ごしてみたいと思います。けど，それで楽になるなんてことはほとんどないと思いますよ。母はいつもあいつと一緒で，私のための時間はないんですから。

臨床家：どうしてお母さんがあなたに時間を割けないのかわかりますか？　お母さんはそのことに関して何か言ったことがありますか？

ジャニス：うーん。いいえ。でも，あの人たちは毎日一緒に出かけたり，一緒に何かをしたりしたりしてると思いますよ。そこに私は誘われないわけだし。

臨床家：なるほど，私はよくわかっていなかったのですが，お母さんとお父さんが出かけるのに誘ってもらってついて行きたかったのですか？

ジャニス：大抵はそうじゃないんですよ。けど，一緒に行こうかって，聞いてくれてもいいんじゃないかなぁ，っていう。

臨床家：ちょっと立場を逆転してみましょうか。あなたがあなたのお母さんで，お母さんをあなた，としましょう。子どものあなたはこの頃忙しくて，自分の部屋でほとんどの時間を過ごしています。お母さんと話すときというのは，かなり緊迫した状態のときです。お母さんとしては，子どもであるあなたが自分と一緒に外出したがっている，と予想するでしょうか？

ジャニス：おそらく……思わないでしょうね。たぶん，あの子は一人にしてもらいたいんだな，って，とっさに思うでしょうね。

臨床家：お母さんは，あなたが一人にしておいて欲しいだけなんだって考えたから，声をかけなかった，かもしれない？

ジャニス：（しぶしぶ）たぶん，そうなんでしょうね。ほっといてくれればいいんだよ，って実際これまで言ってきたし。だから特にそうなるでしょうね。

臨床家はジャニスが過去に母親と一緒に行った活動の中で，再び続けていきたい活動を同定するように援助した。そして，ロールプレイを用いた練習を行った。そこではジャニスが母を演じ，臨床家がジャニスを演じ，母親が彼女との時間を費やしてくれるようにジャニスが声掛けをする方法を練習した。その過程を通じて，否定的な自動思考が認識され（例：「母は断るだろう」），修正された（例：「私がそうして欲しいと思った日に何かをすることはできないかもしれない。でも，私たちはこれまで，一緒に長い時間を過ごしてきた。だから私たちがふたたび一緒に過ごす時間は**絶対に**ない，と考える理由は見当たらない」）。治療の過程を経て，ジャニスは母親と接するためにこれまで以上に努力するようになった。治療の自殺対策期の最後で，彼女の母親がセッションに参加することに同意した。また，勘のいい読者なら気付くだろうが，この時点で認知療法の 4 つのセッション——治療の冒頭に彼女が同意したセッション回数である——を彼女は終えていた。いまだジャニスは彼女の人生がよくなるかもしれないことに対しては疑念を抱いていたが，治療にとどまるという選択をした。彼女はこのアプローチが「問題志向型」であるところが，自分の肌に合うと述べた。

3. 他のサービスへのコンプライアンスを増やす

本書の中で何度も述べられているように，自殺を考えている患者は，社会的・経済的問題と同時に，精神疾患や物資乱用，身体の健康問題にしばしば直面する。つまり，彼らはこうした問題に応えるような広範な支援から恩恵を得ることができる。多くの症例において，こうした支援は緊急性を持ったものである。たとえば，重症な慢性の健康問題を持つ患者は専門家の治療への紹介を必要とするかもしれないし，コカイン乱用患者は物質乱用のカウンセラーへの紹介を必要とするかもしれないし，無職やホームレスの患者はソーシャルワーカーへの紹介を必要とするかもしれない。各症例においてしばしばこれらの問題が自殺関連行動の引き金となることが見られるために，こういった紹介に対する患者のコンプライアンスを増やすことは，自殺リスクを持つ患者に対する治療において欠かせない部分となる。

補助的支援への患者のコンプライアンスを増やすよう患者に働きかけるとき，臨床家は自殺を考えている患者でみられる広範な問題や，患者が活用できる支援に関する多方面にわたる知識を基礎として持っておかなければならない。それでもなお，臨床家は自分たちに馴染みのない問題や支援の必要性に出くわすだろうし，そういったときには，紹介する先を探し，適切に地域における他の専門家へ相談することが生じるかもしれない。実際に，1 種類の支援だけでは状況的に患者が提示する問題に取り組めないような患者の場合には，適切な専門家や支援に相談することが効果的な治療を行う上での中心を占めることとなる。そのため，支援を統合していきながら，その中に補助的な支援を含めることが，しばしば全体的に治療が成功することへの鍵となる。もっと言えば，臨床家が患者の問題についてや，利用可能な支援，あるいは患者が受けている具体的な支援に対する知識が多ければ多いほど，患者にとってより有用な知識を提供することができ，それによって患者が様々な治療選択肢を吟味する際の手助けが可能となり，結果として，患者への働きかけを通じて患者が支援に応じていけるよう援助することが可能になる。

臨床家と患者は協働的に，医療，精神科，依存症治療，社会福祉における補助支援に対するコンプライアンスの問題について達成目標を定めるべきである。

自殺を考えている患者の多くが過去にコンプライアンスの問題を有している（参照：Morgan, Burns-Cox, Pocock, & Pottle, 1975; OBrien, Holton, Hurren, & Watt, 1987）ことから，臨床家は前もって対策を講じておく必要がある。たとえば，患者の中には，臨床家の病院に連絡したり面会の予約をしたりするのが難しいために，提案されたことを受け入れられないという人もいる。これは，患者が提案された課題をやりとげるのに必要なスキルを持っていないことを意味する。こうした症例では，電話をして予約を取る中で必要となってくる段取りを一つ一つロールプレイすることがある。臨床家はまず始めに，どのようにして予約を取る課題に取り掛かるかについて模範になって見せる。その次に，どのようなことを言えばいいのかを患者がロールプレイをするために，臨床家は電話の先にいる人の立場になってロールプレイをしてみせる。時間が許せば，臨床家が側で見守っている中で患者に電話をするよう勧めて，患者が連絡を終えた後すぐにフィードバックをする。このような支援を提供することによって，患者が予約の電話をするように指導するのである。これらの活動は，ホームワークとして課すことも可能である。このように臨床家が電話連絡をすることを治療的な題材として焦点を当てた際には，臨床家は各セッションで必ずその経過を追って，患者が勧められた治療に沿っていくかどうかを見極めなければならない。

患者たちの多くに，自らの問題の本質や治療に関する非適応的な信念が認められる。こうした信念は，特に治療に対して心配したり，抵抗したりしている際に明らかになってくる。自殺を考えている患者で観察される信念の中には以下のものが含まれている。①「治療を受けることを強制されると私の自由が脅かされる」，②「治療を受けているということは，私は病気である／狂っているということを暗に示している」，③「もし治療をすれば，自分に重大な問題があるということを認めてしまうことになる」，④「私はもう二度と良くなることはないのだから，治療を受けることの目的は一体何だというのか？」。第5章で検討された戦略を用いてこれらの信念を修正することの重要性が広く認められており，そうすることで適応力のある行動に向けた変化が導かれることがわかっている。

ときに，集中力が欠けていたり，混乱していたりすることで，患者は薬物療法に対する適切で肯定的な態度を維持してはいても，それに従うことができていないことがある。こういった症例では，刺激調整技法（stimulus control technique）を用いて，処方された通りに服薬することを覚えておく可能性を最大にすることができる（参照：O'Donohue & Levensky, 2006）。その中で患者は，日常生活における行動パターンを明確にするために，活動スケジュールを継続してつけるよう指導を受ける。服薬していると想定される日の各時刻で行っている活動が記録される。最終的には，日頃の活動と服薬とを対応させていき，日課を形成していく。たとえ患者の集中力の程度が最良の状態でなかったとしても，患者が計画を定着させる上で補助となるような声かけや覚え書きなどの方法を，臨床家の援助のもとで作り出していく。こうした課題は危機のときには患者を圧倒するかもしれないが，患者が生活の中である程度確実かつ肯定的な変化をしていて人生の問題を解決することについて希望を感じているときには，ここに挙げた課題を役立てていくことが可能となる。

補助的支援に対するコンプライアンスの欠如に影響する可能性のあるものとして最後に上がってくるのが，彼らの問題にいつもついて回り，彼らも感じていて，実際にもある，スティグマの問題である。同じ問題で苦労している人の人口統計的な割合を提示するといったように，問題に対するノーマライゼーションを行うことによって，患者がこうした偏見を乗り越えられる可能性がある。あるいはその他に，当事者組織や支援グループに紹介することを提案することもある。こうした組織の中では，ノーマライゼーションや支援を提供することに加え，類似の経験をした他者からの視点によって患者の問題を見直す機会が生まれ，それによって，認知的な変化を生み出すことができる。

感情への対処戦略

感情への対処戦略によって患者は自傷や自殺関連行動に頼らなくても，もっと上手に感情を制御することができるようになる（参照：Linehan, 1993a, 1993b）。こうした技法は 3 つの領域——身体的に自己を落ち着かせる，認知的に自己を落ち着かせる，感覚的に自己を落ち着かせる——に分類される。

患者の多くが口にするのは，活発に身体活動を行うことによって，ストレスや抑うつ，不安が減少する，ということである。気分を高める神経伝達物質，身体温度の上昇，筋肉の緊張をほぐすこと，達成感，これら全てが，身体活動の感情的苦痛を減らす効果に寄与している。患者はまた，漸進的筋肉弛緩法（progressive muscle relaxation）や呼吸調整訓練（controlled breathing exercise）を教わることで，感情的苦痛と関連した生理学的興奮を和らげることができる。生理学的に緊張状態にあるときには，前向きに考えたり体系的に問題を解決することが困難である。そのためこうした戦略は，生活上の問題に取り組む際に感情的反応にうまく対処することを学ぶ。認知的な問題解決戦略を用いるときには，特に患者の役に立つだろう。リラクゼーションの技法の実演がセッション内に行われ，患者が自分で実行できるようにするためにセッションの録音が渡されることもある。

認知という観点からは，患者は不安定な感情を和らげるために，気逸らし法を教わることもあるだろう。それによって様々な中立的または肯定的思考のどれかに注意を集め，つらい状況から逃れることが望めるかもしれない。たとえば，患者が肯定的な記憶を思い出し，心地よさをイメージするよう試みるという場合がある。気分転換は他の活動を行っているときにも達成されることがある（例：家の掃除，友人に連絡する）。強調しておかなくてはならないのは，気分転換は短時間の対処戦略であり，患者が自分自身を傷つけることなく苦悩に取り組むことを手助けするが，一方で本来的に苦悩の原因となった問題に取り組んでいるわけではないということである（参照：Linehan, 1993a）。そのため，セッション内の治療的関わりと時間は，気分転換と回避との区別，気分転換戦略が適当なときとそうではないときの区別を患者に教えることに割かれる。

自分で感覚を落ち着かせるという観点からは，患者は，においや音，触覚のような感覚を用いることによって苦痛にうまく対処することを学ぶことができる（Linehan, 1993b）。例えば，患者は，自分を落ち着かせるために暖かいお風呂に入ったり，熱いシャワーを浴びたり，気分を落ち着かせる音楽を聴いたり，香りがするキャンドルを使ったりということを実行する場合がある。自己を落ち着かせるために役立つ戦略のほとんどが個々人に特有のものであるということに配慮して，ときにはこれらの戦略を与えられる患者の個別性に合わせて工夫していくとよいだろう。例えば，ある自殺しようとした若者はベビーシャンプーの香りと愛情を感じることとを関連付けた。彼がよちよち歩きの幼児のときに，彼の担当支援員が彼の洗髪をしてくれていた記憶が彼にはあり，彼は当時この人に対して特別好感を抱いていた。彼にとって愛情を感じる感覚を作り出すために，自分の髪をベビーシャンプーで洗う，という戦略が工夫された。このことは問題の解決にはならないが，自殺念慮の重さを軽減し，その先の介入に向けた時間的猶予を与えてくれた。自分を落ち着かせるためのこの戦略は，最終的に彼のセーフティプランに含まれることになった。

感情への対処戦略は認知モデルや認知的概念化の観点から，いくつかの目標達成につながる。まず，こうした戦略は，患者の注意の焦点を移すことによって，注意の固定が始まるのを防いだり，強度を減らしたりする可能性がある。加えて，こうした戦略によって患者の耐えられないことに関する信念に取り組むのが可能になる。この戦略を用いた結果から，こうした戦略をうまく活用することで苦悩の時間を乗り越えられることが患者に対して証明される。次に示す会話について検討してみよう。ここでは，ジャニスの臨床家は感情への対処戦略を用いて，自殺したいと感じるときの苦痛に耐えることができないという彼女の信念に取り組んでいる。ジャニスは当初こうした戦略を用いることに抵抗があったので，臨床家はジャニスと協働して行動実験（第5章参照）を工夫し，こうした戦略が苦痛に持ちこたえるという目標を達成する上でどれくらい役立つのかということを，データをもとに評価していく。

臨床家：楽しいと思えることをよりたくさん実行して，これまで以上にお母さんに助けを求められるようになって，あなたは自分の生活が良い方向へ向かうための変化をたくさん行ったようですね。こういう変化はあなたの生活にどのような効果をもたらしたと思いますか？

ジャニス：それはいいことだと思う。ときどきいつもよりいい気分になるから。けど，2日前の夜みたいに，そうじゃないときもあって，死にたいってまた思ってしまうこともあるんです。いつものことではあるんですけど，仕事がないっていうことで，私はあいつに対して為す術もないんです。あいつが言うのは，もっと根性出せっていうことで。

ジャニスに新たな自殺企図はなかったが，直近の自殺企図につながる一連の出来事を明らかにしたときと同様のやり方を用いて（第7章参照），臨床家は自殺念慮のエピソードにつながる一連の出来事を同定するよう彼女に働きかけた。この課題を通して，臨床家は耐えられないことに関連する鍵となる自動思考――「もう我慢できない」――を同定した。

臨床家：我慢できないという考えが出てきたときには，どのようなことがその辛さを減らすのに役立ちそうですか？

ジャニス：薬を飲みます。そうすると安心する感じがする，これって，逃げてることになるのかな。

臨床家：薬を飲むことは将来的に避けていきたいやり方だ，というのはその通りだなって思います？

ジャニス：（おだやかに）そうですね。

臨床家：こういう危険なときに，代わりの方法としてあなたが利用できるものをブレインストーミングしてみませんか？

ジャニス：雑誌を読むというようなことですか？　うまくいくようには思えないですね。そんなときに何かに集中なんてできないと思う。

臨床家：その通りです。私の経験では，辛くて苦しんでいるとき，多くの方は複雑な課題に集中することは難しいようです。（臨床家は続いて，このセクションで提示した感情への対処戦略についての心理教育をジャニスに対して行った）

ジャニス：それってかなり基本的なことで，それがそんなに役に立つのかっていうと，それもわからないし，疑ってしまいますよね。我慢できない，っていうふうに思い始めると，何時間も続くことになるし，寝るか意識を失わないことには止めることができないだろうから。

臨床家：一つ提案があるのですが。今度自分が同じ状況の中にいるなって自覚したときに，こうした戦略のいくつかを選んでやってみる，というのはどうですか？　このやり方があなたの辛さの程度と，あなたがこの状況にいる時間の量を減らせるかどうかが，私にもあなたにもはっきりとわかることになりませんか？

ジャニスはしぶしぶではあったがこの行動実験を行うことに同意した。彼女は感情への対処戦略を 3 つ選んだ。ヘッドフォンで激しい音楽を聴くこと，猫を可愛いがること（このことは彼女に生きる理由を思い出させてもくれる），熱いシャワーを浴びること，であった。重要なことは，こうした感情への対処戦略がジャニスに固有なものであり，これら 3 つの活動と同じものが別の人にとっても効果があるとは限らないという事実を認識しておくことである。その患者以外の人にとって心を鎮めるかもしれないものにとらわれず，患者が最も自身の心を落ち着けることが予想されるような感情に対する戦略を同定するところに要点がある。数日後，ジャニスは同様の状況にいる自分自身に気付き，再び彼女は「これ以上我慢できない」考えを経験した。彼女は感情への対処戦略のリストを参照し，熱いシャワーを浴び，その後に膝の上の猫と一緒に音楽を聴いた。ジャニスは継父に怒り続けていたが，自殺念慮はおおよそ10分後に低下した。次の会話は，この行動実験が耐えられなさに関する彼女の信念に影響を与えている仕組みを描き出している。

臨床家：ジャニスさん，以前話題にしていたことを経験してもらえたということをきいて私は喜んでいます。あなたはこのこと全体から何かを学びましたか？

ジャニス：（笑って）あいつから逃げて自分の居場所を得るってことが，ほんとうに必要なんだなって。（沈黙して）けど，私が疲れ切って，寝るか，薬を飲んで意識を失うまで，こういう危ない状況は基本的に何時間も続くんだって，前は本気で思ってました。これだと数分しか続かないってことですよね。

臨床家：その事実は，あなたの耐えることに対する能力について何かを教えてくれますか？

ジャニス：（沈黙して）私がその気になれば耐えられるだろうってこと。難しいですよ。そりゃ，薬のビンをとって，全部飲み干す方がよっぽど簡単ですけどね。でも，もし，よくなりたいんだったら，私がやらなければならないことは，今回やったことなんだと思います。

臨床家：大切なところですよ。ジャニスさん。よくなりたいですか？

ジャニス：はい。心からそう思います。

認知戦略

1. 中核信念を修正する

認知療法家の支えによって，患者は否定的な思考や信念を同定する技法を発展させ，さらに，これらの認知が感情や行動に影響する仕組みを自分で理解するようになる。自動思考や人生早期の記憶を話し合うこと，経験したことに対する自分自身の観点と自分以外の人の観点とを関係させる中で中心的なテーマが繰り返し明らかになってくる。それを吟味することを通して，患者は自殺危機のときに活性化する中核信念を理解し始める。自殺を考えている患者の中核信念はしばしば3つのテーマ――絶望感，愛されない，価値がない（たとえば，**表8.1**参照）――の一つの反映である。ときには，これらの中核信念がか

表 8.1　自殺を考えている患者の一般的な中核信念

無力だという中核信念	愛されないという中核信念	価値がないという中核信念
私は無能だ	私は魅力がない	私は壊れている
私は騙されている	私は拒まれるだろう	私は理解されない
私は劣っている	私が与えられることは何もない	私はお荷物である
私は物事に対応できない	私は退屈な人間だ	私は生きることを望まない

なり強力かつ恥ずかしく感じるものであるため，自分自身をそんなふうに見る人間は自分一人だけだと患者が信じ込んでしまうこともある。そのため，他の人も同じような中核信念を口にするものだということを患者と話し合うことが有益であることが多い。

臨床家は，第 5 章に示した，ソクラテス的質問や行動実験を含む一般的な認知療法戦略を用いて，自殺に関連する中核信念を同定し，評価することもある。信念を修正するために行動実験を活用することについては，前の会話で描写している。次の会話はジャニスの治療における 6 回目のセッションの中で起こった。そこでは臨床家がソクラテス的質問を用いることによって，人生は自分に何も与えてくれない，という彼女の絶望感に関するスキーマを示すような信念についてジャニスが吟味していくための援助が行われた。

ジャニス：物事が少しいい方に向いてきました。いつも，そんな悲しいわけでもないし，調子が悪いこともないです。でも，本当は，大事なところが何も変わってないんです。まだ，何のために生きるかわからないんです。残りの人生を，雑誌を読んでテレビを見て過ごすわけではありませんから。

臨床家：「人生は何も与えてくれない」という信念が，あなたが自殺を考える場面を理解する上で重要であることを，先週私たちは見つけましたね。この信念がまさに今活発になっている，と私は受け止めていいんでしょうか？

ジャニス：ええ，そうだと思います。

臨床家：何があなたに，人生があなたに与えるものは何もないと思わせるのでしょう？

ジャニス：私は 35 歳で，まだ両親と住んでて，仕事には就いていませんし，人間関係もありません。老化に向けて時間はどんどん過ぎていってるんです。それだけで十分じゃないですか？

臨床家：あなたが，自殺したいと感じたときに，そのことにうまく対処するやり方を練習してもらいましたね。その後で，ゆっくりと時間をかけて私たちが取り組むことができる3つの重要な領域を見てきました。それは住居，雇用，人間関係についてです。確かに，そうした領域は，あなたがこうあって欲しいと思っているように進んでいないことも確かです。けど，そのことは将来変わっていかないのでしょうか？

ジャニス：今のところそう思えないのは確かですね。

臨床家：これまでのあなたの過去の中で，人生のある時点ではうまくいかないだろうって思ってたけど，良いふうに自分で変えていって，事態が好転したっていうことは一度もありませんでしたか？

ジャニス：えーっと。20代で，ショッピングモールで働いてた頃だったかな。その仕事から離れられることは絶対ないっていうことはわかってたけど，売り子で留まりたくないとも思ってたんです。だから，学校に戻って，司書になる単位を取ろうとしました。

臨床家：学校に戻る前を思い起こしてもらって，そのときには人生があなたに与えるものは何もないということを同じように感じていましたか？

ジャニス：そうです。そのことが母の元へと私を里帰りさせて，学校に戻る理由になったのは確かです。

臨床家：私が十分理解できているかどうか確認させてください。あなたは以前に，「人生は何も与えてくれない」という考えを抱いたことがあって，学校に戻ることが生きる意味を与えてくれるだろうと考えて，あなたはそれを実行した。これは正しい？

ジャニス：そうです。

臨床家：そしてあなたは今，人生は何も与えてくれないという状況に再び立っています。当時，学校に戻ることが考えを変えたのと同じように，今のその考えを変えるかもしれない何かが頭に浮かばないですか？

ジャニス：ああ，そりゃそうですよね。仕事を得て，自分の居場所を得ることです。うわっ。そう考えるとやらないといけないことがたくさんあるような気がしてきた。

臨床家：そうでしょうね。たくさんやることがありますよ。しんどいときに死にたくなりやすい，というところについて私と一緒に取り組んだとしたら，その後は，仕事を得て自分の居場所を得るというのが，ゆっくり時間をかけて達成したい目標でしょうか？

ジャニス：ええ。先生と一緒にそれに取り組みたい，って思います。

臨床家：私たちはこのように，こういうゆっくり時間をかけた目標に向けて計画していくのですが，人生は何も与えてくれないっていう考えの確信度はどれぐらいですか？

ジャニス：まだ，人生は私にとって，本当につらいと思っています。物事を変えていけるような取り組みすべてに対して，期待を持っているというわけではないんです。けど，学校に戻ったときみたいに，要するに，人生が与えてくれることもいくらかはある，というようにも思えます。ただ，与えてくれるところに行かないといけないわけだし，自分でそれらを手に入れないといけません。

イメージ法は自殺を考えている患者でみられる絶望感に関連した信念を修正する上で，特に効果的な道具となりうる。しばしば患者たちが口にするのは，彼らの将来が空虚に見えて，彼らの人生が将来どんなふうになっているのか想像できない，ということである。将来像をイメージすることで，将来の構想を練り，患者が自分たちの気分やモチベーションを改善していく援助が行える。臨床家は患者に，将来のある時点を選んでもらい，日付を書き留め，自分が何歳なのか，どこにいるのか，そのときに自分の人生に何が起こっているのかを尋ねる。あるいは，患者にどこにいるのか，周囲に見えるのは何か，誰と一緒なのかを尋ねることもあるだろう。別のイメージ練習では，患者はすべての感覚を総動員して，こうしたイメージを用いた活動を実行するように勧められる。イメージは 1 年，5 年，10 年先を作り出すことができる。臨床家は患者を問題解決モードへと導き，前向きな結果にするために患者がしなくてはならないことが何かを考える手助けをすることも可能である。患者の将来に関する不明瞭さがよりなくなって，肯定的なイメージが生み出されると，患者の絶望感の数値が低下するのを臨床家が目にすることもしばしばある。

こうした認知的戦略は，患者によって彼ら自身の人生における危機を扱うことが可能となる方法の，模範となる。膝蓋腱反射のように感情に流されて自殺したいと感じる代わりに，彼らは今や，彼らが何を考えているのか，どんな信念が誘発されるのか，その状況を見るために他にもっと害のない見方はないだろうか，ということを自問する道具を持つに至った。患者たちはこうした戦略を用いることによって確かな証拠を持って，自殺念慮の強度を弱め，感情的な危機を乗り越えるという，自分が望んでいた効果を達成することができる。

2. 生きる理由を認識する

自殺を考えている患者は死ぬための様々な理由をとても簡単に挙げることができる。しかし，多くの患者が伝えるのは，彼らが感情的な準備段階に入ると，生きる理由を思い出すのは困難だということであり，そのことが自殺関連行動に及んでしまう可能性を増加させるということである。このことは，患者が危機的状態にあるときに，手元にあって生きる理由を思い出させてくれるものを患者が持っておくことが重要だということを示している。この目的を達成する一つの直接的な方法には，患者が自殺しようとしていないときに生きる理由を書き記しておき，危機のときに参照できるようにしておくというものがある。たとえば，家族や友人，終えていない仕事，将来到達することを望む目標，信仰，そして／あるいは，自殺に対する否定的な態度，などの理由がしばしばこのリストには含まれる。第2章で述べられた生きるための理由リスト Reasons for Living Inventory（Linehan, Goodstein, Nielsen, & Chiles, 1983）はこの目標を達成することを助けてくれる有用な道具である。

しかし，生きる理由が紙面の一部に書き記されたとしても，自分たちは危機の際にそれほどコントロールを逸した状況ではなく，そういう意味ではむしろ自殺関連行動にためらいを持っていないという患者もいるかもしれない。こうした懸念に取り組むために，自殺を考えている患者の治療に当たる臨床家がしばしば行うのは，「希望の道具箱（Hope Kit）」を作るよう促すことである。「希望の道具箱」は，生きる意味を感じさせる項目を集めたものから成っており，患者に生きる理由を思い起こさせるよう記憶を補助して，自殺危機のときに見直すことができるように工夫されたものである。多くの場合，患者は靴が入っていた箱のようなものを用意して，写真や葉書，手紙といった思い出になるようなものをしまっておく。ときに患者たちは気持ちを高めてくれるような，あるいは宗教性を持った言葉や詩をそこに入れる。たとえば，ある患者の「希望の道具箱」には，彼女の子どもたちや犬の写真，彼女の孫と一緒にしたフィンガーペインティング，友人からの手紙，気持ちを高めてくれる音楽CD，聖書からの言葉，そしてプレイヤーカード（聖人や聖書の場面を描いた祈りのためのカード）が入っていた。彼女は孫と一緒にその箱を飾って，その箱の外側に気持ちを高めてくれるような言葉や写真を貼った。彼女は「希望の道具箱」を，自殺危機のときに使えるように工夫し，家のよく目につくところに置いた。われわれの経験では，この練習は患者にとって楽しみにつながるもので，この治療の中で自殺に関する考えや行動に取り組むために習得していく最も意義深い戦略の一つである。そして多くの場合，患者たちは，「希望の道具箱」を作る過程の中で，それ以前には見落としていた生きる理由が明らかになってくる体験を味わう。

多くの自殺を考えている患者と同様に，ジャニスは認知療法の初期の面接では生きる理由を見つけ出すことが困難であった。彼女が自分の置かれた状況とより深く関わるようになるにつれて，彼女は母親に娘が自殺されるという苦痛を経験させたくないという気持ちを認めるようになった。彼女が一番猫を世話していたので，猫の世話をすることが生きる理由であると考えていた。6 回目のセッションで，臨床家がソクラテス的質問を用いて「人生は何も与えてくれない」という信念をジャニスが再評価することを援助した後に，臨床家とジャニスが協働的に決めたことは「希望の道具箱」をホームワークにすることであった。彼女が道具箱に入れたのは，若い頃に撮った彼女と母親との写真，幾つかの古い友人との写真，大学の卒業証書，地元にある図書館の分館のパート募集の知らせ，貸アパートの宣伝広告であった。

ときに「希望の道具箱」に靴の入っていた箱を使うことが，患者にとって実際的でなく面白みに欠けることがある。こうした場合には，「希望の道具箱」を他のやり方で作ることができる。たとえば生きる理由を見つけ出すために，スクラップブックやコラージュ，絵画，あるいは Web のサイトなどを，患者に楽しんでもらいながら作ることもあるだろう。他にも，自分の大切な人から服を手に入れて，刺し子の掛け布団を作ったという人もいた。「希望の道具箱」の具体的な概観にとらわれず，人生において意味を与えてくれる，人，場所，物を患者に思い出させる視覚的なきっかけを提供するというのが，「希望の道具箱」の最も重要な特徴なのである。

3. コーピングカードを作成する

コーピングカードは，患者の好みに合わせて装飾された小さいカードである。そこには絶望感や自殺念慮に関係する苦痛を，治療の中で対処してきて，その結果患者にとって役に立ったことを覚え書きとして記してある。コーピングカードの第一義的な目的は，自殺危機，特に患者が絶望した状態と注意の固定の悪循環に陥っているときに，適応的な考えをするように促すことにある。通常臨床家と患者は，面接の中でコーピングカードを作っていく。われわれのこれまでの実践でわかったことは，自殺危機のときに最も効果的であるコーピングカードとは，要点をふまえた簡潔なもので，患者自身の言葉を用いて書かれたものであるということである。患者は危機の状態にないときにコーピングカードを読むように指示を受ける。適応的な方法で考える練習を行っておくと，適応的な方法をより自然と行うことができるようになる。さらに，コーピングカードに，臨床家や他の危機支援への緊急連絡先を記載することもある。

図 8.1 はジャニスの生活環境に適用されるような，この治療で典型的に使用される 4 つのタイプのコーピングカードを提示している。コーピングカードの一つのタイプは，否定的な自動思考と信念を吟味するときに患者の助けになるようなものである。たとえば，自殺危機を時系列に沿って組み立てるための話し合いを行ったときに同定された自殺関連の自動思考をカードの片側に書き，さらに，その代わりとなる適応的な反応をもう片側に書く。患者に適応的な反応を身につけてもらうことを援助するために，臨床家は第 5 章で説明した戦略を使って，①「自動思考が正しい根拠は何ですか？　あるいはそうじゃない根拠は？」，②「他に代わりとなる説明はありませんか？」，③「起こりうる最悪のことはなんですか？　それを切り抜けることはできますか？　起こりうる最も良い場合は何ですか？　最も現実的な結果は何ですか？」，④「自動思考を信じるとどういった影響がありますか？　考えを変えるとどんなことになりますか？」，⑤「それについて何をすべきですか？」，⑥「もし（友人の名前）がその状況にいて，その人が同じ考えを抱いていたら，どのような声かけを彼／彼女にしますか？」(J. S. Beck, 1995, p. 126)。適応的な反応はこれらの質問のどれかまたは複数に答えていくことで形成される。この種のコーピングカードは，非機能的思考記録表と同様の目標を達成するものであるが，自殺危機の際に使用できるよう，複雑さを減らし，簡潔となるように構成されている。

二つ目のタイプのコーピングカードは，たとえば自分は失敗者だといったような中核信念に反論する証拠を部分的に箇条書きにしたものである。三つ目のタイプのコーピングカードは，患者が自殺危機の真っ只中にいるときに選択できる対処戦略を箇条書きにしたものである（セーフティプランと類似のもの）。こういった戦略には，友人や家族に電話する，気逸らし法を実践する，楽しみ

自動思考：これ以上耐えられない

代替反応：物事が一筋縄ではいかない現状があるのは確かだ。しかし，気持ちを鎮める技法を利用すれば，耐えられることがわかった。それに，これからは先生と一緒に今の生活状況から抜け出すことに取り組もうとしている。

自分がどうしてダメじゃないかという理由
・大学を卒業した
・以前仕事を継続していた
・母との関係を改善している
・過去多くの危機を生き抜いてきた

自殺したいと感じた時の対処技法
・セーフティプランを振り返る
・ヘッドフォンで大音量の音楽を聴く
・「希望の道具箱」を見る
・熱いシャワーを浴びる

仕事に就くためのステップ
・インターネットで応募先を探す
・場所的にぴったりだ思うところに履歴書を持っていく
・１週間後に経過を聴く電話をする
・自分にとって良いことをしたことを認める

図 8.1　ジャニスのコーピングカード

につながる活動を行う，ということが含まれる。最後に，4つめのコーピングカードは，患者が目標を達成したり，適応的な対処技術を実践したりする方法を取るための動機付けになるような言葉で構成される。われわれが経験的に学んだのは，コーピングカードとは，苦痛や危機につながる否定的に考えていく過程に対抗する具体的なきっかけを提供してくれるものであり，患者はコーピングカードに対して肯定的な反応を示すことが多いということである。われわれは，その患者が簡単に手に取れる場所にコーピングカードを保持しておくことを推奨している。そうすることで多くの患者が，セーフティプランは身近なところに持っておくのが一番良いということに，使っていくうちに気付くことができるようになる。もし，その日に苦痛を経験する可能性があることが事前にわかっていれば（例：仕事の面接に出かける），たとえば財布の中などに特定のコーピングカードを入れておくという患者もいる。

4. 問題解決技法を強化する

治療が進むにつれて，臨床家は患者とともに最近の自殺危機に関係した生活上の問題に取り組んでいくようになる。治療の導入期には，臨床家と患者が協働的に，各々の問題を明確に定義し，問題の重要性に優先順位をつけ，それぞれに取り組み始めるための具体的な目標を特定する，といったことを行っていく。臨床家の一貫した方向性として，治療の中で上がってきたあらゆる問題に対して解決を目指していくようにする。初期のセッションで同定された問題は，治療前期のセッションでアジェンダに含まれる。問題解決技法の習得により期待されるのは，生活上のストレス要因を扱えるようになって，自殺が問題解決の唯一の方法だとして自殺に注目する程度を弱めていくために必要となる能力を改善していくことである。

具体的な問題に取り組むときの臨床家の課題は，実現可能性や成功の可能性を検討するのではなく，可能性のある解決法を患者ができるだけたくさん列挙できるように援助することである。臨床家は，患者の信念や否定的な認知が代替手段を生み出す上での妨げになっているときにみられる兆候に敏感でなければならない。考えが生み出されれば生み出されるほど，効果的な解決法が見つかる可能性は高くなる。ブレインストーミングの過程をやり終えると，患者は提案された解決法の利点・欠点を比較検討するよう促される。そして患者は，解決の短期的な結果と，長期的結果，あるいは自分が決定したことが他者との生活，そして自分自身の生活に，どういう形で影響するのかについて検討していくことを学んでいく。さらに患者は，認知リハーサルによって，示された解決法やその効果についてできるだけ想像してみるように促される。イメージの中で多様な推測を行うことができ，それとともにその一つ一つに対して，その解決方法がどの程度うまくいくのかの蓋然性を評価していくことが好ましい。こうした訓練は問題解決能力に対する患者の自信を高める上に，潜在する危険性を患者と臨床家に警告し，一連の行動によって起こり得る結果を臨床家と患者が一緒に行う判断をより適正なものへと近づける。その上で，患者は一つの解決策を決定し，決められた解決策を実行するという次の段階に進んでいく。ホームワークを設定する際に役立つのは，困難を克服しようと提示された解決策や発想を実行する各段階で，あらかじめ起こりうる問題を書き出しておき，その解決策を確実に実行できるように準備することである。

観察された結果が望んでいた結果と一致していれば，肯定的な自己への声かけを通じて，自信を強化するよう促していくことが欠かせない。臨床家はまた，ここでうまくいったことを将来の問題に般化させる方法について検討を行うよう患者に声がけをする。ただし，患者から部分的に成功したと報告を受ける場合も多い。こうした状況では，目標を達成する上で何が必要となるのかを話し合うよう促す，価値ある情報が提供されたことになる。それはまた，問題と呼ばれるものは大抵，最善の形で解決されるわけではないにしても何らかの形で解決が期待されるものである，として問題解決についての高すぎる期待を修正する機会も提供する。満足のいく解決法が実行されたときには，問題を解決しようとするのが絶望的であることや，自分の生活の中での出来事をコントロールできないという，かつての信念を再評価するように臨床家が患者に求めていく。

5. 衝動性を減少させる

以前に述べたように，衝動性が自殺関連行動に関するリスク因子であるのは，その定義上，衝動的な患者が，自傷を決断するという過程全体を通じて系統的な思考を行わないからである。衝動性が最も明らかになってくるのは人の行動からだが，戦略としては行動を慎重に考慮するように患者に求めていくことになるため，われわれとしては衝動性を減らす戦略は本来，認知に属するものであると見なしている。自殺を考えている衝動性を持った患者の治療を行う際に重要なのは，自殺危機は過ぎ去るだろうということ，しばしばこうした危機は「波」の中で訪れるということを説明することである。もし患者と「波を乗り切る」という約束ができれば，自殺念慮は確実に減少する。患者の中にはこの説明を容易に受け入れられない人もいるが，そうした場合に役立つのは，経過に沿って患者の気分や自殺念慮を図示した見取り図の作成である。この種の視覚的補助は，患者がいつまでも自殺したい状態であるわけではない，という臨床家の立場を支持する有力な証拠を提供してくれる。

もう一つ，自殺を考えている患者の衝動性に上手く対処するための認知戦略としては，衝動的に行動する利点と欠点を系統的に箇条書きに起こすことがある。このリストを作成する行為そのものが，自殺したい欲求に従って直ちに行動することを思いとどませてくれる場合がある。さらに，このアプローチは治療全体を通して強調されている問題解決の立場の模範となり，その中で患者は，何か一つの一連の行動を選択したり，何か一つの結論に行き着く前に，状況を系統的に評価するスキルを育んでいく。あるときには，思いとどまった自殺関連行動を，「自殺を先延ばしにできた」と患者が考える傾向を強めてくれる。最終的に臨床家は，治療経過全体を通して発展させてきた対処技法を活用し，衝動的な行動を思いとどまらせる可能性が最も高い戦略を見つけ出すことになる。この目的に向けた短期間の対処戦略には，睡眠をとることや信頼できる人と会話すること，臨床家に連絡することや日常的な仕事をすることなどが含まれる。衝動的に自殺を考えている患者へ強く推奨されるのは，彼らが置かれた状況を保護したり，手の届くところにある致死的な手段を処分したりという，長い目でみて安全が確保されるような戦略を実践することである。患者の環境を自殺と関連しない状況にすることによって，時間を稼ぐことになり，患者は安全に困難な時期をやり過ごせるようになる。

本章のまとめ

治療前期における特異的で具体的な戦略は，臨床家と患者の協働的な関わりの中で，自殺危機に上手く対処し，将来の自殺関連行動に関する因子を減らす戦略を発展させるものである。臨床家が選択する特定の介入は，最近の自殺危機や患者の臨床像の認知的概念化から明らかになってくる。行動的対処戦略と感情面への対処戦略がしばしば最初に目標とされるのは，継続する苦悩を速やかに軽減してくれるかもしれないからである。患者の社会支援ネットワークを改善したり，補助的なサービスのコンプライアンスを増加させたりすることに向けた行動的戦略は，患者と地域とをつなぐことによって，将来の自殺関連行動に対する患者の脆弱性を減少させる。認知戦略は 3 つの主要な目標を達成する。①最近の自殺危機と関係した信念を修正し，同様に患者の自殺スキーマの強度を減少させる，②患者が自殺危機の状態で死ぬ理由へと限定して注目するようなときに，生きる理由を患者に思い出させる，③たとえ将来の自殺関連行動に衝動的にかられるということだったとしても，技法を習得することによってその問題に系統的かつ理にかなった形で取り掛かれる。

この章の始めで述べたように，われわれは自殺危機のときに簡単に実行できるように，介入をできる限り特異的で具体的なものにすることを臨床家に推奨している。視覚的な手がかり，たとえば「希望の道具箱」は，自殺危機の間に生きる理由を患者に思い出させ，注意の固定による悪循環からを抜け出させるのに，特に効果的である。治療のこの時期に，併存する精神疾患と関係する否定的なスキーマをすべて修正することはないが，患者がかつての閾値を超えて自殺関連行動にかられる前に，自殺スキーマの側面（例：感情的苦痛に耐えられないという信念）を修正し，自殺に関係する認知過程を制限するようにこの治療は設計されている。実際，自分が思っていたよりも長い時間自殺危機に耐えることができたことを自分自身に対して証明していくことで，これらの戦略が耐性の閾値そのものを修正する可能性がある。臨床家からみて患者がこうした技法を獲得したことが明らかになれば，第 9 章に述べる治療後期へと進み，技法が獲得できたかどうかを秩序立って評価していくことになる。

第９章　治療後期

本書の中で繰り返し述べてきたように，この治療の第一義的な目標は，患者が将来的に自殺関連行動を実行する可能性を減らすことにある。治療後期における主要な焦点は，自殺危機を緩和するのを助ける可能性のある特定の技法を修得し，自殺危機に用いることができるかを評価することである。したがって，認知療法の後半の面接では，治療中に経験した苦痛に患者が対処してきたことをふまえて，自殺危機の際に最も助けとなる戦略を明らかにし，それを振り返り，適用していくことになる。自殺を考えている患者の認知療法の後期に臨床家は４つの中心的な作業に取りかかる。①治療前期の間に学んだ技法をまとめて，確実に活用できるものにする，②一連の誘導によるイメージ訓練法を行い，これらの技法を適用していく，③治療目標までの進捗状況を振り返る，④治療継続や他の治療の提案，治療終結への準備等の計画をする。

技法を振り返り確実に活用できるようにする

この治療の最後の部分では，臨床家と患者は練習してきた技法すべてについて振り返ることになる。この包括的な振り返りが適用される状態とは，①自殺したいと全く言わなくなる，②取り組んできた最近の自殺危機において引き金となっている問題の，すべてではないにしろ，多くを患者が認識している，③ベック抑うつ質問票とベック絶望感尺度の点数が低くなっていて，急性の重篤な症状が消退している，④将来的な苦痛や自殺危機に対応するための技法を習得しているということが患者の方から明らかに示されている場合である。他の重要な精神医学的問題や物質使用の問題が続いていてさらなる治療が必要かもしれないとしても，最近の自殺危機と関係する主要な問題領域に十分に取り組んでいれば，自殺対策に焦点を当てることを終え，より長期にわたり続いている問題や議題を維持治療の第一義的な焦点として想定することが可能になる。

技法を振り返り確実に活用できるものになるよう促していくために，導入期に作成した治療計画や，治療を通じて修正されてきたセーフティプランを振り返る。患者はそのときに，治療の経過中に生じた苦痛や自殺危機を扱う上でどの技法が最も助けになったのかを尋ねられる。もし，認知的，感情的，行動的対処戦略のリストを作ることに難しさを感じていることが明らかとなれば，治療後期に進む準備ができていない可能性がある。対照的に，もし患者がすぐにこのようなリストを作成することができれば，そのときにはこうした戦略が，治療後期における次なる取り組みである再発対策プログラムに取り組むことになる。このようにコーピングカードを作成することを通じて，将来的な危機に対処する上で最も助けとなる戦略を箇条書きにしていくことは，多くの場合効果的であり，患者は，それによって治療の急性期が終了した後に，患者はこうした戦略を容易に手に取り使用することができる。

自殺危機に向けた再発対策

再発対策プログラムとは一連の誘導によるイメージ訓練法のことで，過去の自殺危機を想像し，自殺に関連する考えや感情，行動，状況に対処する手順を患者に系統的に述べてもらう。このプログラムは，将来の自殺危機に対処する練習をしながら，治療の進展を評価する方法として活用される。再発対策プログラムの目的は，面接の中で最近の自殺危機に関係した考え，イメージ，感情，行動，状況に対して準備をして，患者がこれらの出来事に対して適応的な方法で反応できるかどうかを見極めることにある。この手順を暴露と結び付ける臨床家もいるかもしれないが，われわれはそのようには考えておらず，対処戦略を適用して治療で学んだことを確かなものにする実践練習をすることが，この練習の目的だと考えている。もし治療経過の中で発展してきた技法を患者が適用していくことに困難があると臨床家が認めた場合には，逆に，それらの技法をどのように適用するのかを学ぶことに焦点を当てて追加の面接を行う必要がある。患者たちがうまく再発対策プログラムをやり遂げられるようになるまでは，治療の自殺対策期を終了することは勧められない。

再発対策プログラムは5つの段階で構成されている。①準備期，②直近の自殺危機の振り返り，③技法を使用した中で直近の自殺危機を振り返る，④将来の自殺危機の検討，⑤報告と経過観察である。②，③，④の段階は誘導によるイメージ訓練法から成っており，患者にこれまでの実生活の中，あるいは仮定された中で発生する自殺危機と，それを取り巻く状況をありありと想像してもらう。**参考資料 9.1** は再発対策プログラムの各段階で起こる，主要な活動を要約し，それを項目立てて提示したものである。

準備期

ソクラテス的質問を用いたこの訓練に取り掛かる前に，臨床家は再発対策プログラムを患者に紹介し，参加する同意を得ておく。臨床家はプロトコールの理論を提示しながら，その主要な要素を説明する。その際特別に患者たちが知らされなければならないことは，このプログラムを行うことが，自殺危機を想像し経験した痛みを再体験する中で，治療で学んだ対処技術を思い起こし，それが適用できるかどうかを評価する機会になるということである。臨床家は患者が練習の目的を理解できるよう援助するが，その中で将来的な自殺危機に対して準備するということ，そして，それにうまく対処するために必要になってくる技法を身につけているということを確認する作業が行われる。言い方を変えれば，患者たちには治療の間に学んだ技法を試す機会が与えられることが知らされる。この課題が患者にとって不快なものであるというのは疑いようもないことである。そのため，臨床家は可能な限り協働的なやり方でここでの話し合いに着手し，患者が再発対策プログラムで経験する一連の出来事はコントロール可能で予想できるものだということを患者が理解できているかどうかを確かめていくことが，肝心になってくる。

臨床家と患者が実際に誘導によるイメージ訓練法に取りかかる前に，少なくとも1回の面接を行って，再発対策プログラムの準備段階に入る。その理由の一つは患者が練習で得られたものに慣れ親しみ，心理的な準備を整える時間を持つことにある。加えて，自殺危機の間に起こった出来事に関する時系列の

参考資料9.1　再発対策プログラムチェックリスト

STEP 1: 準備
このプロトコールに含まれる段階の必要十分な理論と説明を提供する
患者がこのプロトコールを理解していることを確かめる
否定的感情反応の可能性を説明する
否定的感情反応を扱う戦略について話し合う
患者からの返答と患者の懸念材料に取り組む
患者から同意を得る
STEP 2: 直近の自殺危機を振り返る
患者が直近の自殺危機をありありと想像できるかどうかを評価する。もしできなければそれを教える。
自殺企図や自殺危機の場面を特定する
現在の緊張感の中で患者に自殺危機に至る一連の出来事を描写してもらうように求める
最も自殺危機に関連していた，鍵となる考えや感情，行動，環境に焦点を当てる
STEP 3: 技法を使って直近の自殺危機を振り返る
再度，現在の緊張感の中で患者に自殺危機に至る一連の出来事を描写してもらう
自殺危機を活性化する鍵となる出来事に対しての対処戦略と適応的反応を患者が描写できるよう促す
STEP 4: 将来的な自殺危機を振り返る
将来的な自殺危機を導く一連の出来事を想像し描写してもらう
自殺念慮が生じるのにもっとも関係している鍵となる考えや感情，行動，環境に焦点を当てる
自殺危機を活性化する鍵となる出来事に対しての対処戦略と適応的反応を患者に描写するよう促す
STEP 5: 報告と経過観察
この練習から何を学んだかを患者に要約してもらう
患者が治療の中で培ってきた変化が，想像した自殺危機をコントロールする上で，どういうふうに影響を与えているのかを説明する
これらの練習において出現してきた，患者にとって問題として残っている課題を同定する
患者が自殺念慮を経験しているかどうか，また，もしそうなら自殺念慮に取り組む計画を協働的に作っていけるかどうかを見極める
セーフティプランを振り返る
臨床的に必要であれば，追加の治療面接や経過を追うための電話を提案する

流れを臨床家と患者が思い出し，治療で学んだ技法を振り返るための時間が与えられる。自殺危機と，学んだ技法を注意深く振り返ることは，誘導によるイメージ訓練法の間の記憶を促進してくれるだろう。再発対策プログラムがうま

く行くかどうかは，如何に患者が自殺危機をありありと想像することができるかにかかってくる。そのため，誘導によるイメージ訓練法の間に，この治療の中で得た知識を簡単に使えるような形にしておくことが重要になる。

誘導によるイメージ訓練法に参加することに抵抗を示す患者がいることは驚くに値しない。こうした場合には，練習をやり遂げられるまでの間のことで何か心配になることがあるかどうかを明確にして，臨床家と患者が一緒にその不安や懸念に取り組むための方法をブレインストーミングする。たとえば，最近の自殺危機を詳細に思い出すと，嫌悪感が起こるかもしれないと患者が心配している場合がある。患者自身の感情は何よりも大切にされるべきであり，この練習を通して出現した不愉快な考えや感情はどんなものでも取り組んでいけるよう臨床家が手助けをするということを患者に保証していかなければならない。加えて，面接の後出現したどのような副次的反応に対しても取り組めるように，患者が電話や追加の面接を利用することができるということも保証されるべきである。それ以上に，誘導によるイメージ訓練法に参加することの費用対効果を比較検討することによって，患者は将来的な苦痛にうまく対処することの利点を確認することができる。自分の行った行動に対する罪や恥の感覚を体験してしまうのではないかと心配する患者もいる。こうした場合には，臨床家が練習をうまく構造化していく中で，患者の注目が何が間違っていたのかという点に注がれるのではなく，経験から学べることは何かという方向に注目が注がれるように工夫していく。

患者がつらい感情を経験するかもしれないと心配する様子を見せるだけでなく，過去の自殺危機を詳細に再体験すれば自分が何か悪い方向に進むのではないかという恐怖感が露わになるような場合も多々見られる。こういった場合には，臨床家は彼らの心配事について詳しく見極めていくために，第5章で紹介したような標準的な認知戦略のいくつかを適用していくことが可能である。ここで臨床家は，ソクラテス的質問を用いることによって，再発対策プログラムに参加すると事態が悪化するだろうという考えの妥当性を検証することが可能になる。そこでは①起こると最も悪いことは何ですか？　最もよいことは？　最も現実的なのはどんなことですか？，②最悪のことが起こったとしたらどんな戦略や技法が使えますか？（J. S. Beck, 1995），と言ったように尋ねることができる。もしこういった認知的戦略が役に立たないのであれば，臨床家は将来のリスクが高いシナリオのみに焦点を当て，過去の自殺危機については話題にしないという形で再発対策プログラムを提供することもある。もし患者が過去と将来両方の自殺危機に対応した誘導によるイメージ訓練法に参加したなら，再発対策プログラムによる技法の習得が最大限促進されるだろうとわれわれは確信している。しかし，たとえそれが一つであったとしても誘導によるイメージ訓練法を達成したのであれば，何もやり遂げられないことよりは好ましいことである。まれな症例ではあるが，臨床家が認知的戦略を使って患者が懸念していることの妥当性について吟味したとしても，誘導によるイメージ訓練法に参加しないという選択をする患者もいる。こうした例においては，適応的な対処技法をどの程度彼らが習得したかを評価するために，認知行動的戦略を将来に適用するときの具体的な方法について，患者からできるだけ詳細に説明してもらいながら治療を進めるようにする。

最近の自殺危機を振り返る

初回の誘導によるイメージ訓練法が実施される面接のときに，臨床家はこの訓練を続けることに対する口頭同意を得ておく。臨床家は再度この練習を行う理由を振り返るべきであるし，その理由を患者が理解しているということを確かめるために，患者自身の言葉を用いてその理由について要約してもらう。不愉快さや自殺に関連する考え，あるいは自殺したいという欲求を経験することへの懸念を患者が明かした場合には，それがどのようなことであっても十分に話し合わなくてはならない。患者は誘導によるイメージ訓練法を経験することを通じて強い感情的反応を抱くかもしれないが，それは予想の範囲内であること，面接が終わる前に何が起こったかを話し合う時間が用意されるということ，もし必要なら追加の面接や，次の面接までの間に電話相談による面接をすることもできることを，臨床家は前もって患者に伝えておく。最終的に，不愉快な考えや感情をもし患者が経験すれば，それを扱う上で役立つ対応戦略を見つけ出すように患者と臨床家は面接を実施する。それには，①休憩を取る，②作業を中断して何か他のことを行う，③経験した考えや感情に共感する，といったことがある。患者が作業をすぐに中断しようとした際に使用するための言葉や言い方を『中止ルール』として訓練中に用いる提案をする場合もある。

口頭での同意を得た後で，臨床家が誘導によるイメージ訓練法を用いた面接を行い，自分を治療に導入することになった自殺危機に至る出来事を詳細にわたって患者が想像していくよう援助が行われる。その際に臨床家は，導入期に適切な自殺危機のきっかけを見つけ出すための補助として使用されたノートのコピーを手元においておく必要がある。以下の会話は誘導によるイメージ訓練法がまず始めにどのように紹介されるのかを描写したものである。

臨床家：ジャニス，自殺企図を行った日を追体験してもう一度どう感じたかを経験してみませんか？

ジャニス：正直したいとは思わないけど，するしかないんですよね。

臨床家：先週の面接で話し合ったことをもとに考えてみてください。これを行うことが重要だという理由にはどういったことがあると思いますか？

ジャニス：私の問題に向き合うこと。シートの薬を飲まずにやり過ごすことができることを自分自身に示すこと。

臨床家：そうです。では今から，目を閉じてあなたが自殺企図を行った日について考えてみましょう。自殺行動に至った一連の出来事の引き金となった出来事がありますね。その直前を想像してみましょう。その日に何が起こっていたのか心に描いてもらって，これらの出来事とそれに対するあなたの反応を，あなたがあなた自身の映画を見ているように私に詳しく教えてください。

臨床家は，まるでそのときに起こっているかのように，そのときの緊張感も合わせて出来事を語れるよう患者を促していく。以下に続く会話で描写されるように，対象や，人びと，他の状況的な側面を詳細に話し合うことが，ありありとした想像を容易にする手助けとなる。

臨床家：今あなたは何処にいますか？

ジャニス：私の家のリビングルームにいます。

臨床家：誰と一緒にいますか？

ジャニス：母が寝椅子に座っています。

臨床家：部屋はどんな風ですか？

ジャニス：ええと，母は茶色の寝椅子に座ってます。その椅子の前にはコーヒーテーブルがあって，その近くの壁の前にはテレビがあります。その寝椅子を隔てた向こう側には大きなリクライニングチェアがあって，私はその椅子に座っています。

臨床家：その椅子は何色ですか？
ジャニス：淡い茶色でコーデュロイでできてます。かなり快適。
臨床家：そう，ではあなたは椅子にちょうど今座っているところですね。他に何をしてますか？
ジャニス：テレビのニュースを見てます。
臨床家：何時頃ですか？
ジャニス：だいたい午後の6時。夕食を作ってて，あいつがちょうど家に帰ってくるところ。
臨床家：わかりました。夕食に何を作ってるんですか？
ジャニス：スパゲッティーとミートボール。いい匂いがしてる。
臨床家：いいですね。あなたは大きくて快適な椅子に座っていて，継父が家に帰ってくるのを待っているところですね。次に何が起こるんですかね？
ジャニス：ああ，あいつの車が家の道に入ってきたのが聞こえてきました。

次に臨床家は，気持ちが動揺するきっかけとなった一連の出来事に注目していくように患者を促した。ここでの出来事とは認知や，感情，行動といったことでもあるが，最もよくあるのは，誰かと言い争いをしているといったような，予想外な状況である。もしきっかけとなる周囲の出来事に，他の人との葛藤的状況が含まれるのであれば，その具体的な会話が思い起こされなければならない。きっかけを詳細に描写することに続いて，患者がどのようにその出来事に反応したのかを尋ねる。たとえば，「たった今あなたの心には何がよぎりましたか？」「たった今あなたはどんなふうに感じていますか？」「何をしていますか？」または「その次に何が起こりましたか？」というように尋ねていく。こうした質問は，導入期治療の中で確認された出来事の時系列に沿った流れに関係している考えや，行動，感情そして状況が，一連の誘導によるイメージ訓練法の中でも見られることを改めて患者にわかってもらえるように工夫されたものである。

患者は自殺危機の中心を占めるそのときの事態について，可能な限り詳細にわたって思い出していくことになる。そこで臨床家にとって最も重要なことは，自殺危機が高まっていく中で最も核心的だとみなされる鍵となる考えや，憶測，行動に焦点を当てねばならないということである。以下に続く対話を参照してほしい。

臨床家：あなたの継父が帰ってきて，その次に何が起こりましたか？
ジャニス：ものすごく気持ちが動転してます。
臨床家：どんなふうに？
ジャニス：あいつが正面玄関から入ってくるのがわかって，かなり恩着せがましく何か言ってくるだろうなって，ピンときて。
臨床家：そうなった？
ジャニス：そう。あいつは入ってきて，私に言い始めて。
臨床家：どんなふうに？
ジャニス：「椅子からお前の尻をどけて，晩飯を用意しろ」って言ってる。
臨床家：あなたはどうしたのですか？
ジャニス：椅子から立ち上がって，あいつに死ねって言ってやった。夕食を作っやってるっていうのに，私をゴミみたいに扱いやがって。
臨床家：あなたの心にどんなことがよぎったんですか？
ジャニス：あいつにとって私なんかどうでもいいんだ！
臨床家：それで，どうなるんです？
ジャニス：階段を駆け上がって，自分の寝室に入って，壁に掛かってる絵を叩き落とすぐらい思いっきりドアをばたんと閉めてやった。そうすると，今度はだんだん，あいつに椅子から降りろと言われたぐらいでこんなに怒ってしまった自分自身が嫌になった。ベッドに横になったけど，今にも押しつぶされそうな感じ。それで思ったのが，いつもこうなるってことは，絶対自分が悪いに違いないんだってこと。だから，もう絶対バスルームのとこに行くしかないって思った。それでバスルームのところまで行ったら，ふと薬の棚が目に入って，全部おしまいにしてしまおうって決めた。
臨床家：なるほど。あなたが人生を終わらせようと決めたまさにそのとき，あなたの心にはどんなことがよぎっていましたか？
ジャニス：ただ，ただ，もうこれ以上は無理ってことだけ。こんなしんどいの耐えられない。私の人生は全部そう，うまく行くはずなんてないんだから。
臨床家：その次に何が起こるのですか？
ジャニス：睡眠薬のボトルを手にとって，その瓶の中の錠剤を全部飲んでやった。

自殺に関連する考えやイメージをモニタリングすることは，自殺念慮がいつ最高潮に達したのかを見極めたり，またそれに伴う考えや感情，行動を見出したりする上で重要になる。誘導によるイメージ訓練法の間，臨床家は患者に一連の出来事の中のそれぞれ別々の時点での自殺念慮の強さを点数付けするよう求める。たとえば，「0から100点で付けて，0を全く自殺を考えない状態，

100 をかなり死にたくなっている状態とすると，あなたはたった今どれぐらい自殺したいですか？」と尋ねることができる。点数を付ける目的は，それが増えた際に自殺危機にうまく対処するための認知的，行動的技法を適用していくことを見越し，次の誘導によるイメージ訓練法でそこに焦点を当てることができるように自殺念慮をモニタリングするためである。誘導によるイメージ訓練法は患者が自殺危機の周辺の出来事をすべて詳細にわたって描写するまで続けられる。練習が完了すれば，患者は目を開けるよう指示される。臨床家は患者からフィードバックを引き出し，①次のアジェンダに進む前，あるいは面接を終える前に，少しでも自殺念慮が残っていないかを探ってみて，もしあればそれに取り組む，②治療をはじめたときとは違ったやり方で患者が自殺危機を見ているかどうかを評価する，③将来的に誘導によるイメージ訓練法を円滑に行い，その効果を最大にするために実行可能なことを確認する。ときには，誘導によるイメージ訓練法の最中に，新たな情報が明らかになることがある。もしそうしたことが起これば，臨床家と患者は，認知的概念化を修正しセーフティプランを変えていく上でその情報をどのように利用できるかについて話し合うことができる（例：注意サインを見つける）。

技法を使って，最近の自殺危機を振り返る

最初の誘導によるイメージ訓練法の後，患者はもう一度同じ一連の出来事を振り返るよう指示を受ける。そのときには，治療の中で学んだ，自殺危機に関係する出来事に対処するための技法を使って，イメージ訓練法をするように促される。この 2 度目の誘導によるイメージ訓練法は通常，初回の練習と同じ面接の中で実施される。その理由は，積極的にこうした危機の管理ができるという感覚へと結び付けていくためである。鍵となる考えや行動，感情，状況が認識されれば，臨床家は患者に現在の自殺したいという考えを 0 から 100 のスケールを用いて示すように求める。そして臨床家は患者に，以前とは違うどんなことをするか声をかけ，その状況を描写してもらうようにする。**参考資料 9.2** は患者が再発対策プログラムの中で自殺危機に対処する別の方法を考えつくように臨床家が援助していくアプローチをまとめたものである。以下の会話で描写されているように，同定された技法や対処戦略は，この戦略を行動に移

参考資料 9.2　自殺とは別の対処方法を患者が思いつくよう促すための声かけ

- あなたがこれまでに学んだ技法を使って，この考えにどうやって対応できますか？
- この考えに他の説明はないでしょうか？
- 他に問題を解決する可能性のあるやり方はないですか？
- ここで，他の選択肢を考えている自分を思い描いてみてください。それにはどんなことがありますか？
- 誰にあなたは電話しますか？
- 違ったことをやるとしたらどんなことですか？
- セーフティプランに書いてあることでどんなことが役に立ちそうですか？
- 今，セーフティプランを使っている自分自身を想像してみてください。何と書いてありますか？

しているという生き生きとしたイメージを持ってもらえるよう，可能な限りより詳細にわたって描写されるべきである。

臨床家：あなたがこれ以上耐えられないと決心したときに，他に何か違ったことができなかったでしょうか。
ジャニス：自分のセーフティプランを手に取ることだと思う。
臨床家：いいですね。あなたがセーフティプランを手に取ろうとしているところを想像してみてください。それはどこですか？
ジャニス：私の寝室のタンスの中にあります。
臨床家：あなたがセーフティプランを今読んでいると想像してみてください。セーフティプランはあなたにどんなことをしろと言っていますか？
ジャニス：注意サインの一つは，私が人生は耐えられないと感じているときだって書いてありますね。それと，雑誌を読むみたいな，気を逸らすことを何かやってみるようにって書いてある。けど，これがうまくいくように私には思えない。しんどい気持ちが心の中から出て行かないです。
臨床家：何か他の提案がセーフティプランに書いてありませんか？
ジャニス：ああ，熱いシャワーを浴びるって書いてある。
臨床家：そう。あなたが熱いシャワーを浴びているところを想像してみてください。どんな風に感じるでしょうか？

適応的戦略について話し合った後，患者は再び自殺に対しての考えの程度を0から100で点数付けし，適応的戦略が自殺に対しての考えや願望を弱めるのに役立っているかどうかを見極めていく。患者の自殺念慮が高い状態を維持していたり，低くてもまだ患者を苦しめたりしていれば，臨床家は患者に危機が解決するまで追加の対処戦略を採用するよう声かけを続ける。実際のところ多くの場合でより好ましいとされるのは，できるだけたくさんの対処戦略が作られていて，自殺危機の引き金に対処するための適応的な方法がいくつかあることが患者にわかるようになっていることである。この誘導によるイメージ訓練法の最後では，患者が新たな見方を示すようになり，それを臨床家にフィードバックしてもらう。実際の危機のときにこれらの戦略を適用する自信が患者にどれくらいあるのかを評価することが，臨床家にとって治療の助けとなることがしばしばある。患者の自信の程度が低ければ，そのときには臨床家はこの再発対策練習を再開するだろうし，これらの戦略をより役立つものにする方法について言葉にして話し合うことができる。

もし患者が再発対策プログラムの間，イメージすることができない，またはしたがらなければ，臨床家と患者は単純に自殺危機の前に起こった出来事を要約して，対処技法を使用するやり方について話し合い，そして描写していくことがある。この振り返りにおける理論と手順は，誘導によるイメージ訓練法の理論と手順と同じである。臨床家は，患者に過去の自殺危機と関係する状況を思い出させ，患者が非適応的思考や感情，行動に対して適応的な方法で対応することができるかどうかを評価する。しかし，これはありありと想像してそのときの緊張度を用いてというよりも，むしろ事実に基づく直接的な方法であり，過去の緊張度を利用して達成されることになる。ロールプレイを用いて，自殺危機の際の反応への対処を引き出すこともある。たとえば，臨床家は患者に，自殺しようとしている近しい友人に助言をする場面を想像してもらい，そこで患者が対処法についての提案をする。あるいは，立場を変えたロールプレイを行って，臨床家が患者の役を，患者が臨床家の役割を演じることもある。

将来起こりそうな自殺危機を振り返る

最後の再発対策プログラムにおける誘導によるイメージ訓練法では，患者に将来起こる可能性のある自殺危機を想像してもらい，将来的に自殺関連行動を実行する可能性を減らすための認知的行動的戦略を使用する方法を詳細にわたって描写してもらう。この 3 番目の誘導によるイメージ訓練法は，先に描写した二つの練習と同じ面接の中で行うことも可能である。しかし，多くの症例では，これを行う十分な時間が面接で残されておらず，患者は先の練習で疲れてしまっている。そのため，この練習を次の面接のためにとっておく方がよい。

臨床家は，患者の認知的概念化をもとに，自殺念慮を経験する可能性のある現実的なシナリオを作り上げておく。この誘導によるイメージ訓練法は，ほとんどこの章で描写されてきた他の場合と同じように実施される。つまり，患者は目を閉じて，現在の緊張感について話し，臨床家の声かけに答えていく。患者が実行可能な解決を考え出し，学んだ対処戦略を適用する方法を描写したときには，臨床家は彼らが適応的反応をしていることを賞賛するだけでなく，新たな取り組みへと導いていく。このような追加の新たな取り組みの位置付けは，患者が適応的な反応をする程度と柔軟性を評価するところにある。もし患者が何らかの対処技法を考え出すことができなければ，臨床家はより直接的な声かけをして，セーフティプランを参考にする，コーピングカードを読む，問題解決技法，呼吸を整えるといったような治療で学んだ工夫を使用するところをイメージするよう求めるかもしれない。ジャニスの症例では，臨床家が継父との新たな葛藤を，将来の自殺危機につながる出来事として選んだ。彼はこの発想をジャニスに提案し，彼女は最後の誘導によるイメージ訓練法として注目に価するものとして，その提案に賛同した。

臨床家：あなたが今晩家にいて，茶色のリクライニングチェアに座っていて，そこに，あなたの継父が家に入ってきたところを想像してみましょう。眉をしかめた表情から彼の機嫌が悪いことがわかります。彼はクローゼットをばたんと開けて自分のコートをかけて，そこで止まった。あなたの方を振り返り，頭を振った。次に彼は何を言うでしょう？

ジャニス：「何も変わってないじゃないか，お前は母親と私に頼ってこれからずっと生活していくつもりだろう。どれだけお前に我慢して，金を稼げというんだ」

臨床家：あなたの心には何がよぎりますか？

ジャニス：ほんとうざい！　お前と一緒に住むなんてありえない！

臨床家：それで，どう感じます？

ジャニス：悲惨！　憂うつだし，恥ずかしい。

臨床家：次に何をします？

ジャニス：いつも通りのこと。自分の部屋に駆け上がって，ベットに身を投げて，泣くの。

臨床家：あなたがベットに横になって泣いているところを思い描いてみて。はっきりとしたイメージがありますか？
ジャニス：（頷く）
臨床家：「これ以上は無理だ」と考える部分がありますか？
ジャニス：（再び頷く）
臨床家：0 から 100 点として，たった今の，あなたの死にたいという考えの程度はどれぐらいですか？
ジャニス：だいたい 80 ぐらい
臨床家：「これ以上は無理だ」という考えに，何と答えることができますか？
ジャニス：「これをやり過ごすことができることはわかってる。前にそうしたじゃない。やっといくらかお金を貯めたんだし，数カ月後には自分の居場所を手に入れるだろうから，ここに長居はしないから」って自分に言うと思う。
臨床家：0 から 100 点として，他のやり方で物事を見ることを考え始めた後では，あなたの自殺したい考えはどれぐらいですか？
ジャニス：よくなってます。40 か，そこらへんかな。
臨床家：そうすると，自殺の考えは減った，けどいくらかはまだある，と。
ジャニス：そう。
臨床家：あなたの苦痛にうまく対処するために他に何かできませんか？
ジャニス：セーフティプランを見ることでしょうね。
臨床家：ナイトテーブルの棚にあるセーフティプランを手に取ったと想像してみてください。何が書いてあります？
ジャニス：雑誌を読む，熱いシャワーを浴びる，母親と話す，コーピングカードを読む，「希望の道具箱」に目を通す，ということが書いてあります。
臨床家：自殺の考えを 0 に減らすのに最も効果的なものが何か一つありますか？
ジャニス：う〜ん，「希望の道具箱」に目を通すこと。
臨床家：いいですね。「希望の道具箱」に目を通してみたところを想像して。（沈黙）そこにはどんなものがありますか？

臨床家は引き続き，ジャニスに「希望の道具箱」の内容と，そこにある項目が意味するものは何かということに注目するように促し，その後，彼女の自殺への考えの強度を点数付けするようにした。次に，臨床家はジャニスにいくつか他のシナリオとして，継父がいつも以上に金切り声を上げて階段を上がる彼女についてくるといった状況を提示した。ジャニスは，様々なシナリオに答える中で，治療を通して役に立ったすべての対処技法を使っているイメージをすることができた。

フォローアップ

こうした3段階の誘導によるイメージ訓練法を終えた後には，この課題をやり遂げたことに対する支持と励ましを患者に伝えるべきである（例：「よくここまでたどり着きましたね」）。それに加えて，患者には，この練習から学んだことを今後の生活に反映させる機会が与えられるべきである。臨床家は，治療の流れを通して実現された明確な変化を認識するように患者に対する働きかけを行う。将来これらの技法はどうやって使われるのだろうか？　将来セーフティプランはどうやって使われるのだろうか？　この練習の中で認められた問題で，まだ問題として残っているものはあるだろうか？　臨床家は，この練習の間浮き彫りになった問題に関係するホームワークを設定するよう考えなければならない。

フォローアップの間も，患者は現在の自殺についての考えを0から100で点数付けて，状態を教えてもらう。ここで付けた点数は，誘導によるイメージ訓練法の文脈で得られる点数とは異なるものである。なぜならそれは，患者が現時点で経験している自殺念慮の程度と，再発対策プログラムの達成の結果に関係したものだからである。もし何らかの自殺念慮が記されれば，そのときにはセーフティプランを振り返るべきであり，臨床家は患者が自殺関連行動にかられることになる何らかの考えや欲求にうまく対処できる，具体的な方法を明確にするよう促す。言い換えれば，再発対策訓練の後で自殺念慮が確実にある程度ゆっくりと弱まってきていることと，診察室を去るときには彼らが確実に安全になっていることを実現するために，臨床家は注意深く治療を行っていく。患者は対処戦略をどのような場面で行うのかについてうまく工夫できており，既に生活の中で沢山の肯定的な変化を成し遂げている。そのため，大多数の患者はこれらの練習に耐えることができるという経験をわれわれはしてきた。しかし，もし患者が再発対策プログラムの後で何か苦労しているようであれば，臨床家は追加の面接，または臨床的に必要とされた場合の経過観察のための電話を提案する。これらの面接や電話の目標は，①患者の心配に共感する，②誘導によるイメージ訓練法に反応した患者の自動思考を見出す，③これらの自動思考に対する適応的な反応を患者が身につける手助けをする。

再発対策プログラムの重要な側面として，患者が満足できるようなやり方で練習のすべての側面が達成されているかどうかを見極める，ということがある。こうした課題をうまく達成した患者は，感情豊かに取り組み，はっきりと心に浮かべるかまたは詳細に渡る出来事の描写を提供でき，その結果，適応的な反応を生み出すものである。続く質問はこのプログラムをうまく達成しているかどうかを評価する指針として利用できるものである。

①患者は自殺危機に至る一連の出来事を想像できるか？
②患者は自殺危機に至る行動，考え，感情を思い出し，はっきりと描き出せるか？
③患者は問題解決や将来におけるより適応的な反応を想像できるか？　また，適応的な反応や支援をたくさん思い付くことができるか？
④患者の状況は改善可能で，将来の自殺危機を違った形で扱うことができる，ということに患者は自信を持てるか？
⑤どの程度患者は練習の間で感情を体験することができ，どの程度練習が達成された後に否定的な感情の減少が見られたか？

もし，患者がこの課題をうまく達成できていなければ，そのときには治療の間に学んだ技法を振り返るための追加の面接を実施することが妥当であると見なされる。

治療の目標を振り返る

再発対策プログラムをうまくやり遂げた後，臨床家と患者は導入期の最後に作成した治療目標までの進捗状況を査定する。リスク評価は患者が自殺念慮や希死念慮，あるいは自殺を行動する計画についての考えがあるかどうかを見極めるために施行される。自殺念慮を表明し続けている患者は，もし代替となる治療が見つかり完全に彼らが他の種類の治療に参加しているのでなければ，終結とするべきではない。加えて，将来的な自殺企図の可能性に関する患者の予想も評価する。もし患者が将来自殺企図を行う可能性について心配していたり，自殺企図を実行することに関して両価的になっていたりしているなら，自殺対策を重視したさらなる治療を行うことが臨床的に妥当である。

導入期の間に話し合われた他の目標も振り返られる。なぜなら，多くのこうした目標は併存している精神疾患や物質使用の問題，または長く見られている気質的な脆弱性と関係したものだからである。さらに言えば，この治療の焦点が自殺対策にあることもあって，まだこれらの問題が十分解決されていないことも十分ありうる。今や急性の自殺危機が解決されており，その時点で改訂されたり付け加えられたりする必要のある目標を見出すことができる一方で，同時に臨床家と患者は，継続あるいは維持治療が必要な目標についても同定していくことができる。

追加治療の計画

うまく再発対策プログラムと治療目標の振り返りが達成された後で，臨床家と患者は①治療の継続，②追加治療の提案，③治療終結，といった3つの治療項目について話し合う。

治療の継続

治療継続期の焦点は直接的には自殺念慮や自殺行動と関係しない課題（例：精神疾患，関連する問題）になるが，臨床家は，新たな自殺危機を経験したときのためにセーフティプランを身近においておくよう患者に勧める。加えて，臨床家は挫折や上手くいかないことが起こることに対して患者を準備させておく。典型的には，挫折，たとえば薬物使用やうつの再発などを経験した患者は，しばしば絶望感を経験する。こうした悲観主義は全か無か思考に関係しており，しばしばそれが治療は効果がなかったという結論へと患者を導く。この信念は特に危険なものである。なぜなら，その信念の影響でどんな治療もこの挫折を乗り越えるための助けにならないに違いないと患者は一般化し，さらなる自殺危機へと患者を促すことになるからである。起こりうる挫折や失敗への準備をするために，患者には，挫折することに対応する実行可能な戦略と，非現実的な期待への対応が準備される必要がある。

他に取り組むべき問題があれば，治療の維持期のための治療目標を再検討し，面接の頻度を調整する。患者に多角的で長期的な問題に取り組む必要性がある限り，維持期の治療は継続される。これらの面接はそれまでと同じ面接構造で行い，そこには，アジェンダの設定，継続的なリスク評価，認知的・行動的戦略，ホームワーク課題について話し合うということが含まれる。もし，取り組まれる主要な問題が他にないと決まれば，臨床家と患者は会う頻度を 2 週間や月に 1 回の面接に徐々に減らしていくことも検討することができる。ブースターセッション，または患者が必要としたときに予定される面接は，この治療期の間に利用されうるもう一つの選択肢となる。ブースターセッションを計画する上での指針として，自殺念慮が切迫している，生活上のストレスが増悪している，または気質的な脆弱性因子が高まっている，といったことを参考にしていることをあらかじめ患者から了解を得ておくとよいかもしれない。治療を提供している他の専門家や治療チームに相談した上で，臨床家が面接の頻度を変更することを決定する場合も多い。時折，維持治療期の追加面接を最も良い形で予定していこうと，家族に相談することもある。

追加治療を提案する

ときには，治療している臨床家の専門性を超えた追加の治療が必要となることがある。こうした症例では，臨床家は適当な紹介先を探してもらえるかと相談を受ける。この場合の紹介先としては，アルコールや薬物依存のための依存症治療や，双極性障害や統合失調症といった他の精神疾患のための特定の治療がある。患者が他の専門家の予約をするよう援助することの有用性については，多くの場合臨床家も了解しているだろう。ここでもう一歩求められることとして，患者を経過観察しながら，予約を守っているかどうかを確認したり，追加の治療に対しての反応や期待を評価していくことがある。追加の治療を提供する他の臨床家との接点を持つことは，最適な形で患者が治療を継続していく上で強く推奨される。

治療を終結する

自殺危機を経験し，再発対策プログラムをうまく達成した患者の中には，その後の期間を通して症状がなくなり，見られる限り最小限の精神医学的症状しかない人もいる。こういった患者で治療の終結が臨床的に適当である。とはいえ，自殺念慮を含んだ症状の再発に関して追って確認していくために待機的な観察期間を設けることが推奨される。患者はいつでも追加の紹介先を提供されるべきであるし，どういう環境であれば追加の治療を着実に進めていけるかについても話し合っておかねばならない。

最終的に治療の終結において重要な点は，患者が技法を身につけた状態にあること，将来的に自殺の可能性を減らしうる保護因子として，他の資源を患者が活用するよう促すことである。臨床家と患者は，生きる理由を振り返り，ときには治療前期の間に構成された「希望の道具箱」の内容を改訂する。さらに，患者は社会資源を提供してくれる人のリストを振り返ることもしなければならない。治療終結の重要な側面は，急性の危機介入治療モデルから継続的な回復マネージメントモデルへの移行である。

本章のまとめ

治療後期の焦点は，①治療で学んだ認知的，行動的戦略を確実に使えるものにする，②これらの戦略を自殺危機をイメージした中で適用していく，③治療目標を振り返る，④どのように治療を続けるのが最もよいかを決定する，ということになる。治療後期の核心は再発対策プログラムである。患者が自身で自殺危機に関係する認知，感情，行動を引き出し，自殺危機が増悪するのを防ぐことが目的であり，そのために，誘導によるイメージ訓練法に取り組み，そこに組み込まれた内容として，彼らの苦痛を減らす可能性のある方法を描写していくことになる。誘導によるイメージ訓練法をうまくやり遂げることは，過去に自殺危機に導いた状況に対してうまく対処できることを患者に証明していくことへとつながる。さらに言えば，これをうまくやり終えることによって，患者の状態が安定していて，治療で学んだ技法を適用できるということを臨床家に証明してくれることになる。患者が再発対策プログラムを達成できたとき，それは治療における急性の自殺対策期が終結したことを示唆する。維持治療期には患者と臨床家が治療を続けるが，他の臨床症状に関係する問題（例：精神疾患）に焦点が当てられる。他方，臨床家はより専門的な治療（例：依存症治療）のために他の専門家を患者に提案することを選択したり，治療を終結するものの患者と定期的にブースターセッションで会うことを決めたりする。臨床家は，その後の治療計画の内容に関わらず，患者がセーフティプランと生きる理由の覚え書きを手元に準備していることを確認しておくようにする。

第10章　自殺を考えている患者を治療していく上で求められる工夫

自殺を考えている患者は，臨床家が治療する対象の中で最大限の工夫を必要とされる患者である（参照：Ramsay & Newman, 2005）。自殺を考えている患者が臨床家の数ある症例のうちの一つとして加えられたとすると，そこで多数の危機や入院そして広範に渡る記録を扱わなければならなくなるのではないかということを臨床家は予想することになる。それ以上に，もし患者が最終的に自殺既遂に至れば，法的かつ倫理的な影響が生じるかもしれないという恐れも生じ，多くの臨床家は自殺を考えている患者の治療に二の足を踏むことになる（Bongar, Maris, Berman, & Litman, 1992）。自殺を考えている患者には治療が要請されるべき重大な必要性があるにも関わらず，逆説的に，治療しようとする臨床家に巡り合うことの難しさに直面することがたびたびある。

われわれもこれらの複雑さの多くが，事実として現に存在することを認めざるを得ない。しかし，認知療法の枠組みを使った系統的な方法で，それらにうまく対処することができる。こうした工夫のいくつかは第6章で示した。そこでは，自殺を考えている患者はしばしば治療に対して否定的な態度を示すことがあるため，治療が確実にうまくいくようにそうした態度に取り組むための戦略を示した。本章では，自殺を考えている患者の治療で臨床家が直面する，それまで以上の工夫が求められる部分を取り上げ，認知療法の側面から取り組む方法に関して提案する。こうした取り組みのすべては，こうした対象群の治療に向けてトレーニングしてきた臨床家たちの手によって明らかになってきた。その臨床家たちによって同定された，工夫が必要な領域には，①治療を十分活用する上で妨げになるような患者の生活環境への取り組み，②認知療法プロトコールを提供する際の工夫，③自殺を考えている患者の治療にあたる臨床家自身の反応から生じてくる問題への対応，といったものがある。

患者の生活環境に対する取り組み

自殺を考えている患者の治療にあたる臨床家が，患者の生活環境に対して何らかの介入を行っていることは珍しくない。自殺を考えている患者の生活環境は不安定で，様々な生活上のストレスに対処しているため，治療に訪れることがまばらになることもたびたびみられる。他の例では，患者が自殺関連行動を実行するかもしれない危険性の中にさらされ続けており，各面接の間で患者の安全を確保するために臨床家が注意を払い続けなければならないこともある。アルコールや薬物の影響下にあったり，人を殺そうと頭の中で考えて面接に現れたりする患者もいるかもしれない。以下のセクションでは，認知療法の枠組みの中でこうした場合の介入について扱うための戦略について説明する。

生活スタイルが混沌としていること

われわれの経験では，自殺を考えている患者はしばしば破滅的な生活スタイルを送っていることが認められている。避難所に避難している，刑に服している，雇用問題があるといったことのために，予定された定期的な面接に来れないということがしばしばある。患者が所謂「危機」を繰り返すために，その話題にその日の面接時間のほとんどが費やされてしまうこともしばしばある。このように，治療の過程が途切れる，治療当初から何度も繰り返し頭を悩ませられるようなことがある，ということが事実としてあることを臨床家は認めざるを得ない。こうした例では，患者の生活の中で，長い時間が経過しさまざまなことが起こっているために，以前の面接を橋渡しすることが困難となってくる。

ときどきしか面接に参加しない患者を診たときには，われわれは，認知的概念化を綿密に行うよう臨床家へ勧告している（第 7 章を参照）。前回の面接で認知的概念化のために知り得た情報に関しては臨床家は既に精通しているため，新しい情報が前回構築された予備的な概念化を補完するものなのか，あるいは対照的に，概念化をその時点で修正しないといけないのかを見極めていくこととなる。回数を重ねるにつれて，認知的概念化は洗練されていく。それによって，認知，感情，行動，状況的要素の，どの要素が患者の困難に関与しているかについての理解が進み，面接の中で適用する戦略を選択する上での示唆を得ることができる。このように臨床家は，面接の間，認知的概念化を念頭に置き続けなければならないし，以下のような質問を自身に問うていかなければならない。「最近の自殺危機に関係した鍵となる自動思考と非機能的な中核信念は何だったかということをもとに考えよう。その考えと信念を修正するためには，どういう戦略が最終的に一番うまく働くのだろうか？」

一定期間患者と会わなかったその後に臨床家が陥ってしまいやすいのが，新たに出現した患者の生活の中での出来事に面接の大半の時間を費やしてしまうことである。生活スタイルが混沌としている患者の場合には，数週間面接に戻ってこないことも起こりうるため，このことを考慮して，あらゆる場面で認知理論と認知的概念化に基づく介入を行うことが重要となる。たとえば，臨床家が第 5 章で述べた面接構造を維持して系統的に優先順位を立て，患者のための問題解決を行っていくことが推奨される。さらに，適切な機会を活用しながら，患者の報告した生活上のストレッサーを一般認知モデルに関連付け，考えと感情，行動が相互に関係している仕組みに対する患者の理解を深めていくことを勧めたい。初回の面接で構築したセーフティプランを振り返ることによって，自殺危機のときに従うべき具体的な手順を患者が持っているということが保証される。最後になるが，第 5 章で検討したように，わかりやすく具体的なホームワークを選択し，面接の中でまず行ってみることが有用であることがわかっている。こうした工夫は，面接の時間以外での生活で患者が肯定的な変化をしていく可能性を高めることを目的に実行していく。

面接の時間以外での自殺危機

自殺を考えている患者の治療に当たろうとする多くの臨床家は，面接の時間以外で起こってくる患者の自殺危機をマネジメントするために，多くの時間が費やされることになるのではないかという恐れを抱いている。この考えにもいくつかの事実がある。患者が自殺したいと感じている，圧倒されるような生活上のストレスに対処することが難しい，法的問題を抱えている，病院や依存症治療プログラムへ紹介してもらう援助を必要としている，といった理由から患者が臨床試験スタッフへ連絡するという傾向がわれわれの臨床試験においても観察されてきた。このように，自殺を考えている患者の治療にあたる臨床家は，リスクを管理するための標準的な計画をすみやかに手元に準備するべきであり，そうした計画には，自殺に対してのリスクと保護因子の評価，さらにリスクを減らすための行動計画の立案が含まれる。第 6 章で述べたように，臨床家がリスクアセスメントをやり遂げたところで，患者のリスクが低いのか，中等度か，あるいは危険性が高く切迫しているのかということが臨床的に示され，そのリスクが見極められる。

このリスクアセスメントに続く行動計画は，リスクの程度に一致していなければならない。自殺リスクが低いと判断された患者に対する行動計画としては，自殺企図に関する出来事を時系列の流れに沿って説明し，自殺の危険性を高めることへと導く鍵となる要素を見つけ出し，第 8 章で述べた認知，感情，行動的戦略を使って，これらの要素に取り組むことになる。同時に臨床家は，リスクが低い患者と一緒にセーフティプランの適用について検討し，それによるリスクを減らすことへの効果についても評価していく。このときに，臨床家と患者はセーフティプランを改訂したり，使用する中で遭遇する問題や困難に取り組んだりすることができる。リスクが低い患者に対して適切なフォローアップをするための行動計画には，①フォローアップのリスク評価を実施する予定を決める，②次回の治療のための面接を予約する，③次回の電話相談を予定する，④患者のケアに対して責任がある他の世話人や提供者と連絡をとる，⑤診療録を取り寄せ見直すことで，リスク評価の最終決定に影響を与える可能性がある情報源をより多く手に入れる，⑥家族や他の関係者と接触する，といったものがある。ただし行動計画はこれらだけに縛られるものではない。

中等度のリスクがあり，外来診療を基本として安全に治療することが可能な患者に対しては，リスクが低いと判断した患者で使用したのと同様の戦略にある程度従っていく。ただし，中等度のリスクがある患者のフォローアップにおいては，リスク評価，治療のための面接，あるいは電話連絡を，リスクが低い患者で行うより早い段階で，あるいはリスクが高い患者と同様の時点で計画することもしばしば起こりうる。たとえば，経過を見る必要性から 1 週間後の予定の面接が次の日に変更されることもあるだろう。さらに，自殺のリスクが高い患者の治療にあたる場合，臨床家は，支援提供者や仲介人，家族といった追加の支援を提供することが可能な人と連絡をとることを頭に入れて検討を進める。臨床家は自殺のリスクが高い患者に対して，追加のアセスメントや代替治療，補填的な治療，たとえば薬物療法や集中的外来，入院患者支援といった高い密度のケアプログラムを提供してくれる他の支援提供者や仲介者を紹介することもあるだろう。

もし自分自身や他者に対する患者の危険性が切迫している状態にあると臨床家が見極めた場合，まず重要なことは，損害を防ぐ目的でより集中的な治療の提供を検討することである。しかし，超短期間の危険行動を予測することは元来難しいため，切迫したリスクを評価することが困難な作業であることがしばしばある。自殺念慮とそれに関連する構成要素を標準的に評価する方法の多くは非常に長い期間（すなわち数年）における自殺を対象として実証されてきたもので，切迫した行動を予測することに合わせて調査されてはいない。したがって，切迫した自殺の危険性の決定においては，保護因子の強さ（第6章を参照）と比較した際のリスク因子の相対的強さをもとにすることになる。ちなみに，「切迫した」として定義される期間は臨床的な判断に委ねられている。切迫した行動はまさにその後の数分間で起こる行動を指しているかもしれないし，あるいは，24から48時間の間でまさに起ころうとしている行動を指している場合もある。臨床家が適用することを判断した時間枠がどうであったにせよ，リスクを見極めた上で行動計画を適用していくという標準的な手続きが付随していなければならない。

患者に切迫した自殺のリスクがあると一度決定すれば，病院へ入院するための評価を受けることを勧めることになる。The Practice Guideline for the Assessment and Treatment of Patients with Suicidal Behaviors（American Psychiatric Association [APA], 2003）では，自殺企図や中断された自殺企図の後に一般的に入院が勧められる場合として，

①患者が精神病状態にある

②行動が暴力的であったり，致死的であったり，または計画的であったりする

③救助や発見を避けるための準備をしている

④計画や死のうとする意図が継続していたり，苦痛が増加していたり，あるいは患者が自殺企図で生き残ったことを後悔したりしている
⑤患者が男性で45歳以上であり，特に精神医学的疾患，あるいは自殺の考えが新たに生じている
⑥居所が安定してないということを含め，家族，そして／あるいは，社会的支援を患者がかたくなな態度で拒否している。
⑦衝動的行動，焦燥感が強い，決断力の不足，あるいは援助の拒否といったことがその時点で患者が表す状態として明らかである
⑧医療設備の整った環境の中でさらなる精密検査が必要となるような，代謝，中毒，感染，または他の病因によって，精神状態の変調を来している（APA, 2003, p. 31）

加えて，高い致死性や強い希死念慮，あるいは重篤な不安，焦燥感，または混乱を伴った形で，具体的計画を伴う自殺念慮が患者に認められれば**一般的に**入院が**勧められる**（American Psychiatric Association, 2003）。切迫した自殺の危険性があり，入院を拒否している患者を非自発的に入院させるという決断をするにあたっては，臨床家が州の法律（訳注：国内では「精神保健及び精神障害者福祉に関する法律」）に精通していることが推奨される。

それとは対照的に，以下のような患者が自殺念慮をもった場合には，先に述べた一般に入院が推奨させる環境には当てはまらないものの，もし患者が自殺企図や中断された自殺企図の後であれば**例外的に**入院が必要になってくる。

①精神病状態
②代表的な精神医学的疾患と過去の自殺企図の既往
③医学的状態に自殺念慮が影響を与える可能性がある
④外来治療に協力する返答が得られない，あるいは，できない
⑤臨床試験や電気けいれん療法のためにスーパーバイズが受けられる状態が必要である
⑥構造化された環境を必要とするような，できることや能力の観察や臨床検査，診断的アセスメントの必要がある
⑦生活の場が安定しないことも含めて，家族と社会的支援，あるいはどちらか一方に限界がある

⑧患者－治療者関係の欠如，または適宜外来治療に訪れることが困難でそれが継続している（APA, 2003, p. 31）

もし精神医学的的評価や他者から聞き取った経過から，自殺のリスクの程度が高く，最近急速にリスクが増加していることが明らかとなれば，たとえ自殺企図や患者が示す自殺念慮，自殺の計画，希死念慮がなかったとしても，入院が必要となることが示唆される（American Psychiatric Association, 2003）。

患者が切迫したリスク状態にあると臨床家が決定した症例では，彼らを病院に安全に移送するための具体的な計画がなされなければならない。切迫したリスク状態にあると判断されたときに，患者をそのまま放置しておくことは勧められない。そのときに必ず必要になってくることは，患者が切迫して危険な状態であるということについて継続して観察できること，継続して連絡がとれる状態にあるということである。そのため，臨床家は必要な移動の手配ができるように，その方法をいくつか適切な形で準備しておき，準備の中で同僚や他の治療チームのメンバーと連絡を取り合うことも可能となる。移送の選択肢としては危機支援として警察や救急車等に電話することが含まれるかもしれない。ときには，自殺危機の際に自ら進んで臨床家と連絡を取る患者が，自発的に病院に来ることもある。ただし，われわれが目の当たりにした不運な状況として，このように移動手段を手配したことによって自殺危機を防ぐことができるという誤った希望を臨床家が持ってしまうという場合がある。実際には多くの患者にとってみれば，病院に行くまでの間でさらに生活上のストレスが起こる，あるいは，違う病院に行きたいと心の中では決意しているものの，そうした気持ちの変化を臨床家に伝えていないといった理由により，実は病院に来ることに同意したわけではなかったということもある。こうした場合を想定して役に立つと思われるのは，切迫した自殺の危険性のある患者を輸送するために臨床的に最も適切な方法を選択する上で，地域病院の精神科救急部と連絡を取り案内してもらい，患者が切迫した状態で到着することを救急部のスタッフにあらかじめ知らせておくことである。

さらに，家族も付き添って病院に来るように連絡が取られる。常に患者を見守ることができるだけでなく，通常は救急部の移送人員や警察と一緒にいるよりも家族といる方が患者は居心地がよい等，多くの点でこうした手配は好ましいといえる。また，患者やその家族が約束した時間に病院に到着しなかった場合に備え，あらかじめ不測の事態が生じた際の計画を準備しておくことが推奨される。

最後に，病院に到着して患者が体験する可能性があることについて臨床家が理解を示すことも有用である。患者は入院する前，あるいは，医者と会う前の何時間か待たなければならないこともしばしばある。救急部のスタッフが，患者がもはや自分自身を傷つける切迫したリスクにないと決定すれば，ときには病院の医師と会う前に患者が帰されることもある。このように，病院での段取りに関する情報を伝えておくことにより，到着すると直ちに病院のスタッフに診てもらえるといった患者が抱きうる現実的でない期待について話し合うことができる。さらに，実際は入院するケースであるにもかかわらず，「何かの治療を受けることになるでしょうね」と患者にいい加減な口約束をしてしまうことを避けるよう気をつけなければならない。

物質乱用の併存

自殺を考えている患者に対する認知療法プロトコールの有効性を評価したわれわれの臨床試験では，患者のほとんどが物質依存症の診断基準を満たすことがわかった。このプロトコールのトレーニングを受けた臨床家の多くが苦労していた点としては，薬物を乱用している患者を効果的に治療できるかどうかというところにあった。ある臨床家は，この状況を「治療のためのジレンマ」という表現を用いて指摘した。患者は臨床家と面接をするとき，援助を受けて，素面を保ち，生活も元に戻したいというまっとうな願いを言葉にする。しかし，特に逆境に対処するための薬物乱用以外の戦略を練っている途上のときには，往々にして薬物を乱用することへの誘惑が優勢になる。われわれの経験上，臨床家が彼らの聞き取りをあまりしなくなっている数週間の間に実は再使用していたということが多い。

自殺企図患者に対するわれわれのプロトコールは，患者の多様な必要性に取り組むために，様々に異なった支援を，たとえば一般臨床家や精神科医，ソーシャルワーカー，そして依存症カウンセラーなどから受けるということを前提としている。他の章で述べたように，自殺を考えている患者に対する認知療法の目標の一つは，こういった支援に対する協力を増やすことである。このように，患者にとって必要性が高い様々な支援に関して，臨床家はあらかじめ言及しておく。われわれの経験では，そうした戦略を取ることによって，臨床家は，患者の治療に対する責任を多数の専門家に委任し，自分一人で患者の生活の質に責任を持っているという感覚から解放される。

他の形式の精神療法の実践をしている多くの臨床家と異なり，アルコールや薬物の影響下で面接に来る患者に会うことを臨床家が拒否するのをわれわれは推奨していない。多くの自殺を考えている患者は社会的支援ネットワークが脆弱で，愛されていない，または耐えられないといったことに関係する中核信念を持っているため，患者が臨床家から拒否されていると取ると，自殺念慮が賦活されるかもしれない。加えて，物質使用は衝動的で攻撃的な行動を起こす可能性を高めるため，薬物の影響下にある患者は自殺念慮を行動に移すリスクがより高い状態となる。面接を断る代わりにわれわれが推奨したいのは，臨床家が中毒の程度と認知的概念化に基づいた適切な行動指針を選択していくことである。第6章で既述したような包括的なリスクアセスメントを実施し，必要な場合には，患者が臨床家のオフィスを出た後に安全な居場所を目指せるように，協働的にセーフティプランを作らなくてはならない。

自殺を考えると同時に殺人の考えがある

第2章で言及したように，自殺を考えている患者は自殺危機の間に殺人への考えを表明することがときにある。重大なストレスや失望するような状況には，人間関係の破綻であったり，住まいを明け渡すように要請されたりといったようなことがよくあり，それに伴って殺人の考えがみられることがある。われわれは自殺を考えている患者の治療にあたる臨床家に，リスクアセスメントの間に面接の冒頭で殺人の考えについてアセスメントしておくことを推奨している。患者が殺人の考えを認めたときには，自殺念慮に関する様々な次元と同様の項目を用いて，頻度，強度，考えが浮かんでいる期間を含めた具体的な情報を得ることが重要である。そこには他者を傷つけようとする意図の程度，他者を傷つけるための具体的な計画の存在，そして患者が致死的な手段に接近しているかどうかということが含まれる。人を傷つける願望をあらわにしている患者の犠牲者となるかもしれない人に対して警告する義務があることを示した州の法律を，臨床家は記憶に留めておかねばならない。重要なことは，治療過程の冒頭から自殺を考えている患者とその責任についてはっきりと話し合っておくことであり，もし患者が他者を傷つけたいという気持ちを表現するような場面が生じれば，臨床家は彼らにこの義務と理由を思い起こさせなければならない。

認知療法のプロトコールを適用していく上での取り組み

もし認知療法プロトコールの適用という観点から問題点を整理していくと，このプロトコールに期待をもたせるようにして，効果的に進めていく際に困難があることに気付かされるであろう。初学者の臨床家の多くが実感するのは，患者の苦痛に答えていくことと，認知療法のプロトコールを遵守することの間での軋轢であり，特に面接構造やホームワークに対する患者の協力を維持することや，治療における第一義的な焦点を自殺対策に置くという点において感じることだろう。ここで思い出していただきたいのは，認知療法が患者の臨床所見に関することを抜きに次々と処理が進むようなプロトコールに基づいた，機械的なやり方で治療を進めていくようなものではない，ということである。どのような自殺を考えている患者であれ，何よりも安全性が一番の関心事であり，臨床家の臨床的判断は自殺危機に対する最も適切な反応を決定することをめざしたものだということに変わりない。それどころかわれわれは，患者の自殺危機を理解したり，患者が提供する情報を組織化したり，患者の治療目標に合う可能性のある介入を選択したりするための枠組みとして認知療法を活用することを臨床家に勧めたい。臨床家が認知療法の経験を積んでいくと，自殺危機のときに患者が言い表す異質な感情体験や，緊急の問題，他のライフイベント等の多くに対して，患者たちが解決を試みる際の案内として認知療法を見なすようになる。実際にわれわれは，認知療法の根本的特徴が，対応が困難な患者の治療における損害になるのではなく，戦力になると理解している。

面接構造を維持する上での取り組み

本章の中でここまで述べてきたように，治療に散発的に参加する患者がいたり，面接の多くで危機の最中にいる患者がいたり，他にも苦痛が強く混乱していて面接の焦点を定めることが困難な患者もいる。多くの臨床家は気付いただろうが，その際には前回の面接からの橋渡しをしたりアジェンダを設定することが困難になる。臨床家が強い興奮や焦燥感を有する患者に出会ったときの，複雑な状況をわれわれはよく理解している。しかし大切なことは，患者と同じように賦活された反応をすることは患者の苦痛を強めるということを，認識しておくことである。平坦で流暢な口調でアジェンダを決めることにより，そうでなければ強い苦痛の中にいることになる患者を鎮める一つの技法が提供される。理にかなった方法で患者の困難に接近することができるということを，事実として証明してくれる。臨床家はこのような状況の中で，前回の面接とアジェンダの設定を橋渡しするように手綱を引いていくことになるだろう。このように，協同的経験主義というのは，一つ一つの段階を患者と一緒に確認していき，患者の困難に対する臨床家の概念化に患者が同意していることを確認しながら，確立されていくものである。

ときには，前回の面接以降起こった困難なライフイベントや危機の領域が多いために，50分の面接ではすべての内容を網羅できないこともあるだろう。こうした場合には，臨床家は認知的概念化を用いて，患者の今の心配事のいくつかに共通して底に流れている話題があるかどうかを見つけ出そうとすることもある。もしそうなれば，臨床家はそのような観察を行った上で，アジェンダの主要な部分を構成する可能性のある，底に流れる共通した話題があるかどうかを患者に尋ねることもある。たとえば，前回の面接以降，家族や友人とたくさん衝突して苦痛を感じている患者に対して，臨床家は社会的支援の問題を根底にある問題として同定し，その問題に焦点付けていく。将来に家族や友人との相互交流の実現を可能にするような方法についてブレインストーミングするために，起こってきた特定の葛藤を検討しながら，社会的支援の問題をアジェンダとして取り上げ面接に取り組むのである。

明らかに焦燥感が認められる患者に対しては，筋弛緩法や呼吸調整，あるいは誘導イメージ療法といったような感情対処練習を面接の始めに実施することが，もう一つの方法として有用かもしれない。これらの練習は，患者が系統的に苦痛の原因となっている問題に取り組む上で，患者を「落ち着かせる」のを助け，患者がよりよい状態に近づけるようにする。さらに言えば，感情に対処する方法を提示する際の一つの例として，自殺危機のときに起こっている否定的な考えの嵐に巻き込まれて，衝動的な行動を行うのではなく，これらの技法を活用して，むしろ気持ちを落ち着かせ問題に取り組むことに集中することの例示にもなる。実際に，練習の前後に抑うつや絶望感の評価点，そして／あるいは不安の評価点を得ておくことによって，目に見える形でこれらの戦略のうちどれか一つに取り組む時間を持ち，こうした取り組みが効果的であることを患者に実証的に証明することができる。効果があることがわかれば，これらの練習を自殺危機に関係する考えや感情に圧倒される経験をしたときに患者が実行する一つ目の技法として，セーフティプランに含めることができるだろう。

ホームワークに取り組んでもらうための工夫

ホームワークは認知療法の不可欠な部分であり（参照：J. S. Beck, 1995），ホームワークに取り組むことがよい治療結果と関係していることがエビデンスで示されてきた（Addis & Jaxobson, 2000; Kazantzis, Deane, & Ronan, 2000）。しかし，特に自殺を考えている患者は，自分の生活における多くの問題と，精神症状の重篤さと，治療によって肯定的な収穫があるとは思えないという絶望感のために，ホームワークをある種の挑戦を迫られる取り組みとみなすことは明らかである。自殺を考えているこのような患者の治療にあたる臨床家は，創造性を発揮して，ホームワークの過程の中で協働的関係を確かなものにしていく必要がある。患者にとって意味のあるホームワークを描き出し，生活の中で目に見えるような変化を促進していくようにする。もし患者が実行できなかったとしても，引け目を感じさせないよう工夫して，治療過程にとってホームワークが重要であるという感覚を培っていくようにする。

第5章で提示しているホームワークの実施を強化していくための提案はないがしろにできない。その提案の中には，臨床家と患者が協働的にホームワークを課すこと，課題は面接の中で始めること，実現の可能性を下げる理由となるなどの阻害因子にも臨床家は取り組むこと，患者が課題をやり遂げられる可能性について吟味すること，などがある。自殺を考えている患者に対するホームワークは，一般的に具体的な項目一つに限定して，たとえば，最近連絡を取っていない友人に連絡することや，治療のために精神科医の予約を取得することで構成されなければならないことがわかっている。ホームワークとして達成しなければならない課題が二つ以上になれば，患者はそれに圧倒されることが多くなる。ホームワークは自殺対策に結び付けて明確に提示されなければならない。その上で，臨床家との話の中で，患者は，日常生活の面接以外の時間の中でそれと同様の課題をうまく達成したときのことを考えてみる。

臨床家が最良の努力を払って，妥当性が高く，見る限り達成が容易そうなホームワークを課したにも関わらず，ホームワークに対し慢性的に協力的でない態度を示す自殺を考えている患者もたくさんいることだろう。こうした例では，臨床家は状況を説明する責任を患者からある程度引き受けることもある（例：「一週間で起こった否定的考えを書き出すことを強調してきました。ようやくあなたのことがよくわかってきただけに，おそらく書き出すことはあなたにとって嫌なことなのだろうということは私にもわかります」)。この方法は患者がどういうことを気に入るかということ対して臨床家は敏感であることを明示するだけでなく，責任を引き受けることのお手本にもなる。さらに，このように臨床家が患者に働きかける中で，ホームワークを行うことの利点と欠点，これらの課題が患者の生活の中で肯定的な変化を生み出す程度についての患者の信頼感を認識してもらうように促すことができる。一度ホームワークへの否定的考えが明らかになれば，臨床家はこれらの信念の妥当性を評価するためにソクラテス的質問を使うことがある。ホームワークが助けにならないだろうという何らかの否定的予測を実際に試してみるために，臨床家が行動実験を計画することもある。

自殺対策に面接の焦点を維持する上での工夫

以前に述べたように，もう自殺したいとは思っていないと主張したり，面接で取り組む問題は他にもっと切迫したものがあると信じていたりするために，面接での話題の焦点を自殺に向けることに抵抗を示す患者も多い。臨床家も患者の問題が深刻であることを認識し圧倒されるに違いないし，しばしば，その時点で苦痛の原因となっている問題に取り組みたくなり，それに巻き込まれてしまうこともある。それ以上に，われわれがトレーニングしていた臨床家の多くが苦悩していたのは，幼少期の性虐待といったような問題に対処しなければならない自殺を考えている患者を幾人か抱えているという事実にあった。その際，これらの問題に取り組むことによって将来の自殺危機の可能性を減らすことになるだろうと推測していた。

幼少期の性虐待といったような問題は，疑いようもなく自己，世界，および将来に対しての非機能的な中核信念に寄与しているため，症例の概念化の中で中心的に考えなければならない問題である。しかし，認知療法の自殺対策期は，直接的に自殺念慮を修正し将来の自殺危機の可能性を減らすための枠組みと具体的な戦略から構成される介入として設計されている。このことから，臨床家はまず将来における自殺危機を防ぐ技術を発展させることに焦点を当て，患者の安全を保障する手助けになり，その上で治療の維持期に他の重大な問題に取り組む，ということが推奨される。言い換えれば，臨床家はまず，患者が着実に重大な苦痛を扱うことができるように働きかけ，それができたときに，より一般的な認知的概念化の部分である他の問題に立ち戻るようにする。

さらに言えば，洞察力のある臨床家は気付いているかもしれないが，患者が面接で提示するそのときの苦痛の原因になっている問題の多くは，実際には直近で見られた自殺危機の影響と考えることができるものである。したがって，患者が具体的な対処戦略を学んだことが明確になれば，臨床家はソクラテス的質問を用いて，生活における他の時点，特に自殺しようとしているときに，その戦略が役に立つような方法を考えてみるよう患者に促していく。次に検討する会話は，ジャニスの認知療法における7回目の面接で，ジャニスが彼女の母との関係を改善する戦略を見つけ出すよう，臨床家が働きかけている。

臨床家：ホームワークでは，あなたが母親と改めて接することのできる方法をリストにして，そのうち一つを選んで試してみる，ということでしたね。
ジャニス：（臨床家にホームワークを渡す）
臨床家：（ジャニスのリストの項目を読み上げる）内容が充実したリストですね。あなたはどれを選ぶことにしたのですか？

ジャニス：実際にはリストのうち**二つ**をやってみたんですけどね。また別の日でも晩ご飯を作る手伝いをしたいなって言ってみて，それで一緒に料理をしているときに，今度一緒に買い物に行かない？って聞いてみたんです。

臨床家：お母さんはどういう返答をしましたか？

ジャニス：私がやっと自分の部屋から出るんだってことにほっとしただろうし，一緒に外出したいって思ったんじゃないかな！

臨床家：それでお母さんは買い物に行くことに同意したのですね？

ジャニス：もちろん。それに，あいつを一緒に連れて行くってことは，まったく言いませんでした。

臨床家：ではジャニス，この練習から何を学びましたか？

ジャニス：私がどうなったかわかるでしょ？　母が再婚してからずっと，母が私よりもあいつを大切にしているって感じてきたんです。それに，私はこの数年来うつに悩まされてきたわけで，母は何とか私に耐えているんだっていう風に感じてます。今だに母はあいつに頭が上がらないだろうって思っているし，そのことが結果的に私たち双方を傷つけてきました。けど，私はふたりの関係を絶つ人間なんだろうし，そうなるしかないんですけど，そこでもし私が努力したら，私と母はもっとたくさんの時間を過ごしていけるし，もとあったように関係を戻すことすらできるかもしれない，そういうことをこれで学んだんです。

臨床家：それはとっても重要な洞察ですね。あなたが元に戻って関係を改善する何かができたことに気がついたときに，お母さんとのつながりをより感じたのですね。

ジャニス：そう，そうなんですよ。どうしてこれが自分でできなかったのかわからないぐらい。過剰反応し過ぎてたのかな。

臨床家：いい感じですね。もし，あなたが新しい技法を他の状況に適用してみたらどうなるかを考えてみましょう。たとえば，あなたが自分の部屋にいて，ひどく一人ぼっちだと感じているとして。あなたは，人生は何も与えてくれないと信じていて自殺したいと感じ始めている状況，いいですか？

ジャニス：（頷く）

臨床家：将来経験するようなこうした状況に取り組むときに関係を修復するこのような技法をどのように使うでしょうか？

ジャニス：もし母が一人だったら悩まずにまっすぐ母のところに行って，声をかけるでしょうね。今は二人とも前より話ができるようになってるから，母が私と一緒にしたいことなんか何もないなんて私が思い込むことはありません。だけど，もしあいつが周りにいたら，あいつはいつも私を無視して，反対ばっかりするから，母のところに話しにいけるかどうかは自信がないかな。

臨床家：あなたと継父との関係が難しいってこと，あなたが落ち込んでいるときに彼と接触するのは得策ではないだろうということですね。わかります。誰か他の人で，あなたが話をすることのできる人はいませんか？

ジャニス：ああ……，少し前に先生に話したけど，落ち込み出したときに，仲のいい友達とはほとんど距離をとってしまったって私が言ってたこと，覚えてます？　私の一番の親友でジュディ，彼女は私から連絡があったら絶対びっくりするだろうな。

臨床家：そうすると，あなたの作戦としては誰か他の人に打ち明けるってことなのかな。なんていうつもりです？

ジャニス：電話して，話さなくなって寂しかった，今度カフェにでも，一緒に行きたいって言ってみようかな。

臨床家：そうしたとしましょう。人生は何も与えてくれない，っていう過去にあなたが持っていた想いと同じ気持ちになるでしょうか？

ジャニス：（ためらいがちに）どうかなぁ。自分は意味のある関係を持てるんだ，って感じられるよう，ゆっくり時間かけてやっていってるところで，まだ気分がすごく楽になったとまではいってないし……。

臨床家：ただ，人生は何も与えてくれないっていう思いが，自殺したくなるぐらいあなたを疲弊させることになると思いますか？

ジャニス：ううん，それはないと思う。ジュディと再会するのが楽しみだし，状況をよくするために私も何かすると思います。

この例では，アジェンダにすることが大切だと彼女が感じている母親との関係の問題に取り組むため，臨床家はジャニスに社会的支援体制を強める技法を身につけるよう働きかけた。一方で，臨床家はこの問題を，ジャニスの過去の自殺念慮に関係した認知と感情の問題に関連付けた。その際に臨床家は，彼女が自殺危機の潜在的引き金を体験したときにこれらの技法を適用するための具体的な段階を明らかにするように教えた。このようにジャニスは，彼女にとって重要な問題に取り組んでいるまさにそのとき，同時に，他の自殺危機を防ぐ可能性のある戦略を作り上げていった。

臨床家自身の反応に対する工夫

自殺念慮やそれに続く自殺危機について話すことに対する患者の反応にうまく対処していく一方で，この対象群の治療にあたる臨床家自身も，しばしば治療を提供することに影響するような苦痛な考えや感情を経験するということがわかっている。たくさんの自殺危機に対処できないかもしれないという見通しを持つために，自殺を考えている患者の治療にあたるときに臨床家が不安を抱くというのは珍しいことではない。事実，Pope と Tabachnick（1993）の調査では，臨床心理士の 97％を超える人たちが，患者が自殺既遂に至るかもしれないという恐れに耐えていることがわかった。実際に，自殺を考えている患者は危険性が高い対象群を構成しているため，それ以外の多くの患者よりも将来的に自殺関連行動を実行する可能性が高いのである。臨床家は患者の自殺念慮にうまく反応することと，多くの自殺を考えている患者が慢性的に自殺念慮や絶望感を経験しているという事実に耐えることとの間の繊細なバランスを維持しなければならない。

こうした不安に加えて，自殺を考えている患者の治療にあたる臨床家の怒りや防衛に関する報告もある。Pope と Tabachnick（1993）の調査では，およそ 65％の臨床心理士が患者に自殺の危険性があったり自殺企図をしたりすると患者に対して怒りを感じることがわかった。われわれが訓練している臨床家の幾人かは，ときに患者の報告した自殺念慮により操作されていると感じていると話してくれる。われわれが訓練した臨床家たちは，ある状況になれば自殺企図をする可能性があるなどと患者が口にしたものの，いつ何処で起こすかを明らかにすることは拒み，その結果臨床家は非自発的な入院の根拠を持てない，といった「不確定な自殺傾向」について述べている。他の研究では，患者が改善することを望んでいるということを示す証拠を，臨床家の側からはほとんど観察できず，患者が自分自身に期待している以上の期待を臨床家が患者に対してかけてしまっているのではないかと臨床家が困惑することがある。こうした患者の特色が臨床家の絶望感と燃え尽きに関係している。

われわれの経験からは，自殺を考えている患者の治療にあたっているときに出現してくる恐れや怒り，絶望感に取り組む最も有効な手段が同僚によるスーパービジョンであることがわかっている。同僚によるスーパービジョンは，患者に対して感じる一連の感情の妥当性を他の同僚に認めてもらうと同時に，臨床家が自分に対して認知的戦略を使用する機会を提供してくれ，見落としていたかもしれない情報を別の視点から考える上で役立つ。多くの臨床家において見られたのは，同僚からのスーパービジョンを受けることによって，チーム医療という環境が整い，彼らが同じ目標を共有する地域のケア提供者の一部であるという概念が強化されることであった。われわれがわかったのは，臨床家が同僚によるスーパービジョンの面接を経て，気持ちを新たに再度治療に臨む気持ちになり，患者の困難に取り組む準備をするということである。このように，毎週または 2 週間に 1 回，扱っている症例の中に自殺を考えている患者を持つ臨床家のために，同僚によるスーパービジョンの面接を設けることが強く推奨される。

多くの臨床家が定期的に同僚によるスーパービジョンを受けることができるチャンスは，もしあったとしてもかなり少ない環境で臨床をしているという事実があることもよくわかる。この章で何回か述べてきたように，こうした状況にある臨床家には，自殺を考えている患者はしばしば多くの支援を受け多くの異なった専門家に診てもらっていることを心に留めておいて欲しいと，われわれは考えている。患者には，医療，精神科，社会的支援，あるいは依存症治療など，彼らの生活上に多層に重なっている困難に取り組むために必要なものは何でも求めていくよう推奨される。自殺を考えている患者に対する治療を提供する，しっかりと定められた役割を持つ専門家を多数持っておくことは，その患者の生活の質を支える責任の分担を広げる助けになる。このことは，患者の生活における自殺以外に必要性なことは，技量のある専門家が取り組んでくれているという確信の中で，認知療法家は自殺対策単独に専念することができる。

最後に，認知療法の原則は患者と同様に自分自身にも適用できるということを，臨床家は心に留めておく。患者を治療抵抗性だとラベル付けしていないだろうか？　自分の患者が単に注意を引こうとしているだけと仮定するような，読心術に陥っていないか？　患者が進歩していないと認識したことを自分のせいだと関連づけてはいないか？　自分自身の全か無か思考の悪循環にとらわれていないか？（例：「この患者は決して何も変わらないだろう」)。こうすることによって，臨床家は自身の特定の患者についての否定的な自動思考や，自殺を考えている患者の治療にあたることについての全般的な信念をモニタリングし，これらの考えをよりバランスのとれた認識にするように，認知的戦略を使用して考えを系統的に評価するための助言を得ることができる。

患者が自殺企図や自殺既遂をしたとき

調査的研究では，全体の30％に至る臨床心理士が治療を行っている中で自殺によって死亡した患者を経験していることが示されている（Chemtob, Bauer, Hamada, Palowski, & Muraoka, 1989; Pope & Tabachnick, 1993）。患者が自殺既遂をした臨床家は，ショック，不信感，悲しみ，恥，さらには取り乱し，怒り，裏切りの感覚，不適切であったという感覚，同僚から孤立している感覚，非難を受けることや訴訟になることへの恐れ，精神療法に対する信頼の危機，そして外傷体験後のストレスなどを含む，激しい有害な感情や認知的反応を経験することになるだろう（例：Chemtob et al., 1989; Gitlin, 1999; Hausman, 2003; Hendin, Lipschitz, Maltsberger, Haas, & Whynecoop, 2000）。その余波として，自殺リスクに警戒するあまり，正当な理由がない場合でも広くリスクアセスメントを実施し，治療関係に良くない影響を及ぼす可能性が生じることになる（Gitlin, 1999）。近い人間関係を瞬時にして失ったときの反応は多くの場合人類共通して同じである。不幸なことに，臨床家をこの困難な時期を通して援助するための系統的なガイドラインを，個々の機関はほとんど持っていない（Hausman, 2003）。

患者が自殺したときの臨床家の対処に関しては，ほんの些細なことしかガイドラインに書いていない。自殺をされた後で考えると，多くの臨床家は患者のためにもっと違った治療選択があったはずだと話す（Hendin et al., 2000）ものであり，それは，たとえ彼らに適切で標準的な治療を維持していた自信があったとしても，そうなるのである。自殺既遂者の「心理学的剖検」は，将来的に自殺を考えている患者を扱う臨床家と同僚にとって教育的になり得るにもかかわらず，多くの場合，患者の死に対して責められているという不適切な感覚を，臨床家に残す（Kleespies & Dettmer, 2000）。そのため，臨床家にとっては，先輩の指導者といった信頼できる同業者の自殺の症例を通じて治療にあたることが心理学的剖検より役に立つかもしれない（Gitlin, 1999）。Hendinら（2000）の指摘によると，患者の自殺を経験した多くの臨床家が，援助を受けるという提案は不誠実だと認識していたということがわかっているが，

Collins（2003）は患者の自殺の余波が押し寄せてくる中では，同僚からの支援を必要不可欠なものとして推奨している。こうしたことからわれわれは，そのときが訪れるより先に各機関で，サポートするための機構を制定しておくことを推奨している。特に，こうした環境にいる臨床家の一部には，同じような経験を耐えてきた他の臨床家からなる非公式の援助集団に参加することが役に立つことがわかっている（Kleespies & Dettmaer, 2000）。さらに機関によっては，自殺を考えている患者に対処するために臨床家に向けた継続的な訓練を提供するよう，症例検討会を開催し，困難症例に目を向けていくようにすることもある（Kleepies & Dettmer, 2000）。

自殺既遂よりも自殺企図の方が多いことを考えると，臨床家のキャリアのどこかの時点で，治療を行っている間に自殺企図を行ったという患者を臨床家が診ている可能性はもっと高い。Ramsay と Newman（2005）は治療の経過中に自殺企図を行った患者の治療にあたる臨床家に対して，いくつかのガイドラインを提案している。患者が一貫した治療を受けていることを保証するために，ほぼすべての場合に精神保健の専門家としての登録を維持しておくべきだ，というのが彼らの提案である。一方で，自殺企図の後に治療を再開することは，治療の基本的なルールを再交渉する機会を提供することも彼らは指摘している。たとえば，臨床家と患者が面接の頻度，面接の間に危機になったときの連絡の取り方と頻度，面接で取り組まれる問題の種類について，協働的に合意することができる。Bongar ら（1992）は，面接の頻度を増やすことが必要になることが多く，夜や週末，臨床家の休日の間の患者のニーズを満たすために特別な工夫を行う必要性が生じる可能性があることを指摘している。加えて，Ramsay と Newman（2005）は，臨床家と患者の間の信頼関係の問題については，感覚を研ぎ澄ましつつ，しかし直接的ではないやり方で取り組むことを勧めている。他の自殺企図に関係する問題（すなわち：物質乱用）に取り組むために他の専門家を巻き込んだり，家族や治療経過で重要な他者を巻き込んだりする許可を患者から得る中で治療計画が再考されることもある。

自殺を考えている患者の治療にあたる利点

本章においてここまでは，自殺を考えている患者の治療にあたるときの取り組みと苦労に焦点を当ててきた。しかし，自殺を考えている患者の治療にあたることの利点について確認することも同じように大切である。認知療法のプロトコールのこの側面は疑いようもなく，他の取り組みにおいて工夫が必要な対象群の治療にも役立つだろう。加えて，われわれが訓練した多くの臨床家は，このプロトコールで得た経験が，治療経過中に自殺問題が出現する患者に対処するときに自信と知識を与える可能性を示唆している。それ以上に，絶望し自殺しようとしている状態から生活上の問題に積極的に対処する状態に患者が変化するところに立ち会えることは，最も熟練した臨床家に対しても達成感を与えるものである。このように，最近自殺危機を経験した患者を適切に治療していくことは，専門家として特に意味のある経験になる可能性がある。

本章のまとめ

自殺を考えている患者は，困らせる（例：繰り返す自殺危機）という意味での困難さ，治療にあたる人の中で引き起こされる恐れ，といった観点から臨床家にとってかなり挑戦が求められる対象であるといえる。われわれはこれらの困難に取り組むための確かな戦略のいくつかを，認知療法の観点から見出してきた。自殺を考えている患者をフォローアップし，自殺を考えている患者と接し，適切な報告を得続けるという手順を当てはめていきながら，その中で理にかなったよりよい判断をしていくことは，実臨床の中で用いることができ，なおかつ標準的な治療を構成するものであると，われわれは信じている（参照：Bongar et al., 1992）。

それにもかかわらず，それぞれの自殺危機には一定の違いがあり，一つの指標が正確に臨床家が切迫した危険性を決定する指針にはならないことを，われわれの経験は教えてくれる。したがって，もし可能であれば，患者が自殺危機の状態にある間に臨床家が自分の同僚に相談し，その相談の結果として到達した決定の根拠を明らかにしていくことを，われわれは臨床家に推奨したい。さらには，もし患者の自殺という不幸な出来事が実際に起これば，そうした危険な状態にいる患者の治療にあたる臨床家がどれだけ患者の自殺に対する覚悟をしていたとしても，膨大な悲しみや罪の意識，怒り，恐れを，経験するだろう。われわれは，臨床家がこうした不幸な状況に遭遇したときに援助するための機構を準備しておくことを各機関に強く助言している。われわれの研究では，最近自殺企図を行って認知療法を受けた患者の再企図率は通常の治療を受けた自殺企図者のおよそ半分になることが示されている（G. K. Brown, Tenhave, et al., 2005）。こうした結果は，自殺を考えている患者が認知療法によって将来の自殺危機を防ぐ技法を身につけていくことができるということを強く裏付けるものであり，そこには治療にあたる臨床家の専門的な経験を充実したものにする可能性が秘められている。

第 III 部

特別な治療的配慮が必要な
対象への適用

第 11 章　自殺を考えている思春期の患者に対する認知療法

米国疾病予防管理センター（the Centers for Disease Control and Prevention）によると（CDC; 2008），思春期における自殺（による死）は 1 年あたり約 2,000 件を数え，10 歳から 19 歳の子どもにおける主要な死因の第 3 位である。研究によれば，毎年約 200 万人の思春期の子どもが自殺企図をすると推定されており，その結果，1 年あたり約 700,000 回救急部への受診が生じているとされる（Shaffer & Pfeffer, 2001）。さらに，1 年間という枠でみると，思春期の子どもの約 20％が自殺企図を考え，15％はそれを実行することを計画する（Spirito, 2003）。従って，思春期の自殺行動は重大な公衆衛生上の問題である。思春期は，著しい発達と心理・社会的な変化の時期でもある。そのため，この期間に起こる多くの変化が，10 代の子どもたちにとって自殺関連行動にかられる可能性を増加させるということは驚くに値しない。

本章では，自殺を考えている思春期の患者の治療に対する認知療法プロトコールの適用について説明している。まず，思春期における自殺関連行動の関連因子とリスク因子についての研究を大まかに概観することで，臨床家が認知的概念化を構築して適切な介入戦略を選択する上で助けとなる情報を提供する。次に，第 6 章から第 9 章で説明されている自殺を考えている成人の患者に対する認知療法を，思春期の自殺を考えている患者に対して実践することが可能となる仕組みについて述べる。治療を行う際に思春期の子どもに特有に生じてくる問題については，症例の提示の中であらためて強調していきたい。

思春期の子どもにおける自殺関連行動

思春期の自殺は重大な公衆衛生的事項であるために，この人口分布における自殺関連行動との関連因子，およびリスク因子を同定するために多くの研究が行われてきた。これらの因子の多くは，人口統計学的因子，診断学的因子，心理的因子，および自殺に関連した因子という広いカテゴリーに落とし込んでいくこと等，自殺を考えている成人の患者に対する自殺の関連因子，そしてリスク因子として同定されたものと類似している。これまでにたびたび観察されたことに，社会的環境（たとえば，家族や仲間）が思春期の苦悩の急性期の説明の核になるということがある。そのため，他の対象群と比べて，自殺を考えている思春期の患者における固有な特徴の一つは，より社会的な要素が重視されることになる。思春期の自殺関連行動と各因子のカテゴリーとの関係は本セクションで検討する。

人口統計学的因子

思春期の自殺関連行動を理解していくときに，成人の自殺関連行動を説明するときに重要であったのと同じ人口統計学的因子の多くが当てはまってくる。疫学研究によって，10 代の子どもは思春期という年代の中で年齢が上がっていくにつれて自殺の可能性が高まっていくということが示唆されている。事実，米国の 1999 年から 2005 年までの調査で，16 歳から 19 歳の 10 代の子どもたちの自殺が劇的に増加していた（CDC, 2008）。思春期の自殺行動はまた，性別によっても変わってくる。つまり，少女は少年より自殺企図の可能性が高いが，少年は少女よりもおよそ 5 倍近く自殺による死の可能性が高い（CDC, 2008）。さらに詳しく検討されたところによると，人種または民族による自殺行動の頻度の違いがあることがわかっている。たとえば，10 歳と 19 歳の間のアメリカ原住民／アラスカ原住民の男性は自殺の危険性が最も高い群の一つを構成し（10 万人あたり 15.12 の自殺），これと同じ年代のアフリカ系アメリカ人女性は，自殺の危険性が最も低い群の一つである（10 万人あたり 0.96 人の自殺；CDC，2008）。研究によっては，アメリカ原住民の思春期の子どもは，生涯における自殺企図の既往が，他の民族の約 2 倍の頻度で見られることも示されている（Borowsky, Resnick, Ireland, & Blum, 1990）。アメリカ原住民の思春期男性がその年代を超えて齢を重ねた場合，その大多数は自殺関連行動にかられることはない。このことから，これらの人口統計学的因子は末端に位置するリスク因子であるということができる。それでもやはり，こうした因子が追加のリスク因子と関連して存在した場合には，背景を形成する因子としての重大性が増していると仮定される。

性への志向性は，思春期の自殺行動を理解する上でもう一つの重要な人口統計学的因子である。ゲイ，レズビアン，そしてバイセクシャルの思春期の子どもにおける自殺の広がりに言及した，現在入手可能な全国統計は存在しない。しかし，これに関して科学的な手法に基づいた研究が幾つかなされており，自殺企図が性への志向性によってどの程度変わってくるかが調査されている。自分の性への志向性は標準的だと認識している集団と比較して，同性愛またはバイセクシャルと認識している少年は，約 7 倍自殺企図をする可能性が高い。一方，同性愛またはバイセクシャルだと認識している少女が自殺企図をする可能性が上がるのは，全くないわけではないものの，ほんのわずかである（Garofalo et al., 1998; Remafedi, French, Story, Resnick, & Blum, 1998）。Faulkner と Cranston（1998）の報告では，異性との性的接触だけを持っていた思春期の子どもで自殺企図に賛同する意思を示した割合が 14％であったのと比較して，同性との性的接触を持っていた思春期の子どもで自殺企図に賛同する意思を示したのは 27％であった。Russel と Joyner（2001）による全国的な研究からわかったことは，自殺企図をしたと報告する可能性は，同性に対する性的志向を報告しなかった思春期の子どもより，同性との性的志向を持つ思春期の子どものほうが 2 倍高かった。この関連性は重大ではあるが，その結果を絶望感，うつ病，アルコール乱用，家族の自殺行動，友人の自殺行動，および不当に差別を受けた経験によって補正すると，その関連性が弱められるということもわかっている。ここまでをまとめると，思春期の子ども，特に少年で，自らを同性愛と認識している，あるいは同性との性的接触を持ったことがあると報告する思春期の子どもでは，自殺企図の既往がある可能性が高いことが特に示唆されている。

診断学的因子

Spirito（2003）によると，自殺企図をする思春期の子どもの80から90％は精神疾患の診断を受けている。自殺をする思春期の子どもの最も一般的な診断はうつ病である（例：Kingsbury, Hawton, Steinhardt, & James, 1999; Peikonen, Marttunen, Pulkkinen, Laippala, & Aro, 1997）。併存する精神医学診断の存在は，自殺のリスクを大きく増大させ（例：Laederach, Fischer, Bowen, & Ladame, 1999），特に，素行障害（Feldman & Wilson, 1997）と薬物乱用（Andrews & Lewinsohrn 1992; see Crumley, 1990; Mehlenbeck, Spirito, Barnett, & Overholser, 2003, for reviews）においてはそうである。多くの研究の中で，怒りや不安といった感情状態は思春期における精神疾患患者の特徴としては一般的なもので，必ずしも自殺に関連する思春期の子ども特有のものではないことが示されている。しかし，他のいくつかの研究では，思春期における自殺関連行動を理解する上で，怒り（例：Lehnert, Overholser, & Spirito, 1994）と不安（Trautman, Rotheram-Borus, Dopkins, & Lewin, 1991）が重要であることが証明されている。こういった否定的な気分の状態は多くの場合一時的なもので，自殺危機の直前にピークが訪れ，速やかに静まる。そのため，臨床家が思春期の自殺を考えている患者を評価している間に抑うつや不安，あるいは怒りといった，自殺関連行動を示唆する証拠を認識できない可能性があるとWolfsdorfら（2003）が指摘している。

心理的因子

自殺を考えている成人の患者にみられるように，自殺関連行動を行う思春期の子どもにとって修正可能な心理的関連因子とリスク因子が幾つかある。Esposito, Johnson, Wolfsdorf, Spirito（2003）によるレビューによると，自殺企図をする思春期の子どもは，絶望感を特徴として持つが，その特徴は自殺企図の後というよりはむしろ直前で最も目立っているため，おそらく時間的に限定されたものとされている。さらに，絶望感が抑うつ以上に，自殺念慮と自殺関連行動を予測するかどうかははっきりとわかっていない（参照：Gould, Fisher, Parides, Flory, & Schaffer, 1996）。問題と対峙したとき，思春期の自殺を考えている患者はしばしば希望的観測（例：Rotheram-Borus, Trautman, Dopkins, & Shrout, 1990）および活用できる対処戦略の少なさ（Asarnow, Carlson, & Gutherie, 1987）を示すことがある。いくつかの研究では，自殺を考えている思春期の患者は，自分の問題に対して必要な分だけ解決可能な方法を案出していることが示されているものの，同時に彼らはその解決策をほとんど利用できないと話し，精神医学的な問題がない思春期の子どもよりも自らの問題をコントロールできないという認識を示すことが多い（Fremouw, Callahan, & Kashden, 1993）ことが示されている。

衝動性と攻撃性は，自殺を考えている思春期の患者で広く研究されている（Esposito, Spirito, & Overholser, 2003 をレビューとして参照)。研究から示されたことは，衝動性は必ずしもすべての自殺を考えている思春期の患者の一定したパーソナリティ特性ではないが（例：Kingsbury et al., 1999），前もって自殺を計画しない（例：Wetzler et al., 1996），あるいは，治療後に良い転帰でなかった思春期の子どもの特徴でもある，というものである（Pfeffer, Hurt, Peskin, & Siefker, 1995)。Kashden ら（1993）の研究では，自殺を考えている思春期の患者の衝動性は，注意の保持に困難があるという形での衝動性によってではなく，先の見通しを持たずに行動するという形での衝動性によって特徴付けられていると結論付けている。自殺を考えている思春期の患者，特に素行障害（Pfeffer, Newcom, Kaplan, Mizruchi, & Plutchick, 1988）または無計画な自殺企図（T. Simon & Crosby, 2000）をする子どもでは，高い水準の攻撃性があることが確かめられている。しかし，自殺関連行動と関係するこれらの行動のレビューで Esposito, Spirito と Overholser（2003）らは，すべての実証的な研究で衝動性や攻撃性といった構成概念の間の関係性がわかっているわけではなく，さらに言えば，抑うつや絶望感といった他の因子との関連を検討したときにはこうした因子が重要ではなくなることが多く，衝動性と攻撃性は，思春期の自殺関連行動を示す患者にとっての直接的な脆弱性因子ではなく，むしろ間接的な脆弱性因子であると考えられるべきだ，というものである。

自殺に関連する因子

自殺企図をした思春期の子どもの 90％が自殺念慮についても報告すること

が，研究の中で示されている（Andrews & Lewinsohn, 1992）。しかし，自殺企図者の10％が関連する自殺念慮を報告しないという事実は，もし思春期の患者が自殺念慮を否定したからといって，自殺行動の危険性がないと結論付けるのは早すぎることを示している。他の研究では，自殺念慮の重症度が増して（Dubow, Kausch, Blum, Reed, & Bush, 1989），かつ自殺しようとする態度に対して好意的になるにつれて（Stein, Witztum, Brom, DeNour, & Elizur, 1992），その思春期の子どもが自殺企図を行う可能性が高くなることが証明されている。ときに臨床家が思春期の自殺関連行動を，人を操作する，または注意を引こうとしていると判断することがあるが，この仮説を支持する実証的なデータは限定的なものである。事実，大多数の自殺を考えている思春期の患者の多くが口にするのは，自分たちが自殺企図をするのは，置かれた状況の中で過度な苦痛を感じ，手に負えず，耐えられないと思っていて，逃れること，または安心することを望んでいるからであった（Boergers, Spirito, & Donaldson, 1998; Hawton, Cole, O'Grady, & Osborne, 1982）。

おそらく，思春期の自殺関連行動における最も強いリスク因子は，過去の自殺企図である（Lewinsohn, Rohde, & Seeley, 1994; Shaffer, Garland, Gould, Fisher, & Trautman, 1988）。Boergers と Spirito（2003）は文献のレビューを行い，自殺企図をした思春期の子どもの10％が3カ月以内に，12～20％が1年以内に，20～50％が2～3年以内に再自殺企図していることを示唆している。複数回の自殺企図をする子どもと一度自殺企図をした子どもを比較すると，複数回の自殺企図をする子どもは，重度の精神医学的症状，ストレスのかかる出来事，機能障害，および学校適応機能の貧困さをより強く経験している可能性が高かった（Gispert, Davis, Marsh, & Wheeler, 1987; Hawton, Kingsbury, Steinhardt, James, & Fagg, 1999; Stein, Apter, Ratzoni, Har-Even, & Avidan, 1998）。従って，自殺企図の既往がある思春期の子どもすべてにおいては，精神医学的な障害あるいは生活上のストレスが悪化すると，次の自殺行動が出現する可能性があるため，その際にはフォローアップが不可欠になる。

致死性の高い自殺企図をする思春期の子どもは，自殺による死への危険性が高い（Brent, 1987）。しかし，自殺企図の致死性が低いからといって，必ずしも死の願望がないことを示しているわけではない。多くの思春期の子どもは，少量の過量服薬（Nakamura, McLeod, & McDermott, 1994），または表面的には非常に致命性が低い他の手段を用いて自殺企図をしており，致死性の高い自殺企図よりも重大性は低いように見える（Asarnow & Gutherie, 1989）。しかし，思春期の子どもの最大 50％が，自殺企図の致死率を過大評価している（H. E. Hallis & Myers, 1997）。つまり，致死性が低いという特徴を持った自殺企図症例だからといって，思春期の患者が，「本当は」自殺したくなかったのだと仮定するべきではない。第 1 章で述べたように，自殺関連行動を予測する上で最も可能性がある因子が，希死念慮である。自殺で死亡する思春期の子どもは希死念慮を自殺企図の前に伝えており，発見を免れるように準備をするなどして自殺企図の間自らを人の目に触れられないように他の人から孤立することが研究によって示されている。このことからも，自殺で死亡する思春期の子どもは特に強い希死念慮を有しているということが示唆される（Brent et al., 1988）。

社会的因子

思春期という社会的環境の特徴が，彼らを自殺関連行動に対して脆弱にすることがある。自殺を考えている思春期の患者の家族は，同じ地域での自殺傾向のない患者の家族よりも離婚率が高いが，一方で離婚率は自殺を考えている思春期の患者と精神科受診をしている患者を比較すると同等（Spirito, Brown, Overholser, & Fritz, 1989）である。つまり，思春期における離婚の自殺への影響に関しては，親の精神病理による影響が大きいために，離婚の影響は相対的に小さいかもしれない（例：Gould, Shaffer, Fisher, & Garfinkel, 1998）。しかし，他の研究者が示したところによると，離婚後の社会的環境，両親の再婚（D. H. Olson, Portner, & Lavee, 1985）や居住地が一定しない（Brent et al., 1993）といったことが，自殺をしない子どもより，思春期の自殺を考えている患者でより一般的にみられる。身体および性的虐待の既往は，思春期の自殺を考えている患者群で一般的に見られるが（例：Bensley, Van Eenwyk, Spieker, & Schoder, 1999），その割合は精神医学的な問題に対する治療を受けている他の思春期の子どもほど高くはない（Hollenbeck, Dyl, & Spirito, 2003）。さらに，家族関係は，衝突（Brent et al., 1993），敵意（Kosky, Silbum, & Zubrick, 1990），コミュニケーションの不足（King, Raskin, Gdowski, Butkus, & Opipari, 1990），支援が欠けているという認識（Dubow et al., 1989）という特徴を持つことが多い。これらのタイプの家族の機能不全は，心理－社会的介入を通じてその多くが修正されうるものである。

友人との関係の混乱が思春期の自殺関連行動に関係があるという証拠が，確実にとはいいがたいが，ある程度確認されている（Prinstein, 2003のレビューを参照）。いくつかの研究で示されていることは，友人の支援がうつ病を持つ思春期の患者を自殺関連行動から保護するかもしれないこと，あるいは逆に，仲間からの支持の欠如が，抑うつ症状と自殺関連行動の可能性の高まりと関連しているかもしれないというものである（Lewinsohn et al., 1994）。さらに，思春期の自殺を考えている患者が頻繁に口にするのは，社会からの孤立（Negron, Piacentini, Graae, Davies, & Shaffer, 1997）と寂しさ（Rossow & Wichstrom, 1994）である。最後に，学校の誰かが自殺したというときに，特にその人との関係が近い場合に，思春期の子どもたちが自殺関連行動にかられる危険性が高まるということにはある程度のエビデンスがある（Brent et al., 1989）。

要　約

一連の人口統計学的因子，診断学的因子，心理的因子，自殺に関連した因子，そして社会的な因子は，思春期の自殺関連行動の関連因子，そしてリスク因子としての役割を果たしている。しかし，こういった特徴を持つ大多数は自殺を試みないし，どの因子も単独では，将来的な自殺関連行動への信頼性の高い予測因子としてはみなされない。それにもかかわらず，ここまでの文献を要約すると，うつ病の診断（特に素行障害または薬物乱用問題があるとき），対処能力の欠如，家族の結束力の欠如といった要素が思春期の自殺関連行動の因子となることが示唆されている。衝動性は，特に思春期の子どもが，「我慢の限界」とみなしている急性のストレス因子の悪化という文脈において，あるいは，思春期の子どもがアルコールや違法薬物を活発に使用しているときに，自殺関連行動を促進する可能性がある（参照：Esposito, Spirito, & Overholser, 2003）。友人の援助と支援が乏しいことは，必ずしも自殺関連行動の直接的な前兆ではないが，安定した友人の支援システムの存在は，しばしば，うつ病のある思春期の子どもの自殺の試みを思いとどまらせる（参照：Prinstein, 2003）。どのような思春期の子どもであっても自殺企図の既往があれば，将来の自殺関連行動に対して特に注意深く経過観察を行うべきである。

認知療法プロトコールと症例

10 代の自殺という重要な公衆衛生的問題に対処するために，多くの研究グループが自殺を考えている思春期の患者に対する治療に認知行動的戦略を採用している（例：CBT TASA Team, 2008; King et al, 2006）。デューク大学の David Goldston も，自殺を考えている思春期の患者の治療に認知行動療法を採用している。われわれはこれらの治療のいくつかから重要と思われる部分と第 6 章から第 9 章で説明した介入内容とを統合した。

自殺を考えている成人の患者に対する認知療法における多くの構成要素は，各治療段階で行われる主要な取り組みも含めて，自殺を考えている思春期の患者にも適用される。しかし，治療が進行するにつれて，臨床家は思春期に特有ないくつかの問題に十分気をつけなければならなくなる。たとえば，家族が治療の中で果たす役割を念頭におけば，思春期では自殺を考えている成人の患者の治療に比べ家族が中心的な役割を果たすことが多いことがわかる。もちろん，家族を巻き込む中で，自殺を考えている思春期の患者の治療に取り掛かる際に，認知療法の最初のセッションで，守秘義務の問題が特に重要になってくる。そして，ときに，自殺を考えている思春期の患者を治療に参加させることが困難となる場合があるため，臨床家は創造性を発揮しながら，信頼できる治療関係を患者と育むことに取り組まなければならないこともある。最後に，思春期では，自殺と自殺に関連しない自傷行為の間にかなりの相関がある（たとえば，Nock, Joiner, Gordon, Lloyd-Richardson, & Prinstein, 2006）。そのため，自殺に関連しない自傷行為に関する簡単な議論をこのセクションの中に含めた。

導入期

思春期の患者に対する導入期の主要な構造は成人患者の導入期と同じだが，

このセクションで特に強調するのは，自殺を考えている思春期の患者に対する認知療法を実施する際に生じるいくつかの具体的な問題である。特に，①守秘義務を扱う，②患者を治療に参加させる，③提示される問題の評価を実施する，④家族を巻き込む，⑤セーフティプランを計画する，という観点から自殺を考えている患者に対して治療を適用していく方法について説明する。また，認知的概念化を形成し，治療計画を確立するという目的を果たすために，導入期に集められた情報を活用する方法についても説明する。このセクションと認知療法プロトコールを説明した他のセクションでは，この治療の研究で認知療法家が出会った思春期の女性で，自殺を考えている患者たちの特徴を組み合わせた患者として，ジルの症例を提示する。

守秘義務を扱う

ほとんどの思春期の患者は治療に向き合えず，通常は両親によって治療に連れてこられるため，守秘義務が思春期の子どもとの治療を検討する上で重要な問題となってくる。臨床家は治療のはじめに，直接この問題に取り組まなければならないが，そうすることによって，患者は臨床家が信頼に足り，話し合った問題の秘密は守られるという認識を持つことができる。しかし，成人の患者と同様に，もし患者が自分または他者に対して危険を及ぼすと判断したときには守秘義務が破られるという可能性についても伝える。思春期の患者と成人患者を比較した場合，思春期の患者に特有な課題の一つは，たとえ患者が自傷する差し迫った危険性がないとしても，自殺念慮がかなり強まっていれば両親に知らされることと，そのときには密度の高い治療を要する，ということである。こうしたことが生じる背景には，両親がしばしばセーフティプランにおいて中心的な役割を果たすことや，セッション間の子どもの行動を観察するために両親の協力要請が求められるということも関係している。さらに，もし思春期の患者が，自分が殺人を犯したこと，あるいは逆に事件の犠牲者であることが明らかになれば，州の法律で定められているように，適切な機関に身体的または性的虐待について報告せねばならない。もう一つの思春期の患者に特有の課題として，治療目標を目指して一般的に見られる経過，治療計画の何らかの変更に関して，通常両親が報告を受けることがある。臨床家が情報を両親または他の専門家に明らかにすることが適切であると判断した場合はいつでも，協働的に患者に働きかけ，情報を共有する方法についての計画が立案される。

治療に患者を参加させる

実証的な研究で証明されているのは，自殺企図を行った思春期の子どもの約 45％が，救急部を訪れてからその後一度も精神療法のセッションに参加していないし（Pillay & Wassenaar, 1995; Taylor & Stansfeld, 1984），具体的には，参加した精神療法のセッションの中央値が 3 回（Trautman, Stewart, & Morishima, 1993）ということである。こうした統計は，治療から脱落する思春期の子どもが脱落しない人よりも再企図の危険性が高いという事実と照らし合わせて考えると，特に懸念材料となる（Boergers & Spirito, 2003）。

思春期の子どもはしばしば心理的な治療に乗らず，治療を強制されているとみなすかもしれない。従って，ラポールの構築が，自殺を考えている思春期の患者の治療において重要な最初のステップとなり，早期の脱落を防止し，具体的な認知療法戦略の効果を最大限に高めることにつながる。もし信頼のおける治療関係が確立されていなければ，自殺危機に至るまでの一連の出来事を詳しく細部にわたって話し合うことに抵抗を示すであろう。そのため思春期の子どもから自殺危機についての詳細な情報を聞き取る前に，ラポールを構築しなくてはならない。思春期の患者を治療に参加させる上では，必要な分だけ臨床家による創造性が発揮されることが許容される。こうしたそれぞれの努力を行うのは，治療の過程が真に協働的であること，そして，患者の考えや認識が価値のあるものとして尊重され，良い結果に近づくために必要である，ということを証明するためである。たとえそこでみられる問題が，些細なもの，あるいは自殺危機に関連した問題とは無関係であるようにみえるものであったとしても，思春期の子どもにとって重要な問題を話し合う中に，臨床家にとって最も治療的な価値のある問題がちりばめられているものである。つまりわれわれの経験から考えれば，認知的概念化を進める上でそれに関係した必要な情報を得るため，思春期の子どもの場合は，結果的に，当人にとって重要な問題を話しあうことに，成人よりも長い時間を割く必要性が生じる。

提示される問題のアセスメントを実施する

第 7 章で検討したように，認知的概念化は，心理的アセスメントと，自殺危機の前に起こった一連のイベントに関する説明を得るところから導き出される。心理的アセスメント，自殺危機に導いた出来事に関する時系列の流れに沿った文脈をふまえた説明は，思春期の患者および家族への質問から得ることができる。以下は予診の過程で，ジルと彼女の母から得たいくつかの情報を説明したものである。

ジルは白人で，16 歳の高校 2 年生である。3 日間入院した後に，外来で精神療法を受けている。彼女は今回，家の浴室でハサミを用いて手首を切るという，はじめての自殺企図を行った。4 週間付き合ったボーイフレンドが彼女に別れを切り出した直後に，ジルは自殺企図をしようとする兆しを見せた。ジルの訴えでは，彼女はそのボーイフレンドを愛しているし，その強い気持ちは続いたままだということだった。一方そのボーイフレンドの方は，お互いの気持ちが通い合っていないことをはっきりとジルに告げており，さらに，彼女の知らないところで同時期に会っていた女の子と別の恋愛関係を始めているということだった。ジルは彼が戻ってくるためなら何でもすると主張し，自殺企図をしたその日 1 日を通して，いろいろな形で携帯電話のメッセージをボーイフレンドに残していた。彼女は自分の自殺企図を「大したこと」とはみなしていなかったが，もし彼女のボーイフレンドがこれを最後に彼女の元を去ることがはっきりすれば，同じような自殺企図をする可能性が彼女の中に残っていることが否定しきれない状態だった。彼女は抑うつ症状を概ね否定したが，ボーイフレンドと破局して以来，落ち込んだ気分を経験していることについては認めていた。こうしたことからジルは，特定不能のうつ病性障害と，暫定的に診断を受けた。

ジルは母と住んでいて，同胞はいない。彼女は実父と接することはほとんどなかった。ジルは比較的仲の良い 2 人の女友達が学校にいるが，自分は人に好かれず，仲間から孤立していると認識していた。成績は比較的悪い方の学生で（つまり，いくつかの D 判定があり，ときに B 判定と F 判定があるが，平均すると C 判定）であり，学校のどの活動にも加わっていないとのことであった。ここ 1 年で，高校の年上の男の子と一緒に「ひとっ走り」し始め，（すなわち彼女の故郷の目抜き通りを行き来し，駐車場にたむろする），最近は，20 歳代の若い男性と出かけるようになっていた。アルコールの使用について質問されると，ぼやかして返事をしながらも，外出している間に 2，3 杯のビールを飲んでいることをほのめかす発言をした。ジルは「ひとっ走り」を始めた直後にはじめて男性との性的関係を持ち，予診のときには，これまで 15 人の高校生男子または若い男性と性交渉をしたと話した。こういった異性との性的な関係はほとんどが 1 日に限ったことで，1 週間以上にわたってこのうちの誰かと恋愛関係を維持したことはなかった。ジルは自分の異性との関わりを問題とはみなしておらず，セックスをして少年や若い男性から注目を受けて楽しんでいるときには気分がよいと話した。

ジルは，将来的に自殺関連行動にかられることになるいくつかのリスク因子を持っている。彼女は主だった精神疾患の診断は受けなかったが，彼女の対人関係様式から予診を行った臨床家は，彼女が症状を軽視している可能性があると考えた。特定不能のうつ病性障害の診断がなされたが，将来的な自殺関連行動のリスク因子として，思春期の子どもにおける将来的な自殺関連行動のリスク因子となるとされる代表的な気分障害と素行障害の評価を続けることを臨床家は決定した。ジルは危険な行動（すなわち「ひとっ走り」する，および不安定な異性関係）に関わっており，たとえそれによって，彼女が素行障害の診断になるという確証はないにせよ，衝動的になる，あるいは不適切な判断を選択するという可能性が増すことは多かった。ジルは，将来，自殺関連行動を行うかどうかはボーイフレンドが彼女との関係をもとに戻すかどうかにかかっているというが，復縁する可能性は低そうだった。さらに，彼女は家族あるいは近しい友人との意味のある社会的な関係をほとんど持っておらず，社会的に孤立していることが示唆されていた。

思春期の患者を自殺危機に導く一連の出来事は，彼らを圧倒するような外的状況から始まることが多い。思春期の自殺危機における最も一般的な誘因としては親子間の葛藤（16 歳より若い思春期の子どもの場合）または恋愛の葛藤あるいは恋愛関係の破綻である（16 歳以上の思春期の子どもの場合；Brent, Baugher, Bridge, Chen, & Chiappetta, 1999）。他に蓄積していくことで自殺企図に導く要素として，法律または規律上の問題（Brent et al., 1999）あるいは，身体的，性的虐待が含まれる（Cohen-Sandler, Berman, & King, 1982）。ときに，自殺危機に至る一連の出来事が積み重なっているのを見極めるのが困難なことがある。こうした場合には，誘因が内的なもの（例：認知）であったり，あるいはたくさんのストレッサーが蓄積したりしているかもしれない。われわれは，将来的に患者が同様の誘因を認識できるようにするために，思春期の子どもの治療をゆっくりと系統立って行い，自殺危機へと向かう状況的，内的誘因を同定していくよう臨床家に推奨している。

臨床家とのラポールを形成した後でも，この治療にあるような課題をこなしていく活動に取り組むことに抵抗を示す思春期の患者は多い。苦痛に満ちた出来事，あるいは圧倒されるような，当惑させられるような，または侮辱感を感じるような出来事を話し合うことに関係した苦痛に耐えることが難しいという子どももいるだろう。あるいは，既に自殺危機について何人かの人に話さないといけなかったために，話を聞かれることにイライラしている子どもがいるかもしれない。他には，自殺危機に至る一連の出来事を思い出しているときにあまりにたくさん質問されたために，簡単にイライラしやすくなっている子どももいる。成人の患者に対する認知療法について以前の章で言及したように，臨床家が課題への取り組みを行うことの明確な理由を提供し，患者が苦痛に満ちた経験を話しているときに適切に共感を示す，ということが肝要である。課題への取り組みをもっと辛抱しやすいものにするために，ある子どもは，映画の中で起こる出来事を説明していると想像すると上手くいきやすいことを発見した。映画を説明するように，スローモーションで出来事を再現するよう指導を受けると，細部を十分に描くことが可能になる（参照：CBT TASA Team, 2008）。他に役立つものとして，臨床家と患者が一緒に，自殺企図における一連の出来事と彼らの反応を紙面上に，たとえば出来事，思考，感情，行動でそれぞれ違う色を使って描くという方法がある。このやり方は思春期の子どもが出来事を整理するのに役立つだけでなく，彼らの注意を臨床家との協働的な取り組みに注目させることにつながる。さらに言えば，図示すると，治療の経過全体にわたって参照できるので有益である。自殺危機にうまく対処するための様々な戦略が導入され，臨床家が図面に立ち戻ることができるようになれば，特定の戦略が一連の出来事のどこで自殺危機を解消するのに役立つかを子どもに尋ねることも可能になってくる。

ジルは彼女の自殺危機に至る出来事を時系列に沿って明らかにしていくことに抵抗を示し，臨床家に対して挑戦的な態度を示した。臨床家はジルに思考，感情，行動の選択肢を一覧にして提示し，どれが彼女の状況の特徴を最もよく表していたかを選ぶよう求めることで，予備的に時系列の流れに沿った文脈も含めた説明につながるものを作り上げることができた。ジルと臨床家は，自殺に関する出来事の誘因が，ボーイフレンドが彼女に別れの電話をしてきたときであることを見出した。「本当に全く君を好きじゃないんだ」，「同時に他の人に会っているんだ」，と彼が伝えたときには，彼は特別惜しみながらも，決然とした態度で話をしたとのことだった。ジルの認知的反応は「どうしたら彼は私にこんなことができるの？　また一人になるなんて耐えられない」であり，感情的反応はパニックであった。彼が所属していた同窓会の中では彼女のダンスの相手がいなくなった。さらに，一緒に「ひとっ走り」していた人たちからのけ者にされることを想像して，ジルの絶望感と自暴自棄の感覚は負のスパイラルに陥っていった。こうしたイメージと感情は，「あの人に見せつけてやる！　私は自分で死んでやる，全部あの人のせい」という考えに彼女を導いた。出来事を時系列に沿って情報を集めていく中で，ジルがボーイフレンドからの電話を受けた直後の，ほんの数分の経過でこの一連の出来事が起こったことが明らかとなった。

家族を巻き込む

自殺を考えている思春期の患者の治療において，家族を巻き込むことが重要になってくる理由には幾つかの要素がある。第一に，家族は思春期の子どもに治療のセッションに出席するように声掛けをしたり，セッションに参加するための送迎を家族がしたりすることも多いので，患者を治療にとどめておく手助けになる可能性がある。第二に，家族は自殺危機の前に起こっていた出来事に関する追加の情報を臨床家に提供することができ，そのことにより認知的概念化をさらに発展させることが可能になり，それが治療計画へとつながっていく。第三に，家族は子どもの自殺念慮の増加をモニタリングし，警告サインを見つけるための援助を行い，さらには，対処戦略を行う際に子どもを手助けし，加えて，自殺危機のときには精神保健の専門家との接触を持つことでセーフティプランの実施を促進することができる。家族はしばしば，思春期の子どもが治療や急性の苦痛を経験しているときに，情緒的なサポートを提供してくれる。最後に，家族は致死的手段を除去したり，そこへの接近を制限したりすることができる（CBT TASA Team, 2008）。

治療に参加する家族として具体的には，子どもの片親あるいは両親，または支援的役割で治療に参加することができる法的保護者が挙げられる。ジルの場合には，彼女の母親が治療に参加した。この治療の焦点が思春期にあることを考慮し，重大な精神保健上の問題や物質乱用の問題を持った家族に対しては，この治療とは別に治療を提供する資格のある人に紹介されるべきである。通常臨床家が家族と会うのは，思春期の子どもとの初回セッションの後である。家族の中には思春期の患者に対して憤慨し，怒りを露わにする人もいるが，まだ自殺危機の状態にある十代の若者たちの前でそういった感情をあらわにするのは得策ではないため，そういった際には家族との分離面接が推奨される。家族との面接の中では，自殺危機に対する家族の反応をはっきりと語ってもらうようにする。そのことにより，何が家族のコントロールの範囲内にあるかを自らが見極めていくための援助を臨床家が行う機会がもたらされ，子どもの自殺関連行動に対する責任を歪んで認識した状態を臨床家が扱っていくことになる。加えて，家族は自殺危機の警告サインに気付けなかったことについて罪悪感を抱いていることがある。従って，思春期の子どもはしばしば自分の感情に蓋をしたり隠したりするものだということを家族に理解してもらうことは有益である。

またこのセッションにおいては，自殺危機の前に起こった一連の出来事を家族が説明する機会も設けるべきである。臨床家は子どもから出来事を時系列で聞くときに使用したのと同様の声かけと質問を家族に対しても用いていく。家族がこういった出来事を説明するときには，意図せず強化されてきた自殺危機を悪化させる可能性を持った要因を見極められるように，家族とその子どもがおかれている社会的環境（すなわち，仲間）の影響と，それに対する子どもの反応について質問し，尋ねていくということが欠かせない。このように臨床家は，脆弱性因子として自殺危機に寄与したかもしれず，将来的な危機におけるリスクを下げる上で知っておくと役立つかもしれない因子を家族が同定する支援をすることができる。

このセッションが終わった後に追加して家族とのセッションを予定することは，そのときの状況と場合に応じて決定される。治療は個々の問題に焦点を当てて，たとえば，あらかじめセッションの最後の10分を家族のために準備しておくといったふうに，家族に定期的に進捗状況が知らされる場合もある。他の症例では，家族の機能不全が自殺危機に至ることが明らかとなり，思春期の子どもおよび1人以上複数の家族に対して，治療のセッション外で家族をターゲットに据えた戦略を使用することもある。最後に，別の思春期の子どもで，個人を中心とした治療を必要とするが，自殺危機や高いリスク状態がそのまま続いている子どももいる。こうした症例では，より積極的に患者の安全を確保するために家族の治療への関与が求められる。

セーフティプランを発展させる

第 6 章で述べたように，自殺を考えている患者に対するセーフティプランは最初のセッションの中で作り上げなくてはならない。セーフティプランには，警告サイン，セルフヘルプ戦略，家族や精神保健の専門家，そして救急対応の連絡先のリストが含まれている。思春期の患者のためのセーフティプラン（参照：CBT TASA Team, 2008）は成人に対するものとほとんど同じである。思春期のセーフティプランには，どんな自殺念慮でも話し合えるように，責任のある大人（例：親）と連絡を取るための情報が常に含まれているべきである。友人との接触が気逸らしの戦略として重要なものになり得るし，自殺リスクを下げるかもしれないが，どのような自殺に関する考えであっても，思春期の子どもには，仲間にではなく責任のある大人にそれを打ち明けるように勧めていかなければならない。

家族は思春期の患者に対して作製されたセーフティプランのコピーを受け取ることがあるかもしれない。または，家族の責任を説明した，家族に合うように作られたバージョンが新たに作られることもあるだろう。ここでの家族用のセーフティプランにおける最初のステップには，たとえばナイフや薬を除去したり，厳重に保管したりすることによって，どのようにしたら家が可能な限り安全になるのかを見極めることが含まれる（CBT TASA Team, 2008）。もし銃器が手に入る状況にあれば自殺企図に銃を使用する可能性があることが，研究によって示されており（Marzuk ら , 1992），環境から銃器を除去するためにあらゆる努力がなされなければならない。臨床家は，第 6 章で説明したような，銃器を除去するための手順に従うべきである。加えて，他者から観察される警告サインを同定することは，家族のセーフティプランのもう一つの重要な構成要素である。家族向けのセーフティプランに記載されている観察可能な警告サインは，患者のセーフティプランに示されている警告サインとは異なる場合がある。家族のセーフティプランで追記の部分として含まれるのは，①自殺念慮について話をするための戦略，②モニタリングしながら患者が見放されていないことを保証するための計画，③精神保健の専門家や救急支援と連絡を取るための体制と適切な連絡先である。

初回セッションも終わりに近づき，ジルの臨床家はセーフティプランを作ることを提案した。ジルは，「何もしないと思うけど，ダメ？」と言って，この提案を受けて尻込みする様子を示した。臨床家はこの発言がセッションの前半でジルが示した，彼氏と自分との関係が再びお互い惹かれ合うものにならないことがわかったら私は自殺企図をするだろうという彼女の発言と矛盾するものであることに気付いた。そのため，臨床家はセーフティプランの作成を継続することを導入期の中心的な構成要素と考えたが，ただ，ジルが辛抱できるようなやり方でこの取り組みを始めるよう創造的に対応しないといけないことにも気付いた。

この時点で治療者は治療的介入をやめ，その代わりジルがしたいと思うことを発見することを目的に，より打ち解けた雰囲気でジルと関わっていくことにした。その結果，ジルが習慣的に見ていたテレビ番組を臨床家がよく知っていたことがわかって，2 人はそのテレビ番組について語り合った。面接の中で登場人物について思いを巡らせているといつの間にか時間が経っていた。このやり取りの後，「本当にこの番組の大ファンなんだね。彼氏のことでイライラしているときにこの番組を見るというのは一つ良い方法かな，って思うんだけど，思うようにいかないのには他に何か問題があるのだろうか？」と臨床家は声をかけた。ジルはうれしそうに，彼女がそのテレビ番組について知ってるのと同じぐらい臨床家が詳しいことに驚いた様子をみせ，番組を見ることは役に立つことに同意した。臨床家はラポールが強まっているこの瞬間を逃さず，他に何か，彼女をイライラさせたり，動揺させたりすることの憂さ晴らしとしてできることはないかとジルに尋ねた。それを受けて彼女は，2 人の女友達に電話をかけて一緒に外に出かける，犬と遊ぶ，ティーンエージャー向けの雑誌に載っている新しい髪型を試すこと，に思い当たった。ジルは，彼女の myspace.com と facebook.com のプロフィールにログインすれば友人と話ができることにも言及したのだったが，それは彼女のボーイフレンドが彼女について何を投稿しているのか，彼が誰と交流を持っているのかを彼女が見ることになるので，実際には彼女の苦痛を助長する可能性のある活動であるのは明らかであった。従って，既に混乱しているようなときには，こういった活動から離れるべきということに，しぶしぶではあるがジルは同意した。結局，ジルはつらいときに 4 つの活動（すなわち，彼女の好きなテレビ番組を見る，女友達を呼ぶ，犬と遊ぶ，髪をセットする）に取り掛かってみることを了承し，臨床家は次のセッションまでにセーフティプランの残りを表にまとめておくことを約束した。

臨床家は，ジルはセッションのほとんどの部分を通して非協力的で，セッション内でセーフティプラン全体をやり遂げることができないと判断したことから，ジルの母親とできるだけ早く，ジルとは別々に，会うことが重要だと考えた。ジルの母とのセッションの主要な目的は，家族のセーフティプランを作ることであった。ジルの母親とは，いつもは浴室に置いてあったすべての医薬品を，母親の寝室の鍵のかかった棚に入れることで意見が一致した。同時に，家の事務所のはさみや替えのカミソリの刃など，鋭利な物もその棚にしまうことに母は同意した。母親が同定した警告サインとして，娘が厄介な方向に向かい，引きこもって，イライラしやすくなり，食事もほんの少量しか取らず，部屋に閉じこもってしまうことが明らかになった。これらは，ジルが最近行った自殺企図の前に見せていた行動であった。

ジルの母親によれば，自殺念慮や希死念慮はもちろんだが，一体全体ジルの生活に何が起こっているのかということについても，ジルと話をするのは難しいということだった。母親の発言によると，ここ数年でジルとの距離はますます遠のいていたが，そうなったのはジルが一緒に「ひとっ走り」しているグループと関係するようになった時期と一致していた。そこで臨床家は母親に，この問題については家族にターゲットを据えた戦略を活用して治療前期に取り組むことになるだろうと伝えた。セーフティプランの目的は，ジルの母親が自分自身の思春期における適応上の葛藤をいくつかジルに打ち明け，そうすることで，母親がこうした問題について話す際の効果的なやり方の模範を示すことについて話し合い，それによって，ジルとの会話を再開してみようという決意を母親にしてもらうことだった。ジルの母親は，自分がシングルマザーで，フルタイムで働き，通勤にもかなり時間がかかっているため，中心的な問題は自分が家にいないときのジルの見守りであると答えた。臨床家は母親とこの問題について問題解決的に取り組んだ結果，母親の姉（すなわちジルのおば）に頼んで，ジルが午後に学校から帰宅したときは，彼女の家で過ごしてもらうことになった。最後に，明らかな希死念慮を伴う自殺念慮の兆候や，セーフティプランにある他の介入で改善しない急性の苦痛を含む，専門家が要請されるべき状況を母親が認識できるように臨床家は援助した。

認知的概念化を発展させる

われわれが第 3 章で説明した成人に対する自殺関連行動の認知的概念化は，思春期の患者で起こる自殺危機を概念化するための出発点として活用することができる。本書の前半で述べたように，研究で示されてきたことは，衝動性と問題解決力の欠如が思春期の子どもの自殺関連行動と関係しているということである。おそらくそれが末端に位置する脆弱性因子として，そして，一度それが作動すると自殺危機を悪化させる心理的因子としての機能を果たすと言われている。自殺を考えている思春期の患者の大多数が少なくとも一つのＩ軸の精神疾患を持っているため，それらの病理と関連した否定的なスキーマが作動し，否定的な影響を及ぼすということがあり得る。自殺に関連した成人についての文献とは対照的に，自殺を考えている思春期の患者が，広範に渡る絶望感によって特徴付けられているということに関する一貫した実証的証拠はほとんど見られていない（例：Gould et al., 1996）。こうしたことからも，自殺を考えている思春期の子どもの中で，絶望感に関係するスキーマ以外の，たとえば耐えられなさの認識といったような自殺に関連したスキーマが，患者が苦悩しているときに賦活されている可能性がある。われわれは，このような自殺に関連するスキーマが賦活されたときに，自殺を考えている思春期の患者は絶望した状態，注意の固定，自殺念慮により，成人と同様の悪循環に陥るだろうと予想している。思春期の子どもは，特に注意の固定が脆弱である可能性があり，認知面での発達段階によっては，その状態を打破するのが大人以上に困難かもしれないというのがわれわれの推測である。加えて，家庭環境はしばしば直接的にも間接的にも思春期の子どもの苦痛と自殺危機に寄与するものであるため，家族の相互作用と家庭環境が認知的概念化に含まれなければならない。逆に，家族環境の肯定的な側面として，その家庭環境が治療に参加し，治療で学んだ戦略の実施を促進してくれる可能性についても探っていくとよい。以下は，**図 11.1** で提示したジルの認知的概念化に関連する構成要素の説明である。

　ジルの家庭環境は，様々な心理的因子の形成に寄与しており，それが直近の自殺危機の出現の背景にあった。ジルの父親が家庭を去ったのは，罠に嵌めるために妊娠したと父親が言い争いの中で母を責めていたのを彼女が耳にした直後で，彼女が 4 歳のときであった。父親が去った後に，母は人間関係を損なった上に，片親になったことに関するストレスについての自分自身の悲しみを何とか対処するのが精一杯で，情緒面でジルに応えていく余裕がなかった。ジルは，彼女の父親が去ったという事実や母親が不幸になったことに関して，自分を責めた。ジルはいつも内気な子どもだったが，彼女はこの出来事の後からさらに引きこもっていき，そのせいで彼女は，年齢が上がるにつれて必要になってくる仲間関係に上手く対処するための社会的スキルと，幼稚園の中での意味のある仲間関係を育んでいくことができなかった。その結果，ジルは愛されていないという中核信念を形成していった。彼女の母親とは一定の距離のある関

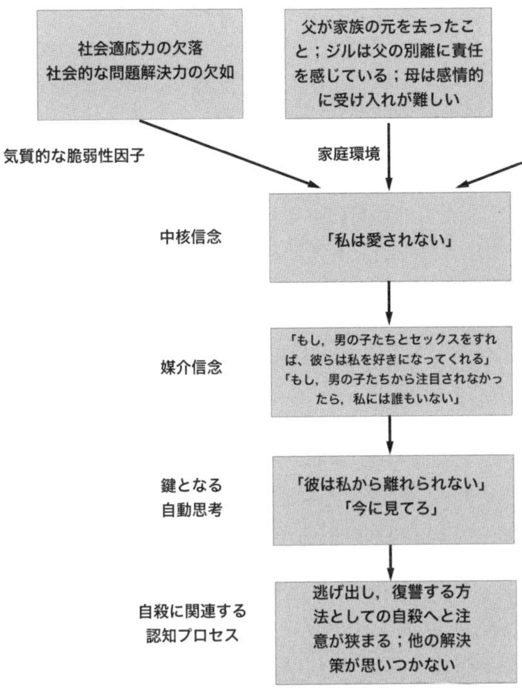

図 11.1　ジルの認知的概念化

係であり，父親とはほとんど関係がなく，同級生からは無視されていたため，この中核信念は学童期と思春期を通じて強化されていった。ほとんど新しい人間関係を持っていなかったため，彼女は人間関係で必然的に生じてくる問題を解決する方法を学んでおらず，誰かが自分に好意を抱いていると感じることはないと絶望していたため，ときに取るに足らないような些細な考えがもとで友人とトラブルを起こした。

ジルは一緒に「ひとっ走り」している男の子から注目を浴び始めるようになった。そして特に彼女の性への関心が活発になってからは，人間関係に関する認識が大きく変わっていった。彼女は，「もし私が（男の子の名前）とセックスをすれば，彼は私のことが好きになる」，「もし男の子たちから注目されなかったら，私の側には誰もいない」という媒介信念を発展させた。しかし，この発達段階でよくみられる配慮に欠く様々な人間関係と同様，彼女の同年代の男性たちとの関係は長続きしなかった。彼女自身が自分の置かれた立場として理解したのは，自分としてはこうした簡単な性的つながりから長期的な関係が起こっ

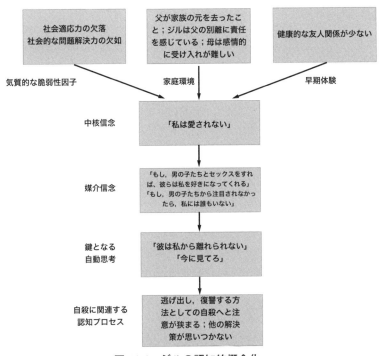

てくることを望んでいるが，一方で彼女の性的パートナーは一晩限りでその場限りの関係を期待している，ということだった。長期的な関係に発展しないことがはっきりしたとき，彼女は，「彼は私を置き去りにできない！　私には誰もいなくなってしまう！」そして「彼にわからせてやる！　他の人と今夜一緒に寝るから」というような自動思考の間で揺れ動いた。このような自動思考は抑うつと怒りの感情と関連し，通常は自殺念慮とは関係していなかった。実際には，長期的な関係に至った男の子と破局したことが契機になって，その後ジルを治療へと進ませることになる自殺危機が生じていった。その中で，自動思考が強くなって深刻になり，彼女の愛されていないという中核信念が急速に活性化し，今後決して他の人が現れることはないだろうという結論へと彼女は導かれ，それによってさらに，逃避，そして復讐の方法としての自殺に注意を狭めていくという状態に陥っていった。

治療目標を構築する

われわれは，思春期の患者の自殺危機が進む中で認知的因子が中心的役割を果たすと考えているのだが，その自殺危機の中では行動的要素と家族問題により重きを置く。したがって，自殺を考えている患者に対する認知的概念化から引き出される治療計画は，しばしば成人の場合とは異なったものになる。このように区別するには二つの理由がある。それは①多くの思春期の患者は，自殺関連行動と認知との関係について適切に内省できるほどには，認知的な発達水準が至っておらず，②生活している家庭環境から思春期の子どもの世界を完全に分けることはできないためである。しばしば，行動面あるいは家族をターゲットにした介入が最終的に認知的変化を促進する（例：自分で自殺危機を扱うことができることを理解する手助けとして，気逸らしの技法を活用する）。一般に，臨床家は介入の選択肢として実行可能なものを患者と話し合うことで，思春期の患者との協働的な立場を育み，それによって患者による治療への関与を保証していく。ほとんどの例で，臨床家はこれらの介入の選択肢について家族とも話し合いを行う。そして，治療的介入の中でその選択肢が家族にとっても最も重要な点であると認識してもらうようにする。そうすることによって，患者が自分の生活の中で認知的，行動的対処戦略を実行する際の，家族の関与と援助が保証されていく（CBT TASA Team, 2008）。家族の関与を増やすときに，治療的に適切なメンバーは誰でどういう状況が適切かを検討するために，臨床家は，家族と相談して家族が診察に入る頻度と時間を決定するようにする。

　ジルの母親はジルの自殺対策における包括的な治療目標の決定に参加した。ジル自身はこれが目標として重要だとされることにあまり納得していなかった。そして，まだ自分がセッションへの出席を強要されていると認識していた。そこで臨床家は，治療に対する彼女の感情や認識を大切な問題として扱った。そして，この問題を解決すれば生活状況が好転することがはっきりとわかっているのであれば，この問題をきちんと扱うことが大切だとジルに伝えた。そうすることによって余計な不安を和らげると，ジルは治療に肯定的な返答をした。ジルは警戒心を解いて，自分のために好意を抱いてくれるボーイフレンドを持ちたい，それはセックスをしたいからだけではない，と話した。臨床家はそのとき二つの主だった治療目標を提示した。①苦痛に上手く対処する戦略を身につけ，自殺危機が高まるのを防ぐ，②他者との健康的な人間関係，特に異性との関係を築く。臨床家が後者の目標を幅広い言葉を用いてはっきりと表現したのには，母と娘の関係を強めることもジルの生活の質を改善し，将来的に自殺関連行動の可能性を減らす可能性があることが認知的概念化において示されていたからであった。加えて，自殺危機にまつわる認知的，行動的文脈に影響する，愛されていないという中核信念を修正する上でもこの目標が役に立つだろうと推察された。ジルが確実にこの目標に深く関わっていくようにするために，臨床家は，これらの目標を達成すると生活がどう変わるかと彼女に問いかけ，それについてよく考えてもらうようにした。ジルは渋々ではあったが，その目標が達成されると，「物事が上手くいく」助けになるだろうと認めた。

治療前期

　認知的概念化と治療計画を通じて，臨床家と思春期の患者，そして家族は，自分自身を殺傷しようとする患者の動機，さらに自殺危機の間に存在する対処技法の不足についてより理解を深めていく。自殺を考えている思春期の患者の治療にあたる臨床家は，治療前期に，第 5 章から第 8 章で説明したような多くの戦略を活用していく。次にわれわれが提示するのは，思春期の治療のときに特に有用か，必要になってくる幾つかの戦略である。これらの戦略を主に 4 つの種類に分けて整理しているが，それは①第 8 章で提示した認知的，感情的，そして行動的戦略を用いることによって，対処戦略を身につけていく，②自殺を考えているほぼあらゆる患者の治療で中心となる，生きる理由を強める介入を行う，③家族関係を改善する，④非自殺関連の自傷行動を修正する，というものである。

対処戦略を身につけていく

自殺に関して思春期の患者に対する治療にあたる臨床家は，第 5 章から第 8 章に説明した幅広い一連の戦略を準備している。しかし，こういった患者が最もよく反応するのは，特にそれが治療関係をまだ発展させている途上にある治療初期においては，行動面と感情面への対処技法であるということに気付かされることが多い。たとえば，楽しみにつながる活動に取り組むよう促す介入に反応する，自殺を考えている思春期の患者も多い。家族は子どもと一緒に楽しみにつながる活動に参加することもあるし，仲間とのこういった活動に参加できるように移動を手伝うこともある。こうした関わりを通して，これらの戦略を実行する中で家族が役割を果たすことができる。

ジルは治療前期に至るまでに，セーフティプランの作成を全てやり遂げることができ，直近の自殺危機に至った経緯についても語ることができた。ときに彼女は引きこもり，治療に参加しないことが続くこともあったが，治療関係はある程度改善していった。自殺危機のときに活性化する思考や信念を同定しようとするところに彼女の困難があることに気付いた。そのため，ジルが苦痛に上手く対処するための方法を身につけていくことを援助する上では，行動面と感情面に対する対処戦略が最も効果的であろうと推測された。臨床家は，彼女がセーフティプラン上で始めた，楽しみにつながる活動のリストを増やしていくよう支援した。ジルは，新しく楽しみにつながる活動を同定していく過程の中で，ダンスは楽しいが，一人で行きたくないからダンス学校に入っていないと話した。その話に合わせて，ジルと母親，そして臨床家はジルの感情のはけ口として踊ることを実行する方法をブレインストーミングし，そこでジルの叔母（今は放課後に彼女と一緒に過ごしている）が週に 2 回ジャズダンスクラスに連れて行ってくれることが決まった。これはジルが定期的に参加することのできる，もう一つの楽しみにつながる活動になるというだけでなく，学校や社会で得られなかった成功体験を提供してくれる可能性がある，と臨床家は推測した。

感情面への対処戦略は，思春期の子どもが感情コントロールを維持することを援助するように構成されており，結果的に，他の認知面，あるいは行動面への対処技法が自殺危機において活用されるようになるかもしれない。思春期の

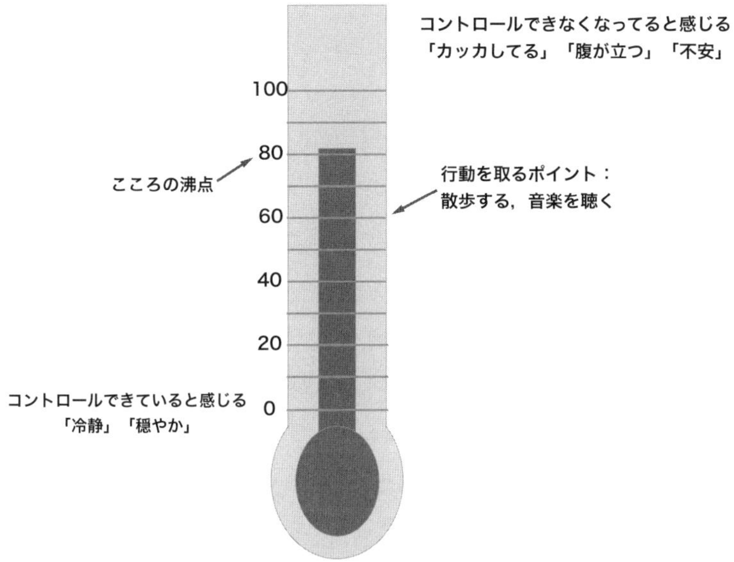

図 11.2　こころの温度計

患者は，どうも自殺危機が起こる前の一定期間で自分の感情が高ぶりコントロールできなくなるようだ，ということをしばしば口にする。人の感情的苦痛の程度についてさらに気付きを促すために，人の感情の高まりが外気の温度と似ているという発想に基づいた，こころの温度計という概念を紹介することがある（参照：CBT TASA Team, 2008; Curry et al., 2005; Rotheram- Borus, Piacentini, Miller, Graae, & Castro-Blanco, 1994; **図 11.2** 参照）。思春期の子どもが知らされるのは，この取り組みに上手くなってくると，どのような状況で彼らの感情の温度が増す傾向にあるかに気付き，感情的な「沸点」あるいは「引き返せなくなるところ」を特定しやすくなる，ということである。言い換えると，この戦略の一般的な目標は，「温度を測る」ことを学ぶことによって，感情を管理したり調整したりすること，ひいては，沸点にたどり着く前に温度を下げる方法を取ることである。

まず始めに，0 から 100 の何も書いていない温度計を使って，ストレスを感じる，イライラする，あるいは腹が立つなど，まさにコントロールを失ったときに，感じたままの名前をつけてみるよう子どもに勧める。**図 11.2** に示したように，こころの温度計の上の端は子どもが思いついた言葉（例：「熱い」，「怒り」，「不安」）をラベルし，下の端には「うまくいってると感じる」「鎮まっている」「すごい」と書く。それぞれ 10 の間隔で指標となる生理的な症状や思考，あるいは行動を，0（完全にうまくいっている）から 100（完全にコントロールできていない）までの範囲で特定していくように伝える。これらの様々なラベルの例には，「緊張している」「大声で話す」「イライラする」「心が痛みつけられている」「悪態をつく」「どなる」「もうこれ以上耐えられない」などが含まれる。

こうしたラベルを作った後に，動揺しているがまだコントロールを維持している最も高い温度（すなわち 50° ）をこの尺度の中で特定し，温度計に印をつける。次に温度計上で沸騰する温度（例：60° ～ 100° ）に印が付けられ，そこで，たとえば深呼吸をする，1 から 10 まで数を数える，といった沸点に達するのを避けるための具体的な段取りについて検討していく。最後に，その前に特定した，沸点に達する前，気持ちを鎮めるために工夫を凝らす必要があると警告する役割を持つ温度を設定するように求める。この時点では，まだ感情が爆発したり破裂したりするのを避けるための戦略を活用することが可能であり，**行動をとっていく目印**としてラベルされる。多くの場合，行動をとるポイントは一つ以上あるため，臨床家は，様々な温度でそれぞれ温度の上昇にうまく対処するためにとることができる具体的な段取りを同定するように，思春期の子どもを継続して援助していく。こういった戦略に含まれるのは，第 8 章で説明した感情面への対処戦略や，他に過去に役に立った気逸らし，楽しめる活動などである

ジルはこころの温度計を活用することにしぶしぶ同意した。彼女は子どもじみていると不満を漏らしたものの，視覚的なイメージを活用して，ある一線を越えて感情に圧倒される前に，急いで介入しなければならないポイントを見つけだすことの必要性にすぐ気付いた。ジルは二つの行動をとるポイントを同定し，その一つは 30 でもう一つは 70 に達したところであった。直近の自殺危機では彼女の感情はかなり早く上昇していたため，彼女の苦痛がまだ軽度か中等度の時点で既に幾つかの対処戦略を実行することが有用なのではないかと推測された。ジルの苦痛の程度が 30「度」に達したら，好きなテレビ番組の一つを

観る，あるいは建物周辺でローラーブレードをする，ということに彼女は賛成した。対照的に，70 の程度はジルにとっては切迫した自殺危機を表している。そこで，もし彼女が 70 に達したときには，感情を鎮めるのに役立つ方法を一緒に学んだ母親に話をしてみる，ということの同意も得られた。母親は仕事を調整して，もしジルが 1 日の何処かで母親に連絡を取ったときには電話を取れるようにした。

実証的研究によって示されたのは，自殺を考えている思春期の患者は自分の問題に対する解決を考え出すことはできるが，問題に圧倒されていて，効果的に取り組むことができる自信がなく，ときには，自殺が問題を解決する唯一の方法であるとみなす傾向が強いということであった（Esposito, Johnson, et al., 2003）。さらに，認知モデルの中で見られるように，問題解決力の欠如は末端に位置する脆弱性としての役割を果たすものの，同時に自殺危機の間には注意の固定を悪化させることもある。このように，問題解決は自殺に関連した思春期の患者に対する認知療法の重要な構成要素であり，苦痛に積極的に対処できるようにしていく。どのような具体的な介入戦略でも同じだが，臨床家は，確実に思春期の子どもが受け入れてくれるように，問題解決に注目する理由について丁寧に話し合うべきである。伝えるべき重要な考え方は，自殺行動が現実的な問題への対処の方法だというものである。まずは自殺関連行動に導いた感情と考えの妥当性を認めた上で，同時に治療の焦点は，患者が支援を受けながら問題を解決するためのより適応的な方法を身につけていくことだということも伝えておく。

問題がまだ生々しく，患者を圧倒しており，そのためセッション中にイライラするという理由から，自らの問題から距離をとっておいた方が，より効果的に問題解決戦略を学べるという子どももいる。その際に他の実在の人の例や架空の人物を利用することが，技法を教える上で役立つ場合もある。つまり，面接の中で問題解決戦略への注目を促すための創造的な戦略として，ティーンズ雑誌のコラムで見られるような，問題解決の専門家に 10 代の子どもが仮想上の手紙を書くという**お困り相談形式**を利用することがある（CBT TASA Team, 2008; Curry et al., 2005; **図 11.3** を参照）。あるいは，臨床家が幅広い一連のこういった手紙を手元に置いておいて，患者の臨床的な必要性に応じて

問題を解決してくれる人へ
私は本当にボーイフレンドが欲しいです。学校にいる他の人はみんなボーイフレンドがいます。先週までは私が好きな男の子は同じように私のことが好きだったと思います。だけど今は，突然，彼は私を無視するようになっています。男の子に好きになってもらうのに，私に何かできることはありますか？

フィラデルフィアの孤独より

図 11.3　お困り相談の例

特定の手紙を選ぶこともある。それとともに，臨床家とその 10 代の子どもは手紙を読み，手紙の差出人に助言を与えるようにする。

最後に，最近の自殺危機に関係した否定的な考えや信念がセッションの中で明らかとなったときには，どういうタイミングであろうと，第 5 章から第 8 章で説明した認知的戦略を臨床家が活用することをわれわれは推奨している。思春期の子どもの多くが，問題のある認知を系統的に同定し評価することに困難を抱えている。このような場合，ロールプレイが役に立つことが多い。ロールプレイの一つの型では，思春期の患者が自分と同じ状況の友人の役をする。そうすることによって，しばしば激しく高まった自らの感情から距離をとれるようになる。臨床家は第 5 章に説明した質問を系統的に尋ねていき，思春期の患者が別の視点を持てるように援助していく。これらの認知的戦略を活用しながら患者がある程度経験を積めば，立場を入れ替えるロールプレイを提案することが可能となる。そのときは，臨床家が患者の役，患者が臨床家の役になり，一緒に苦痛に関係した否定的な認知を評価するようにする。否定的認知の代替反応として何か役立つ考えを思いついたときには，それをコーピングカードに書き留めておいて自殺危機のときに参考にできるようにしておくことが重要である。これらの認知的戦略に難色を示し続ける子どもに対しては，1つあるいは複数の具体的で肯定的な発言のコーピングカードを作るという工夫が役に立つことがしばしばある（例：「そんなことでへこたれるな！　自分はよい人間だってことがわかっているだろう！」)。

ジルが苦痛に上手く対処できるように，行動面と感情面への対処戦略をいくつか集めた。生活の中でこれらの戦略を実行できることが明らかになったとき，臨床家は，他者，特に異性との健康的な人間関係を築く，という二つ目の目標を改めて検討した。ジルがセックスを男の子に気にかけてもらっていると感じるための方法として利用していたことからも，ジルの愛されていないという中核信念が貧しい人間関係の選択と関係しているということが，認知的概念化をもとに特定された。7回目のセッションで，臨床家は，認知的戦略を活用して彼女の愛されていないという中核信念を修正するよう試みた。そして，あまり関わりのない，新たな人間関係という文脈の中で，男の子とセックスをする理由を箇条書きにするように彼女に求めた。当初，彼女は防衛的に答えて，「なぜってどういうこと？　気持ちいいからでしょ。好きなのよ。それにどっちにしたって大したことじゃないって。みんなやってるよ」と言った。臨床家は「みんなやっている」という意見に挑戦するのは治療関係に支障をきたすと判断し，その代わりに「みんなと同じようにしない，セックスをしないってあなたが決めたとしたら，どうなるかな？」と穏やかに尋ねた。そのとき治療経過の中で初めてジルは涙ぐみ，男の子たちは自分を好きにならないだろうし，仲間たちから排除されるのではないかと心配していることを明らかにした。セッションの後半では，ゆきずりのセックスをすることは，利用されているように感じていたし，相手は実際には彼女を気にかけていないことも内心ではわかっていたので，そうすることがしばしば自分自身に対してもっと嫌な感情を残していたということをジルは認めた。さらに，1年以上ボーイフレンドの関係にある学校の顔なじみで，まだセックスをしていない人がいることがわかった。この話し合いを通じて，臨床家は，ジルに代替反応として，「セックスをするのとは別の方法で，男の子が私のことを好きになる方法がある」を育んでいく援助をし，異性関係を始める健康的な方法についてブレインストーミングした。セッションの最後に，臨床家とジルは一緒に，コーピングカードの中で作成したリストと，代替反応を書き留めた。

生きる理由を増やす

成人と同様，思春期の子どもも，生きる理由が何もないと結論付けたときにしばしば自殺危機が高まる。本書の前半でわれわれは，患者に生きる理由を自分で思い出してもらうための一つの認知的戦略として，「希望の道具箱」について説明したが，それは自殺に関連する思春期の患者に活用する上でも適したものだろう。思春期の患者が「希望の道具箱」に収める物には，友人や家族の写真，簡単なメッセージ，e-mail，あるいは友人からの手紙，などが含まれる。「希望の道具箱」を作ることに同意しない子どももいるかもしれないが，そうした子どもも同様の意味を持つ練習として，たとえばコラージュを作る，スクラップブックにまとめる，ウェブページを作る，といったような流行に合わせた媒体を活用すると敏感に反応する。希望をもたらしてくれる家族や友人の歌や写真は，携帯電話や他の複合的メディア媒体に記録しておいて自殺危機のときに活用することができる。ある思春期の子どもは，彼女の人生に意味がもたらされた記念として，ハイトップ・スニーカーを装飾し「希望の靴」を作った。

家族関係を改善する

家族との葛藤や家族とのつながりが薄いことが治療コンプライアンスの低さと関係しているというエビデンスがあることからもわかるように（参照：Boergers & Spirito, 2003 for review），家族関係の問題は，自殺に関連した思春期の患者の治療に取り組む上で重要である。自殺に関連した成人の患者への認知療法では，社会支援ネットワークを改善するための援助という文脈で家族の問題に注目する。その一方で，自殺に関連した思春期の患者の治療では，家族の問題が見られたときには直接的に家族機能を改善することに焦点を当てる。治療の中で家族の要素を扱う上での主要な目標は，①家族コミュニケーションの改善，②家族の問題解決能力を改善する，③患者の反抗的な，非協力的な態度に上手く対処する，④家族の参加と関与を増やす，ことである（参照：Berman, Jobes, & Silverman, 2006; CBT TASA Team, 2008; Wells & Curry, 2000）。われわれの認知モデルの観点からは，こうした目標が果たす役割には，将来的な自殺関連行動への脆弱性因子（例：家族との葛藤）を減らす，家族から支援してもらっているという感覚を強める，治療において目標となっている戦略が身につけやすいように家族に模範になってもらったり，それをやり遂げるよう指導してもらったりする，というものがある。次に，最も一般的に活用される家族をターゲットにした戦略としてわれわれが詳しく述べるのは，家族コミュニケーションの改善である。

年齢が若いほど，家族の問題が自殺企図のきっかけとして引き合いに出されることが一般的になる（Spirito, Overholser, & Stark, 1989）。それゆえ，効果的なコミュニケーション技法を教えておくことによって，助けや適切な支援を求め，対人関係上の葛藤を解決し，そして最終的には他の人間関係でも効果的なコミュニケーション技術を高めることが思春期の患者の援助では重要になってくる。家族はしばしば現在の，あるいは過去の自殺危機に関連した出来事について話すと，不快に感じることがある。そのため，家族がこれらの問題について話すことを避けたり，こうした問題を投げかけられると過剰に反応したりすることがときどき見受けられる。自殺危機の前触れについて包み隠さず話すことによって，主題に関係する不快感に家族が慣れ，自分たちがタブーとしていた内容を直接話し合うのが妥当なことだということも学んでもらうための援助をすることができる。さらには，話し合いのポイントを家族のセーフティプランの中に入れることによって，将来的な自殺危機が起こったときに効果的に対処することができるという自信を家族が持てるようになる。

家族との葛藤の原因がセッションの中で提示されたとき，家族と思春期の子どもが同じようにイライラし始めて，あっという間に目の前でその葛藤が再現され高まっていくことがしばしばある。こうしたことが起こったときには，臨床家が補助しながら，家族が「ホットな話題」や自殺危機の引き金になる可能性のあるものを避けるよう患者と交渉してもらうことが役に立つ（CBT TASA Team, 2008; Curry et al., 2005）。つまり，問題につながる話題を避けない中で自殺危機が進行したときに，それに対抗する方法を家族と思春期の子どもが学んでいない場合には，それを修得するまで問題に関わる話題を避けてもよいということを臨床家から家族に伝えるということである。一旦家族が話題を避けることに同意すれば，そこで重要になるのは，もし話題を避けることが反故になったときに，各人それぞれが実行する行動を家族とともに練習しておくことである（例：言い争いが続かないように部屋を出るという同意を得る）。

ジルとジルの母親が目に見える衝突をすることは滅多になかったが，何年もの間感情面でお互いを避けてきたことを２人とも認めた。さらに，ジルの母親は明らかに，最近の自殺危機に圧倒されており，ジルを助けて環境を改善し安全を保障する方法を見つけ出すことに困難さを抱えていた。この臨床像をもとに，ジルとジルの母親が家族の問題解決戦略を焦点にすると利益を得るだろうと推測された。感情的な確執に取り組むために，臨床家は両者に対して，一緒に行うとお互い楽しいと思われる活動をブレインストーミングするように促した。彼らが見出した活動は，たとえば，買い物に行く，DVDを借りる，バレエの舞台を観に行く，そして自転車に乗ることだった。ジルの母親はこれらの活動に興味を見せたが，自分がシングルマザーで，家族に対する責任が自分だけの肩に全てのしかかっていて，それを何とか果たしている状態であることを考えると，それらを実行する時間がないのではないかと心配だと話した。臨床家はこうした困難を乗り越える方法として，たとえば幾つかの家事を母親が行う頻度を減らして，ジルに協力を求めることを計画してみるように誘導していった。その上で，定期的に一緒に過ごす計画を考えてみるように促した。ジルとジルの母親は，日曜日の午後を母と娘の時間として取っておくことを決めた。

ジルの苦痛に対応する母親の能力を高めるために，臨床家はジルに質問して，自殺危機を解決する上で最も役立つかもしれないことで，母親にしてもらえることは何かを明らかにしていった。ジルが動転しているときに母親がしばしば過剰反応するのが，唯一苦痛を強めていると彼女は答えた。こうして，臨床家は，効果的なコミュニケーション技法に治療を焦点付けていった。ジルは母親に自分の気持ちを鎮めるために助けてほしいと頼んだが，それはたとえば，大量の質問で攻め立てるのではなくて，好きな食事を準備したり，一緒にテレビを鑑賞したりすることだった。ジルの母親はこの手法を取ることに同意し，この戦略がうまくいっていて，ジルが自分を傷つける計画をしていないということを示すサインが何かということをいくらか知っておく必要性を感じていると話した。そこで，もはや自殺危機状態や急性の苦痛の状態にないとはっきりと母親に告げることにジルは同意した。

非自殺関連の自傷行為を修正する

実証的研究で示されてきたのは，思春期の自殺企図者の55％に至る人が非自殺関連の自傷行為を実行するということである（DiFilippo, Esposito, Overholser, & Spirito, 2003 の検討を参照）。自傷行為のために入院患者棟に入院した思春期の子どもの研究では，70％が生涯で少なくとも1度の自殺企図を，55％が多数回の自殺企図を報告していた（Nock et al., 2006）。思春期における自殺企図と自傷行動の関係を考慮すると，自殺対策に焦点を当てた治療は自傷行為の治療にも焦点を当てる必要があるであろう（参照　CBT TASA Team, 2008）。第3章で検討したように，Joiner（2005）によると，非自殺関連の自傷行動を繰り返すほど，自殺企図を行うことに対する度胸と適性と気持ちが高まる，という。したがって，自傷行為を減らす治療が必要なのは，人が自傷に関連する恐怖と肉体的苦痛に慣れ，その結果として，自殺関連行動へのリスクが高まる可能性があるからである。

最も一般的な自傷の方法としては，皮膚を切ること（しばしば腕と足の内側）と，皮膚を焼くことなどがある（Favazza, 1996）が，自殺に関連する思春期の患者の治療にあたる臨床家がしばしば観察する他の種類の自傷には，次のようなものがある。叩く，打ち付ける，あるいは引っ掻く；首を絞めたり，気道を詰める；手や四肢，舌，唇，あるいは腕を自分で噛む；傷や潰瘍，縫合部，しみをほじる；タバコの火や自分で火をつけて皮膚を焼く；針金やピン，爪，あるいはペンで自分を突き刺す；腐食性の化学物質や電池，あるいはピンを飲み込む；洗濯バサミやクリップで挟んだり締め付ける（Favazza, 1996; Whitlock, Eckenrode, & Silverman, 2006）。こうした種類の行動をとる思春期の子どもがしばしば口にするのは，強烈な感情を調整したりコントロールしたりする方法としてこれらを行っているということである（Fox & Hawton, 2004; Spandler, 1996）。特に，彼らは自傷を行うことで気分が良くなったり，普段過度な苦痛，不安，あるいは怒りとして経験されている感情的な緊張を和らげたりする。他には，感情的苦痛から気持ちを逸らすために，あるいは肉体的苦痛で感情的苦痛を隠すために，自傷行動をするのかもしれない。非自殺関連の自傷行為を治療するための認知的，行動的手法を Barbara Stanley（CBT TASA Team, 2008）と Miller, Rathus と Linehan（2007）が用いているが，われわれは，認知的概念化から示唆されるこれらの具体的な戦略のいくつかを適用することを臨床家に推奨している。

治療後期

自殺を考えている成人患者のプロトコールと同様に，治療後期は主要な 4 つの要素で構成されている。それは，技法を確かめる，再発対策プログラム，治療目標に向けた進捗状況の振り返り，終結への準備である。思春期の再発対策プログラムは成人の場合とほとんど同じである。しかし，われわれの臨床経験から，思春期の子どもは成人の場合以上に誘導によるイメージ訓練法に抵抗を示す可能性があるということがわかった。思春期の子どもたちが再発対策プログラムに参加の意思を持つ可能性を高めるための一つの戦略として，治療のかなり初期からこれらの練習の理由を提示しておくことがある（CBT TASA Team, 2008）。思春期の患者に知らされるのは，自殺危機を想像し，苦痛を再体験することで，治療で学んだ対処技法を思い出し，実行できるかどうかを評価する機会を得ることである。誘導によるイメージ訓練法をやり終える前に，臨床家と患者は治療の間に学んだ技法を全て振り返っておくべきである。臨床家は思春期の患者に，どの技法が最も実行するのが簡単で，どの技法が将来の自殺関連行動を防ぐ上で最も効果的かを示してもらうようにする。そのとき，臨床家は第 9 章で説明した再発対策課題への指示に従う。再発対策プログラムが実施された後は，臨床家は自殺リスクを評価し，協働的に治療にあたる。そして，行動計画を作成しこの練習の過程で出現したあらゆる自殺念慮に取り組むようにする。

もし患者がうまく再発対策プログラムをやり遂げることができれば，そのときには治療における急性の自殺対策期を終了する準備が整っていると考えられる。成人のプロトコールと同様に，治療の終結，あるいは維持期治療への移行には以下のことが含まれているべきである。①治療中に自殺企図や自傷行為が発生したという場合も含め，治療目標への進捗状況を振り返る，②治療の間に学んだ具体的な対処戦略を振り返る，③将来起こるかもしれない自殺危機のときに最も役立ち最も活用される可能性のある戦略を見極める，④次に移行するための全般的な計画として，治療計画やセッションの頻度，さらには特定の問題についてより踏み込んで治療できるところを紹介すること，などを含めた話し合いを行う，⑤治療後期を終結するにあたってどのような阻害因子や困難があるかを同定する。臨床家は，気分の動揺が予想される状態があるからといって，それが再発を意味すると考えないようにすることを患者に伝えておかなくてはならない。臨床家と思春期の患者は自殺危機のきっかけとなる可能性のある将来の状況を予想し，そうした状況に対処する方法を計画する。セーフティプランを見直し，そして，自殺危機のときにセーフティプランを活用していくことに思春期の子どもがどう関わっているのかを明らかにしておく。最後になるが，臨床家は終結に向けたセッションを家族と持つことも多く，そこでは，セーフティプランを振り返り，再発したのではないかと心配になるのはどんなときかについて話し合う。

ジルの治療は全部で 20 回のセッションであった。治療の途中で彼女が自殺危機を経験し対処を学ぶきっかけになったのは，彼女が好意を抱いた新しい男の子が同様の気持ちを彼女に持たなかったときであった。自殺危機の間ジルは自殺企図をしなかったが，それをやり過ごすのが困難であり，そのときのために治療で学んだ多くの戦略が効果的でないように見えたということを彼女，彼女の母ともに認めた。ジルにセーフティプランを活用したかどうかを尋ねると，「本当にできなかった」し，何もうまくいかないことがわかった，と言った。そこで，臨床家は認知的概念化を見直し，愛されていないという中核信念に加えて，絶望感の中核信念（すなわち「自分は役に立たない」）を付け加え，この信念に取り組むために認知的戦略，問題解決の戦略を活用するように勧めていった。ジルが特に楽しんだ活動の一つが，生きる理由を思い出すために「希望の道具箱」を修正したことで，それによって彼女が実際には愛されていて，役に立っていることを思い出した。特に，彼女は思い出すための写真を携帯電話のカメラ機能に入れておいて，どこにいてもそれを見られるようにした。写真に含まれるのは，母親，（彼女が最も面倒を見ている）犬，（新しい活動で彼女が得意な）ダンスのスタジオ，2 人の女友達，好きな 10 代のアイドルであった。

治療を通じて彼女が見せた抵抗を考え，臨床家はジルが再発対策プログラムに参加することに同意するかどうか疑念を抱いていたので，彼女が快く同意してくれたのは嬉しい驚きであった。治療するきっかけになった自殺危機を想像したとき，彼女は特に自殺に関係する認知と感情を経験した。幾つかの対処技法が自殺危機を上手く対処する上で役に立つかもしれないことがわかり，そこには，セーフティプランを見直す，楽しみにつながる活動で気持ちを逸らす，コーピングカードを読む，そして母に連絡する，ということが含まれていた。再発対策プログラムの最後の部分でジルは，新たに学校で男の子と関わり合うような人間関係が始まり，相手が突然それを反故にしたという場面を想像した。そして，将来が崩れ去ることからくる苦痛に上手く対処するために，同様の対処技法をたくさん活用しているところを想像した。新たな代替反応として，「魚は海にいくらでもいる（他に選択肢はいくらでもあるという意味）」を入れた。治療の最後のセッションで，「つまらない男ひとりのために，そんなに動揺するまでもない」とジルは言った。彼女の母親は，思春期の自殺行動への警告サインと自殺危機を解決する方法を教えてもらえて嬉しかったという気持ちを表現した。治療が終了した後，ジルは自尊心が低い思春期の少女に対する集団療法に紹介された。3 カ月後，クリニックの廊下で臨床家と会うと，その集団療法に参加していることと，こんなにもたくさん同じ状況の女の子がいるなんて信じられないという気持ちを臨床家に伝えた。

本章のまとめ

自殺を考えている思春期の患者の認知療法は成人の場合と類似している。しかしそこには，患者の治療において生じる可能性が高い，いくつかの重要な問題が存在している。その一つが，思春期の子どもは治療に参加することと，自殺危機を取り巻く出来事について話すことに成人より抵抗を示す可能性があるということである。そのため，初期のセッションでは，思春期の子どもとラポールを形成するところにより重点が置かれる。二つ目は，自殺を考えている思春期の患者は自殺企図の致死性を成人より高めに見積もる可能性が高く，非自殺関連の自傷行為にかられる可能性も成人より高いかもしれないということである。したがって，自傷行為を注意深く観察する必要がある。三つ目は，セーフティプランを充実させる，問題解決技法を教える，生きる理由を同定する，といった成人で活用される認知面，行動面への戦略は，もっと楽しくもっと簡便で活用しやすいと思春期の子どもが感じられるように改変される必要がある（例：「希望の道具箱」は写真にして携帯電話に入れる）。四つ目には，思春期の子どもは，特に導入期の間，認知的戦略よりは行動的感情的戦略に取り組むことを好むだろう。最後に，家族が治療に巻き込まれる可能性は，成人よりもっと高い。家族の機能不全が自殺危機の直接的なきっかけになることを考えると，治療戦略の中で求められることが多いのは，家族コミュニケーションと問題解決を強め，不測の事態の対処を改善し，敵意を減らし，情緒的な関与を改善することである。しかし，同時に認識されなければならないのは，家族の相互作用がいつもひとまとめに問題なのだというわけではなく，家族はしばしば思春期の子どもにとって価値ある資源として，支援を提供し，将来的な自殺関連行動を防ぐ重要な技法を発展させていく上での援助を提供する存在でもある。

第 12 章　自殺を考えている老年期の患者に対する認知療法

米国においては，高齢者の自殺率は他の年代よりも高くなっている。2008年に報告された米国疾病予防管理センター（Centers for Disease Control and Prevention; CDC）による統計的な調査では，1999 年から 2005 年の間に，年間 5,000 人以上の 65 歳以上の高齢者が自殺によって死亡している。この年代における自殺率は 10 万人あたり 15.05 人であり，それに対して 65 歳未満の人では 10 万人あたり 10.18 人である。さらに，高齢者においては年齢とともに自殺率が上昇し，たとえば，85 歳より高齢になると 10 万人あたり 17.77 人という自殺率となっている。米国では高齢者が人口の約 12％を構成しているが，すべての自殺のうち約 16％を彼らが占めている。したがって，米国人の高齢化が進むにつれて，自殺者の実際の値も増加する可能性が高い。

本章では，自殺対策を目的とした認知療法の，自殺に関連した高齢者の治療に向けた適用について述べる。第一に，高齢者における自殺関連行動の関連因子とリスク因子については，一般成人対照群の自殺関連行動を理解する上で重要な要素と類似したリスク因子と，一般的な高齢者で見られる要素と重なるリスク因子のそれぞれを明確にしていきながら，その概要を示すことにする。第二に，この世代に対する心理社会的治療としてこれまで評価を受けている治療について読者に学んでいただけるよう，自殺関連問題のある高齢者に対するエビデンスに基づいた治療法について簡単にレビューする。第三に，高齢者に対する認知療法の適用について述べる。この介入手法についてはこれまでの章で述べたものと同じで，症例を交えた認知療法プロトコールを，導入期，治療前期，治療後期，それぞれに分けて議論する。

高齢者における自殺念慮と自殺関連行動

高齢者に見られる高い自殺率を考えると，この集団での自殺関連行動に関連したリスク因子を同定していくことが差し迫って必要になる。第 2 章で述べたように，具体的で，定量可能なリスク因子を同定することは，効果的な自殺対策戦略の開発と実行にとって非常に重要である。しかしながら，一般成人についての自殺リスク因子の疫学研究が多くあるのとは対照的に，高齢者における研究は比較的少ない。ここで示す文献として見られる研究のほとんどが，特定のリスク因子を同定する上で縦断的デザインを用いるのではなく，高齢者における自殺関連行動との関連因子を同定する横断的デザイン研究を用いている。それに合わせて，高齢者の自殺と関連する因子を同定するために心理学的剖検（後方視的症例対照研究ともいう）が用いられてきた。この手法を用いる研究者は，対象の自殺者のことをよく知る情報提供者（たとえば，家族）と面接し，入手可能な診療録の見直しを行う。そして包括的な症例の定式化を実施するために死後研究の専門的知識を持った精神保健の専門家と協働し，精神医学的症候，行動，生活環境を含む自殺犠牲者の死亡前における心理状態の詳細な記述を構成していく（例：D. C. Clark & Horton-Deutsch, 1992）。このセクションでレビューした研究は，①人口統計学的因子，②診断学的因子，③心理的因子，④自殺関連因子に注目したものである。これらの因子は，横断研究または心理学的剖検研究において関連因子として同定されているものか，あるいは，前向き研究においてリスク因子として同定されているものである。

人口統計学的因子

一般成人よりも高齢者の方が，性別と民族別の自殺率の落差がより一層大きくみられる。CDC の統計によると，65 歳以上の高齢者における自殺の約 85％を男性が占める。一方，40 ～ 60 歳の成人における自殺では約 76％を男性が占めている（CDC，2008）。高齢者の自殺率における重大な民族間の差も明らかになってきている。たとえば，65 歳以上の高齢者の場合，白人の 10 万人あたりの自殺率は 16.22 人であるが，アフリカ系アメリカ人は 5.05 人，アメリカ原住民とアラスカ原住民では 9.76 人である。その一方で，21 ～ 30 歳の若年者における 10 万人あたりの自殺率は，白人で 13.08 人，アフリカ系アメリカ人で 9.87 人，アメリカインディアンとアラスカ原住民族で 19.70 人であった（CDC, 2008）。85 歳以上の白人男性が，性，人種，そして年齢すべてを考慮した中で，最も自殺率が高い（10 万人あたり 54.03 人）。さらに，離婚もしくは伴侶と死別した高齢男性の自殺率は結婚している高齢男性に比べてかなり高い（Buda & Tsuang, 1990; Li, 1995）。これらの統計によって，離婚または伴侶と死別した白人男性を対象にした介入を行うことに一定の根拠があることが示唆される。

診断学的因子

配偶者またはパートナーの喪失は，高齢者における多くの潜在的な自殺リスク因子の一つにすぎない。歳を経るに従って，医学的な障害の発症が近づき，それが生活の質と心理的な適応に深刻な衝撃をもたらす可能性がある。身体疾患はしばしば高齢者の自殺のリスク因子であるとみなされる（Conwell, Duberstein, & Caine, 2002）。標準化死亡率の評価から，多くの主要な疾患は確かに自殺と関連していることが示唆されているが（E. C. Harris & Barraclough, 1994 参照），いくつかの前向き研究においては疾患または身体的障害と自殺の関連は見出されなかった（たとえば，Turvey et al., 2002）。これらの研究の多くが有する方法論上の問題の一つは，精神疾患または他の心理的リスク因子をコントロールしていないことであり，このことは身体疾患がどの程度独立した自殺関連行動のリスクかを見極めていくことを困難にしている。いくつかの心理学的剖検研究は，高齢者における身体疾患と自殺の関連をその他の因子をコントロールして調査しているが，その結果は相反するものとなっている（たとえば，Beautrais, 2002; Waern et al., 2002）。概して，これらの文献の結果の傾向として見えてくることは，身体疾患は高齢者において自殺と関連するが，身体的障害に関連する自殺リスクにおいて，全てではないにせよ多くの部分が心理的因子によって影響を受ける可能性があるということである。

医学的疾患と老年期の自殺との関連を説明する一つの心理的因子は，うつ病性障害の存在である（Conwell et al., 2002; Pearson & Brown, 2000; Szanto et al., 2002 のレビューを参照)。心理学的剖検研究から得られた結果は，抑うつは高齢者の自殺の最も一般的な関連因子の一つであることを示している(Conwell & Brent, 1995; Conwell et al., 1996)。より具体的には，高齢の自殺犠牲者において最も一般的な精神疾患は，併存障害のない，うつ病の精神病症状を伴わない単一エピソードであるということである。一方で，精神病性障害，パーソナリティ障害，物質使用障害を含むほかの精神疾患による高齢者の自殺への関与に関しては，一般成人の場合よりもより限定的なものであることが明らかになっている（Conwell ら 2002 のレビュー参照)。

心理的因子

高齢者で一般に経験される否定的な人生の出来事，たとえば，身体疾患，移動の制限，愛する者の死，経済的困難，職業的役割の喪失などは，絶望，複雑性悲嘆，知覚された社会的支援の欠如といった心理的因子と関連する可能性がある（たとえば，Byrne & Raphael, 1999; Rubenowitz, Waern, Wilhelmson, & Allebeck, 2001)。生活の中で生じる出来事のほとんどを対人関係の喪失という文脈から語ることができるような高齢者においては，絶望感は特に蔓延したものになっている。独居の高齢者または複数の医学的問題を抱えている高齢者は，特に絶望を感じることに脆弱であることがわれわれの臨床経験の中で示唆されている。実証的研究の中で，高齢者において絶望感は自殺念慮(Uncapher, Gallagher-Thompson, Osgood, & Bonger, 1998）と自殺関連行動(Rifai, George, Stack, Mann, & Reynolds, 1994）に関連することが示されている。さらに，Ross, Bernstein, Trent, Henderson と Paganini-Hill（1990）が，高齢者居住地域の高齢者を対象に前向きに追跡調査したところ，絶望感について尋ねる単一項目が自殺による死と関連することがわかった。抑うつと絶望感は密接に結び付いているが，いくつかの研究で絶望感は独立して自殺関連行動と関連することが示唆されている。たとえば，Szanto, Reynolds, Conwell, Begley と Houck（1998）は，うつ病が寛解した後に持続する絶望感の程度が高いことが，高齢者における自殺企図歴と関連することを報告している。つまり，いくつかの研究で高齢者における絶望感と自殺関連行動との関連性がわかってきているということからも，絶望感を減らすことに焦点を当てた治療がこの人口分布の自殺リスクを減少させるのに役立つ可能性がある，ということが理論的に導き出される。

配偶者の死に続く孤独と悲嘆は，高齢者が一般的に経験するものである（Carr, Nesse, & Wortman, 2005 を参照）。イギリスで行われた高齢者に対する画期的な心理学的剖検研究において，Barraclough（1971）は，独居が自殺と相関することを見出した。一人で暮らしている者にとって孤独はしばしば経験されることであり（Conwell, 2001），この研究によって孤独が高齢者における自殺のリスク因子であるという可能性が浮上した。最近行われた，様々な因子をコントロールした心理学的剖検研究でも，孤独が自殺の関連因子であることが明らかになった（例：Heikkinen & Lönnqvist, 1995; Waern, Rubenowitz, & Wilhelmson, 2003）。孤独に加えて，愛する者の死後に続く複雑性悲嘆は高齢者の自殺関連行動（例：Szanto et al., 2006），死別後 1 年以内で自殺リスクがそれまでの中で最も高まること（MacMahon & Pugh, 1985）と関連する。複雑性悲嘆には，死別の後に生じる抑うつから区別される症候群で，故人についての侵入的思考，故人を想起させる事柄の回避，生き残った罪悪感，死別したことが受け入れられないなどの症状が含まれている。配偶者を亡くした高齢者の集団において，複雑性悲嘆のスケールで高得点となる者は，得点の低い者よりも自殺念慮を報告する傾向が高かった（Szanto, Prigerson, Houck, & Reynolds, 1997）。これらの研究は孤独と悲嘆が自殺に関連する可能性があることを示しているが，この関連がうつ病などの他のリスク因子によって影響を受けるかどうかは明らかになっていない。

自殺に関連した因子

高齢者に当たらない人たちの集団とは対照的に，高齢者においては，自殺企図が自殺のリスク因子であることを明確に示した研究は限られている（Dombrovski, Szanto, & Reynolds, 2005 参照）。しかしながら，高齢者に対するごく少ない前向き研究の中の一つとして，Hawton と Harriss（2006）は，故意の自傷行為は，自殺念慮があろうがなかろうが，自殺の独立した有意なリスク因子であることを報告した。特に，自傷行為の既往がある高齢者は，自傷行為の既往がない高齢者と比べて，自分自身を殺傷する可能性が 4

倍高い。一般に，高齢者はそうでない人よりも自殺企図の生涯有病率は低く（Mościcki et al., 1988），新たな自殺企図の発生を報告することが少ない傾向にある（Kuo, Gallo, & Tien, 2001）。高齢者における自殺企図の有病率が低いにもかかわらず，老年期における自殺企図は一般成人の自殺企図以上に致死的になる傾向がある（Dombrovski et al., 2005 のレビュー参照）。高齢者の特徴と，高齢者が使用する自殺手段の中で，致命的な結末に陥る可能性を上昇させているものがいくつか同定されている（Szanto et al., 2002）。たとえば，健康上の問題を持つ高齢者は，身体的脆弱さ，自傷による怪我から回復する上での困難さがあるため，自殺を完遂する可能性が高い。独居高齢者の自殺企図は，救助の可能性が低いために完遂する可能性が高い。加えて，高齢者はそれ以外の人たちよりも，自分自身を殺傷する目的で銃を使用する可能性が高い（CDC, 2008）。

臨床的にわれわれが観察してきた中で，自殺傾向のある高齢者の多くで目につくのは，大量服薬のような積極的な自殺企図をするというよりも，むしろ内服薬を中止するなどの自らの健康維持に注意を払わなくなるということである（すなわち，受動的な自殺企図）。結果的に，高齢者のいくつかの自殺関連行動は，単一の事実として起こる代わりに，長い時間をかけて行われたものである場合がある。老年期を診る臨床家は，結果的に死に至るかもしれない行動を実行し損ねた場合も含め，自殺企図を注意深く評価すべきである。自殺企図が積極的か受動的かにかかわらず心に留めておくべき重要なことは，致死的になる可能性のある行動には，自分自身を殺傷しようという明確な，または暗黙の意図が含まれていて，それは自殺企図として考慮されなければならないということである（第 1 章参照）。

高齢者における自殺念慮は，自殺企図のリスクが高くなることと関連していたが，自殺念慮が自殺のリスク因子であるということを確立する前向き研究は限られている（Dombrovski et al, 2005）。一つの例外として，G. K. Brown ら（2001）は，自殺念慮に言及した評価尺度で 1 以上のスコアになる高齢者は，スコアが 0 の高齢者よりも自殺により死亡する可能性が 15 倍高いことを見出した。後ろ向きの症例対照研究において，自殺の犠牲となった高齢者の 40% 近くが，死または自身を殺傷することへの願望を持っていることを，死亡する前の1年間に保健衛生の専門家に話していることがわかった（Waern, Beskow, Runeson & Skoog, 1999）。さらに，この対象の75％は家族または知人に，死または自身を殺傷することへの願望を伝えていた。あわせると，これらの研究は高齢者において自殺念慮が自殺のリスク因子であることをある程度支持するものである。

高齢者において自殺念慮は自殺と関連しているというエビデンスがあるが，Duberstein ら（1999）は，自殺企図によって非自発的入院を行ったうつの入院患者を対象とした研究を行った。その報告の中で興味深い知見がみられ，年齢が上がるほど，抑うつの程度が低くても自殺念慮との関連性が強まることが示された。疫学研究の中で，高齢者はそうでない人たちより自殺念慮を報告する可能性が少なくなることが示唆されており（Gallo, Anthony, & Muthen, 1994; Gallo, Rabins, & Anthony, 1999），いくつかの心理学的剖検研究では，高齢者は一般成人よりも自殺を実行する意図を表にあらわすことを渋る傾向にあることが示された。たとえば，Conwell ら（1998）は，希死念慮評価尺度を施行された情報提供者からの情報に基づいて調査を行っている。そこでは，高齢者に当たらない自殺死した人たちに比べて自殺死した高齢者は，介入を避け，発見されることに対して警戒する可能性が高く，より自殺の意図を伝えない可能性があることが報告されている。別の心理学的剖検研究では，自殺死した高齢者は，照合された対照群である他要因で死亡した個人と比較して，「自己開示性」と呼ばれるパーソナリティ特質が低いと，情報提供者から説明されていることがわかった（Duberstein, Conwell, & Caine, 1994）。自己開示性の程度が低い個人は，慣れた習慣を好み，そして周囲の環境に対する反応が鈍い。追加の研究の中で，高齢者において自己開示性が低いことは，彼らが自殺念慮を報告する可能性を減らす可能性があり，臨床家の注意をくぐり抜ける結果として自殺の危険性を高める可能性があることがわかった（Duberstein et al., 2000; Heisel et al., 2006）。

あわせると，こうした研究を受けて，高齢者を診る臨床家は，特に自殺念慮を否定する患者では，自殺の関連因子を同定することを怠るべきではないといえる。一般成人と同様に，自殺リスクの評価は，たとえば第6章で説明したように，自殺のリスクと保護因子の包括的な評価を含めている。しかしながら，われわれは，臨床家は彼らの家族や他の保健や医療の専門家から付加的情報を得ることが必要であるということを強く勧めたい。特に，患者が断固として自殺念慮を否定し，抑制的に報告する態度を持つといったような，自己開示性の低さを特徴として持つ場合にその必要性がある（Heisel et al., 2006）。

要　約

高齢男性，特に妻を亡くした男性は，自殺のハイリスク群を構成する。抑うつや，絶望，自殺念慮など，高齢者における自殺関連行動の多くの関連因子とリスク因子は，一般成人における自殺関連行動と同じものである。しかしながら，身体疾患，移動の制限，対人関係の喪失，職業的役割の喪失など，抑うつや，絶望，自殺念慮につながる可能性がある主要なライフイベントに，高齢者はそうでない人よりも直面させられやすい傾向にある。この人口分布における自殺企図率が低いことを考慮すると，自殺を考えている高齢の患者に認知療法を用いる場合，自殺企図が繰り返されることを防ぐことに焦点を当てていく可能性は他の対象よりも低くなる。しかしながら，自殺のハイリスク状態にある高齢者への介入手法については差し迫った必要性が生じており，それはもっと言えば，自殺傾向のある高齢者は過去に一度も自殺企図を行っていない場合でもしばしば致死性の高い行動にかられるからである。したがって，自殺念慮と他のリスク因子を標的にした認知療法のような介入は，高齢者における自殺対策にとって有望なアプローチとなる可能性がある。自殺を考えている高齢の患者に対する介入としての認知療法の有効性と有用性について調査したものは限られているため，次のセクションではうつ病の高齢者に対する認知療法に関する実証的文献と，自殺を考えている高齢の患者に対するそのほかの実証性に基づいた治療手法の文献についてレビューする。

エビデンスに基づく自殺を考えている高齢の患者への治療

高齢者の自殺にうつ病が関連していることを考慮すると，この人口分布においてうつ病の同定と適切な治療が自殺のリスクを減らすと考えるのは理にかなったことである。高齢者において，認知療法は最も大規模に研究されたうつ病を治療するための精神療法である。無作為化比較試験において認知療法（CBT）が老年期のうつ病に対する有効な治療であることが示唆されている（Laidlaw, Thompson, Dick-Siskin, & Gallagher-Thompson, 2003; Thompson, Gallagher, & Breckenridge, 1987 参照）。特に，認知療法は通常治療（Campbell, 1992; Scott, Tacchi, Jones, & Scott, 1997）とプラセボ（Jarvik, Mintz, Steuer, & Gerner, 1982）よりも抑うつ症状の減少に有効である。認知療法と他の精神療法または薬物療法を比較して有効性を調査した研究は限られたものである。たとえばある研究では，認知療法が精神力動的精神療法より抑うつ症状を減らす効果があるということは見出されなかった（Steuer et al., 1984）。しかしながら，高齢者のうつ病の治療で，認知療法と抗うつ薬（desipramine）を比較した研究では，認知療法と薬物療法の併用は薬物療法単独よりも抑うつ症状の減少により効果があることがわかった（Thompson, Coon, Gallagher-Thompson, Sommer, & Koin, 2001）。

高齢者のうつ病は効果的に治療できるというエビデンスがあるにも関わらず，抑うつを減少する治療が自殺念慮に対しても効果があるかどうかを調べた RCT は不足している。この問題を調べた数少ない研究のうちの一つに，高齢者のプライマリケアにおける自殺予防研究 the Prevention of Suicide in Primary Care Elderly: Collaborative Trial（PROSPECT）Study（Bruce et al., 2004）がある。この RCT はプライマリケア状況で，うつ病と自殺念慮を改善させることを目的としたうつ病治療アルゴリズムの有用性を調べるようにデザインされた。PROSPECT study では，通常うつ病の精神衛生に関する専門家として看護師がプライマリケア医の補助を行い，高齢者のうつ病を特定したり，その人たちに対して薬物療法（特に，citalopram［Celexa］）あるいは精神療法（対人関係療法）を活用して治療的支援を提供したりしている。この研究ではこれら全体を含めた効果について評価を行った。過去の研究によって，高齢者の大半は自殺の実行 1 カ月以内にプライマリケア医を受診しているということがわかっていたため（Conwell, 2001; Pearson, Conwell, & Lyness, 1997），この介入はプライマリケアの場面において実施された。この研究の結果では，症状の重症度，治療反応性，寛解という測定項目の中で，介入を受けた患者は通常ケアを受けた患者よりも，症状が軽減する程度と期間の両方でより良好な経過を辿ることが示唆された。介入群は通常ケア群よりも大きく自殺念慮の減少を示したにもかかわらず，依然相当の割合（33%）の人が継続して自殺念慮があることを報告していた。

プライマリケアの状況において老年期のうつ病に対する協働的ケアプログラムの自殺念慮への有用性を評価する，もう一つの研究として，the Improving Mood: Promoting Access to Collaborative Treatment（IMPACT）study（Unützer et al., 2006）がある。この研究ではうつ病と気分変調症の両方，またはどちらかと診断された高齢者を，介入条件または通常ケア条件に無作為に割り当てた。介入条件の参加者は，うつ病ケアマネージャーを活用でき，うつ病ケアマネージャーはプライマリケア医によって処方される抗うつ薬の管理を手伝い，そして 4 ～ 8 セッション続く問題解決を目指した行動的介入も提供した。通常ケア条件の患者は，地域で利用可能な全ての治療を受けることができ，そこには抗うつ薬による治療，プライマリケア医によるカウンセリング，精神保健の専門的治療への紹介も含まれていた。介入条件に割り付けされた研究参加者は，追跡調査の時点で通常ケア条件よりも自殺念慮を報告する割合が有意に低い結果となった。ベースライン評価では，介入条件参加者の 15.3%，通常ケア条件参加者の 13.3%が自殺念慮を報告しており，24 カ月時点の評価ではそれぞれ 10.1%，13.9%が自殺念慮を報告した。

PROSPECT と IMPACT 研究の両方の結果から，うつ病を伴う高齢者で自殺を考えている患者は抑うつ症状に照準を定めた介入に反応することが明らかとなった。ただ，かなり少数ではあるが自殺念慮を継続して維持している患者が存在しており，改善の余地が大いに残されている。本書で詳細に説明しているように，成人の自殺関連行動に焦点を当てた認知療法の開発が進歩したにもかかわらず，高齢者における自殺念慮に特に焦点を当てた治療は非常に少ない（Links, Heisel, & Quastel, 2005 参照）。一つの理論的な出発点としては，認知療法を，高齢者集団における自殺念慮と自殺関連行動における他のリスク因子を減らすことを目的として適合させていくことであろう。このような焦点化した介入は，全般的に精神障害または感情障害の治療に焦点を当てた介入よりも，具体的なリスク因子を減らす上で効率がよく，有効性が高い可能性がある。

認知療法プロトコールと症例

本書の前半で述べたが，われわれのグループは自殺傾向のある患者に対する認知療法のプロトコールを，自殺傾向のある高齢者の特徴的なニーズを満たすように作り変えた。高齢者への介入における多くの構成要素は，3 つの治療期や多くの具体的戦略において一般成人への介入と類似したものである。われわれは現在，最近自分自身を殺傷することへの願望を訴えた高齢男性への認知療法の実施可能性を評価するための予備的研究を実施しているところである。

自殺を考えている高齢の患者に対するプロトコールの中には，自分自身に対するネガティブな信念，生活全般，あるいは将来に対する絶望感を引き起こす患者の経験に焦点を当てることを組み入れた。高齢者に一般に認められる認知を同定するために，われわれの研究の中で認知療法を受けた高齢男性が自殺念慮の誘因として挙げていた項目について質的解析を実施した。自分自身を殺傷することを望むこうした患者から提供された自殺念慮の理由として最も多かったものは，無価値感，役に立たないこと，能力不足，絶望，または他人の負担になることと関連したものであった。他の自殺の誘因としては，健康問題，対人関係の葛藤または拒絶，外傷体験，経済的困難，愛する者の死，退職，動けなくなることといった否定的な生活上の体験が含まれていた。認知療法では，①認知的戦略を用いて否定的な生活上の体験に対する患者の信念と反応を修正する，②行動的戦略を用いて，自殺を選択するかわりに，生活における喜びと意味を得ることのできる自殺にかわる方法を新たに作り出す，③問題解決戦略を用いて特定の問題に取り組む，という部分に焦点を絞った。本セクションでは，高齢の自殺を考えている患者の治療プロトコールを概観し，一般にわれわれがこのような患者に用いるいくつかの戦略にスポットを当てた。この介入の有効性を評価する目的でデザインされたわれわれの研究に登録された患者の典型例として，J 氏を症例として用いながら，これらの戦略を説明していくことにする。

導入期

本書の冒頭で説明したように，この治療の導入期で取り組むことには，患者の自殺への動機も含むそのときの問題のアセスメント，そしてセーフティプランの作成も含まれている。導入期の最後は，臨床家が患者の臨床像の認知的概念化を行い，患者とともに治療計画を作り上げる場面で訪れる。

提示される問題のアセスメントを実施する

自殺傾向のある高齢者のアセスメントは一般成人の患者のアセスメントと非常に類似している（第 6 章参照）。ここでは，患者の自殺リスク，提示される問題の経過，精神疾患の病歴，物質乱用歴，生活史，精神医学的診断，そして治療計画を理解することが含まれる。しかし先に検討したように，高齢者は臨床家に自分の自殺念慮を明かすことに対して，高齢に当たらない人たちよりも抵抗を示すため，協働的な治療的関係を築くことに特に実質的な価値が置かれる。さらに臨床家は，患者が自分の健康を維持するための治療計画を遵守しないといった，受動的な自殺関連行動についても必ず調べておかなくてはならない。向精神薬を内服している患者においては，処方はプライマリケア医よりは精神科医によって管理される方が望ましい。それは一般的に精神科医がプライマリケア医よりもより自殺念慮を観察できる可能性が高いからである。以下は，導入期の間に J 氏から得られた情報である。

J 氏は 73 歳の白人男性で，妻に先立たれおり，彼のプライマリケア医からうつ病の治療目的で紹介された。彼が治療を必要とするようになった約 3 カ月前に，妻が慢性疾患で亡くなっていた。彼はそのときから，けだるさ，やる気のなさ，抑うつ，そして人生に無関心になったことを訴えた。妻が生存しているうちに十分な余暇を妻と一緒に過ごさなかったことに，J 氏はしばしば罪の意識を感じていたのだった。現在は亡き妻と一緒だった頃の生活に想いを馳せては涙に暮れ，憂うつになる，という状態が認められた。さらに彼が言葉にしたのは，人生をこれ以上引き延ばさないよう，全ての処方薬を中止することについて考えているということであった。彼は死を，孤独を終わりにするための方法，たくさんの医学的問題から逃れるための方法，そして天国で妻と再会するための方法をもたらしてくれるもの，と見なしていた。

J 氏は同胞 6 人の第一子長男として生まれた。彼は自分の子ども時代を苦難と貧困で満たされていたと振り返った。彼の父は鉄鋼業で技術者ではない単純労働者として働いていたが，怪我をした後に失職した。その後から，父は強いアルコール問題を抱えるようになっていった。家計が困難となり，J 氏は 10 代の頃，新聞配達，食料雑貨類の配達，鉄鋼製造会社で雑務を行って家計を助けた。17 歳のとき，彼は陸軍に入隊し，第二次世界大戦中に南太平洋で精力的に軍務を務めた。除隊した後，彼は経済学で学士を取得した。大学を卒業後，食料品店の管理職を得て，最終的には大きな食品会社の地域担当管理者になった。26 歳のとき，子ども時代から知り合いだった妻と結婚した。妻とは愛情と信頼に満ちた関係を築いた，と彼は回想しており，その中で 3 人の子どもを授かった。

妻の死が最初のきっかけとなり，彼のうつ病と自殺念慮がはじまった。妻は数年間がんを患いながら生活を送ったが，その間，痛みがかなり強い状態にあった。J 氏は彼女にとって最も中心的な介護者で，彼の日常生活のほとんどは，彼女が必要とすることに気を配り，彼女の受診に付き添うことが中心になっていた。彼女の人生の最後の 1 年の間で，幾つかの手術が不首尾に終わり，そのために彼女はさらに J 氏の世話が必要になった。妻が亡くなったとき，呆然として，疲れ果てた気分になったが，彼女はもはや痛みの中にないということに妙にほっとした，と J 氏は語った。しかし妻の死以来，彼はもはや生きる目的がなくなったしまったという強い思いとともに，ますます憂うつさを感じるようになった。妻の介護という役割とそれに伴う責任が無くなってしまったことで，彼は自分自身にとって意味のある目標を設定し，自分の予定を組み立てていくことがますます困難になっていることを自覚するようになった。

二つ目の問題として，彼の子どもたちとの関係性の問題があった。J 氏は約 6 カ月前に，2 人の息子からの企業投資への金銭援助を断ったため，彼らとの関係性が緊張したものになっていた。彼は息子たちの行動に怒りを感じ，息子たちは金のためにだけ自分を必要としていると考えていた。J 氏は家族を養う自分の能力に誇りを持っていたが，長い間収入を稼ぐことに主な重きを置いていたことを後悔し，子どもたちともっと多くの時間を過ごせていたらと後悔していた。娘との関係は緊迫したものではなかったが，これまでは妻を通じて娘と意思疎通を図っていたので，どうすれば親しく娘と付き合っていけるのかわからないと語った。J 氏は妻が亡くなった後，自分と子どもたちは「歩み寄る」ことができるだろうと期待していたが，逆にそれどころか，疎遠になっていることを認めざるを得ない状況になっていた。

J 氏の三つ目の問題は，彼の移動する能力を制限する健康上の問題が発生していることだった。彼の医療的問題としては，糖尿病，呼吸困難，そして自覚できる程度の記憶の問題などがあった。ふらつき，呼吸苦，めまいはどんどんひどくなっていたために，運転すること，あるいはたくさんある家庭の雑用をこなすことができなくなっていた。結果的に，彼は移動に際して子どもたちに頼るようになっていったが，子どもたちに助けを求めることを彼自身快く思えなかったために，それはつらいことだった。移動と交通手段についての問題は，自分は「子どもみたいだ」という信念に影響していった。さらに，彼はほとんどの時間を家で過ごしていたため，楽しい活動に参加する機会，または新しい体験を楽しむ機会がほとんどなかった。

この記述からJ氏が高齢者における自殺関連行動と関連した多くの特徴を持っていることは明らかである。彼は妻の死後社会的に孤立した。彼は精神疾患，特にうつ病の症状を経験している。彼は最近，妻の死に加えて，2人の息子との大きな軋轢など，複数の好ましくない生活上のストレッサーを経験している。彼は，いくつかの疾患によって次第に生活上の能力が損なわれてきている。こうした要素の全てが，J氏の広汎に渡る絶望感と，もはや生きる価値がないという人生に対する認識に影響している。

セーフティプランを作る

セーフティプランの作成は，自殺を考えている患者を治療する際に臨床家が用いることができる最初の介入の一つである。第6章で述べたように，セーフティプランは，自殺危機の前，またはその最中に使用することができる対処戦略のリストを，階層的に書面化して準備したものである。セーフティプランは4つの主要な項目からなっている。①自殺危機に関連する警告サイン，②自殺危機をうまく扱うための対処戦略，③自殺危機の際に連絡をとることができる友人または家族，④自殺危機の際に連絡をとることができる専門家である。セーフティプランは，自殺に関連する考えと自殺したいという欲求をコントロールできるという患者の感覚を強化し，さらには，自殺を実行したいという願望は克服することができるという期待感を推進するために役に立つ。われわれの経験から，高齢者は自殺危機のときに他人，特に専門家に連絡をとることにしばしば抵抗を示すということがわかった。そのような場合には，臨床家はこのステップを踏むことの利点と欠点を評価し，そこから，他者に連絡をとることの利益を強調することがある。さらに，専門家に連絡を取る場合のロールプレイを行い，どうやって他者に連絡をとるかという手本を示すことは特に効果がある。以下の記述では，J 氏と臨床家が一緒にセーフティプランを作成する上で生じた困難に対して，その一部を解決したやり方を示している。

J 氏は当初セーフティプランを仕上げることに抵抗し，自分は自殺することはないということを何度も話し，臨床家を安心させようとした。しかしながら，彼はしばしば孤独感，やる気のなさ，絶望を感じる時期があることを認めざるを得なかった。また，移動が限られるようになった今となっては，そうした気持ちにどう対処すればよいかわからないのではないかと指摘すると，彼はそのことを認めた。運動することは J 氏をより我慢強くするものであったため，臨床家はセーフティプランではなく，コーピングプランを紹介することを通じて運動することを提案した。J 氏はいくつかの絶望に対する警告サインを同定していったが，そこで確認されたものは，孤独感，退屈さを感じること，妻の思い出，妻とともに過ごした生活への思い出であった。これらのきっかけへの対処戦略には，テレビでスポーツを観ること，彼の子どもの頃の野球カードコレクションに目を通すこと，投資の動きを追うために新聞の経済欄を読むこと，コーヒーを飲みに近所まで出かけることがあった。彼が心を通わせていた人たちには，彼の娘，そしてコーヒーを飲みに店を訪れたときにときどき一緒に雑談をする人たちが含まれた。J 氏は自分の問題でその友人たちに負担をかけたくないと語り，絶望を感じている際にこうした人たちに連絡をとることに対してはいくらかの抵抗感を示した。臨床家は，「こうした人びとと接触を持つことは自動的に自分の気持ちについて話さなければならないということを意味する」という彼の思い込みに対する評価を，J 氏とともに協働的に進めていった。J 氏はこうした人たちと連絡をとることによって，今以上に他者とのつながりを感じられ，それが絶望感を紛らわすのに役立つということに何とか気付くことができた。そして，J 氏は彼らと連絡を取って，日々の出来事について話をすることに同意した。最後に，臨床家は自分の連絡先情報と危機対応サービスの電話番号を箇条書きにして示した。対処計画を仕上げた後，その書面を活用しやすくするような携帯場所について一緒に検討し（たとえば，財布の中），彼がそれを活用する上で妨げになる可能性のある問題も明らかにしていった。

症例の概念化を発展させる

先に述べたように，治療の基本的な原則は，引き金となる出来事，認知，行動，感情，状況を同定することであるが，それはこれらが患者の自殺念慮または自殺関連行動に関連しているからである。患者には自殺念慮が生じた周辺の出来事を，背景を含めて説明し，臨床家はこれらのエピソードの中心となる重要な自動思考を同定する。これらの同定された思考は，気質的な脆弱性因子，人生早期の体験，中核信念または媒介信念，鍵となる自動思考，そして自殺に関連する認知過程を含めた，患者の臨床像に関する認知的な症例概念化へと統合される（第 7 章参照）。

図 12.1 に，J 氏の自殺念慮の認知的概念化の基本的構成要素について提示した。父親の死を経験して，若い頃から働かなければならなかったという J 氏の人生早期の体験は，男は強く自立していなければならないという潜在的に機能不全に向かう可能性を持った考え方に寄与した可能性がある。J 氏は人生の多くの部分で，確かに強く，自立していた。そのため，彼が心理的に健康であったことは驚くべきことではない。しかしながら，今や彼は多くの外的な資源（たとえば，妻のサポート）と内的な資源（たとえば，機動力）を喪失し，「私は弱い」そして「人生は決して良くなっていかないだろう」という中核信念によって特徴付けられる絶望感の基盤となる自殺スキーマを形成していった。したがって，彼の人生早期の体験から形作られた，男は強くそして自立していなければならないとする繰り返された態度は，彼の健康問題と生活環境が彼の強さと自立性を脅かしたときに，絶望感の基盤となる自殺スキーマを活性化する気質的な脆弱性として作用したのである。

自分が複数の身体的問題に直面した事実から，J 氏は「私が助けを必要としたら，私は人の重荷になるだろう，そして私の誇りは損なわれるだろう」という媒介信念を抱いていたと考えられる。毎日薬を飲む度に，「薬が何の役に立つのか？　私を再び自立させてくれるものなど何もない」というような自動思考が浮かんでいた。彼はこれらの考えを抱いた際に，治療薬を全くやめてしまって，自分自身で人生を終わらせることについてしばしば考えていた。したがって，彼が受動的な自殺企図について深く考えるような出来事があると，他の手段を考え自己価値と自分らしさを再定義するということをないがしろにして，自殺という方法が残されたたった一つの選択肢だと考えるようになり，自殺へと注意を狭めていった（すなわち，自殺関連認知プロセス）。

治療目標の確立

治療の成功を妨げることがあるとされている，治療に対する否定的な態度があるかどうかを見極めるため，患者の治療に対する期待感を評価することは重要である。往々にして高齢者は精神療法を受けたことがないし，治療の中で設けられる典型的な活動や目標に理解を示し，それを深めていくという経験をしたことがない。自殺を考えている高齢の患者の大多数でも同様に，治療目標の中には自殺念慮とうつ病症状の軽減，そして自殺危機の際に使用するための適

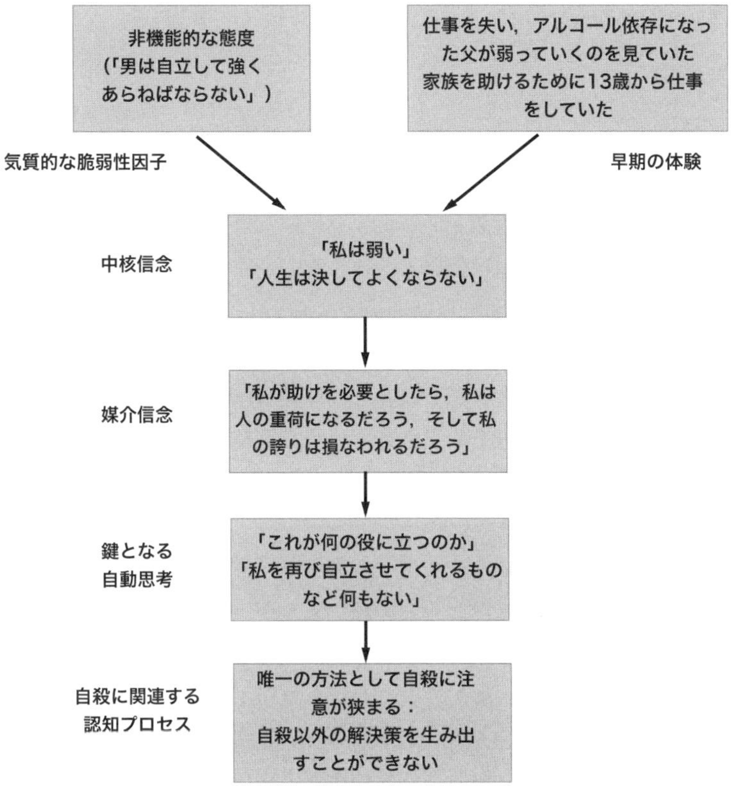

図 12.1　J 氏の認知的概念化

応的なコーピングスキルの開発が含まれていなければならない。さらに，具体的な行動上の目標を設定することが，治療の進展を客観的指標にして提供するためには重要になってくる。たとえば，臨床家は「自殺したい気持ちか，憂うつを感じることが軽くなったら，あなたの振る舞いはどう変わりますか？　憂うつを感じることが軽くなって，もう死にたいとは思わなくなったら，友人や家族はあなたのどんなことに気付くでしょうか？」と尋ねるかもしれない。J 氏の場合，これらの客観的な行動上の目標として，より希望的で，自主的，自律的になることを前提とした，社会的活動と娯楽的活動への参加の増加が示された。たとえば，家族との連絡を増やし，子どもとの口論の頻度を減らすこと，そして治療について相談に行き，勧められた治療に従うことである。

治療前期

自殺を考えている高齢の患者の治療にあたる臨床家は，多くは第8章で説明したのと同じ戦略を用いる。しかしながら，これらの戦略は，たとえば喪失，病気，身体的な制約への対処といったように，高齢者のニーズと生活環境にあわせて調整される。ときには臨床家が援助をしながら，高齢者の患者に過去の逆境に上手く対処した場面を思い起してもらい，以前に用いた戦略を彼らの現在の問題に適用するようにしていく。このセクションではJ氏の治療の中で，生きる理由を増やし，社会資源を改善し，問題解決の戦略を練り，そして他の支援へのコンプライアンスを向上させていった戦略について解説する。

生きる理由を増やす

本書の冒頭で説明したように，生きる理由を同定することは自殺を考えている患者の認知療法において鍵となる戦略であるが，それは，この戦略が広範な影響を及ぼす絶望感という特徴を持つ認知に反駁する上で役立つためである。このことは，多様な形式の喪失に苦しむ可能性がある自殺を考えている高齢の患者に対しては特に当てはまる。わかりやすい実践方法としては，単純に患者に生きる理由を挙げてもらい，それらの生きる理由を何か，たとえばコーピングカードなどに記録するよう率直に求めることである。そうすれば彼らは自殺危機の際に容易に活用することができる。しかしながら，自殺を考えている多くの患者は，紙一枚の単純な記入事項による覚書よりも，より鮮明に描写したものを必要とする。

他の対照群の人たちと同様に，「希望の道具箱」は高齢の患者が絶望や死にたい気持ちを感じているときに生きる理由を思い出させる上で特に効果があるだろう。「希望の道具箱」は生きる理由を思い出させてくれるような思い出の品（たとえば，写真，手紙，お土産，祈りのカード）が入った入れ物からなる。個人の体験に基づいてこれを行ってみると，高齢者はこの活動が報酬効果の高い体験であるとわかってくる。そして，この体験はしばしば以前に見落とされていた生きる理由を彼らが見つけるよう導いてくれる。自殺危機の際に最も役立つと思われる品物を，臨床家が高齢者と協働的に同定することが重要である。たとえば，配偶者の写真は具体的な楽しい体験の記憶を思い出させてくれることがある。しかし配偶者が亡くなっている場合には，「もう二度とこんな幸せはないのだ」というような否定的な思考を引き起こすに違いない。したがって，臨床家は，自殺危機の際に患者が生きる理由を思い出す上で「希望の道具箱」の内容が役立つと期待を持てるようにセッションの中で援助を行う。さらに，患者が将来的に取り組む楽しい活動を思い起こさせるアイテム，たとえば孫の写真，または地域の高齢者市民センターのイベントスケジュールなどを見つけ出すことへの支援を行う。

　退職，妻の死，そして家族との交流が減少した後に，J 氏は人生の目的を必死に探していた。J 氏は，自分のこれまでの生涯はそのほとんどが自立的で，目標志向的であったと解釈したが，今や彼は自立しようとする力強い感覚を持っていなかった。J 氏は，自分らしさに対する感覚が枯渇してしまっている様子を要約して，「もはや自分がどこに所属しているのかわからない」と説明した。彼は過去の思い出にふけり，そして現在の惨めな状況について思いを巡らせながら，戦争映画を観ることに 1 日の大半を費やした。そのため，治療の課題の一つは J 氏の生きる意味を明らかにしていくよう支援することにあった。J 氏は 5 つの生きる理由を挙げることができた。それは，①彼の娘との関係を楽しむこと，②新たな友人を作ること，③孫の結婚を少なくとも 1 人は見届けること，④ひ孫に会うこと，⑤他の人に「人生の主導権を握る」よう励ますこと，であった。それに従って，J 氏は彼の孫とひ孫の写真を集めた。彼はまた，旅行したい場所と光景の写真を雑誌から切り抜きした。これらの写真はスクラップブックに綴じられ，彼のところを訪れた人とそれを一緒に見て楽しんだ。

社会資源を活用する

以前に述べたように，高齢者にみられる高いレベルの社会的孤立と社会的支援ネットワークの貧しさは自殺念慮に関連している（Alexopoulos, Bruce, Hull, Sirey, & Kakuma, 1999）。したがって，自殺を考えている高齢の患者に対する認知療法における重要な戦略は，絶望感を和らげるために患者の社会資源を開拓することと，喪失，医学的問題，その他の逆境に関連した苦痛に耐えるための社会的支援を探していくことである。たとえば患者は，他の人と一緒に楽しめる社会的活動を計画し，そこで社会支援のネットワークを広げるように促される。多くの事例において，臨床家は高齢者にうまく働きかけながら，地元の高齢者センターが主催している活動の中で特別興味がある活動を見つけるように促していくことになる。

加えて，親しい他者との対人関係上の葛藤に対しては，最も有効に活用できそうなコミュニケーション戦略を用いる。それは問題となっている人間関係について彼らが持っている仮説を検証するという形で，セッション中に取り組むことができる。セッションの中で話し合ったコミュニケーション戦略を高齢者が練習し実践する上で，ロールプレイ戦略が有用なものであるということは，多くの臨床家が理解しているところである。可能ならいつでも，家族の一員または介護者は治療に参加するよう勧められるが，それは対人関係の葛藤に対処するためだけではなく，患者が身につけた認知的そして行動的戦略を家族に教えるためでもある。そうすることによって，患者が日々の生活の中でこれらの戦略を活用することを家族が下支えできるように，臨床家が家族を援助するのである。

妻の死，そして報告された 2 人の息子との関係における顕著な葛藤があって以来，J 氏は社会的孤立を経験してきた。そのため，社会資源を活用することが彼の治療の主要な焦点となった。社会資源を活用することに焦点を当てることが，彼の「人生は決して良くなっていかないだろう」という中核信念を和らげ，彼の生きる理由を増やすだろうと考えるのは理にかなったことであった。J 氏と臨床家は協働的にこの問題に二つの方法で取り組むことを決定した。第一に，彼らは支援ネットワークを広げるためのブレインストーミングを行った。例えば，地元の高齢者市民センターにもっと意欲的に参加することなどである。J 氏は当初「年寄りが行く場所だ」と言って高齢者センターでの活動に参加することを渋っていた。しかしながら彼は，面白そうにみえた一つのイベントに参加し，どういうふうにそれが行われているか見学するという行動実験を取り入れることに同意した。J 氏は次のセッションで，そこで彼が何人かの知人を見かけたこと，そして彼がそれまで思っていたものと環境がかなり違っていたことを述べた。第二に，J 氏と臨床家は彼の子どもたちとの関係を改善するための戦略を特定した。J 氏は娘に一番親しみを感じており，娘や孫ともっと一緒の時間を過ごしたいと思っていると話した。しかし子どもたちが家を出た後は，妻が子どもたちの元を訪れる段取りをしてくれていたため，彼はこのことについて娘とどう話してよいかわからないでいた。そこで臨床家は，J 氏に対してコミュニケーションスキルを養っていくような援助をした。それは，彼の娘と会話することのきっかけを作り，その中でお互い行き来することを娘に頼み，その詳細を取り決めるためだった。数回のセッションの後，J 氏は娘と一緒に楽しくランチをしたこと，そして，娘の家で娘の夫と孫と一緒に日曜日のディナーを計画しているということを報告した。

J 氏と息子たちとの関係の改善がもっと困難であることは明らかだった。彼はこれらの関係を修復する第一歩を踏み出すべきかどうかについて態度を決めかねていた。息子たちは数週間にわたって彼に連絡をよこさず，彼の様子を確認しようとしていないという事実が，J 氏に心痛，憤慨，そして困惑を感じさせた。彼は「私には私のプライドがある。子どもたちの方が父親のところへ来るべきだ，その逆ではない」と述べた。息子たちに連絡することの利点と欠点を箇条書きにし，J 氏が最終的に下した決断は，この時点では彼にとって不快感が強すぎてこの課題に取り組むことができないということだった。その代わりに，彼と臨床家は適応的な反応を組み立てた。それは，「私は子どもたちみんなと強い関係を持てればと思うが，そうではないことを受け入れ，娘とその家族との関係を良いものにすることに専念するつもりだ」というものだった。

問題解決戦略を作り上げていく

高齢患者は問題解決技法を身につけることに焦点を当てることが役に立つことが多い。多くの高齢者は過去に上手く問題を解決し，自身の生活を管理していたが，改めて自分が新しい生活環境や役割に身を置いていることに気付かされ，そのことにしばしば圧倒される。高齢患者が生活上のストレッサー，あるいは彼らの絶望を強めたり絶望することに寄与したりしている環境を同定し，彼らの問題に対する別の解決法を生み出すよう教わっていく。臨床家と患者は，適切で具体的な計画が作られるまで，それぞれの解決法の利点と欠点を箇条書きにしながら，色々な可能性を探索することができる。そこでコーピングカードを作成する目的は，効果的な問題解決の各段階を箇条書きにするため，あるいは，まずは患者が積極的に問題に取り組むのを阻む否定的な認知を評価していくためである。

J 氏は成功したビジネスマンとして，職業生活の中で生じた問題を解決してきたというかなりの経歴を持っていた。これらの強みを知ることによって，臨床家は彼と協働的に彼の生活における現在の問題を同定し，可能な解決法を生み出すことができた。特に，臨床家は J 氏に対し，他の誰かが彼の状況にあるとしたら何をすべきだと助言するだろうかと尋ねた。さらに，以前の彼の成功体験や，彼がそれらの成功を確実なものにするのに用いた戦略について話すように彼を促した。J氏はこれらの経験について話し合ったところで，現在の状況で役立つ可能性のある資源と技法を思い出し始めたのだった。たとえば，J氏は移動することに関して息子たちを頼ることに居心地の悪さを感じていると述べていたが，それは彼らの関係がぎくしゃくしたものであるからで，もっと言えば，この上下関係によって子どもは彼の面倒をみる必要があるという彼の信念が活性化するからだった。過去における彼の業績について話した際，J氏は約10年前に高齢者市民移動サービスでボランティアを行ったことがあることを思い出した。彼の結論は，この支援を活用することが，今以上に自立を感じるために役立つだろうというものだった。

他の支援へのコンプライアンスを高める

本章の前半で言及したように，老年期のうつ病は加齢に関係した身体的疾患と合わせて起こることがしばしばある。うつ病と関連した症状は，絶望感や抑うつ，自殺念慮を含めて，医療へのコンプライアンスを阻害し，それによって健康状態を悪化させる（Montano, 1999）。各セッションの冒頭で，臨床家は彼らの医療計画へのコンプライアンスを評価していく（例：病院の予約を守って，処方された薬を飲んでいる）。もし治療コンプライアンスに問題があると認められれば，臨床家は認知的戦略を活用して，治療に関する否定的な信念や行動を検討することができる。一度これらの信念が検討されれば，非適応的信念が修正され，困難に打ち勝つための解決策が生み出されることだろう。

J氏が病院の予約日に受診することを妨げた鍵となる自動思考には，「医者のところへ行くことが何の役に立つのか。私は歳をとり過ぎて変わることはできない。私の健康問題は治らない」という考えが含まれていた。このような思考に取り組むため，ロールプレイ戦略が適用され，臨床家がJ氏の役を演じ，J氏は患者の擁護者の役を演じた。この練習によって，J氏は予約日を守り，治療計画に従うことに関するいくつかの理由を考え出すことができた。たとえば，J氏は運動を楽しみ，そして野球の試合に参加するのに十分な健康状態でありたいと述べた。さらにJ氏は最後に，彼の健康問題は，同年代の多くの人ほど悪くはないということを認めた。彼はまだ歩くことができ，テレビを観賞し，読書をし，そして会話をすることができ，さらにこれらの能力を維持するということを望むことができる状態にあった。こうした理由を心に留めながら，J氏は彼の臨床家と相談しながら内科の受診日の予約をとり，そして，勧められた治療に従うための具体的な戦略を工夫していった。

治療後期

患者が目標へ向かって前進しており，もはや自殺念慮が生じないときには，治療は終結するかもしれない。患者が治療によって進歩したと臨床家が確かに感じたときには，獲得した認知的技法と行動的技法のきちんとした評価が必要になってくる。一般成人や思春期の子どもと同様に，再発対策プログラムは，急性の苦痛が出たときに対処技能を適用していく患者の能力についての，最終段階を評価するものとして機能する。第 9 章で述べたように，可能な限り多く，以前の自殺危機に関連した思考，イメージ，感情に対し，前もって準備をすることがこの練習の目的である。さらに臨床家は，患者が適応的な方法で問題に対応できるかどうかを評価する。しかし，自殺を考えている自殺企図のない高齢の患者の再発対策課題は，自殺企図のある一般成人患者とはいくらか異なったものになっている。われわれの経験では，自殺を考えている高齢患者のほとんどにおいて，自殺念慮の深刻度は，一般成人患者よりも低く，より慢性的である傾向がある。高齢者の場合，再発対策課題を行う際に具体的にきっかけとなる出来事に焦点を絞る強さや度合いにばらつきがみられる。

J 氏の自殺念慮が解決し，うつ病の重症度がかなり軽くなったことを受けて，再発対策プログラムが実施された。J 氏は，治療を受けるに至った自殺危機を想像するように求められた。それに続いて，治療の間に彼が役に立つとわかった具体的な対処戦略について詳しく説明するように求められた。一つの効果的な戦略は，若かった頃に自分が効果的に問題を解決することができていたということを思い出すことであり，このことは高齢者向け移動サービスを活用することを促したという点で目に見える良い結果につながった。加えて，J 氏は高齢者センターで他者と接することは，彼の社会的孤立を減らすのに役立つ方法であり，それゆえに，抑うつと絶望感を減らすのにも役立つ方法であると述べた。彼は自殺危機の際にはいつでも娘に電話できることにも気がついた。J 氏は，人生は生きる価値がないと感じることへと導く可能性を持つ，起こるかもしれないシナリオを思い描くよう促された。J 氏は自立を失ったという主観的感覚が以前の自殺念慮のエピソードと関連することを認識することができた。将来起こりそうなことに対する誘導によるイメージ訓練法の中で，J 氏は別の身体疾患があり，もはや高齢者市民センターへ参加できなくなった場面を想像した。ここでの想像には限界があるにもかかわらず，J 氏は電話することでいくらか，友達と家族とは心を通わせることができるということを認識することができた。彼はまた，病気は一時的に増悪しているだけであり，健康が改善すれば以前の治療方針に戻ることができるだろうとも考えた。

本章のまとめ

疫学データでは，高齢者はそうでない患者と比べて自殺率が比較的高く，高齢男性は特に高リスクであることが示されてきた。老年期の自殺リスクはうつ病，絶望感，自殺念慮，複雑性悲嘆，社会的孤立，そして孤独と関連している。高齢者における自殺の広がりにも関わらず，自殺を考えている高齢の患者に対する治療の有効性と有用性を評価した無作為化比較試験はほとんどない。認知療法が高齢者におけるうつ病の治療として最も広く研究された精神療法の一つであることを考えると，自殺念慮や絶望感のような自殺関連行動の認知的リスク因子に照準を合わせた認知療法を使用することは，将来が期待できるアプローチである。自殺を考えている高齢の患者に対する認知的概念化に基づいて，生きる理由を増やすこと，社会的資源を増やすこと，問題解決スキルを改善すること，治療コンプライアンスを高めること，などの認知療法の戦略を適用することは，高齢者が絶望感と自殺念慮を軽減する上でも役に立つ可能性がある。これらの戦略のほとんどはこれまで本書の中で説明してきたものと同様であるが，高齢者にこれらの戦略を実施した場合には，喪失またはその他に身体的な制限が発生した後に，様々な生活上の役割を見直そうと努めることにつながり，そのためこれらの戦略は違った風合いを帯びてくる

第13章　自殺を考えている物質依存を有する患者に対する認知療法

第2章で述べたようにアルコールや薬物依存の診断は自殺企図のリスクを大幅に上昇させる。たとえば，G. K. Brown, Tenhaveら（2005）によれば，認知療法の研究において自殺企図を行った患者の68％が薬物依存症を有していたとの報告がある。Aharonovich, Liu, NunesとHasin（2002）の指摘するところによれば，物質依存がある入院患者のうち3分の1以上にあたる患者が生涯において最低1度は自殺企図を行っていたという。つまりこれらの実証的研究が提示しているのは，自殺を考えている患者の治療に当たる臨床家にとって，物質依存の診断やそれらに関係する問題に出会うことは珍しいことではないということである。その一方で研究の中でわかってきたのは，物質依存症のある人にしばしば見られる特徴の中に，自殺関連行動にかられる危険性が上昇することがわかっている因子が多く含まれているということである（Darke & Ross, 1997, 2002)。もっと言えば，物質乱用の問題は，自殺関連行動に至る経路の中の中核的な特徴として，また別に検討を加える必要のある要素であると報告しているいくつかの研究もある（すなわち問題化した行動externalizing behavior; O'Boyle & Brandon, 1998; Verona, Sachs-Ericsson, & Joiner, 2004)。これらの理由から自殺対策を物質依存のある人びとを対象として行うのは理にかなったことだということがわかる。

本章では物質依存を有する人における自殺関連行動の傾向とそのリスク因子について，文献をもとに簡単な全体像を提示する。加えて，認知療法プロトコールを適用していく際の工夫について概観する。自殺を考えている物質依存のある患者の治療における特徴的な問題については，症例の中で強調して説明する。

物質依存症を有する患者の自殺念慮と自殺関連行動

このセクションでは物質依存症を有する人びとの自殺念慮と自殺関連行動について述べる。議論はアルコール依存症の患者と薬物依存症の患者，これら二つを中心にして行う。本章の最後には，文献ではあまり注目を受けることはなかったものの，自殺を考えている物質依存症を有する患者の治療を行う臨床家に関係する二つの問題，多剤乱用患者と自殺企図の関係，そして，予想しない大量服薬と意図的な大量服薬の違いについての考察に焦点を当てる。

アルコール依存症

第2章でわかったように，アルコール依存症があれば一般人口でみられるよりも自殺のリスクが約6倍上昇する。これは特に女性のアルコール依存症者に当てはまり，その場合には一般に予想される自殺のリスクの約20倍まで上昇する（E. C. Harris & Barraclough, 1997）。研究によると，アルコール依存症の患者の15～50％が自殺関連行動を生涯において経験していることが示されている（A. T. Beck, Steer, & McElroy, 1982; Cornelius, Salloum, Day, Thase, & Mann, 1996; Koller, Preuss, Bottlender, Wenzel, & Soyka, 2002; Preuss et al., 2002）。不幸なことに，アルコール依存症の患者を対象に，アルコール依存と自殺関連行動との相互関係やリスクを調査することを主目的とした研究はこれまでほとんどない。

Cornelius ら（1996）は重複診断が認められる入院患者41人に対して詳細な観察を行っており，そのうち17人はうつ病エピソードの中で自殺企図を行っている。この研究の中で，アルコール依存症患者が自殺企図を行った場合の治療プロセスとしてかなり重要なことが観察されており，その知見について提供されている。つまり，これらの自殺企図患者のうち14人は，彼らの行動が衝動的であり，それを行ったことを後悔しているという気持ちを言葉にしていた。さらにこれらの14人の患者は自殺企図のときに飲酒状態にあり，そのうち11人は自殺企図のときにいつもよりもより多く飲酒していたことがわかった。Cornelius らは入院前のアルコール使用の傾向について評価しているが，その中で，自殺企図を行った患者は入院の前に消費された飲酒量の総量が，自殺企図を行わなかった人と比較しておよそ 3 分の 1 程度多いことがわかった。自殺企図を行った患者は入院の前の週になると，多量飲酒すること（すなわち，70 杯以上）を自身に対して許容してしまう傾向が高くなる。さらに，過去 1 カ月の間で酩酊下にあった日数は，自殺企図を行った患者の方が自殺企図を行っていない患者よりも 2 倍多かった。症例数が少ないことと飲酒量は後方視的に評価されていることから，これらの結果は注意して解釈されなければならない。しかし，これらの結果が示しているのは，アルコール依存症の患者は，特に深い酩酊下にあるときに衝動的な行動を行いやすくなる可能性があるかもしれないということである。

自殺関連行動のリスク因子の特徴はアルコール依存症の有無によって異なるのであろうか？　研究では，年齢（高齢では自殺による死が多い [Conner, Beautrais, & Conwell, 2003]，また，自殺企図は年齢が若いほど多い [McCloud, Barnaby, Omu, Drummond, & Aboud, 2004; Preuss et al., 2003]），教育水準の低さと社会経済的状態（Conner, Beautrais, et al., 2003），過去の自殺企図（Motto, 1980; Preuss et al., 2003），抑うつ（Conner, Beautrais, et al, 2003），絶望感（A. T. Beck et al., 1982）そして衝動性（Koller et al., 2002），といったリスク因子のように，アルコール依存症患者がそうでない患者の場合と類似した自殺のリスク因子によって特徴付けられていることが示された。Hufford（2001）が自ら行ったアルコールと自殺関連行動のレビューの中で指摘しているように，アルコール依存症を持つ人たちの多くで，生活の様々な場面において夫婦や家族の問題が，過量飲酒や再飲酒を繰り返すうちに慢性化することがわかっている。

自殺関連行動に至る慢性的な危険性に晒されることに加えて，アルコール摂取そのものが自殺関連行動の直前にきっかけとしての役割を果たしている。Hufford（2001）がレビューする中で提唱したのは，アルコール摂取と自殺関連行動への至りやすさとの間には容量による相関関係がある。つまり，アルコールを消費すればするほど，自殺関連行動にかられる危険性が上昇する。アルコール消費は二つの側面を持っており，飲酒の効果として始めはリラックスと強い高揚感があるが，最終的には強い鎮静と抑うつに至る。その人が自殺関連行動を実行するという危険性が最大限まで高まっているようなときには，後者の側面でみられた効果が出現すると，Hufford は述べている。さらにこれまで十分確立されてきた知見として，依存症患者においてしばしば観察される自殺関連行動を具体化させる経路の一部が，アルコール中毒状態で強まる攻撃性であるという事実がよく知られている（Verona et al., 2004）。こうしたことから，①最初の高揚の後に生じる抑うつと，②攻撃性の増加という二つの潜在的要素を通じて，アルコール摂取が自殺関連行動を促進するメカニズムについて説明されている。

Hufford（2001）は，アルコールが自殺危機で見られる注意の固定を悪化させるという興味深い可能性について取り上げている。アルコールは注目したり，記号化したりする上での手がかりの数を減らすだけでなく，記号化する上での手がかりを適切に情報処理し，そこから正確な意味を得る能力を妨げる。これらの情報処理過程の欠陥は**アルコール性近視**（alchol myopia）を導く。これはいわゆる，「表面的に理解された，体験の中での即時的な側面が行動や感情に影響を与え，それらのバランスが崩れること，言うなれば木を見て森を見ずと行ったような状態になる，近視眼的なものの見方」である（Steele & Josephs, 1990, p. 923）。このように，自殺危機のときに起こったアルコール中毒は，そうでない場合よりも自殺に関係する手がかりへと注意を向けさせ，自殺以外の事柄に関係する手がかりにたどり着く可能性を減らす。このアルコールの影響そのものが自殺への注意の固定を強める可能性がある。

まとめると，アルコール依存症の診断は自殺関連行動を実行する危険性を増加させる。アルコール依存症のある人は一般の自殺企図者の特徴と同じ多くの人口統計学的，診断学的，心理的リスク因子にて特徴付けられている。しかし，既に普段から大量のアルコールを飲む人であったとしても，アルコール消費量や頻度がかなりの程度増加した場合には，それが自殺企図の前兆であることがしばしば見られる。同時期の研究によって提唱されているのは，アルコールの影響下で行われた自殺企図は，抑うつや攻撃性，注意の固定といった感情と行動，認知過程の結果として生じるということである。

薬物依存症

第 2 章でも見たように，薬物依存症の診断は最終的に自殺で死亡するリスクを大幅に高める。しかし薬物依存によるリスクの程度は，正確にいえば乱用される特定の物質によって異なるとされている。Harris と Barraclough（1997）のメタ解析によると，各薬剤と関係した自殺のリスクは通常予想されるものと比較して，オピオイド乱用と依存で 14 倍，鎮静・睡眠・刺激薬の乱用と依存で 20 倍，マリファナの乱用と依存では 4 倍とされている。アルコール問題と自殺のところで見たように，自殺関連行動の相関因子とリスク因子を見出すことが主目的の薬物依存患者を対象者にしてデザインされた大規模な実証的研究は数が少ない。

この内容に関して現存する研究の大多数はオピオイド依存の患者を対象としたものである。こうした研究の中で，最も包括的かつ詳細で系統的な調査は，オーストラリア治療アウトカム研究 the Australian Treatment Outcome Study（Teesson et al., 2005）において，Maree Teesson, Shane Darke らによって実施された。この多地域での 3 年間の研究では，ヘロイン使用者を① methadone か burenorphine を継続して内服した，②解毒治療を受けた，③住み込みのリハビリテーションに参加した，④治療に参加しない，のいずれかに分けて追跡調査している。参加者はさらに多方面にわたる項目，薬物の使用や一般的な健康状態，健康維持活動の活用，精神症状，自殺念慮や希死念慮，自殺企図を示唆するいくつかの因子についての評価を受けた。全体で 535 人のヘロイン使用者が参加しており，そのうち 3 分の 1 が治療を受けた人，80 人が未治療でニードルエクスチェンジプログラム（訳注：薬物依存症者に対して HIV などの 2 次感染を防ぐことを目的とした針の交換プログラム）からの参加者であった。

基礎的データの分析では（Darke, Ross, Lynskey, & Teesson, 2004），およそ 34％の対象者が過去に少なくとも 1 回は自殺企図の既往があった。さらにそこには大きな性差があり，女性の 44％が自殺企図を行っていた一方，男性では 28％であった。アセスメントを行う前の 1 カ月間，30％の人が繰り返し死について考えていたこと，23％が自殺を繰り返し考えたこと，15％が特定の計画を有し，さらに 5%が実際に自殺関連行動を行っていたことが報告された。直近で自殺企図の既往があることを示唆する特徴としては，若年であること，女性，中等教育の欠如，最近またはこれまでの多剤乱用，希死念慮，うつ病，境界性パーソナリティ障害，心的外傷後ストレス性障害の診断，といったものがあった。言い方を変えれば，この研究において直近で自殺企図を行った人は，程度としては重い精神疾患の可能性があり，行動化の問題が頻繁に見られ，若い女性のヘロイン使用者という傾向がみられたことになる。

1 年後の追跡調査（Darke, Williamson, Ross, & Teesson, 2005）では，12 カ月の間に 9.1%の対象者が自殺企図を行っていた。これらの対象者のうち 3 分の 2 の人が自殺企図経験者であった。1 年間の追跡調査における自殺企図予測因子としては，社会的孤立，希死念慮，調査に登録する前の 12 カ月間の自殺企図，多剤乱用の時期がほとんどであること，調査中の治療回数が多いこと，などであった。Methadone の内服を継続したり住み込みのリハビリテーショングループに入ったりしたヘロイン使用者は自殺念慮が減ったにも関わらず，観察期間中に自殺企図を行った患者の割合は，治療を受けたかどうかで減ったり変わったりすることはなかった。これを受けて著者らは，依存症治療プログラムは自殺念慮のような自殺企図に関係するいくつかの因子を減らしはするが，自殺企図の頻度は減らさない，と結論付けた。これらの知見をもとに提唱されているのは，将来における自殺企図の可能性を具体的に減らすための治療がこの対象群の人びとに必要であろうということである。

3 年後の追跡調査においては（Darke et al., 2007）126 回の自殺企図があり，そのうち 4.9%のヘロイン使用者は 3 年間で複数回の自殺企図を行っていた。追跡期間中の自殺企図の予測因子としては，全生活史における自殺企図の有無，持続する自殺念慮や社会的孤立，多剤乱用の継続等が含まれていた。このように，社会的孤立，自殺念慮の持続，多剤乱用の継続は，どの追跡期間においても自殺企図の予測因子となっていた。実際，自殺念慮が持続していた患者のうちおよそ 4 分の 1 にあたる 24.1%のヘロイン使用者が経過観察中に自殺企図を実行していた。そのため，薬物依存の患者で自殺念慮を同定し，モニタリングの頻度を増やし，自殺関連行動に駆り立てられる可能性を減らすことに治療の照準を合わせることが重要だと提唱されている。1 年間の追跡調査で見られたのとは異なり，自殺企図の頻度は3年間の追跡調査において大幅に低下していた。このように自殺企図の割合の低下が起こることについて，Darkeら（2007）は，ヘロインの使用が全般的に低下することが対照群，もっと言えばニードルエクスチェンジプログラムから参加して治療を受けていない人たちでも生じており，それに合わせて自殺企図の割合が低下していると推測している。つまりDarkeら（2007）の意見は，対象群に割り当てられた多くの参加者が，自殺関連行動に駆り立てる潜在的な傾向を悪化させることにつながる薬物を乱用するというライフスタイル上の落とし穴を避けるようになっているというものである。

これらのヘロイン使用者の自殺関連行動へのリスク因子のレビューから，DarkeとRoss（2002, p. 1389）は以下のように結論付けている。

> 総合的にみると，一般人口の調査で報告されている自殺のリスク因子はヘロイン使用者で報告されているものと同じようにみられているように思われる。ただし，心にとどめておくべきことは，ヘロイン使用者においてこれらのリスク因子が極端に高頻度でみられるということである。ヘロイン使用者の中にはうつ病が，一般人口でみられるのとは桁違いに多くみられる。それと同じように，ほとんど雇用されたことがない，十分に教育を受けていない，社会的孤立，服役を繰り返している，高い確率で両親がアルコール依存症や精神病理の問題を持ち，離婚などの出来事が見られている，といった社会的因子も，ヘロイン使用者では繰り返し見られるものである。

言いかえると，自殺を考えている依存症の問題がある患者はそれ以外の自殺を考えている患者と同じような特徴を多く有しているが，彼らのリスクを分析すると概してこれらの因子を，より多く，より重度に有していると言える。さらに言えば，これらのリスク因子のほとんどは，薬物の使用そのものと相互に関係している（例：抑うつは薬物の使用の結果やその効果により悪化していく）。例外として，反社会性パーソナリティ障害の診断は，薬物使用の割合が特に高くない母集団における自殺関連行動の調査研究では自殺関連行動を引き起こすリスク因子であることがわかっているが（Verona, Patrick, & Joiner, 2001），ヘロイン使用者のリスク因子としては一般的には明らかになっていない。DarkeとRoss（2002）は，ヘロイン使用者は渇望を満たすために犯罪行動を行っているために，その多くが反社会性パーソナリティ障害の診断を受けていて，それが実際にサイコパスの特徴を持つ人を目立たなくしているのではないかと推測している。

多剤薬物依存

先に紹介した Darke ら（2004, 2005, 2007）の研究に見られるように，多剤薬物依存は人を自殺関連行動に駆り立てる特有の危険性因子である。他のいくつかの研究によると，自殺企図の既往が過去にあるかどうかを多剤薬物依存患者かどうかで区別することができること（例：Preuss et al., 2002; Roy, 2002）や多剤薬物依存は将来的な自殺のリスク因子であること（例：Preuss et al., 2003）がわかっている。Harris と Barraclough（1997）はメタ解析を行い，多剤薬物使用者の自殺既遂のリスクについて評価した 4 つの研究に注目した。そこでは，オピオイドとコカイン依存が併存していた場合，予想される自殺既遂のリスクが 20 倍と最も高くなるという結果が見られた。さらに，自殺企図の既往がある女性の多剤薬物使用者は一般的に，推定よりも 87 倍自殺で死ぬ可能性が高いという結果も認められた。

このように，自殺を考えている多剤薬物依存を有する患者に出会った治療者は，治療を行っていく中で，より密に，自殺念慮や希死念慮をモニタリングしなくてはならない。おそらく，多剤薬物依存は，重篤な精神病理やパーソナリティの問題と関連しており，加えて，自殺関連行動と関連した多くの統計学的なリスク因子によって特徴付けられるような逸脱したライフスタイルとの関係が深いだろう。

特別な問題：大量服薬が意図的なものか偶発的なものかの区別

物質依存と自殺関連行動との関係に関する一つの厄介な問題に，大量服薬を自殺企図に分類されるべきかどうかというものがある。このことについての考え方には幅があって，大量服薬をリスクの高い対象群の自殺企図として常に分類する場合から，自殺の意図が明らかに示される，ないしは自殺をほのめかしたりするような直接的な証拠によって死のうとする意図が明らかになるのであれば自殺企図とする場合まで様々である。オーストラリア治療アウトカム研究の前に行われた研究の中で，Darke と Ross（2001）は，ヘロイン使用者の92%は自分の最近のヘロイン大量使用を意図的なものというよりは偶発的なものであると見なしていることを明らかにした。大量服薬が意図的なものである場合は，大多数はヘロイン以外の，通常はベンゾジアゼピンを使用して行われていた。実際，観察対照群の中の10%程度にしか，意図的にヘロインを大量服用した場合は報告されていない。Methadone による置換療法を受けているオピオイド依存の患者の中で大量服薬が意図的か偶発的かを調べた調査において，Best ら（2000）は，意図的な大量服薬と偶発的な大量服薬の関係は，不安や抑うつや絶望感，および自殺念慮といった症状が見られている程度と関係していることを明らかにした。このことから，薬物使用者の自殺関連行動と関係するリスク因子の分析が，大量服薬が実際に自殺企図かどうかを臨床家が見極める際の背景因子を提供するだろうと考えられる。

要　約

本章で見られる文献的なレビューによると，アルコールや物質依存を有する個人は特に自殺関連行動にかられやすいハイリスク状態にあるといえる。ある種の依存症治療を受けたことがある物質依存症を有する患者の調査では，およそ15%から50%で過去に自殺企図を行った既往があった（例：Aharonovich et al., 2002; A. T. Beck et al., 1982; Cornelius et al., 1996; Darke & Ross, 2001; Roy, 2002, 2003a, 2003b）。心理学的剖検研究では自殺企図で亡くなった人の50%が何らかの物質依存症を有しており，それにも関わらずこれらの人びとのうちほんの一部しか自らが抱える問題に対する治療を受けていなかった（Kõlves, Värnik, Tooding, & Wasserman, 2006）。

数多くの文献において，物質依存患者は健常群と比較して衝動性が高いことが明らかにされているために（Moeller, Baratt, Dougherty, Schmitz, & Swann, 2001），物質依存と自殺関連行動の関係を説明するための一つの心理的因子として，衝動性の存在がしばしば示唆される（Erinoff, Compton, & Volkow, 2004）。この説明は論理的なものではあるが，物質依存患者の自殺関連行動を予測する上で衝動性を測った文献は驚くほど少ない。さらに言えば，物質依存のある人は特に，衝動性が制御できない特徴を持つ境界性パーソナリティ障害であると診断されやすく，その影響で自殺企図が行われるメカニズムとして衝動性が言及されている（例：O'Boyle & Brandon, 1998）。われわれは，Hufford（2001）が記述した枠組みを系統的に利用しながら，特性として（すなわち，末端に位置する），また状態として（すなわち，直前の）物質依存症を有する個人の自殺関連行動のリスク因子を調査してきた。物質依存症の診断は，①長期的に続く他のリスク因子と関係して，②主観的な苦痛感を増大し，③家族や近しい友人との関係に葛藤的状況を作り出す等の生活上のストレスを作り出すことによって，特性として，つまり末端に位置するリスク因子として自殺関連行動にかられるような危険性に個人をさらすのではないか，というのがわれわれの考えである。しかし，アルコールや薬物の影響下にあることで，①判断を曇らせ，②抑制を減らして衝動的行動へと駆り立て，③抑うつを増大させ，④自殺だけが唯一の方法であるという注意の固定を悪化させることによって，状態として，つまり直前のリスク因子として自殺関連行動にかられる危険に個人をさらすということも同時に起こりうることになる。

物質依存患者に対する認知療法

認知療法は 15 年以上物質依存患者の治療に使用されてきた（A. T. Beck, Wright, Newman, & Liese, 1993 を参照）。依存症への認知療法の基本的な原則は他の疾患群の認知療法と同じであり，臨床家は面接構造に留意し，患者の病理を維持し増悪させている自動思考や信念を患者が同定し修正することを手助けし，患者は不適応行動にかられることなく苦痛に対処し，再燃の危機にさらす危険性の高い状況に対応する技法を身につけていく。しかし，A. T. Beck, Wright ら（1993）は，物質依存の患者の治療ではいろいろな軸の信念があると述べており，それらすべてが治療で修正されるべきであるとしている。物質依存の患者はしばしば抑うつや不安，怒りがある患者に典型的にみられる中核信念の特徴を有しているが，それだけでなく，物質使用を継続することに関係した物質依存固有の信念も有している。たとえば，**先読み信念**は物質を使用することによって，期待した状態や満足，あるいは効果が増強すると予測するような，過大評価する信念である（例：「私はもっと楽しくなるだろう」「他の方法よりも自分はもっと自由に打ち解けられるようになるだろう」)。**苦痛を和らげなければならないという信念**は物質使用が絶望的で嫌悪するような状況の苦痛を柔げてくれるだろうという信念である（例：「この状況をやり過ごすのに酒を飲む必要がある」)。**寛大であろうとする信念**は否定的な結果を無視したり最小化したりして，物質使用に対して人を寛容にさせる（例：「少しの間であれば私がいつ楽しんでもいいはずだ」)。依存に関連する内的，外的なきっかけが知覚され（例：物質乱用を行っている友人に会い不安になる)，先読み，あるいは／または，苦痛を和らげないといけない信念が活動し（例：「私はこの不安から逃げる必要がある」「今日はすばらしい夜だ」)，渇望や衝動が経験され，寛大であろうとする信念がそれに続いて起こる。

物質依存症者の認知療法では，その多くの部分で第 5 章に描かれたのと同じ戦略を用いることができ，そこにはソクラテス的質問やホームワークの設定，下向き矢印法，活動記録表やモニタリング，問題解決技法などが含まれる。加えて，そこでは物質使用に対する欲求や渇望に特に焦点が当てられる。A. T. Beck, Wright ら（1993）は強力な欲求や渇望に対処するいくつもの戦略を見出しており，そこには，気逸らし法，素面でいることを思い出させてくれるコーピングカード，再飲酒の結果に焦点を当てた否定的なイメージ法，ないしはうまく対処できたことに焦点を当てた肯定的なイメージ法，あるいはリラクゼーション法といった方法が含まれている。物質乱用患者の治療を行う認知療法家は依存的な信念に対抗する**制御しようとする信念**を育てることにも焦点を当てる。制御しようとする信念とは，強力な欲求や渇望への対処を促進する信念であり，患者が薬物使用の不利益と同時に，望んでいた結末（例：「私は自分のために立てた目標を達成したいし，薬物を使うことは自分を後退させることになるだろう」）を達成するために他の方法を考えるよう促されることによって形成されてくる信念でもある。これらの制御しようとする信念はしばしば，自殺念慮と自殺したいという欲求が再発対策プログラムの中で誘導によるイメージ訓練法を通して取り組まれるのと同じやり方で，面接の中でイメージを用いて予行演習することによって練習される。再燃予防は危険性が高い状況を同定し，これらを避け，活動的になった依存的信念に対処することで達成される。

12 段階プログラムや動機づけ面接法，さらには非指示的相互交流療法（nondirective interactional therapy）であっても，参加を促されるようなプログラムであれば薬物使用を減らす上で効果的であると言われているが（例：Kadden, Litt, Cooney, Kabela, & Getter, 2001; Project MATCH Research Group, 1997），認知的・行動的技法による介入の幅広い連続性が，アルコールや物質依存症の患者の酒や薬物使用を減らす上で効果的であることは十分に知られたことである（例：Roth & Fonagy, 2005）。さらに言えば，認知的，行動的手法としてこうした治療に焦点を当てた戦略を適用していくことで成果を達成したということを示すエビデンスはほとんどなく（Morgenstern & Longabaugh, 2000），それとは対照的に，認知的，行動的対処戦略に焦点を当てていない治療に割り付けられた患者において，治療後にこうした戦略の活用が有意に増加することが認められ，それがひいては酒や薬物使用の低減に関係しているということがわかっている（Litt, Kadden, Cooney, & Kabela, 2003）。研究者は，依存症者への構造化された治療が効果を示すのは，こういった対象の患者を扱い慣れた臨床家により施行された場合（例：Crits-Christoph et al., 1999），あるいは，次の説で説明しているような，動機づけや自己効力感（Litt et al., 2003）といった因子，あるいは認知的介入の中にわれわれが統合している因子を活用する機会に恵まれた場合であると推測している。

しかしながら，アルコールや薬物依存患者への認知療法的介入についてこうした文献からわれわれが知り得ないことは，患者が自殺にかられる可能性に関係している因子，絶望感，自殺念慮，希死念慮といったものに，治療がどの程度影響を与えるか，ということである。こうした文献における研究の多くが，結果を評価するための項目としてまず第一にはアルコールや薬物使用の項目に注目しており（例：飲んでいない日や，飲んだり薬物を使用したりした日の割合），その影響で，積極的に依存症を対象にした治療に参加することが，将来的に自殺関連行動にかられる可能性を減らすかどうかははっきりしていない。一つの例外は，Darke, Teesson と彼らの同僚による過去の文献のレビューであり，そこではしっかりとした期間（3 年）治療を受けた日数が自殺企図の頻度を減らすことと関係していること，しかし治療を受けていても自殺に至ってしまう少数の患者が確かに残ってくると言われている。他には，van den Bosch,

Verheul, Schippers と van den Brink（2002）が，いくつかの認知的，行動的要素を含む弁証法的行動療法が，境界性パーソナリティ障害と物質乱用が併存する患者の自殺関連行為と自殺類似行動の両方を減らすと報告している。したがって，この対象に対して具体的に自殺対策に取り組むよう調整された治療を行うことには，正当な理由があるように見受けられる。

認知療法プロトコールと症例提示

自殺問題のある物質依存患者は，同時に満たさなければならない緊急のニーズをたくさん持っているため，治療する上で複雑な対象群である。事実，こういった患者を治療する上での典型例として，何か一つの状況を提示できるかどうかは疑わしい。われわれの経験では，多くの依存症プログラムにおいて，こうした患者たちには，プログラムの中で扱っていないような重大な精神保健上の問題が併存しているように見受けられる。そして，そのような患者は依存症プログラムの対象にもしづらいこともあるのではないかと考えられる。しかし，逆に患者が精神保健上のニーズに取り組めるような支援に一旦たどり着いてしまえば，今度は物質依存の治療を優先すべきだという正当な理由をもって断られてしまうことも多いのである。この対照群への治療経験があることが肯定的な結果と関係していると研究者が推測しているため（Crits-Christoph et al., 1999），われわれは自殺を考えているこうした患者に対する認知療法を，外来または集中的に治療している外来患者（例：週に3回）を基本として，患者を診療している依存症カウンセラーにより施行することができるよう組み立てた。しかし，この治療は，治療を行う適性があれば，依存症治療場面で働いていない外来の臨床家や入院治療の臨床家によっても使用できるものである。

臨床家は，回復過程の中で，自殺念慮の頻度が増えたり強まったりしていることを患者が報告するかもしれないタイミングがたくさんあることを知っておかなくてはならない。たとえば，依存症治療プログラムを受け入れる過程を経験するときに，しばしば直前で底付き体験を経験していたり，回復までの長い道のりがあることを理解し始めていたりするために，多くの患者が強い絶望感や落ち込みを口にする。興味深いことに，治療を受け入れていく過程の中で多くの患者が将来への希望を口にする。それは最終的に自分の問題に取り組むために何かを自分自身で行えるのだと認識して，自分が我慢して受け入れているサービスについて前向きに考えられるようになるからである（参照：Emery, Steer, & Beck, 1981）。言い換えると，治療を受け入れ始めたときに口にする自殺念慮はしばしば一時的なもので，プログラムによって受けられる包括的な依存症治療へときちんと方向付けられれば，希望を抱けるようになるのである。

しかし，多くの場合この希望に満ちた状態は長くは続かない。依存症治療が過酷な作業であることを患者はすぐに理解し，生活上のストレスや落胆に対処するために使ってきた戦略の，すべてではないにしても，その多くがもはや返上されてしまったという現実に直面する。症例提示の中で見られるように，物質依存症を有する多くの患者は依存症回復施設に住んでいて，長い時間それを行っていると徐々に免除されることになるという性質の，厳しい規則と日課に支配されている。しかも，患者は職業面や資産面，人間関係面で蓄積してきた沢山の問題に直面し始めることになる。自殺念慮や自殺企図の既往のある患者が逸脱行為をすると，特にこういった挫折を全か無かという観点から見やすくなり，そのことが絶望感や挫折したという態度を誘発することになる。このように，自殺関連行動に駆り立てられる危険性が高い物質依存患者に対する治療を行う臨床家は，治療全体を通して注意深くリスクの高さをモニタリングしていかなければならない。

自殺を考えている物質依存症を有する患者に対する認知療法の目標は，①将来的な自殺関連行動の可能性を減らし，②自殺念慮と絶望感にうまく対処するための戦略を身につけ，③自殺関連行動を実行することに関係したリスク因子を減らすことになる。言い換えれば，物質依存症患者の自殺に対する認知療法のプロトコールの目標は，本書で記載されている他の対象の患者への自殺に対する認知療法プロトコールの目標と同じである。しかし，この対象群で他と違っていることは，逸脱と再燃が多くの場合，脆弱性の高い個人における自殺危機の始まりと複雑に関係しているということである。このように，物質使用がもし関係しているのであれば，臨床家は，認知的概念化や自殺危機に至る時系列に沿った出来事の流れの中に，中心的要素として物質使用を含めることがきわめて重要になってくる。理想的には，物質依存問題を有する患者は，物質使用に焦点を当てた依存症治療を同時に受けているだろう。こうした例では，臨床家は将来起こるであろう自殺危機の可能性を減らすことに焦点を当てた治療を行い，関係するリスク因子や依存行動に焦点付けられた治療は他の文脈の中で行われるかもしれない。依存に関係する信念を部分的に修正し，物質使用に対する欲求や渇望を減らすための認知的，行動的戦略は，自殺危機にうまく対処する中で関係する範囲に合わせて治療に取り入れられるだろう。しかし，われわれの理解では，物質依存と，将来において自殺関連行動を実行しようとする傾向，その両方に関係する問題に取り組むことを要請される立場にいる臨床家もいる。こういった場合には，治療で扱う問題の階層表を作り，最も生活を脅かし危険度の高い問題から始めるように臨床家に勧めている。ほとんどの症例では，この課題設定によって将来的な自殺関連行動の可能性を減らしていけるだろう。

本セクションでは，わかりやすいように，物質依存と診断された自殺を考えている患者の治療を導入期，治療前期，治療後期に分けて記載している。本セクションを通してわれわれが提示するメルヴィンの症例は，集中的で包括的な外来治療に参加し，その中で自殺に焦点付けられた認知療法を依存症カウンセラーから受けた患者を説明したものである。

導入期

本セクションでは，特定の対象群についてのここまでの章と同様の手順に従って，どのように臨床家が自殺を考えている物質依存を有する患者と目の前の問題を評価して，セーフティプランを計画していくかについて記載した。導入期の治療においては，この情報が自殺関連の認知と物質使用に関連した認知，双方に焦点を当てながら認知的概念化に至るよう学習が促され，統合されて直接的に治療計画へと展開していく。

目の前の問題を扱い，評価する

本書で提示されている他の対象群と同様，自殺を考えている物質依存を有する患者の評価には，脆弱性因子や保護因子，現在の問題や精神医学的診断，治療歴や社会背景を含む患者の自殺リスクの評価が含まれる。容易に予想される通り，臨床家はこういった患者においては，物質使用の詳細な経過や，物質使用による結果，過去の自殺危機の間の物質使用という情報を得ることに，他の患者よりも多くの時間を費やすことになる。さらには，素面で過ごした期間，衝動性や渇望を管理するために使ってきた戦略，再燃に関係する要素などを同定していくことが有用であろう。

われわれの経験では，物質依存のある患者はしばしば自分の瞬間瞬間の感情体験に注目している（ときにはそのことが，彼らの物質使用問題や自殺危機に陥る傾向に一役買っている)。もし，彼らが直近で（例：前日や数時間前に）急性の自殺念慮を経験したとしても，患者のうち何人かは現在の自殺念慮を否定するのものである。こういった患者たちは，彼らが現在自殺しそうだと思っていなければ，自殺念慮について話すことに抵抗を示すことが多い（例：「私が初めてここに来たときには本当に落ち込んでいて駄目だったけど，今は気分がいい。しらふで居続けることが必要となるように治療してくれさえすればいい」)。臨床家は，たとえその自殺念慮が消え去るものだとしても，自殺念慮の頻度や強度について，また，希死念慮や計画，アルコールや薬物を使いたいという欲求のような，他の非適応的な行動にどの程度関係しているかということについて，注意深く評価しなければならない。以下は，メルヴィンの初診面接の間で得られた情報の記述である。

メルヴィンは独身の 45 歳，アフリカ系アメリカ人男性で，裁判所で命じられて外来の依存症治療に参加している。彼は依存症治療支援で州を通じて行われる聞き取りや処分を決める過程の中では常に，リハビリ機関に繰り返し入所しているにもかかわらず，薬物が入らない状態を維持できていないことを後悔しているといい，自殺念慮と絶望感があると話した。彼は，「考えられるすべての薬物」を人生の中で乱用してきたが，その中で彼が選んだのはコカインとアルコールだと述べた。メルヴィンに認められたのは，彼の物質依存の問題によって彼の現在の恋人と，彼の成人して間もない子どもとの関係に支障をきたしているということであった。彼は過去に 5 回の自殺企図を行っており，それらのすべては，薬物やアルコールの影響下にあるときと，対人関係上の危機や重要な他者との確執，そして身内や友人の死を経験しているときに起こっていた。

メルヴィンは大都市の中心にある治安に恵まれない場所で育った。彼は非行や暴力に囲まれていたにもかかわらず，非行グループに入る誘惑に抵抗し，高校では野球チームでプレーしたり，教会の歌唱団で歌ったりすることなど課外活動に深くのめり込んでいた。メルヴィンが言うには，彼の父親は自慢げに，彼が大学野球でプレーすること，そして，彼の血縁の中で初めて彼が大学を卒業することになるだろう，ということを期待していた。彼の学業とスポーツでの達成にも関わらず，メルヴィンはしばしば彼の同級生に引け目を感じることがあり，彼らが自分を受け入れてくれるかどうかと悩むことがあった。こういった不安をやり過ごすために彼はしばしば人が注目するような行き過ぎたこと，大量のアルコールを飲むということをして目立とうとすることがあった。14 歳のときには，近所に住む仲間に馴染む目的で，学校が終わると毎日飲酒していた，とメルヴィンは語った。

メルヴィンのアルコール乱用が彼の学業や選手活動を阻害することはなく，野球の特待生で小さな州の大学に入学できた。しかし，メルヴィンにとって自宅から離れて単身生活を送ることに慣れるのが困難で，たちまち薬物の使用を始めた。彼はすぐに学校から謹慎処分を受けることとなり，そのために野球の試合に出ることから遠ざかり，2 年目の中期には同級生のクラスから外れることになった。メルヴィンは母親と生活するために実家に戻ったが，彼が 21 歳のときに母親は死去した。この時期を彼は『急降下』した時期だと述べ，母親の死後すぐに彼は初めての自殺企図を実行した。この時期から，メルヴィンはその日暮らしをするようになり，ときどきは働くものの，あるときは働かず，友人と一緒に生活しアルコールや薬物をほぼ継続して使用するといった状態になった。

メルヴィンは現在の自殺念慮の主要な原因を二つを挙げた。一つ目は，彼は自分自身を失敗者だと認めていて，それは彼が大学を卒業せず，野球の試合をせず，価値のある実績を追い求めることもなく，2 人の子どもにとって自分が十分な父親ではないからだ，ということである。アセスメントの問診では，一貫して目標を追求していく彼の能力を阻害しているであろう二つの問題を認めた。もちろん，一つの問題は彼の継続したアルコールや薬物の使用である。しかし，診断医が目をつけたのは，メルヴィンには定期的な軽躁病エピソードがみられ，それが彼の物質使用の問題を悪化させているだけでなく，自滅的な結果に至るような危険で衝動的な行動にも関係していることであった。その間，彼は自分の人生を取り戻せると期待するような事業の入念な計画を作り上げ，自分にはこれらの目標を達成できる能力があるという尊大な見解を持つようになっていた。当然のことではあるが，彼はいつも目標達成ができなくなるようなことをして，それらが落胆と憂うつを引き起こし，彼をアルコールと薬物の生活に連れ戻すのであった。加えて，彼はしばしばこの軽躁病エピソードの間に身近な人と口論するため，人間関係に支障を来していた。メルヴィンはこういった状態の後に，おびただしい数の重度のうつ病エピソードに苦しめられてきたことも認めた。このように，物質使用，危険で衝動的な行動，尊大な態度は，彼の人生における目標達成の困難さに影響しており，それによってますます彼は自分を失敗者だと見なすようになり，結果として重度のうつ病になっていた。しかし，彼は軽躁にうまく対処するための薬物療法を拒んでいた。

メルヴィンの自殺念慮の源になる二つ目の要素として，アセスメントのときにもそうであったが，回復施設での生活があった。思春期のときと同じように，生活の場で同居している他の人と馴染めず，自分が異質な存在で他の人が彼をイライラさせてくるとメルヴィンは感じていた。メルヴィンは回復施設の規則はとても堅苦しいものだとも強く思っていた。彼は自分が望んだように行き来できない状況を嫌っていたし，とてもたくさんの日常的な雑事をこなすよう要求されていると確く信じていた。彼は「これがしらふでいるためにすることなのか？」と述べ，金もなく今後長く住める場所もないために，本当に回復施設から解放された後で意味のある人生を生きられるのかどうかについて疑念を抱いていた。このように，将来に対する強い絶望感をメルヴィンが持っていることは明らかであり，生きる意味もほとんどないという状態であった。

この症例の経過から示されているように，メルヴィンは自殺企図や自殺による死に関するたくさんのリスク因子によって特徴付けられている。彼の社交不安は物質使用で悪化するが，さらに精神疾患の症状，特に軽躁病症状を経験していた。物質使用と対人関係上のストレスが一致するところで，様々な自殺企図へと至っていた。これら慢性化した問題の結果として，彼は定住先を持たず，経済的基盤もなく，社会的支援として頼るべきだったかもしれない他者からも孤立していた。これらの要素はすべてメルヴィンの絶望感や生きる理由がほとんどないという認識に影響していた。

セーフティプランを作る

セーフティプランは自殺を考えている物質依存を有する患者において重要である。それは特にアルコールや薬物の影響下にあるようなときには，衝動的になり，不十分な判断をもとに，手がかりを自分の注目の対象と一致しないと解釈する傾向が明確に現れるからである。こういった患者はしばしば意識レベルの動揺を経験しているため，セーフティプランを単純で直接的な言葉を用いて，場合によっては大きな文字を用いて強調したり，注意を引くような他のヒントを使ったりしながら構成していく入念さが必要とされる。第6章で述べたように，セーフティプランが破れたりしないようラミネートしておくことで，財布等のような簡単に取り出しやすい場所に入れて持ち運ぶことができる。

セーフティプランの主な焦点は，自殺念慮や自殺したいという欲求にうまく対処するための戦略を同定することにある。その一方で，物質依存症を有する多くの患者で関心が高いのは，物質使用に対する欲求や渇望にうまく対処する戦略，または／それとともに，過失を犯す危険性に身を置くような状況を避ける戦略を箇条書きにしておくことである。過失が自殺危機の第一義的なきっかけであることが明らかであれば，こうした目標がただ一つの，まさにそれだけに限られるというものになる場合もある。しかし，ほとんどの場合は危険兆候と適用のための戦略がわずかに違っているため，両方をセーフティプランに含めようとすると，内容が増えてしまい，必要なときに使用しにくくなるような文章になってしまう危険性が生じてしまう。われわれは，セーフティプランを簡素にするために具体的で自殺危機に注目したものにするよう臨床家に勧めている。しかし，もし患者が前述したような自殺危機とは直接関係しない戦略を有用だと見なしていれば，論理的に進めていきながら追加のセーフティプランとして，物質使用に対する欲求や渇望，危険が高い状態にうまく対処するという方向に変えて作る場合もあるだろう。このように脚色して付け加えていくことの一つの利点は，セーフティプランを作り使用していく中で，実際に実践を積んでいくことが想定されるからである。

メルヴィンは 1 回目の認知療法の面接が終わると，セーフティプランを実行することに意欲的で，過去にこのような治療を受けたことがなく，これが自分の問題を解決するように感じていると述べていた。メルヴィンは面接の前半で絶望感や自殺念慮を表明していたため，彼の臨床家はこのときは面接そのものへのねじれた認識には，焦点を当てないことを選択し，次の面接までの間彼が安全を保つことに焦点を当てたいと考えた。臨床家は彼の自己肯定感と変化への動機づけを活用したいとも考えた（参照：Litt et al., 2003）。メルヴィンは自殺念慮に関わるいくつかの危険サインを見出したが，そこには①回復施設で日課をやり終え，1 日が終わろうとするときに疲れきっているのを感じる，②店でタバコを 1 箱買いたいと思うがお金がないことに気付く，③恋人と口論になる，④大学での野球人生の失敗を思い出させられる，というものがあった。

こうしたきっかけに対処する彼自身の戦略としては，祈る，彼が少し前に出席した NA（Narcotics Anonymous）ミーティングのスローガンを思い出す（例：「最後までテープを再生しよう」），ゴスペル音楽を聴く，新聞を読む，といったものがあった。メルヴィンは地方のメジャーリーグチームのファンであり，選手の成績を追っていたので，野球の試合を見ることが自殺念慮や絶望感から彼を引き離す対処戦略となるだろうということがまず初めに示された。少し前にメルヴィンは，野球人生での失敗を思い出すことが自殺危機に誘導される可能性を示していたため，臨床家はセーフティプランにおけるこの戦略の利点と欠点を簡単に分析した。彼は，チームが勝てば彼の気分も改善するが，もし負ければ気持ちが動揺するだろうと答えた。チームが勝つか負けるかはメルヴィンの裁量を超えたものであることに考慮し，臨床家は丁寧に考えていくために他の対処戦略のリストを彼に提供した。そこには暖かいシャワーを浴びることや，聖書を読むといったことが書かれていた。メルヴィンは熱心な態度で，これらの戦略の両方ともがすばらしい提案で，それらを自分のセーフティプランに加えたいという意志を示した。

臨床家はメルヴィンが自殺危機のときに電話するかもしれない人を見つけ出すという部分で，いくつかの困難に遭遇した。彼の母親は病気で，彼の父親の関係者とはこの数年間緊張関係にあった。彼は恋人が助けとなる場合もあると捉えていたが，彼の回復していく過程がうまくいかなかったことで，彼女もどこか彼に対して防衛的態度を取っていた。彼が思いつく友人のほとんどはアルコールや薬物を使用し続けていた。最終的にメルヴィンは，施設長を必要なときに話ができる人として見出した。この人は彼と同じ経験をしていたが，今や援助が必要な人のためにその経験を生かし，社会の中で生産性を発揮するような人となっていたため，彼はこの男性に対して親しみを覚えると話した。セーフティプランの最後に，臨床家は彼女と連絡を取るための情報と，オンコールサービスの電話番号，自殺ホットラインの電話番号，のリストを作った。最後に，臨床家は，メルヴィンがセーフティプランを常に持っていて，自殺危機のときに簡単に取り出せるような場所についてブレインストーミングを行った。

認知的概念化を発展させる

第 7 章で述べたように，認知的概念化は患者の認知，感情，行動を自殺危機のときに起こる一連の出来事に関する包括的な理解へと結び付けていくものである。それは自殺危機のときに活発になっている心理的過程を統合するのと同時に，活発になっている出来事と患者の元来の脆弱性を統合するものでもある。この個別の概念化は，自殺危機を悪化させる因子を減らす上で適切な治療戦略を選択することへと臨床家を導くものである。以下はメルヴィンの認知的概念化の中の関連する項目を記載したもので，**図 13.1** に提示している。

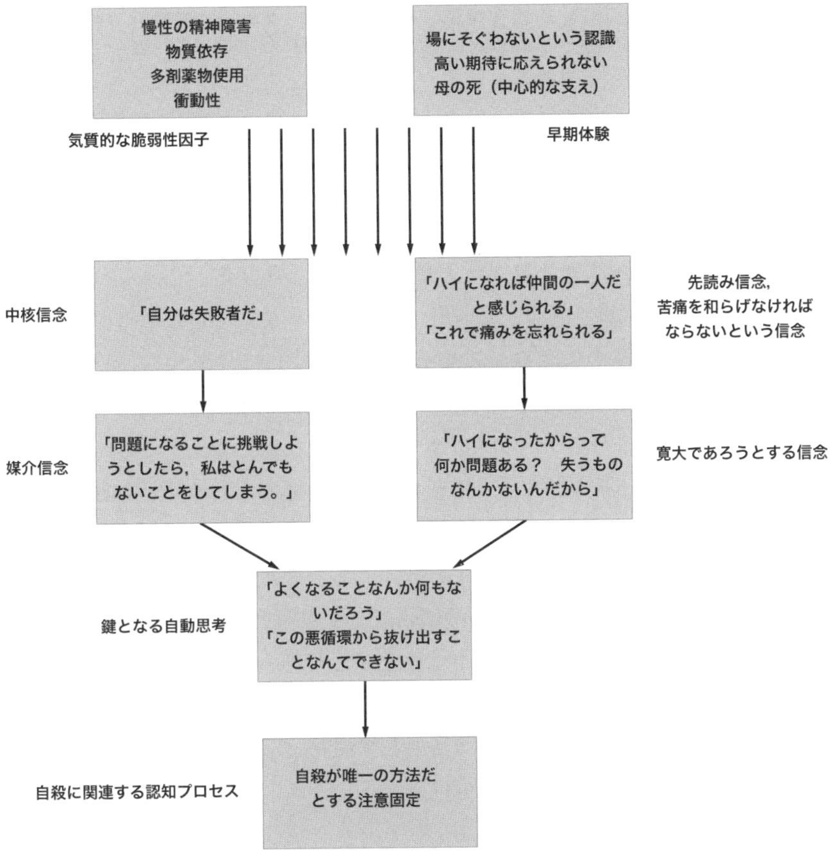

図 13.1 メルヴィンの認知的概念化

メルヴィンは学童期，思春期，青年期において，彼の気質的な脆弱性を強めることに影響したと思われる人生の早期体験をかなり経験している。たとえば，彼が大学を卒業することと野球チームで選手生活を送ることに失敗したことは，母親の死と同様に，精神疾患のきっかけに影響した重大で否定的な人生の出来事であった。物質依存症の問題と多種の薬物使用を含め，精神疾患はこのモデルの中で気質的な脆弱性因子として概念化された。その理由は，メルヴィンの場合，それが慢性的で長期的，かつ重篤なものであり，また自分は失敗者であるという彼の中核信念を形成するものであったからである。自分が仲間に適応できていなかったというメルヴィンの認識は，社交不安を生み出し，さらには，失敗した，価値がないと認識する一因になるような精神医学的状態にも寄与していただろう。これらの精神疾患に加えて，メルヴィンは衝動性で特徴付けられるような事実，他に仕事を得る場所の計画もなく，生活する金もない中で小さな問題を起こして仕事を辞めることを繰り返す，というようなことが見られた。これらの気質的な脆弱性因子は分けて書かれているが，実際にはこれらはお互いに作用しあって，自殺危機に関係する中核信念や認知過程を活性化する状態へと準備していったと思われる。

第7章で紹介した認知的概念化とは異なり，自殺を考えている物質依存を有する患者の認知的概念化で，活性化されることによって自殺危機に寄与する可能性のある2種類の信念の記述がその中にしばしば含まれる。一つ目の信念の一群はこれまで標準的にみられた中核信念と媒介信念のつながりであり，患者の精神疾患と関係している絶望感や耐えられなさと関係する可能性がある。しかし，二つ目の一連の信念は，依存症患者に関係したもので，物質使用の状態に身を置かせる，先読み，または／合わせて，苦痛を和らげなければならないという信念と，物質使用を促進する寛大であろうとする信念である。両者はともに自殺危機に関係する自動思考に駆り立てる一連の信念である（そして，その次に物質使用につながる反応を活性化するであろう，例：Hufford, 2001）。本章の始めで説明したように，アルコールや薬物の影響下にあれば，ない状態よりもさらに患者が自殺を唯一の方法として注目し焦点付けることになる。他の競合する手がかりを認識する可能性が減ることによって，自殺関連の認知的偏りが悪化していく可能性がある。

メルヴィンの失敗者であるという中核信念が活性化される場面としては，軽躁状態のときに自らが作った痛手に直面したり，重度のうつ病エピソードにあったり，生活を改善するための目的志向的な行動を取るのではなく薬物を使用しているようなときであった。結果的に彼は「問題になることに挑戦しようとしたら，自分はとんでもないことをしてしまう」という媒介信念を発展させた。これらの信念が活発になったときに，同時にメルヴィンは依存症的信念が継続して活発になることを経験している。彼は思春期に薬物使用に関する先読み信念（「例：これが奴らと同調することを助けてくれるんだ」）を体験していたが，大人になると彼の依存症的信念は本質的に苦痛を和らげなければならないという信念となった（例：「自分はちょっとだけ人生の窮地から逃れたいだけなんだ」）。その結果として，彼は寛大であろうとする信念に照準を合わせるようになり（例：「もし自分がまたハイになったとしてそれが何か問題か？　自分には失うものは何もない」），彼の薬物使用が促進されたのである。

薬物使用は一時的にはメルヴィンの気分を改善してくれるものの，ハイな気分がおさまってくると，彼はそれまで以上に抑うつを感じ絶望的になった。それは，再使用をしたことが中核信念としての「自分は失敗者だ」ということを裏づける一つの大きな証拠になるためだった。こういった中で，「私は決してこの循環から抜け出せないだろう。自分の人生はとんでもないことになってしまった」という自動思考を抱くようになっている。これらの観念を抱くようになったときには，彼は自殺を考え始め，問題を解決する他の方法に照準を合わせることができなくなっているため，自殺念慮が急速に高まっていった。もし誰かがそばに居て彼がその人に自殺念慮を伝えてその人が彼を止めようとすると，彼はイライラして好戦的になり，より頑なになって命を絶とうとするだろう。

メルヴィンの認知的概念化は，しばしば彼の精神疾患と関係している中核信念と，依存症的信念の間の相互作用として表される。多くの症例では，継続的な物質使用は，否定的な中核信念に反映され，抑制を減らし，攻撃性や抑うつへの傾向性を高め，自殺に関連したきっかけへの注意の固定を悪化させるため，自殺危機を誘発する最終的な因子となる。

治療目標を確立する

自殺を考えている大多数の患者と同様に，自殺を考えている物質依存を有する患者に対する認知療法における包括的な目標は，自殺念慮と絶望感を減らし，将来の危機で実行できる適応的な対処技法のレパートリーを増やすことにある。しかしわれわれの経験では，こうした患者がこれらの目標に対していつも間口を広げて準備しているとは限らない。ここまでに述べてきたように，多くの物質依存症の患者は目の前の感情体験に注目するため，彼らが自殺しようと感じていたり，まさに少し前に危機的状態にあったりするということを認めることが上手くいかない。治療に関する明快な理論を伝えることで（例：将来的な自殺念慮と絶望感に対処する準備を行っている）こういった問題に着手することができる。加えて，物質依存問題を有する多くの患者は法廷で治療を受けることを命令されている。法廷の命令は自殺関連行動の可能性を減らすことに焦点付けられた認知療法よりは，依存症治療に注目されたものである。しかしそうは言っても，こういった患者はこの種の治療的な区別がわからないだろうし，そのためすべての治療は彼らに対して強制されたのだと見なす可能性がある。それ以上に，物質依存症を有する患者は，臨床家をシステムの一因と見なすことによって，臨床家に対して懐疑的になることが多い（A. T. Beck, Wright, et al., 1993）。したがって，目標設定の過程は繊細に扱われ，協働的な方法で行われなければならない。

いくつかの例では，患者は治療のはじめに自殺対策に焦点を当てることに同意するものの，切迫して自殺する様子がなくなった後半の面接になってくると，自分にとっての治療の焦点が移り変わってしまうことがある。患者たちはしばしば生活の中で重大なストレスに直面しているため（例：財政的に自由が利かない，回復施設から離れるとホームレスになる），治療の焦点として考えなければならない，もっとすぐに話し合わなければならないことがあるのだと，彼らは主張する。これらのことから，臨床家は各面接で治療の目標を明確に言い換えるように気を配るべきであり，患者がこれらの治療目標に同意している程度を評価し，必要性が何処にあるかを微調整するためといえる。ここまで何度も述べてきたように，自殺を考えている患者に対しては，多様な必要性に取り組むことを援助してくれる，たくさんの一連の支援を活用するように治療の中で促していく。このように，熟練した臨床家は，患者がこれらの支援（例：ケースマネージメント，社会的支援）を活用できるようになるという目標を立て，患者の生活上のストレス因子を自殺危機の可能性まで遡って結び付けるように働きかけるだろう。そうなれば，依存症支援を活用する目標は，将来の自殺関連行動を防ぐ目標を達成することを目指したステップの一つとして概念化の中で採用されることになる。

メルヴィンは，将来に絶望していて，肯定的な変化を作り出す自分自身の能力には懐疑的であったために，自殺対策を焦点にすることが助けになることに治療の始めの段階で同意した。彼は3つの具体的な目標を立てた。それは①さらなる生きる理由を見出し，それを育むことによって絶望感を減らす，②将来的な自殺危機にうまく対処し，それを防ぐ戦略を身につける，③依存症問題に苦しめられていない友人によって構成された健康的な社会的支援ネットワークを家族も自分も構築すること，である。臨床家はメルヴィンに絶望感を減らす具体的な方法をもっと明確にするよう勧めた。大学を卒業することが，彼が育っていく中での家族の期待の中心であったことから，地元の大学に入学し，学士の単位に向けて学ぶことが彼の生活にいくつかの目標を与えてくれるだろうとメルヴィンは推論した。臨床家が次にメルヴィンに勧めたのは，関係を築きたいと思う具体的な人を見つけ出すことだった。メルヴィンは，同じ街に住み彼の姪と甥を育てている 2 人の妹に思い当たった。加えて，彼は恋人と子どもとの関係を修復することを望んでいた。

治療前期

治療前期は，第 8 章や他の章で見られたような特定の対象群で適用される治療プロトコールとして記載したものと同じ内容を多く含んでいる。われわれの経験によると，他の支援に協力することを強調し，依存症プログラムへの参加を援助することが，自殺を考えている物質依存を有する患者の認知療法において特に重要である。さらに，衝動性を減らす戦略は，自殺関連行動にかられやすい個人の傾向と再燃の危険性の双方を見据えた治療課題になってくる可能性があるため，しばしばこの対象群の中心的な治療の焦点になる。われわれはメルヴィンの治療前期の記述を通して，これらの戦略について説明する。

生きる理由を増やす

こうした対象にとって生きる理由を見出すことが特に重要な課題となってくるが，それは彼らが薬物とは関係のない全く新しい生活様式を作ることに直面し，さらにはその中で，過ぎ去った過去の時間や友人たちの多くがもはや手元には帰ってこないような状況になってしまうからである。加えて，回復過程にある多くの患者が直面するのが，物質使用の結果生じた問題が膨大になっていること，そしてその影響下にあることをもはや無視することのできないような事態になっているということである。このようなメルヴィンのような患者にとって，自らの生活の中で再建されねばならない領域がたくさんあると認識したときに，彼らが絶望し落胆するというのは驚くべきことではない。悲嘆にくれてしまったときに参考にするコーピングカードとして，生きる理由を箇条書きにしておくことができる。物質依存症を有する多くの患者は，「希望の道具箱」などのような，自分が関係を修復したいと願っている家族や友人の写真，あるいは手紙を手元においておく，といった技法に対してよい反応を示す。

治療前期の中で，メルヴィンはもはや自殺しようとしていないこと，彼の友人が建築現場の高い賃金の仕事に就くことを援助してくれそうなので将来への希望があることを明らかにした。彼はまた別の回復施設に移り，施設管理者のアシスタントの役割が一時的に与えられた。施設管理者として，新しい入所者を施設に順応させ規則を学ばせるのを援助することも含めて，彼には多くの責任があった。そうなると，彼が認知療法の面接に参加したのは，予定されていたおよそ半分だけになっていた。臨床家が将来的な自殺危機を防ぐ技法を発展させることに面接の焦点を当てようとしたときに，メルヴィンは，自分が1カ月以上素面の状態を維持しており（彼の人生において最も素面の時期が長い），新たに神への信心と安定の約束，高い収入の仕事につけるかもしれないお陰で新鮮な人生の展望を持てていることを強調して話し，またあのような憂うつな状態になるだろうかという疑いの気持ちを表現した。

臨床家はメルヴィンに，将来に対する悲嘆や，自殺念慮につながる可能性のある挫折についてブレインストーミングするよう求め，メルヴィンはもし建築の仕事に就けなかったらとても落胆するだろうということを認めた。このように臨床家はメルヴィンに対して，就職といった特定の部分に依存するのではない生きる理由を見出すように導いていった。彼は，①神への信頼，②子ども，③好きな野球チーム，④回復に向けて他者を援助すること，という4つの生きる理由を挙げた。ホームワークとしてこれらの生きる理由に基づいて，祈りのカード，子どもの写真，野球チームが試合に勝ったときの新聞記事，回復施設で自分が援助したと思える人のリストを入れた「希望の道具箱」を作ることにメルヴィンは同意した。これらの活動はすべて，彼が導入期に見出した治療の目標の一つである，絶望感を減らし生きる理由を増やすことに向けた取り組みに連動していった。

対処戦略を身につける

自殺を考えている物質依存を有する患者に対する認知療法の重要な焦点に，困難や危機にうまく対処するための適応的な対処技法を身につけることがある。研究の中で，これらの患者にとっては特に薬物やアルコールが，同じく非適応的な回避や消極性，孤立といった他の戦略と同様に，抑うつに対処する方法として見なされる傾向があることがわかっている（Gould et al., 2004）。さらには，物質依存症を有する多くの患者は葛藤耐性が低く，そのため，耐えられないというスキーマに関連する症状にうまく対処するための認知的，感情的，行動的戦略が，この対象群において効果があるといえる。最終的には，自殺企図と同じように，薬物使用は，生活上の問題を解決しようとしてなされる非適応的な方法と考えることができる。そのため，依存症患者の治療をする多くの臨床家は，問題解決戦略が治療過程を統合する上で有用な方法であると見なす。以下はメルヴィンが認知療法の中で検討を重ねてきた認知的行動的戦略を描写したものである。

　臨床家は，メルヴィンに対して生きる理由を見出すための援助をした後で，建築の仕事が彼の人生において果たしていた役割について，よりバランスのとれた評価にたどり着くようソクラテス的質問を用いた。そのときの臨床家の認識は，メルヴィンが少し軽躁状態を呈してきていることと，彼が述べていた過去の出来事の過程と同じパターンに陥っているように見受けられること，それは彼が一つの発想をすべての問題の解決と見なしており，その発想に過剰な資源を注ぐようになり，それが達成されなかったときに彼が落ち込むことになる（最終的には非適応行動にかられる）というものであった。こうしたことから臨床家は，建築の仕事がうまくいかないという出来事が生じた際に，着実に行える他の仕事を見つけるようメルヴィンに介入した。彼はブレインストーミングし，メルヴィンと臨床家は「私は建築の仕事に就きたいと願っているが，もしそれがうまく行かなかったときにも私には就くことができる他の仕事がある」という適応的な反応ができるように検討していった。メルヴィンにとっては認知再構成が新しいやり方だったことから，臨床家はコーピングカードに適応的な反応を記録するよう彼を促し，それを「希望の道具箱」にも入れることで，簡便に参照できるようにした。認知的戦略を軽躁状態に関係する寛大であろうとする認知を修正するために使用することは，メルヴィンの治療における第 2 の中長期的目標，将来的な自殺危機にうまく対応し，それを防ぐための技法を身につけることと関係していた。
　加えて，回復施設における管理者としての仕事についてメルヴィンが発言していた内容から，臨床家は，たくさんの計画や強い願望を達成する上で求められる問題解決技術が彼には欠けていると結論し，さらにはこうした問題解決力の欠如が，否定的な生活上のストレスにうまく対処できなかったという，過去の自殺危機の引き金に影響していたのではないかと考えた。自殺危機にうまく対処し，それを防ぐための戦略の一つとして，問題解決技法に注目していることを臨床家が述べると，メルヴィンは嫌そうな顔をして，自分はとても有能な人間であり心に誓ったことは何でも達成できると主張した。その面接の中だけで問題を解決しようと押し進めすぎて，結果的に協働的な関係がとれなくなくなることがないよう，治療的な関係が壊れないことを臨床家は意識した。しかし，後の面接で，メルヴィンは回復施設に新しく来た難しい入所者の世話をしないといけないという，疑いようもなくさらに苦しい状況となった。臨床家はメルヴィンに問題の解決策をブレインストーミングするよう促すことで効果的な問題解決アプローチのモデルを示した。その中ではそれぞれの解決策の利点と欠点を重み付けし，その内の一つの解決策を実行することに決め，その解決策の効果を評価する方法を検討していった。臨床家はそこで，治療の冒頭で確認した自殺しようとしていたときに経験した問題へと立ち戻って，この方略とを結び付けた。

他の支援への協力を促す

物質依存症を有する患者では特に，追加の支援が必要となる場面がしばしばある。たとえば，メルヴィンは慢性的なアルコールと薬物使用が体の主要な臓器にどのような影響を与えているかを知るため，そして，過去に血管内投与をする薬物の使用者と針を共有していたことがありHIVの検査を受ける必要があったために，総合病院での診療を受けに行った。以前述べたように，こういった患者の多くは，経済面，住居面，職業訓練面でのニーズに取り組むためにケースマネジメントや社会的支援を必要としている。物質依存症と精神疾患の間にはかなりの併存関係があるため（Darke & Ross, 1997），こういった患者はしばしば精神科的薬物調整のために精神科医に依頼することがある。もちろんそれ以上に，アルコールや薬物からの回復に合うように調整された一連のサービスが準備されていて，その中には依存症治療プログラムや，入所治療プログラム，12段階プログラムがある。このように，自殺を考えている物質依存を有する患者を治療する臨床家は，患者の専門的なニーズに適用することができる特定の支援を依頼できるため，その地域で手に入る支援についてよく熟知しておくべきである。

関係する支援を紹介することに加えて，臨床家はこうした支援へのコンプライアンスも観察していくようにする。物質依存症のある患者が，治療に協力的になりにくいことはよく知られていることである。依存症治療の後で物質使用を断ち続ける人はごく少数であり（例：Project MATCH Research Group, 1997），少なくとも3分の1は治療後に薬物などを再使用して物質依存症プログラムに再度入ることになり（Farley, Golding, Young, Mulligan, & Minkoff,

2004)，治療経過中に乱用や依存の診断基準を満たすようになる（Xie, McHugo, Fox, & Drake, 2005）。われわれが臨床家に勧めるのは，様々な支援に積極的に参加することを通じて，過去自殺危機に導いた出来事の時系列の流れにおいて，重要だとみなされる因子を減らすことにつながる道筋を，患者と一緒に見出していくことである。たとえば，もし酩酊下にあることが過去の自殺企図に影響していたのであれば，臨床家はアルコール依存症の治療を将来的に安全を保証する一つの方法として概念化するかもしれない。

メルヴィンの認知療法への参加が減り始めてきたとき，薬物やアルコールの依存症治療プログラムへの参加も同じように減ってきていた。メルヴィンの担当ケースマネージャーは，この 2，3 週間彼と一緒に依存症治療プログラムに参加していないと話した。6 回目の認知療法の面接で臨床家は，依存症治療プログラムに協力することをアジェンダとして提案した。そこでメルヴィンが明らかにしたのは，彼はまだ依存症からの回復を義務づけられていたが，回復施設でのアシスタントマネージャーとしての義務に圧倒されており，予定どおり依存症プログラムに出席することがしばしば困難であるということであった。

メルヴィンの臨床家は直近に起こった自殺危機に至るまでの出来事を時系列に沿って再検討し，メルヴィンに対して自殺危機のときに薬物が果たす役割を明確にするように求めた。この介入によって，薬物の使用がこれまでの自殺危機で中心的な役割を果たしていたことと，依存症治療が彼にとって最優先であることをメルヴィンに思い出させた。彼は依存症治療に参加し続けることが将来的な自殺危機を防ぐだけでなく，彼の人生をもともとの方向性に戻すために重要であると認めた。臨床家はブレインストーミングを用いて，彼が個別や集団の薬物・アルコールセッションに参加する上で妨げとなる具体的な困難を同定し，これらの困難に打ち勝つ方法を検討する援助を行った。メルヴィンは依存症治療への参加を増やす二つの方法を見出した。①施設の管理者と話し合って，グループミーティングが始まったときに生じる彼の義務のいくつかを他の人に委任させてもらう，または遅らす，②追加の支援を得るために，近隣の教会でやっている NA ミーティングに，特に彼が依存症治療プログラムでのセッションに参加できない日には参加する。臨床家は，再びよい形で問題解決戦略を身につけてきていることを説明し，将来出会う可能性のある問題にこれらの戦略を適用できるかどうかメルヴィンに尋ねた。そして，メルヴィンに対して，これらの問題解決技法が，彼が自殺したいと感じているときにどのように役に立つと考えているかを臨床家は尋ねた。彼が言ったのは，解決策がまったく存在しないと結論付けることよりは，むしろ注意深く考えた上で，自分の問題に対して可能な範囲で解決策を見出そうとするだろうということだった。

メルヴィンの臨床家は，自殺危機へと進む出来事を時系列に沿って文脈を説明し，そこで彼の軽躁症状が果たす役割についても再検討した。治療の初期に，メルヴィンは代理人が勧めた精神科医の評価を受けることに同意し，結果として気分安定薬での治療を始めることができていたが，彼は治療の予約時間を守ることができなかった。精神医学的薬物療法を受けることの利点と欠点を評価し，メルヴィンは精神科医の診察予約を新たに取り直した。

社会資源を改善する

メルヴィンの症例で実証されているように，物質依存症を有する患者が回復に至る上では，強固な社会的支援ネットワークを築くことへのニーズがかなり高い。しかしその一方で，物質使用が彼らの親密な関係の多くに対してかなりのダメージを与えているために，ネットワークが壊れやすくなっていることがたびたびある（例：Trulsson & Hedin, 2004）。しばしばこういった人間関係は，長年の失望と約束を破った結果として蓄積された信頼関係の欠如という特徴を持っている。それにも関わらず，身近な人間関係を発展させ維持するということは，自殺を考えている患者に対して社会的孤立を減らし，生きる理由を提供するよう働きかけるときに取り組むべき中心的な部分だといえる。このとき臨床家は，ある関係性を持ち直すことが可能であるという希望を与える。そうすることで，関係を取り戻していく上で求められるとっかかりの部分の努力をどれくらいの人が受け入れてくれるのだろうかと現実的な予想をすることによって，心配と期待の間で保たれていた均衡状態を崩さなければならない。

メルヴィンは物質使用が，破滅的ではなかったにしても彼の人間関係のいくつかを損なってきたことをすぐに認めた。たとえば，彼の父親がおよそ 20 年前に彼を無価値だと見なしたこと，彼らが出会ったときにはいつも，2 人が過度に緊張し不快なものになったことを彼は明らかにした。現在の彼らの関係に言及したところ，父親がメルヴィンの子ども時代に彼を現実的でない常識の枠に当てはめようとしたことに対して，メルヴィンは恨みを抱いていて，彼は現時点でこの関係を修復しないと決意していた。その代わりに，メルヴィンは同じ地区に住む 2 人の姉妹と，となりの州に住んでいる彼の 2 人の子どもとの関係を再構築することに関心を示した。彼らと日常的な関係を築き，彼らの信頼を取り戻す方法をブレインストーミングするよう臨床家はメルヴィンに勧めた。メルヴィンの姉妹に対しては，子どもたちと日曜日の朝の礼拝に出席し，休日は家族と一緒に過ごすことにして関心を示し，以前のように薬物を買うために使う目的で子どもたちに金を無心しないよう注意することをメルヴィンは決意した。子どもたちに対しては，少なくとも週に一度は彼らに電話をして，回復施設で過ごす時間を終えたときには電車を使って彼らのもとへと向おうと，メルヴィンは決意していた。過去には訪ねて行くからと話しておきながら，顔を見せなかったということが多々あったので，子どもたちに対してメルヴィンが大人として一般的な態度を示していくことは彼らの信頼を取り戻す助けになることを彼はよくわかっていた。臨床家は，こうして人間関係が改善していくことが，彼の将来に対する絶望感にどういう影響を与えるのか明らかにしてみるようメルヴィンに質問した。メルヴィンがはっきりと言ったのは，家族とのつながりをより強く感じることは彼に朝起きる理由を与えてくれるだろう，というものだった。このようにして臨床家は，生きる理由の話題に戻って，これらの人間関係を改善する努力を結び付け，その理由を箇条書きにしてコーピングカードに付け加えた。

衝動性を減らす戦略を身につける

衝動性が物質使用や自殺危機においてどういうメカニズムで働くのかははっきりしていないにもかかわらず，衝動性が物質依存患者と自殺を考えている患者の両者で上昇していることは事実である。つまり，自殺を考えている物質依存を有する患者は特にこのような気質的な脆弱性を特徴としている可能性が高い。臨床家は患者とともに，日常生活における衝動性を変化させる戦略（すなわち，特性的な因子に取り組む）を練っていくだけではなく，自殺危機のときに衝動性にうまく対処するための戦略（すなわち，状態的な因子に取り組む）についても検討を重ねていくことができる。衝動性を減らす認知的戦略としては①衝動的行動の結果，②衝動的行動の可否，③衝動的行動の否定的結果のはっきりとしたイメージ，④切迫した欲求に直面したときの他の対処法，を検討することが含まれる。衝動性を減らすための行動的戦略としては，①行動する前に時間を空けて待つ，②「2度相談するルール」を使う，つまり意図した行動がよいアイデアかどうかを少なくとも2人の違う人に尋ねる，③呼吸を整える，④気を逸らす，⑤適応的でない結果になる可能性がある特定の衝動的行動を抑えられるように簡単な覚え書きを身近においておく（例：自分に対するメモとして「飲酒は長い目で見ると悪い方向に導く」と冷蔵庫に貼っておいて読めるようにしておく）。

認知療法を始めた何度かの面接の中では，メルヴィンの衝動的行動はほとんど見られなかった。事実，多くの場面で，彼が自分自身のために築こうとしている人生，そして回復やスピリチュアルな側面に対して彼は思慮深く見えた。しかし，7回目の面接で，彼は依存症治療プログラムにおけるケースマネージャーの決定に反して回復施設を去ることを宣言した。ここにこれ以上いても何も得られないだけだ，およそ4カ月間酒と薬物を使用していない今となっては素面で居続けると確信できる，と彼は主張した。彼は安定した居所を確保しておらず，数日後には，今も薬物を使用している人が多い友人たちの中での生活に戻っていた。固い決意を維持して薬物使用を慎むと主張していたにも関わらず，自身を危険性の高い状況に身を置くことになったことを彼は認めた。

臨床家は彼が回復施設を去ることの利点と欠点を検討するように促した。メルヴィンは欠点以上にたくさんの利点を見出したが，彼はもはや回復施設にいたときの厳格なルールに従って生活しなくてもよくなるという，自由を取り戻すという利点に固執していた。臨床家は，メルヴィンに回復施設を去ることの短期的な利点と，素面を維持して緩やかに地域に移行していく長期的な利点とを比較して考えるように促した。臨床家はまた，過去の例をもとに彼の人生の中で破滅的な結果に終わった衝動的な決断を考えてみるようにメルヴィンに促した。メルヴィンは，その環境に居続けることによって危険な状態に自分自身を置いていること，一方で，自分は回復施設に帰ることはできないし，回復施設の勧めに反して去ったために戻る可能性は低いと考えた。それに続いて，彼と臨床家は入手可能な生活環境を見つけ，外来の依存症治療を続けることに向けて，さらに問題解決へと取り組んだ。この面接を通じて臨床家はソクラテス的質問を用いながら，衝動性に取り組む理由について情報提供した。そこで，メルヴィンは過去の自殺危機の中で衝動性が果たした役割について認識し，彼が楽しんでいた自由のもう一方の側面について理解することができた。

治療後期

自殺を考えている物質依存を有する患者に対する認知療法の後期の面接で行うことは，本書の冒頭で記載した一般的なプロトコールと同じである。そこに含まれるのは，治療で学んだ技術を確かなものにすること，再発対策プログラムに参加すること，治療の終結に向けて進歩を振り返ること，急性期の治療の終結の準備をすることである。再発対策プログラムを実施する上で，臨床家はこうした患者の多くが低い葛藤耐性（そのため，苦痛を避けようとして薬物を乱用してしまう傾向）を持つこと，彼らは特に誘導によるイメージ訓練法に取り組むことに抵抗することを心に留めておくべきである。できることとしては，訓練を行う明確な理由を伝えることに加え，再発対策プログラムが過去の同じような患者にどのように役に立ったかを明示することも有用である（例：うまくやり遂げられれば実際に必要となったときにも対処技法を実行できるという自信を与えてくれることになる）。われわれが臨床家に助言しているのは，こういった患者が最終的に再発対策プログラムを行うかどうか決断する前に，気持ちを鎮めるためのリラクゼーションと呼吸調整訓練を準備しておくというものである。しかし，再発対策プログラムに取り組む決断は最終的には患者に委ねられており，もし患者がそれに参加しないことを選んだとすれば，そのときには臨床家は治療の中で身につけてきた戦略の詳細な振り返りに着手し，患者がどのようにその戦略を実行するかということを具体的に尋ねていくようにする。

メルヴィンの治療は全部で12セッション行われた。セッションの7，8，9回目では効果的な問題解決，衝動性を減らすことための戦略と，これらの戦略を安定した生活の場を見つけるために適用していくことへと焦点が当てられた。これらのセッションの間，彼は姉妹のうちの一人が住む家に近い地区に家を見つけ，コンビニエンスストアでのパートの仕事を得た。その間彼は姉妹や子どもたちとの連絡を維持し，金曜日には子どものもとを訪れる計画さえしていた。メルヴィンが治療後期に入ったときには，彼は再発対策プログラムに参加することへの抵抗をあらわにし，「どうして今しないといけないのか？　自分はただすべてを過去のものにして将来に向かっていきたいだけなのに」といった。彼は過去の自殺危機に関する誘導によるイメージ訓練法を実施することは断ったが，将来仮定される自殺危機（すなわち，仕事を辞めるような状況）に対して誘導によるイメージ訓練法をすることには同意した。そこでメルヴィンが思い描いたのは，そういった状況における自分の反応が，失敗に関係する中核信念を刺激するために，ますます彼の希望を失わせ，絶望することになるだろうというものだった。彼は自分が投げやりになって薬物の再使用が増える可能性についても見積もっていた。誘導によるイメージ訓練法の中では，①仕事以外での生きる理由を思い出させるためにコーピングカードを参照する，②他の仕事を見つけるための計画をまとめていくために問題解決技法を使う，③特別苦痛を感じたときにはセーフティプランにある対処戦略（例：祈る，聖書を読む）を活用することをイメージした。

メルヴィンは認知療法が終了した後も，依存症治療プログラムの外来グループには出席し続け，月に1度は彼のケースマネージャーとの面談を行った。抗うつ薬と気分安定薬の，2種類の精神医学的薬物療法を受け始め，その治療を続けると宣言した。加えて，少なくとも週に2回はAAミーティングに出席し始めた。メルヴィンは3カ月に1度，認知療法のブースターセッションを受けることにも同意した。

本章のまとめ

アルコールや物質依存症という診断が末端に位置するリスク因子として与える影響，アルコールと薬物使用による直前のリスク因子（例：再使用）としての働き，また，（非適応的にも関わらず）そうした物質使用が生活上のストレス要因に対処する対処戦略として果たしている役割，さらには，それらが自殺企図の方法としても使用される事実があることを考えると，アルコールと物質の乱用や依存の問題は自殺を考えている多くの患者を検討するにあたって欠かせない部分である。物質依存症を有する患者は，物質依存症がない患者と同じ自殺企図，自殺既遂のリスク因子によって特徴付けられるが，一般に臨床家は，物質依存症を有する個々の患者はそうでない患者よりリスク因子が多く，より重症だろうと予想できる。物質依存症患者では自殺念慮と自殺企図の既往が広く見られるという事実は十分確率されており，Darke, Teessonとその同僚らは，物質依存症の患者の中の少数ではあるが，深刻な患者では依存症治療を受けた一年後でさえ，自殺する可能性が高いということを指摘している。このように，依存症治療と合わせて自殺対策に焦点を当てた介入が，特にこの対象群にとって関係が深いものになると考えることは理にかなったことである。

物質依存症を有した患者の認知療法プロトコールの基本は，物質依存症がない患者で使用されるものと同じであるにもかかわらず，12章で説明した老年期のプロトコールでわれわれが見てきたのと同様に，どこか違った印象を持つものである。まず，依存に関連する信念については，認知的概念化とさらにそれに続く介入戦略の選択において見られる自殺関連の信念や認知過程を一緒に検討していかねばならない。第二に，逸脱行為と物質使用の再発は増悪する苦痛や自殺危機としばしば関連しているため，薬物を使用したかどうかを各面接の始めの自殺リスクアセスメントの際に注意深くモニタリングしなければならない。

第三に，こうした患者は特に困難な患者と見なすことができる。それは，これらの患者の自殺念慮が一時的であったり，自殺危機における重要な引き金によって引き起こされる苦痛に耐えていく上で困難を有したりしているからである。本章の冒頭で説明した研究では，患者の①自分で生活を肯定的に変えていけるということについての自己効力感と，②肯定的な変化を行う動機づけを高めていけるよう援助することが，患者が治療を続けられるようにして，治療経過の中で協働的になるように誘導し，さらには日常生活の中に戦略を般化していく上で鍵となるだろうと言われている。

第 14 章　結論：自殺対策に向けた公衆衛生モデル

以下の会話は，自殺対策戦略を身につけるための治療を一緒に行った臨床家とジャニスとの，6 カ月後のブースターセッションからの抜粋である。

臨床家：こんにちは。最後にあってから 3 カ月経ちましたね。（笑顔で）お会いできて嬉しいです。（ジャニスは笑顔で頷く）この数カ月の間どんな風に過ごしていたかを教えてもらえますか？　そこであなたが経験した苦労について話し合って，将来の治療計画を検討しようと思います。このアジェンダに付け加えたいことは何かありますか？

ジャニス：ないです。それでいいと思います。

臨床家：でははじめに，この数カ月間の様子について話してもらっていいですか？

ジャニス：はい。本当にいい感じでした。最終的に銀行の金銭出納係の仕事に就くことができて，母の家から出るためにいくらかお金を貯めることもできたんですよ。実は自分だけの部屋も手に入れたんです。自分自身の足で生活しているってどれだけいいことか，うまく言葉にならないぐらいです。

臨床家：いいですね。本当によかったですね。

ジャニス：実は，全部がうまく行ったってことじゃなくて。まだちょっといろいろあるんですよ。

臨床家：そうなんですか？

ジャニス：ええ。というのも，あいつが私にうるさく言うときは，ほんとにわけがわからなくなります。それでも，ずいぶん長いこと自分で自分のことを意味ない奴だって思ってきたけど，ここでようやくわかったんです。いろいろ言われることに私が過敏になっているだけなんだなぁって。私，学んだんですよ。

臨床家：そこの信念がわかっているってことは，ほんとうに，あなたにとって重要だと思いますよ。

ジャニス：ただ，まだほんとにつまらないことで感情的になってしまって，爆発しそうってところまでいっちゃいますけどね。

臨床家：そう聞くと惜しいなって思うところもありますけど，わかりますよ。ときどきはそう感じますよね。それで，そう感じたときにはどうしてますか？

ジャニス：そのとき思うのは，こういうしんどいところを何とかするために，あんなに頑張って治療を受けてきたんだっていうこと。ちゃんと，セーフティプランとコーピングカード，「希望の道具箱」，持ってますよ。

臨床家：それは，とてもいいことですね。

ジャニス：すべてのことが絶望的って，心の底から思うようになったら，ひたすら，それだけじゃないよっていうことを思い出す，それだけですよね。あの重苦しいところには，絶対に行きたくないと思ってるし，そう願うことができていれば，やり過ごせるだろうってことがわかるようになってきました。

臨床家：そのとおりですね。そういった危ないときをどうするのかっていう方法を沢山学んできましたからね。

この会話から明らかなように，ジャニスの進歩は臨床的に意義深いことである。しかし，たとえ彼女が自殺危機にうまく対処できる戦略のいくつかを実行することを明言したからといって，彼女の精神科受診歴の多くの側面が自殺関連行動を実行に移す慢性的な危険性にさらすことになることは事実であり，将来新たな自殺企図を行わない保証はないのである。本書の土台となっているテーマは，認知療法の第一義的な焦点は，将来患者が自殺関連行動を実行するリスクを臨床家が下げていくことであり，それは，自殺危機にあるときの注意サインを患者が認識すること，さらには，自殺危機に対する個別の認知的概念化に合わせた具体的な，認知的，感情的，そして／あるいは行動的対処戦略を用いることを援助することで達成される，ということである。ジャニスが確実にこれらの戦略を生活に適用することができるようになっているのは明らかである。ジャニスは依然として，彼女と同じ生活背景を持つ多くの女性よりも自殺の危険性は高いが，認知療法をよい形でやり遂げたことによって，それが保護因子となり，一定程度このリスクに対抗することができる主要な部分が形作られたのである。

序章で説明したように，自殺はすべての人種と文化，すべての年代，男性と女性にとって主要な公衆衛生上の問題である。われわれの生活，地域，政府，そしてメディアが自殺の衝撃にさらされることを通して，この問題を社会が気にかけ始めることになり，そのことが自殺対策のための国策を構成している。愛する家族を自殺で亡くした，あるいは愛する家族が自殺企図を行ったという経験を持つ家族や個人は，社会でこの問題を話し合うことに良い心地はしないかもしれない。それにも関わらず，この問題への社会的関心が増えることが，この悲劇を経験した人が話し合いの場に上がることを促し，彼らの懸念を他の人に伝えることが促進される。こういった一般的な関心によっても，認知療法のような自殺対策のためのエビデンスに基づくアプローチを開発し，試験し，そして適用していけるようになる。

The National Strategy for Suicide Prevention（U. S. Department of Health & Human Services, 2001）によると，公衆衛生的な側面から自殺を予防するために 5 つの段階があるとされている。それは①問題の範囲をサーベイランスし定義する，②リスク因子と保護因子を評価する，③介入方法を開発し試みる，④地域の中でエビデンスに基づくアプローチを採用し試みる，そして⑤自殺対策の活動の普及とプログラムの評価（**図 14.1** を参照），である。自殺と自殺企図を防ぐための，始めの段階は，サーベイランスを通して問題の範囲を測ることである。これは健康データの継続的かつ系統的収集，解析，そして解釈と定義されている。The Centers for Disease Control and Prevention が州の人

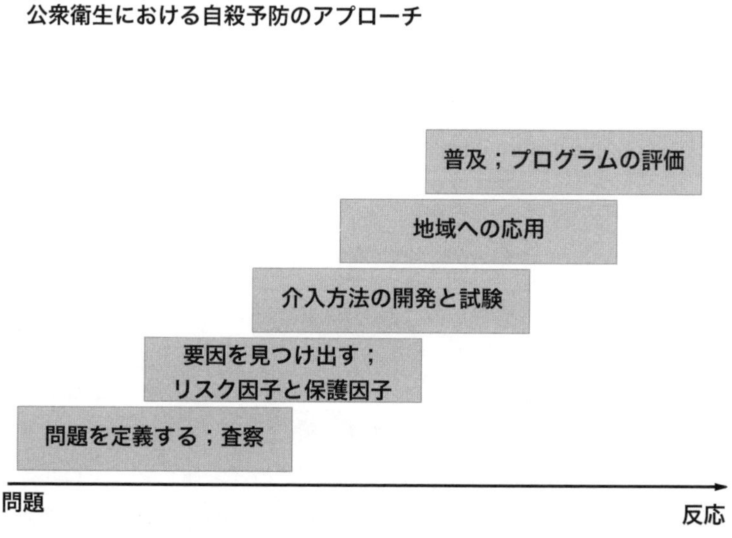

図 14.1　予防へ向けた公衆衛生モデル

口動態統計局から自殺を抜き出しているが，自殺企図に対しての国家的なサーベイランスは現在存在していない。自殺企図の流行と発生頻度に関して信頼できる評価は，現実的な目標を確立し予防的な介入を設計し，これらのプログラムの有用性を評価するために重要である。

自殺企図の発生が自殺の主要なリスク因子と決まっていることを考えると，自殺企図を行った後に医療システム，特に救急病棟にて評価された個人を，正確に同定し評価する方法論を開発する必要がある。自殺企図のサーベイランスシステム，あるいは自殺企図の登録により可能となる重要な機能は 3 種類ある。①サーベイランス，②治療状況の調査，③ケースマネジメントである。自殺企図の登録による一つ目の機能は，問題の見通しと程度が評価できることによって国家レベルでのサーベイランスシステムを確立していくことである。自殺企図の疫学研究は，地域での自殺企図の発生を減らすよう設計された，国際的で，選択的で，そして／あるいは明確な介入において，どの程度有用性が見込めるかということを，われわれが理解するのを助けてくれるだろう。登録をする二つ目の機能は，治療状況の調査が促進され，その結果，自殺企図や自殺による死を防ぐことを意図した介入が開発され，検証される可能性である。この点において，自殺企図の登録は臨床試験ネットワークのためのインフラを開発する基盤を提供し，その結果，多施設臨床試験が実施されるかもしれない。自殺企図の登録の三番目の機能は，自殺の危険がある患者に対するケースマネジメントのためのインフラの提供である。自殺企図を行った個人は，入院という環境の中で見つけ出され，その後臨床場面でアセスメントを受けたとしても外来精神医療や依存症治療支援に参加しないことがしばしばある。したがって，自殺企図を登録することによって，経過観察のための精神科受診や依存症治療に出席しない可能性のある患者に対するアウトリーチ，または紹介を受けた支援へと導き提供することを目指し，そのために設計されたインフラが発展するための基礎としての役割を果たしてくれる。

例えば第 1 章で述べたような，自殺念慮や自殺関連行動に対する一般的な用語体系を医療と臨床家が適用することは，自殺の危険性が高い患者を見つけ出し，自殺企図の登録を確立し維持するために重要である。さらには，第 1 章で説明したような，自殺念慮と自殺企図に対する信頼できる確かな尺度を，リスクと保護因子の包括的な評価に加えて使用することは，サーベイランスの改善に導くだけでなく，究極的には命を救うことにもなるだろう。

われわれの公衆衛生モデルの第2段階は，自殺に関係するリスク因子と保護因子を同定することである。第2章で検討したように，われわれのグループは多くの年月を自殺のリスク因子を評価することに注いできた。この研究によって，ベック絶望感尺度，自殺念慮尺度，希死念慮評価尺度，ベック抑うつ質問票など，われわれが標準化した定量的な精神病理学的尺度の予測妥当性が確立された。これらの評価尺度は，自殺と自殺企図のリスク因子が評価できることを実証的に証明した，数少ない精神病理学評価尺度のうちのいくつかである。この調査により，過去に自殺企図をした成人や，彼らの人生における最悪の時点での希死念慮の程度が特に高い人，といった自殺の危険性が高い個人を同定することが可能となった。さらにわれわれのグループは，他の研究者と同じように，人口統計学的因子や，診断学的因子，精神医学的治療歴，他の心理的因子を含む，自殺企図や自殺に関係しリスク因子となる他の膨大な関連因子を見出した。第2章で見たように，これらの因子の多くは，別の対照群や別の調査方法等を使用した調査の多くで再現された。われわれはこれらの因子を評価するにあたって，知見が明確に進展していく研究を設計するために，研究者と連絡を取り合い，意見を交換した。①横断的研究よりは前向き研究を行う，②より焦点を絞った研究を実施する，たとえば，関心のある特定の下位集団（例：同性愛の男性や女性，バイセクシャル，退役軍人）における自殺関連行動のリスク因子を分析することに限定する，③関連する理論に基づくことによって，結果として追加の構造が認識できたり，統合する自殺関連行動の理論へと洗練されたりと，進歩が可能になる，といったことだった。

公衆衛生モデルの第3段階では，見出されたリスク因子に取り組むための臨床的戦略を含めた介入を開発し検証することになる。われわれは，第5章で説明した，一般的な認知療法の形式を用いて，直接自殺行動に取り組むために用いられる，認知療法をもとに標的を絞ったフォーマットを開発してきた（G. K. Brown, Tenhave, et al., 2005）。第4章で説明したように，自殺企図を行った個人は救急病棟からリクルートされ，一般医療か認知療法かを無作為に割り当てられた。この研究で，認知療法に割り当てられた患者は，そうでない患者と比較して，18 カ月間で再度自分自身を殺傷することを試みる可能性が 50％低下したことがわかった。これらの集団は自殺の考えの頻度と強度が大きく違わなかったにもかかわらず，認知療法に割り当てられた人では，経過観察期間のうつ病の重症度と絶望感の評価尺度の値が有意に低くなっていた。本書の第 II 部で説明したように，柔軟な予約やアウトリーチ支援が提供されたときに認知療法は最も良く実施される。リスクの高い患者を治療に導く上で多くの課題があることを考えると，ケースマネジメント支援を含む治療チームアプローチが強く推奨される。

この研究に加えてわれわれは，有効性の研究に関係した他の問題に取り組む方法論として，認知療法における変化のメカニズムと関係した変数と統計モデルを開発し評価することに注目した。第 3 章で説明された理論の基本として，自殺関連行動に関係する根底にあるメカニズム，認知の偏り（例：注意の偏り），認知を偏らせる傾向性（例：全か無か思考），自殺危機における注意の固定と衝動性の様々な表現（例：報酬を先延ばしできない，反応を隠すことができない），を評価した。われわれには，これらの情報を，①第 3 章で説明した認知モデルを実証的に支持するものを提供する，②具体的な自殺関連の心理的脆弱性因子や認知過程を修正するためのより洗練された介入戦略を開発する，という目的で用いていく計画がある。

公衆衛生モデルの第 4 段階には，地域の中で介入を適用することが含まれる。認知療法が集中的な訓練とスーパービジョンを受けた博士研究員により自殺対策のために有効に実施されたとすれば，われわれの次の研究は自殺企図を行い，地域の精神保健機関に紹介されてきた患者に対してこの介入の有用性を評価することになる。特にわれわれは修士レベルの治療者を教育し，自殺を考えている患者にこの介入を活用できるようにした。このように，この研究の延長線上にある次の段階に乗り出しており，そこには様々な行動科学の専門家により一般的な環境で適用できるような介入プログラムをさらに開発するために，第 3 段階で関係した研究の知見と経験を活用することが含まれる。経験を積んだ臨床家は確実に本書の中で自殺対策に提供されるたくさんの技術を学べるかもしれないが，その一方で，集中的な個人と集団のスーパービジョンが準備された教育的な訓練は，認知療法を学ぶための完璧な方法を提供することがわかってきた。具体的には，Cognitive Therapy Rating Scale（J. E. Young & Beck, 1980）を用いて面接の音源や映像を評価すれば，臨床家の強みやこれから成長しそうな部分に関する包括的なアセスメントを行えることがわかっている。加えて，より工夫が必要な患者（第 10 章を参照）の治療にあたるときには，集団のスーパービジョンが支持的な環境を提供してくれる。

そして最後の公衆衛生モデルの第 5 段階には，プログラムの評価と普及が含まれる。プログラムの評価が欠けていることは，自殺対策と精神疾患の治療のためのエビデンスに基づいた治療を同定し適用する上での大きな障壁の一つと見なされる。研究を臨床場面に移行することに直面して，研究者は普及に関する重要性を認識し始めている。また，そこでは地域において治療の普及を進めていく上での課題を乗り越えるために組織論が使われ始めている。今のところ，心理的介入を有する組織化された方法論の適用可能性を検証する試みはほとんどなく，さらに実証的に支持された治療の継続的な適用を予測する可能性のある因子をうまく取り扱っていく努力さえもほとんど行われていない。本書では実証的に支持された治療の適用を促進することを意図したにもかかわらず，われわれはまだ系統的で実証的な研究に基づいた方法論に接近できていない。

近年訓練の中で力を注いできたことをもとに，個人や組織的な要素が訓練結果と認知療法を採用することに対して与える影響を評価する機会が提供されている。研究におけるこのプログラムの狙いには，①この治療アプローチの系統的な訓練を受けた臨床家が認知療法をどの程度採用するかを測る，②地域で認知療法を採用する上での阻害因子を評価する，③地域に根ざした臨床家が患者のニーズに取り組むために，それまで以上に認知療法を採用していく方法について学ぶ，④認知療法の使用に関する臨床家の自己評価と客観的な認知療法のアドヒアランスの計測とを比較する，ということにある。

結論として，認知療法の方法は，①状況に焦点を当てており，②患者を治療する治療チームと補助支援を巻き込んでいくよう方向付けられていて，③自殺危機に使用できる認知的行動的戦略を確実に開発することに焦点を当てており，そのために，自殺関連行動を防ぐ治療として強力なものとなる可能性を有している。事実，われわれの理論とその結果としての治療方法は，Aaron T. Beck が着手して以来，40 年以上に渡る仕事の結果である。われわれは自殺を考えている患者を理解し治療するわれわれのアプローチに関心を表してくれた多くの臨床家と研究者に対し嬉しく思っている。この問題はこれまで以上に関心を抱かれるようになっており，臨床家や研究者，財政的支援機関により，単に自殺に関係している精神医学的診断の延長として以上に，それ自身が持つ必然性の中で，注目を受ける価値のある問題として認識されてきている。本書はこの点に関するわれわれの知識の蓄積を表したものであるが，これまで以上に治療の検証を行い，われわれの理論を検証し洗練し，より新しくより目標を絞った介入戦略を発展させ，この治療を社会に普及していく仕事へとわれわれは乗り出しており，このことが本書の読者にとって保証されることには，疑う余地がない。

付録：自殺を考えている患者に対する認知療法の概要

I. 導入期

A. インフォームド・コンセントを得る
  1. 守秘義務を扱う
  2. 治療構造と治療過程を説明する
  3. 治療によって起こりうる安全上の危惧と有効性について話し合う
  4. 他の治療についての情報を伝える
B. 積極的に患者を治療へ促す
C. 包括的な自殺リスクのアセスメントを完成させる
  1. リスク因子を評価する（自殺関連行動が行われやすくなるような特徴）
  2. 保護因子を評価する（自殺関連行動にかられる可能性を減らすような特徴）
  3. 最終的な自殺リスクの程度を決定する
  4. 患者に感想を求める
D. セーフティプランを作る（階層的にまとめられたコーピング手段の一覧で，自殺危機のときに使用することに患者が同意したもの）
  1. 警告サインを識別する
  2. コーピング戦略をとる
  3. 家族や友人に連絡をとる
  4. 専門家や支援員に連絡をとる
E. 希望があることを伝える

II. 認知的概念化

A. 心理的な評価を実施する（あるいはそこからの情報をまとめる）*
B. 自殺危機の流れを時系列で構成する*
C. 認知的概念化として最初のものを作る（患者の自殺危機における，認知，行動，感情そして状況的な特徴を理解するために認知理論を適用する）
D. 治療計画の作成
  1. 治療目標を作る
  2. 介入戦略を選択する

III. 治療前期

A. 導入期から継続した取り組み
  1. 自殺リスクの評価
  2. 薬物やアルコールの使用を評価

---

*この情報は導入期の間に収集され導入期の最後に認知的概念化に組み込まれる

3. 治療コンプライアンスの評価
4. セーフティプランの見直しと修正

B. 行動的戦略
1. 楽しみにつながる活動を増やす
2. 社会資源を活用する
3. 他の支援へのコンプライアンスを改善する

C. 感情面への対処スキル
1. 身体面で気持ちを鎮める方法（例：筋弛緩法，呼吸調整訓練）
2. 認知面で気持ちを鎮める方法（例：気逸らし，前向きなイメージ）
3. 感覚面で気持ちを鎮める方法（例：五感を使った活動）

D. 認知的戦略
1. 中核信念の修正
2. 生きる理由を見つける
3. コーピングカードを作る
4. 問題解決技法に取り組む
5. 衝動性を減らす

IV. 治療後期

A. 技法を振り返り，確かなものにする

B. 再発対策プログラムを実施する
1. 訓練に対する患者の準備を整える
2. 過去の自殺危機を振り返る
3. 技法を使用した中で過去の自殺危機を振り返る
4. 想定された将来的な自殺危機を振り返る

C. 治療目標への進展を見直す

D. その後に続く治療計画の作成
1. 維持治療
2. 他への紹介
3. 治療の終結

日本語版付録：用語集

序章

類自殺 parasuicide：Kreitman et al, 1969 が提案した,「死のうとする意図を伴わない自己破壊行動 self injurious behavior」を説明するための用語。多施設研究を実施した結果, WHO/EURO は「致死的でない結果を伴った行動で，他者が関わることなく自傷に結び付くであろうような習慣的でない行動を故意に行うこと，または，一般的に認められた治療的な量以上に，あるいは処方箋の量以上に薬剤を服用すること。そして，その行動はその主体が期待するような変化を実感することをねらったもので，それが実際に，あるいは期待されたように身体的変化をもたらす」と定義した。Center for Disease Control（CDC）が採用しているサーベイランスのための自己破壊行動の定義においては，採用しない用語として位置づけられている。（出典：The Oxford Handbook of Suicide and Self-Injury）

内的一貫性 internal consistency：ある評価尺度の各項目が一貫して同じ特性を測定している度合いのこと。似たような質問項目を集めれば内的一貫性は上がるものの，検査したい特性に幅がある場合に，その検査の妥当性は下がることになる。

第 1 章

評価者間信頼性 interrater reliability：評価者数名が評点するような評価尺度の結果における信頼性で，主には内部一貫法を用いてクロンバックのアルファによって示される。

α係数 coefficient alpha：内部一貫法によりその検査の信頼性を計った場合の係数で 0 ～ 1 までの値をとる。0.8 以上が一つの目安とされる

併存的妥当性 concurrent validity：新しく作成する検査尺度を既存の検査尺度（外的基準）と比較したときにどの程度相関するかということ

第 2 章

社会規範への完璧主義 socially prescribed perfectionism：完璧主義は心理学における多次

元的な構成概念としては最も概念化が進んでいる概念である。Hewitt と Flett（1991）は完璧主義を二つに分けて説明している。一つは自己指向性の完璧主義（self-oriented perfectionism）で，それは自分自身に対して高い目標や高い水準を求める傾向性を指す。もう一つが社会規範への完璧主義（socially prescribed perfectionism）で，過度に自分の行動に批判的で，他者が期待することを過剰に気にする傾向を指している。（出典：The Oxford Handbook of Suicide and Self-Injury）

類自殺 parasuicidal：第 1 章を参照

第 3 章

トンネル視 tunnel vision：Shneidman（1985）は自殺を考えている患者の認知について言及しているが，その中で，二極化した思考とトンネル視について述べている。トンネル視とは，言葉の背景の意味やニュアンスを正しく理解することができなくなり，自殺が迫ってきたときに時間の感覚を失うとともに，永遠につづくように感じられる一瞬の苦しみに人生が囚われてしまうといったことを表現した言葉である。（出典：The Oxford Handbook of Suicide and Self-Injury）

認知的脱構築 cognitive deconstruction：Baumeister（1990）が述べている概念で，認識が狭まって，直前に起こった一時的な出来事や目標に限られたものになること。認知的脱構築の状態では自己認識も限定され，感覚や動きなどの原始的な感覚しかわからなくなる。そこでは苦しみが継続して続くため，まるで時間を止めて，意味づけすることを回避しようとしているようである。希望，人とのつながり，時間感覚などはなくなっており，もし認知的脱構築が上手く行かなければ，その人は空虚感と強烈な否定的な感情との間を行き来するようになる。（出典：The Oxford Handbook of Suicide and Self-Injury）

感情的ストループ課題（感情的な言葉を用いたストループ効果の試験）Emotional Stroop Task：文字の色と文字の色といったように同時に目にする情報がお互い干渉し合う現象をストループ現象といい，1935 年に心理学者ジョン・ストループによって提唱された。これを用いた検査課題をストループ課題と呼ぶが，感情的ストループ課題では感情を表した言葉の色を答える時間が，中立的な言葉の色を答えるときと比較してどれぐらい遅延するのかを測る。そのため，文字情報と色情報との情報の干渉を見るのではなく，被験者の感情を表した言葉に対する注意の偏りを見る検査であり，感情障害では否定的な感情を表した言葉で返答遅延が見られる。

第 4 章

交絡因子 confounding bias：独立変数（原因）と従属変数（結果）の双方に影響を与えている変数で，これが存在すると独立変数と従属変数の因果判定をする際に偽陽性，偽陰性が導かれる可能性が増す。

洞察中心療法 insight-oriented therapy：内的体験や無意識が自身の感情に影響を与えているかといった洞察を得ていくことを目的とした治療で，多くは精神分析理論に基づいている。この場合は行動療法と対比して提示されている。

非指示的療法 nondirective therapy：1960 年代に Carl Rogers が提唱した療法で，そこでは，治療者が意図的にクライアントの心理過程を変容させようとするような指示的な態度はとらずに，クライエントが自分自身で問題となっている内的心理や問題を洞察して変容していけるように，支持的態度で対話を重ね，総合的で人間的な変容を自然な流れの中で実現していくことを目指す。

発達促進的な集団療法 developmental group therapy：自傷や大量服薬など自己破壊行動を繰り返す 10 代の思春期患者を対象とした構成されたマニュアルに基づく集団精神療法。認知行動療法や弁証法的行動療法，問題解決療法などを取り入れ，自傷を行う思春期患者で重要性を指摘されている，対人関係の問題や，いじめ，家族関係の問題などを，ロールプレイやアンガーマネージメントなどの技法を用いて扱っていく。また集団力動に注目しながら参加メンバーの中での人間関係などについても扱っていく（Green JM, Wood AJ, Kerfoot MJ, et al. Group therapy for adolescents with repeated self harm: randomised controlled trial with economic evaluation. BMJ. 2011; 342: d682.）。

マルチシステム療法 multisystemic therapy：重大な心理社会的問題と行動上の問題を有する若者に対する個人精神療法で家族や地域に対して介入を行う。反社会行動に対して，社会生態学モデル（social-ecological model）に基づいた多元的な理解を行い，行動を維持しているシステムに注目した定式化を行っていく。それに基づき，家族に対して現実的で目的志向型の介入を行っていく（Scott W. Henggeler, Phillippe B., et al. Multisystemic therapy: an effective violence prevention approach for serious juvenile offenders. Journal of Adolescence. 1996, 19, 47–61）。

短期精神力動的対人関係療法 brief psychodynamic interpersonal psychotherapy：気分障害に対する実証的研究に基づいたPsychodynamic competences frameworkという精神分析的／精神力動的理論を用いた精神療法で，16回程度の短期のマニュアルに基づく個人精神療法である。Psychodynamic competences frameworkでは現在の対人関係の問題に関する愛着システムの混乱が，うつ病に典型的な思考や感情の歪みを生み出すとする。

ITT原則 intent-to-treat principle：治療に用いる治療方針により得られる効果は，実際に受けた治療ではなく，被験者を治療しようとする意図に基づくことにより最もよく評価できる，という原則。この原則に基づくと，一つの治療グループに割付けられた被験者は，予定した治療のコースを遵守したかどうかにかかわらず，割付けられたグループのまま追跡され，評価され，解析されるべきであることが導かれる。

監訳者あとがき

本書を読みながら，アーロン・ベック博士のグループの臨床にかける熱意を強く感じた。これまでの自殺対策の歴史と経験を踏まえながら，エビデンスに基づいて緻密に理論構成を行い，効果的でかつ具体的な方法を提示していっている。こうした作業は，死を考えている人が取り返しのつかない結果にまで進むのを防ぎたいという臨床家の強い思いがあるからこそできたことであろう。

自死は，一度起きてしまうと取り返しのつかない大きい問題である。だからこそ，皆一生懸命，それを防ぐために力を尽くすが，それだけに気持ちが勝ってしまうことになりかねない。現実の問題に冷静に目を向け，その問題の解決にエビデンスに基づいて取り組むよりも，感情に流された対応になりやすいのはそのためである。

以前，私たちは，大型の国の予算で様々な自殺対策の効果を全国レベルで検証するために「自殺対策のための戦略研究――複合的自殺対策プログラムの自殺企図予防効果に関する地域介入研究（NOCOMIT-J）」を行った。その結果，地方と大都市ではアプローチを変える必要があることや，若年者に対しては啓発活動が逆に自殺を誘発する危険性があるので注意が必要であること等が明らかになったが，なぜかその成果は全国レベルで共有され活用される施策にまで発展することはなかった。

私たちは，こうした科学的なエビデンスを活用するのが苦手なのかもしれない。以前に，自死を防ぐために「死なない約束をする」というアプローチが提唱されたことがある。信頼できる人と「死なない約束」をすることが，自死を防ぐ手立てになると考えられたのだ。この考え方は，欧米を中心にまず提唱され，そして日本に入ってきて注目された。

たしかにこれは効果がありそうに思えるし，そうあってほしいと思う。しかし，必ずしもエビデンスに裏づけられたものではなかった。しばらくすると，米国で皮肉な意見が語られるようになった。いかにも米国らしいが，もし外来で患者にピストルを突きつけられたとき，「撃たない約束」をしたからといって安心できるかというたとえ話だ。その裏には，いくら「撃たない約束」をしたところで，相手が心変わりをしたら引き金を引くだろう。「約束は破られるためにある」と言われることがあるが，死を前にしたときには，口約束はほとんど意味を持たない。

「死なない約束」をするという表現は情緒的には魅力的ではあるが，それはあくまでも支援者中心の発想のように思える。結局大事なのは信頼関係だ。信頼関係があればピストルの引き金を引く可能性は大幅に低下する。死を考えている人が死を思いとどまるのは，信頼できる人と「死なない約束」をしたからというより，「信頼できる人」がそこにいるからだ。

苦しさのあまり死を考えるような人にとって大事なのは，約束を守るように強制することではなく，その苦しみが和らぐという今後の展開が見えることだ。

本書で繰り返し指摘されているように，自ら命を絶つ背景には絶望感を始めとした情報処理過程の偏りがあることが科学的に実証されている。そうだとすると，その情報処理過程を修正することが，自死を防ぐために有用になってくる。そうしたアプローチこそが認知行動療法である。

認知行動療法は元来，自分に対する否定的な考え，周囲との人間関係に対する悲観的な考え，そして将来に対する絶望的な考えに目を向け，より現実的な工夫ができるように手助けし，抑うつなどのネガティブ感情を和らげ，生活上の問題の解決に取り組んでいく心の力を育てるアプローチである。そのアプローチが，自ら命を絶つことを考え行動に移そうとしている人の助けになることを，理論的に解明し，臨床的に実証した結果が本書である。

最後にひとつ付け加えておきたいことがある。私がベック博士のもとで勉強をする機会が与えられた1980年代のことだ。1960年代初頭に提唱したうつ病の認知行動療法の有用性がアメリカ精神医学の中でようやく認められ，パニック症など他の精神疾患に対する認知行動療法の効果を検証しようという気運が高まっていた。

そのときにベック博士は，「認知行動療法はパニック障害にも効果があるかもしれないが，研究で実証されるまではそう断言することはできない。臨床場面で使うときには，そのことを患者やクライエントなど，ユーザーにきちんと伝えておかなくてはならない」と，繰り返し言っていた。

精神的に苦しんでいる人の助けになるためには，エビデンスにきちんと裏づけられたアプローチを大切にしないといけないというベック博士の率直で真摯な態度は，死を考えている人に対したときに特に重要になる。そうした科学的で臨床的な作業を粘り強く進める情熱があったからこそ，ベック博士のグループは自死を防ぐための研究を行い，エビデンスに裏づけられた実践のヒントが詰まっているこのような本にまとめるあげることができたのだと，私は考えている。多くの人が本書に目を通して，自殺対策に役立てていただくことを願っている。

大野研究所
大野　裕

訳者あとがき

本書は，“Cognitive Therapy for Suicidal Patients Schientific and Clinical Applications”の全訳であり，近年さまざまな文献の中でCBT-SP（Cognitive Behavioral Therapy-Sucidal Patient）として紹介されているプロトコールの詳細について初めて紹介した書籍である。本書の対象は，自殺の臨床に携わり自殺を考えている患者に対して日々何らかの介入を実践しているすべての精神保健従事者であり，本書の中では「臨床家 clinician」と職種を超えた形で称されている。

本書の冒頭でA. T. Beckが述べているように，CBT-SPは，諸外国で行われた自殺研究の発展を土台にし，A. T. Beckのチームが自殺に関して行ったさまざまな研究成果が積み重ねられ開発された。本書のA. T. Beckのイントロダクションから第I部にかけては，認知行動療法の枠を超えた自殺対策の実証的知見の吟味から始まる。そしてその議論の結論として，自殺対策として心理的要素に注目していくことの重要性について，説得力を持った説明がなされる。この部分は認知行動療法家でなくとも自殺研究の概要について知りたい方なら一読されると参考になることだろう。第II部以降は具体的なプロトコールの実践についてわかりやすく説明されている。ここでは架空症例を用い，臨床場面で実践するイメージがしやすいよう配慮されている。具体的な工夫について，「なるほど」と唸らされることも多い部分だろう。

第II部の第10章を始め，本書の中でたびたびみられるのは，自殺を考えている患者に対峙する臨床家が抱えるさまざまな問題について，臨床現場を意識して認知療法を用いた具体的な対応を提案しているところである。これも本書の特徴の一つかもしれない。本書の土台には，実証的な研究を含む様々な学術的な裏づけがある。しかしそれだけでなく，こうした実践例の紹介や実践的な検討を読むと，背景として数多くの臨床的な実践が積み重ねがあり，その経験が入念に吟味されていることを実感する。日本語版の副題「エビデンスと症例に基づく臨床実践」は，このことから名づけたものである。

米国ペンシルベニア州にある Beck Institute は，A. T. Beck とその娘で同じく著名な認知行動療法家である Judith Beck が主催する認知行動療法研修の聖地とも言える場所である。そこで行われる CBT for Depression and Suicidality のワークショップで，本書の内容は 3 日間の研修のうち最終日 1 日を費やして説明されており，その中で本書を十分学習することが推奨されている。

完成度の高い本書であるので，その内容に関して訳者として新たに付け加えるべきことあるとは思わない。それでも，巻末の文章を寄稿させていただくことになったのは，このプロトコール普及に一役買いたいという欲求が抑えきれなかったという単純な理由からである。つまり，本プロトコールが担っている医学的な価値とは別に，本書を実践してきた訳者の個人的な体験を述べることで，日本国内で良い形で議論され広がっていくための「呼び水」のような役割を担いたかったためである。そのため，ここからの内容は，本書に底流する実証的な立場からすると相当に未熟な態度であるということにはご配慮いただきたい。

もちろん，このプロトコールの重要性や汎用性から考えて，国内ではさまざまな観点から議論が広がっていくことが求められるところである。また，さまざまな可能性を備えた本プロトコールがどのように国内で広がっていくかということについては，「臨床家」の一人にすぎない訳者の想像を遥かに超えたものだとも思っている。

これらの点を前提としながら，本書を読了された読者の方には以下の文章にもうしばらくお付き合いいただきたい。そして，Cognitive Behavioral Therapy–Suicide Prevention（CBT-SP）の国内における普及に一役買っていただきたいというのが，訳者としての願いである。

1. 本書の国内での適用領域に関する検討

本書の中で紹介されているように，本プロトコール（以下，Cognitive Behavioral Therapy–Suicide Prevention を略して CBT-SP として記載）を利用すると想定されている状況の一つに，患者が自殺念慮を訴えたときに，もともと行っていた精神療法をCBT-SPに切り替え，自殺念慮にターゲットを絞ってセラピーを進めていくという場面がある。しかし，日本国内ではまだまだ，精神障害者に対する治療のメインストリームとして，精神療法を大々的にアナウンスするという場面が少ない。認知行動療法の国内での普及に関しては，平成24年度より正式に保険診療が実施になっており，現在加速的に国内で広がっているところではあるが，実際，訳者が勤務する病院も，地域の中核的病院でありながら，認知行動療法のような精神療法のために外来に通院している患者は数えるほどしかない。

もう一つCBT-SPを主に適用する場面として考えられるのは，強い自殺念慮を抱いていたり，自殺企図を実行した患者が救急医療を経て精神科を受診したような場合に，患者の危機的状況に対する手当として，本プロトコールを他の精神医学的治療と並行して用いられる治療法として適用していく場合である。たとえば，本書で紹介されているG. K. Brown et al., 2005の文献はそうした状況でのCBT-SPの有効性を検証したものである。しかしこれも本書の中で紹介されているように，現場からセッションまでを繋いでくれるケースマネージャーのような支援者の存在があった上で，セッションへの参加が促される環境があることがより望ましい。国内の治療環境であれば，総合病院の救急科に搬送された患者のうち，その一部が精神科に紹介され治療され，さらにそのうちの一部の治療機関でCBTを実施しておればCBT-SPを実施することが可能になる。

このように，先進国の中でも自殺者の数が多いとされる本邦の現状において，自殺を考えている患者がCBT-SPを実施できる状況にたどり着くには，まだまだ狭き門であると言わざるを得ない。この点については，ひとまず今後の国内での認知行動療法の普及に期待せざるを得ない。

一方，訳者自身がCBT-SPを実施して実感しているのは，この治療が個々の患者にとって大きな価値があることはもちろん，他の治療過程で得られるものとは質的に異なった収穫が，CBT-SPという精神療法システムを通じて得られるということである。それはたとえば，自殺に関連する医療現場の中で臨床家と患者が共に抱く自殺関連問題に対する捉え方，「今後ずっと変わらないに違いない」「果たして時間が経過しただけで，（この自殺を考えている患者の）本質的な問題は変わっていくのだろうか」という認識が，この治療の経過の中で着実に自然と変化していくという体験である。これまでの治療の中では大きな変化が期待できなかった自殺念慮や自殺企図に至る諸プロセスが，CBT-SPの精神療法システムに支えられて患者と治療者が協力することで，実証性を伴った形で，ダイナミックに変化していく，という体験はこれまでの自殺対策治療では得難かった体験である。

本書の中で，「絶望し自殺しようとしている状態から生活上の問題を積極的に管理する状態に患者が変化するところに立ち会えることは，最も熟練した臨床家にとってでさえ達成感を与えてくれるものである。(270ページ)」と記述されているが，訳者自身CBT-SPを実施するまではこの言葉をある種の建前的な言葉のように勝手に捉えていた。しかし実際に実施してみると，この指摘はまさにその通りで誇張でもなんでもないことだと考えるに至っている。そしてそこでの達成感はその臨床家だけに留まらず，その患者に関係したさまざまな人間関係に影響を与えることであろう。CBT-SPが国内において実践されることの意義は，個別の患者—治療者関係を超えた貴重なものであるといえるし，場合によっては院内自殺に苦しむ精神科病棟や精神科クリニックの状況を大きく変える引き金になるかもしれないとも考えている。

このように，まだまだ国内の自殺を考えている患者にCBT-SPを届けるための窓口は狭いというしかない現状ではある。しかし訳者としてはCBT-SPで得られる豊穣な実りがこのような狭い窓口でしか得られず，その結果として，CBT-SPがそうした狭い文脈でしか語られなくなってしまうような状況に追いやられてしまうことに懸念を感じている。

他方で，国内の精神医療の特徴をふまえた上で，国内の精神科医療現場とCBT-SPのコラボレーションという点からCBT-SPの広がりを考えてみると，上記の心配とは別の展望が見えてくるようにも思う。たとえば，日本国内の精神科医療には，治療の場や治療チームなど，精神科医療を提供する人も含めた生活環境を重視して，そうした生活環境そのものを能動的に治療的に作り変えていく土壌があると訳者は理解している。もしそうした理解が正しいとすれば，そうした土壌の中に「CBT-SPが国内の精神科医療の中で実践される」という新たな種が蒔かれることで，国内の独自性に合わせた形でCBT-SPが普及していく，という可能性が考えられる。

日本国内における精神療法は，人を含んだ一つの環境の中でさまざまな側面や視点を通じて，たとえばケア会議や病棟での情報共有，作業療法やデイケア，訪問診療やそれぞれの外来診療で，一貫した理念のもと統合的に提供されている。つまり，国内の精神科医療の中で患者が体験する個々の出来事において，その細部やさまざまな局面の中に，治療者の精神療法が散りばめられている，というのが国内の精神療法の一つの特徴と言えると訳者は考えている。そしてその中で国内の精神科医療従事者は，医療現場の雰囲気や患者と環境との相互作用，人間関係の変化を敏感に捉え，その現場全体のバランスを治療的な形に整えることで精神療法を提供することを意識しているようでもある。これは，言い換えれば日本国内でCBT-SPが実際的に広がっていった先には，このプロトコールを学習した患者や治療者の周囲に起こる変化，そこには治療的な変化であれ，環境の変化であれ，さまざまな状況の変化が当然付随して生じることになるということである。その変化を国内の現場で活躍する臨床家たちは敏感に気付き，国内の精神科医療の現場が変化していくことになる。

こうした観点で言えば，着実に良質なCBT-SPを実践できる臨床家を育成することができれば，その臨床家の臨床現場で起こる細やかな変化の兆しが注目されていく。そして，そうした変化が国内の自殺対策や精神医学的臨床に与える影響について吟味されることによって，国内でCBT-SPが本質を失わない形で，またチーム医療も巻き込んだ形で広がっていくことを，訳者としては期待している。

そこでここからは，この治療法を現在の国内の日常臨床に適用していくとどのような変化が予想されるかということを，少し検討してみたいと思う。

例えば，ある治療者が精神科単科病院でこの治療を適用し始めた状況を想定してみよう。その治療者は既にある程度の認知行動療法のトレーニングを受けている。勤務している病院で，認知行動療法の経験やワークショップなども行ったりもしていて，その点では院内で認知されている。とある患者にこの治療法を適用したとするとどのようなことが起こるだろうか？　以下では，CBT-SPのそれぞれの治療ステージに合わせて，その周囲で起こると予想される治療的な変化について少し考察してみたい。

2. 変化への入り口（導入期）

本書でも書かれているように，その患者は治療を受けている病院では困難な事例の一つとして注目されている症例のことが多い。外来で治療を開始すれば，外来のスタッフは，患者の治療に臨む態度が不適切なものであることに不快感を抱いている場合が少なくない。入院病棟の中では，はじめはスタッフも親身に相談に乗っていたが，そうした度重なる介入にもかかわらず，自殺に向かおうとする態度が変わらない，変えられないため，次第にスタッフが関わり方を悩み始める，というのがその患者である。その人に関わるスタッフや家族は疲弊していたり，場合によっては「アピールで言って（やって）いる」と患者の実態からは少し外れた，行き過ぎた単純な理解に終止してしまったりしていることさえある。多くの臨床家が周知しているとおり，こうしたことは珍しいことではない。なぜなら，精神医学的臨床の中でこうした患者は臨床家にとって予想していた以上に多く出会うものである。また家族にとっては思った以上に変化がない上に，回復への道程は果てしなく遠いように思えるものである。そうした中で過去の体験とそのとき起こっていることの類似性から，治療や関わりが上手くいかないと予想して悲観的な理解に終止しがちになるのは，患者を含め誰にとっても理にかなったことだと言わざるを得ない。

しかし，CBT-SPによる治療が開始されてはじめの1，2回で，少しずつだが，確かな変化の兆しが見え始める。精神科病院に勤務する観察力のあるスタッフはその患者の微妙な変化に気付くかもしれない。たとえば，面接を受けた直後の患者は大抵少し納得したような，あるいはすっきりした様子で，受ける直前のような取り乱した様子がわずかながら，しかし確かに減っている。あるいは，「どうしてこんなところに来ないといけないのだ」などと不機嫌そうに面接室に入っていったのにもかかわらず，診察室から出てきたときには次の面接の予約を文句など言わず取得して帰るようになる。入院中の患者に用いれば，その変化はより見えやすい形で現れる。患者は治療者と共に作ったセーフティプランを他のスタッフに見せたり，面接で扱った話をスタッフに伝えたりするようになる。こうした変化についてCBT-SPを実施した臨床家に尋ねれば，CBT-SPの導入期に行われる積極的な関与，希望があることを伝えること，ノーマライゼーションするなどの効果であろうと説明するだろう。このようにしてCBT-SPの導入期を通じて患者自身普段の日常の中にあった強みが一時的に取り戻されていることになる。また，それがたとえ一時的であったにしてもそのときに周囲に表される患者の態度の変化は，精神科病院で勤務しているスタッフに気付かれる。身近にもし家族がいれば，この変化は気付かれやすくなる。「何かこの治療を受け始めて違うんですよね」という話は，この時期に関わった家族から感想としてよくいただく話である。患者への深い愛情から精神科医療に対する不満足感や不信感をたびたび訴えていた家族は，臨床家の不備を指摘する頻度は減っていくかもしれない。

重要なことは，こうした患者の微妙だが根本的な変化の兆しを引き金として家族やスタッフの患者に対する理解が深まることである。それによって患者と外部の人間関係との交流の有り様が変化し始め，患者にとって希望につながりやすい体験が増える素地ができる。導入期の患者はそういったことでもなければまだまだ絶望感や自暴自棄に苛まれやすい状況にある。逆に言えば治療が始まって患者が体験するこうした周囲の反応の変化は希望につながっていく貴重な体験的な材料として治療に活かせるものであることを，治療者は意識しておくとよいだろう。

3. 方向性の提示（認知的概念化）

さて，改めて患者が問題を外在化できるようになり，関わる周囲の人に対して患者が自分の問題について「語る」ようになり始めると，患者の中で治療を開始する前とは違う形で自身が抱える問題が理解されはじめる。これは導入期を経て変化し始めた患者の状態の中ではごく自然な成り行きであり，協働的な関わりの中で当初の視点とは異なった見方で改めて自身の問題を考えるようになる。患者にとっては治療開始前に想定していた問題の理解が不十分だったと気付くことも多く，どういった説明であればもっと納得できる説明なのかと，疑問が進んでいくのである。CBT-SPにおいてはこの段階で認知的概念化を提示するように構成されている。CBT-SPの認知的概念化は実証的研究に基づいた再現性の高さから，そのときのニーズに沿ったものである。そのため，認知的概念化が患者に受け入れられやすいのもまた自然な成り行きである。

この過程の中で，治療者と患者が協働的に患者の問題を理解していくという作業が一つの頂点に達する。患者にとっては自殺危機一つ一つが体験として新しく辛い体験であったのだが，繰り返し同様のパターンで問題が形成されているという理解へと移行し，支援者間においては患者の問題に関してそれぞれが独自の理解をするのではなく，一定の共通理解が形成されることにつながる。その共通理解というのは，自殺に関連した気質的な脆弱性因子と，精神障害に関連した認知プロセスという二つの要素が関係し，自殺スキーマが形成され，その影響で絶望した状態となり，さらには，注意の固定を伴う形で自殺念慮が形成され，一定の閾値を超えると自殺関連行動が出現するというモデルである。

患者に関わる支援者にとって示唆に富むのは，一度自殺スキーマが形成されると，それ以降のプロセスはある程度独立した要素として機能しはじめ，精神障害の悪化や新たな気質的な脆弱性因子の出現などが影響を与えはするものの，これらとは直接関係しない形でも自殺関連行動が起こる可能性があるということである。これは実臨床のイメージと概ね一致する見解であろう。たとえば統合失調症に罹患している患者が自殺企図をしたという場合に，必ずしも病状の動揺だけがそれを予測する要素とはいえない。外来などで病状が安定していると判断していたが，不意に患者が自殺企図をするということは少なからずどの臨床家も経験しているだろうし，こうした際に精神障害の治療をどうしたらいいのか悩むことも少なくない。CBT-SPではこの問題点の所在を認知的概念化における自殺スキーマとそれ以降のプロセスの中に位置づけて概念化しており，そこがまさにCBT-SPにおける介入のターゲットになっている。

またちょうどこの部分は，精神科医療からも，社会的な要因の側からもまだまだ不可知な領域であり，現在の一般の精神医療においてはさまざまな支援者が個々人の善意を指針として担っているようなところがある問題領域である。それは具体的には，支援しているヘルパーが患者から死にたいという告白を受けて対応に苦慮していたり，外来の看護師が相談を受けて相談に乗っていたりするときに，主に関わってくる問題領域と言える。より説明に困る状況としては，関わる支援者が長い観察の中からそのときの患者の立ち振舞いにどこか違和感を感じて，その患者に声掛けをしたら，まさに自殺危機にあった，というような場合である。この一見すると直感とも言えるような現象は，臨床現場で利用価値が多いのであるが，一体どのように再現していったらよいのか，という問題領域である。患者と接する機会の多い主治医や訪問看護師，病棟の担当看護師がその領域に触れることも多い。

そうした臨床上の重要性とは逆に，現場ではこの領域に関しての議論を建設的に進めていくことが難しい場合も多い。その理由はいくつか挙げられるが，こうした自殺関連問題に関する共通モデルがない現時点では，熱意のある支援者が独自の理解で患者と関わっているという場合が少なくないし，そうならざるを得ないからかもしれない。あるいは，そもそも自殺のリスク因子という検討すべき事項が多すぎる内容で，それらをどう重み付けしていくかということが難しいからかもしれない。この問題は言い換えると，本書にもあるように自殺問題に関する用語体系にばらつきがあること，さらには自殺問題を説明するメカニズムについての理論としてさまざまなものがあるが統一されていないということに還元できると考えられる。

こうした状況の中で，有効性が実証されていて，患者に利益をもたらすことができる可能性があるCBT-SPの概念化は，実臨床の中で関わる支援者の理解を得やすく適用しやすいであろう。さらには，本書にあるような自殺問題に関する用語体系を，関わるスタッフが専門家として習熟しておき，その上で患者と共有した認知的概念化を利用することで，支援者の中にあるスティグマを減らし，ノーマライゼーションできるということも起こり得る。概念化のどの部分に注目するかは，その支援者の関心によるであろうが，それがどのような形であっても，その患者に関わる人々の患者個人に対する理解が広がり，さまざまな視点から議論できるようになることもCBT-SPにおける大きなメリットの一つだと言える。こうして支援者が患者の理解を深めていくことは，患者の自殺危機を支援者が発見する際の有り様が，「なんとなく変だと思った」という直感的と見なされやすい発見から，「こういう場面は危ないと思った」という認知的概念化から導かれる形での患者認識へと，再現性の高いものへと発展させることも期待できる。さらには，もしこうした準備が事前にできておれば，自殺企図が発生した後のポストベンションでも，過剰な不安や恐怖感を和らげ，現実的な対策へと話を進めやすくなる。

4. 問題の解決と対処法の獲得（治療前期）

この時期は患者にとっても，治療者—患者関係においても大きな変化の時期であり，治療においては双方の創造性が変化自在に発揮されるところである。種々の問題を抱えた自殺を考えている患者に対して，事前に行った認知的概念化に基づき，一つ一つ問題の解決策を相談して行い，さらに，患者の自殺関連行動につながる課題に関して具体的にターゲットを絞って対策を一緒に練習していく。さらに，先ほどの認知的概念化が患者にとっての真理にどれだけ近づいているのかが，実践練習の中で実証されていく過程でもある。それまでは，なぜ自分が自殺関連行動を行っていたのか理解できなかった患者が，認知的概念化を足がかりに少しずつ説明できるようになってくる。認知的概念化は明確な概念を用いているため，患者の家族，友人，恋人などにも患者から説明することができる。

こうして患者を周囲で見守っている人たちには患者の態度の変化や対応の変化が目に見える形で変わっていくことがわかることだろう。たとえば，家族関係のトラブルが引き金になって自殺念慮が強まる患者であれば，家族と口論をした後の患者の対応が，以前のように泣きながら自室に戻ることではなく，感情的になりながらもその場を避けて部屋で音楽を聞く等，気分転換しようとしている姿を目にするかもしれない。家族に見つからないように自殺企図を計画する患者であれば，CBT-SPの介入によって，セーフティプランやコーピングカードに従って家族に相談するようになっているかもしれない。場合によっては自殺危機を経験するが，なんとかやり過ごすことができ，患者家族とともに治療の手応えを感じることができる。中には治療前期のセッションに家族に参加してもらい，家族と一緒に学んだ技法を練習するような場合もある。その場合には自宅で患者と家族が一緒に漸進的筋弛緩法や呼吸法を練習したり，コーピングカードを参照しながら対処法として共にしたりする場合もある。これは入院中の患者であれば，そのまま入院病棟のスタッフの関わりに置き換えることができる。

認知行動療法の大きなポイントの一つは engagement（積極的に関与すること）であり，collaborative empiricism（協働的経験主義）であるから，何事もはじめは一緒に実行し経験することが重視される。そうすることで，自然と患者は人と関わる機会が増え，肯定的な体験を引き出せる可能性が高まる。うまくいくことばかりでなく試行錯誤の中で失敗することもあろうが，本書にあるように CBT-SP は自殺問題に付随するさまざまな展開を想定して作成されている。こうした CBT-SP の安全な枠の中では，そこで生じてくる患者の挫折感も治療的にその後につなげていくことが可能になってくる。そうした体験が生きる理由を増やしていく原動力になるのである。

このような作業を積み重ねていく中で訪れる治療前期の一つのハイライトが「希望の道具箱」である。「希望の道具箱」に取り掛かり始めると，患者は自分にとって生きる理由につながりそうなものを治療者がソクラテス的質問をする中で一緒に探りながら発見し，箱の中に集めていく作業を実施していくことになる。もしこの作業の過程の中で，出来上がった「希望の道具箱」を家族や支援者が目にする機会があれば，それまでは心配と不安を持って患者の様子を見守っていた眼差しが，患者の中にある生き生きとした頼もしさを感じさせるような側面へと注がれるように変わってくるであろう。自殺に関する問題により緊張関係にあった家族自身も，「希望の道具箱」を作ったり，利用したりしている患者を見るといくらか希望を持って患者と関わるようになる可能性もある。こうした状況の変化で，患者は，家族や周囲の支援者の態度が変わったように感じるようになる。

5. 実践を目指し戦略を修正し完成する，CBT-SP の達成（治療後期）

この段階まで来ると，患者の自殺念慮や希死念慮はその患者の将来を決めるさまざまな要因のうちの一つであるという理解が，さまざまな体験を通じて患者の中で育まれる。それは家族や支援者にとってもそうであり，患者は「自殺を考えている患者」から「○○を目指しているが自殺を考えることがある患者」「××が生きがいで楽しみだが自殺を考えることがある患者」という広がりのある患者理解になる。治療前期は，患者のペースに合わせて治療者も根気よく技法を一緒に練習していく過程である。その中で患者が本質的に抱えている問題に気付かされることも多く，自殺対策の範囲を超えて，継続的に取り組むべき課題もより明確になってくる。そうして，CBT-SP が終了した後も必要な支援があれば，具体的に検討することが可能になってくる。

本文にもあるように，このときの患者は死にたいとは全く言わなくなった状態で，自殺危機の引き金となる問題の多くを患者は認識し，絶望感や抑うつも軽快しており，技法の習得も十分である。そして，この治療の最後でそれまでに学んだ技法が実践で利用できるかどうかを確認し，CBT-SP を受けたということを患者にとっての新たな保護因子とする作業に入る。

誘導によるイメージ訓練法では，まず始めにどういった内容を実践するのかインフォームド・コンセントを得ることから始まる。インフォームド・コンセントを実施する中で，過去の自殺危機を詳細に思い出してもらうという部分を説明した直後に起こる患者の辛そうな表情の変化は，臨床家にとっては改めて患者の体験の重さを認識させられる機会になる。患者は自殺念慮は全く無くなり，絶望感や抑うつも軽快した状態である。そこでは自殺危機の切迫した状況は減じ，治療者と患者双方ともに安心感は増している状況であるから，こうした中で自殺危機について言及して患者が辛そうな表情を見ると，治療者にとっても印象深いものになる。さらには，治療の中でこうした辛い体験をあえてしないといけない理由を説明することが，この治療がただ患者を楽にするだけではなく，将来訪れるかもしれない自殺に関連したつらい状況を解決しようとするものであるという切実さを持ったメッセージを伝えることにもつながる。こうして CBT-SP をやり終えるということは，治療関係の終結という別れの作業であると同時に，再発対策プロトコールを実践することによって改めて自殺関連問題という大きな課題の対策と実践をやり遂げたことを意味することにもなる。

本文にあるように誘導によるイメージ訓練法は，「最近経験した自殺危機を振り返る」，「技法を用いて最近経験した自殺危機を振り返る」，「将来起こり得る自殺危機をイメージする」という 3 つの段階を経て進められていく。患者に目を閉じてもらって，臨床家がソクラテス的質問を用いて自殺危機にある患者の状況を明らかにしていくのだが，その際の患者の緊張感と苦悩感は患者の態度や口調などから臨床家にはひしひしと伝わってくる。特に技法を用いずに自殺危機を振り返った後には，終了後の感情的な苦痛に対しても丁寧に対応していくことになる。このような，改めて丁寧にこれまで利用してきた技法の適用を吟味していく作業は，患者にとってもその後の自信につながっていくものであり，臨床家としても貴重な機会である。できるだけ詳細にイメージしてもらえるように誘導し，その後の利用可能性を広げていく上でこの練習が役立つように工夫していく。

そして再発対策プロトコールがすべてやり遂げられると，臨床家から，そして事情を知っている家族や他の支援者から患者へと，ここまでの患者の努力に対する敬意と労いの言葉が掛けられる。

再発対策プロトコールを終了する段になると，CBT-SP のみでその後の治療を終了とするか，引き続き精神障害の治療の必要性があり別の診療につなげるかの検討に入る。CBT-SP は他の国内の精神医学的治療と比較して，患者が参加する度合いが高い治療である。そのため，CBT-SP を開始する当初は治療への参加を渋っていた患者も，ここまで治療をやり遂げられることができれば，患者は他の治療につながりやすくなっている。患者はこの段階で自殺念慮や自殺企図が減った，あるいは無くなっているという達成を手にしているだけでなく，その多くがリカバリーや患者の価値観に合わせた生活スタイルの形成に向けて歩み始めている。そのため，追加の精神医学的治療や支援を受けることに関しても，ある程度目的と必要性が明確になっていることであろう。

6. 国内で CBT-SP を利用する際の追加の検討事項

前述したように，CBT-SP は自殺問題に関連したさまざまな展開を詳細にわたって想定しているのであるが，米国で開発された精神療法であるため，国内で利用する際には少し修正が必要となる部分も存在する。以下では，現時点の国内の状況で CBT-SP を実践するためにどのような準備が必要となるかということを検討してみたい。

一つには危機の際の緊急時の対応である。本文においては導入期の記載の中で「われわれの自殺を考えている患者に対する治療の中では，彼らが自分自身を傷つけるような切迫した危険にあり，外来診療では安全に治療できないと決断したときには，患者に対して入院についてはっきり言葉にして伝えることにしている」とある。つまり，本治療においては，切迫した自殺危機で外来診療では困難な場合には入院となること，その場合に限って例外的に守秘義務が侵されることを，その根拠とともに最初に丁寧に説明するように示されている。日本国内で主にこの問題に関わってくるのは，「精神保健および精神障害や福祉に関する法律（略称　精神保健福祉法）」であり，任意入院，医療保護入院，応急入院，措置入院がこの問題に関わる条項になる。こうした法律に関する詳細な検討は省くが，ここで想定されるような危機介入に関連するのは，非自発的な入院措置に関する法律で医療保護入院，応急入院，措置入院である。

一つの留意点は，これらの非自発的入院のいずれもが「精神障害のために」自殺危機が生じた際に適用できることとなっている点である。自殺を考えている患者が精神障害を合併しているかどうか，という点に関しては慎重に判断が求められるところである。というのも，本文やさまざまな自殺対策のガイドラインにもあるように，自殺によって死亡する人の90％以上で，精神医学的診断がつくと言われている。そのため，CBT-SPを安全に実施するという観点から考えると，自殺危機が切迫した際の対応のために，精神障害の有無や精神障害の状態についての評価は随時この治療と並行する形で実施されておく必要がある。ときには，危機的状況にある人の精神障害の有無に関する医学的，診断学的判断について難しい判断が求められる場合もある。

また，要事の際に安全に入院までことを進めていけるようにするために，緊急時の対応に関してあらかじめ段取りを確認しておき，協力が必要な機関や医療関係者には前もって協力してもらうために必要事項を伝えておくことが欠かせない。仮に精神科医療機関に入院となった場合に，入院期間に関してはその医療機関によって異なってくるため，CBT-SPを実施する臨床家が入院中に面接を実施しに行くべきなのか，あるいは退院後まで面接は中断しておくべきなのかといったことも，患者の個別性，地域とその医療機関の状況などをふまえて相談しておくことが必要となる。以上の観点から，CBT-SPを実施する際には必ず精神科医の関与と随時適切な精神障害の評価，また要事に対応できる医療機関との密な連携が必要となる。

加えて，自殺関連行動に関係する認知的な因子として「殺人への考え」があるが，この点では「心神喪失等の状態で重大な他害行為を行った者の医療及び観察等に関する法律（医療観察法）」も関連してくる。特に精神障害の影響で拡大自殺を図った事例などに関しては医療観察法の申し立てにより治療が行われる場合があるかもしれない。まだまだ訳者も経験が浅いためこのような特殊な事例は経験していないが，CBT-SP が関係する事象から考えると，医療観察法の指定入院中の患者，あるいは指定通院中の患者に実施するような場面も十分に想定される。その際には，医療観察法の法的な枠組みや，本法の中での入院の手続きなどに関して精通しておく必要が出てくる。さらには，刑務所や医療刑務所，少年院，医療少年院なども矯正施設においても自殺関連問題に対する介入が求められる対象がいることが考えられる。将来的にはこうした対象に対するこの治療が広がっていくことが望まれるが，その際にはその施設の枠組みの理解や，自殺危機時の対応についてあらかじめ検討しておくことが必要なことは言うまでもない。いずれにしてもこのような形で個々の状況に応じて，極限状態に患者があるときの安全の確保の方法について検討し，その際に起こってくる守秘義務違反などの普段の枠組みを超えた対応についてあらかじめ患者に伝えておくことが必要になる。

もう一つ，国内で CBT-SP を安全に実施していく上で欠かせないことは，臨床家が所属する機関の自殺対策に対する理解と，スーパーバイズ機能の準備である。CBT-SP を実施する臨床家が患者の自殺企図や自殺を経験した場合を考慮すると，その臨床家が所属する組織が臨床家の取り組みに対して理解を示してくれていたり，その取り組みを応援してくれる同僚がいてくれたりすることが，自殺関連行動が生じ当事者となった臨床家のポストベンションにおいて重要な役割を果たす。自殺が生じたことの動揺からその臨床家が主治医としての役割を十分に果たせなくなっていて，その中で患者の家族へのポストベンションが要請されるという場合もある。そうした場合には，他の同僚の援助が求められるかもしれない。また，法的な問題が生じその臨床家個人では問題が解決できないような場合に，組織として援助が必要になる場合もあるかもしれない。CBT-SP を実施しようと考えた場合に，臨床家はこうした可能性に関して所属する組織の中で十分に検討しておく必要がある。

自殺を考えている患者と対峙した場合に必ず臨床家が経験するのは，臨床家自身が自殺問題に対して抱く個人的な考えや感情との葛藤である。初学者である場合には特に，こうした葛藤を意識することがはじめての体験で対応に苦慮することで，CBT 治療者として，あるいは臨床家としての技量とは別の要素によって治療が阻害される場合もありうる。特に，入院するかどうか，セッション終了時に自殺念慮が強まったりした場合に電話面接を設けるかどうか，自殺企図や自殺が起こった際のポストベンションをどうするか，といった重要な局面で判断を臨床家が行う際には，臨床家一人がすべてをこなそうとすると方向性がずれてくることもある。そういった点で，同僚に相談できる環境や治療内容について相談に乗ってもらえるスーパーバイズの環境は，こうしたトラブルを防ぎ，重要な局面で治療の軌道修正を行う上で欠かせないものになる。

最後に

本稿のような考察は過酷な自殺対策の臨床の中で楽観的に過ぎるのであろうか？　訳業をしながら，本書の中で紹介されているさまざまな言葉や文脈に思いを馳せてみたときに，訳者は，自殺問題は国境を超えた共通の問題であるということであり，同じ苦しみがさまざまなところで再現されているということを改めて実感した。同時に，その中で得た知見を自身の臨床に応用していくと，認知行動療法の治療構造や概念は患者のためであることはもちろん，臨床家にとっても大いなる助けになるとも考えた。

日々の個別の臨床の中で，色々な形で深い問題を抱えた患者と話し合おうと対峙するということが，個人の限界を超えている場合も多い。自殺問題を扱う場面では患者も臨床家もさまざまな感情を体験する。CBT-SP を用いた自殺問題への介入は，そこで生じた感情に対峙しながら，本書で紹介されている普遍的な概念をもとに入念に開発された精神療法のシステムを指針にして，できるだけ適切な判断と行動で対応することを繰り返し積み重ねていく作業であると訳者は考えている。本プロトコールの利用に関してさまざまな観点から議論が広がり，国内でこうした実践を体験する臨床家が少しでも増えていくこと，そうしてこれまでとはまた違った視点を持って積極的に自殺問題に関与する臨床家が増えていくことを期待しながら，本書の訳業を終わりにしたいと思う。

最後に私をここまで導いてくださった多くの関係者の方々に心より感謝の意を表したい。私にとってのすべての始まりは，日々の臨床の中で出会う患者とその家族であり，そういった方々がいつも戸惑いながらも表現して見せてくださる深遠な心の内との束の間だがとても貴重なつながりである。また，日常臨床で奔走し，ときには迷走する私がこのような形で本書の訳業をやり遂げることができたのも，ひとえにこのつながりによるものである。私が従事している現場の先輩方の尽力があって私の臨床実践の現場が準備されてきたこと，今回共に訳業を携わることになったメンバーに出会うことができたこと，などつくづく私は多くの幸運に恵まれていたと思う。そうした幸運に加えて，認知行動療法に出会えたことも私にとって大きな収穫であったことは言うまでもない。

国内での認知行動療法を牽引してこられた監訳者である大野裕先生，共同で訳業に携わってくださった中川敦夫先生には私の認知行動療法実践におけるトレーニングから始まり，訳業における多くの議論や方向性の決定など，さまざまな多岐にわたる応援をしていただいた。このお二人の先生方にご教授いただいた経験は，これからの精神科医としての私にとって何ものにも代えがたい貴重な経験である。本書の内容はもちろんであるが，こうしたさまざまな導きと幸運に恵まれたことによって，私の本書の訳業に対する情熱は一時も途絶えることなかった。このような私の暑苦しい，過剰なメールのやり取りにうんざりすることなく，適切にアドバイスを下さり，今後の認知行動療法について同じぐらいの情熱で持って楽しい議論を一緒にしてくださった岩崎学術出版社の清水太郎氏にも心から感謝したい。こうしたつながりがますます広がり，その中で新たにたくさんの患者や臨床家の方々に出会えることを心より楽しみにしながら，本書の締めくくりにしたい。

岡山県精神科医療センター
耕野　敏樹

参考文献

Adams, D. M., & Overholser, J. C. (1992). Suicidal behavior and history of substance abuse. *The American Journal of Drug and Alcohol Abuse, 18*, 343–354.

Addis, M. E., & Jacobson, N. S. (2000). A closer look at the treatment rationale and homework compliance in cognitive-behavioral therapy for depression. *Cognitive Therapy and Research, 24*, 313–326.

Agency for Health Care Policy & Research. (1999). *Evidence report on treatment of depression: Newer pharmacotherapies*. Washington, DC: AHCPR Evidence-Based Practice Centers.

Aharonovich, E., Liu, X., Nunes, E., & Hasin, D. S. (2002). Suicide attempts in substance abusers: Effects of major depression in relation to substance use disorders. *American Journal of Psychiatry, 159*, 1600–1602.

Alexopoulos, G. S., Bruce, M. L., Hull, J., Sirey, J. A., & Kakuma, T. (1999). Clinical determinants of suicidal ideation and behavior in geriatric depression. *Archives of General Psychiatry, 11*, 1048–1053.

Allard, R., Marshall, M., & Plante, M. (1992). Intensive follow-up does not decrease the risk of repeat suicide attempts. *Suicide and Life-Threatening Behavior, 22*, 303–314.

Allebeck, P., & Allgulander, C. (1990). Psychiatric diagnoses as predictors of suicide: A comparison of diagnoses at conscription and in psychiatric care in a cohort of 50,465 young men. *British Journal of Psychiatry, 157*, 339–344.

American Psychiatric Association. (2003). *Practice guideline for the assessment and treatment of patients with suicidal behaviors*. Washington, DC: Author.

American Psychological Association. (2002). Ethical principles of psychologists and code of conduct. *American Psychologist, 57*, 1060–1073.

Anderson, P. S., Tiro, J. A., Price, A. W., Bender, M. A., & Kaslow, N. J. (2002). Additive impact of childhood emotional, physical, and sexual abuse on suicide attempts among low-income African-American women. *Suicide and Life-Threatening Behavior, 32*, 131–138.

Andréasson, S., & Romelsjo, A. (1988). Alcohol and mortality among young men: A longitudinal study of Swedish conscripts. *Scandinavian Journal of Social Medicine, 18*, 9–15.

Andrews, J. A., & Lewinsohn, P. M. (1992). Suicide attempts among older adolescents: Prevalence and co-occurrence with psychiatric disorders. *Journal of the American Academy of Child & Adolescent Psychiatry, 31*, 665–662.

Andriessen, K. (2006). On "intention" in the definition of suicide. *Suicide and Life-Threatening Behavior, 36*, 533–538.

Apter, A., Gothelf, D., Orbach, I., Weizman, R., Ratzoni, G., Har-Even, D., et al. (1995). Correlation of suicidal and violent behavior in different diagnostic categories in hospitalized adolescent patients. *Journal of the American Academy of Child & Adolescent Psychiatry, 34*, 912–918.

Arensman, E., Townsend, E., Hawton, K., Bremner, S., Feldman, E., Goldney, R., et al. (2001). Psychosocial and pharmacological treatment of patients following deliberate self-harm: The methodological issues involved in evaluating effectiveness. *Suicide and Life-Threatening Behavior, 31*, 169–180.

Asarnow, J. R., Carlson, G. A., & Gutherie, D. (1987). Coping strategies, self-perceptions, hopelessness, and perceived family functioning in depressed and suicidal children. *Journal of Consulting and Clinical Psychology, 55*, 361–366.

Asarnow, J. R., & Gutherie, D. (1989). Suicidal behavior, depression, and hopelessness in child psychiatric inpatients: A replication and extension. *Journal of Child Clinical Psychology, 18*, 129–136.

Asnis, G. M., Kaplan, M. L., van Praag, H. M., & Sanderson, W. C. (1994). Homicidal behaviors among psychiatric outpatients. *Hospital Community Psychiatry, 45*, 127–132.

Babor, T. F., Higgins-Biddle, J. C., Saunders, J. B., & Monteiro, M. G. (2001). *The Alcohol Use Disorders Identification Test: Guidelines for use in primary care*. Geneva, Switzerland: World Health Organization.

Baca-Garcia, E., Diaz-Sastre, C., Garcia Resa, E., Blasco, H., Braquehais Conesa, D., Oquendo, M. A., et al. (2005). Suicide attempts and impulsivity. *European Archives of Psychiatry and Clinical Neuroscience, 255*, 152–156.

Barraclough, B. M. (1971). Suicide in the elderly: Recent developments in psychogeriatrics. *British Journal of Psychiatry*, (Suppl. 6), 87–97.

Barratt, E. S. (1959). Anxiety and impulsiveness related to psychomotor efficiency. *Perceptual and Motor Skills, 9*, 191–198.

Barratt, E. S. (1985). Impulsiveness subtraits: Arousal and information processing. In J. T. Spence & C. E. Izard (Eds.), *Motivation, emotion, and personality* (pp. 137–146). Amsterdam: North Holland/Elsevier Science.

Bateman, A., & Fonagy, P. (1999). Effectiveness of partial hospitalization in the treatment of borderline personality disorder: A randomized controlled trial. *American Journal of Psychiatry, 156*, 1563–1569.

Baumeister, R. F. (1990). Suicide as escape from self. *Psychological Review, 97*, 90–113.

Beautrais, A. L. (2001). Subsequent mortality in medically serious suicide attempts: A 5 year follow-up. *Australian and New Zealand Journal of Psychiatry, 37*, 595–599.

Beautrais, A. L. (2002). A case control study of suicide and attempted suicide in older adults. *Suicide and Life-Threatening Behavior, 32*, 1–9.

Beautrais, A. L., Joyce, P. R., Mulder, R. T., Fergusson, D. M., Deavoll, B. J., & Nightengale, S. K. (1996). Prevalence and comorbidity of mental disorders in persons making serious suicide attempts: A case-control study. *American Journal of Psychiatry, 153*, 1009–1014.

Beck, A. T. (1967). *Depression: Causes and treatment*. Philadelphia: University of Pennsylvania Press.

Beck, A. T. (1986). Hopelessness as a predictor of eventual suicide. In J. J. Mann & M. Stanley (Eds.), *Annals of the New York Academy of Sciences: Vol. 487. Psychology and suicidal behavior* (pp. 90–96). New York: New York Academy of Sciences.

Beck, A. T. (1988). Cognitive approaches to panic disorder: Theory and therapy. In S. Rachman & J. D. Maser (Eds.), *Panic: Psychological perspectives* (pp. 91–109). Hillsdale, NJ: Erlbaum.

Beck, A. T. (1996). Beyond belief: A theory of modes, personality, and psychopathology. In P. Salkovskis (Ed.), *Frontiers of cognitive therapy* (pp. 1–25). New York: Guilford Press.

Beck, A. T., Beck, R., & Kovacs, M. (1975). Classification of suicidal behaviors: I. Quantifying intent and medical lethality. *American Journal of Psychiatry, 132*, 285–287.

Beck, A. T., & Bhar, S. S. (in press). Cognitive processes in borderline personality disorder. *Clinical Neuroscience Research.*

Beck, A. T., Brown, G., Berchick, R. J., Stewart, B. L., & Steer, R. A. (1990). Relationship between hopelessness and ultimate suicide: A replication with psychiatric outpatients. *American Journal of Psychiatry, 147*, 190–195.

Beck, A. T., Brown, G. K., & Steer, R. A. (1997). Psychometric characteristics of the Scale for Suicide Ideation with psychiatric outpatients. *Behaviour Research and Therapy, 35*, 1039–1046.

Beck, A. T., Brown, G. K., Steer, R. A., Dahlsgaard, K. K., & Grisham, J. R. (1999). Suicide ideation at its worst point: A predictor of eventual suicide in psychiatric outpatients. *Suicide and Life-Threatening Behavior, 29*, 1–9.

Beck, A. T., Davis, J. H., Frederick, C. J., Perlin, S., Pokorny, A., Schulman, R., et al. (1972). Classification and nomenclature. In H. L. P. Resnik & B. Hathorne (Eds.), *Suicide prevention in the seventies* (pp. 7–12). Washington, DC: U.S. Government Printing Office.

Beck, A. T., & Emery, G. (1985). *Anxiety disorders and phobias: A cognitive perspective*. New York: Basic Books.

Beck, A. T., Freeman, A., Davis, D. D., & Associates (2004). *Cognitive therapy of personality disorders* (2nd ed.). New York: Guilford Press.

Beck, A. T., & Greenberg, R. L. (1974). *Coping with depression*. New York: Institute for Rational Living.

Beck, A. T., Kovacs, M., & Weissman, A. (1975, December 15). Hopelessness and suicidal behavior: An overview. *JAMA, 234*, 1146–1149.

Beck, A. T., Kovacs, M., & Weissman, A. (1979). Assessment of suicidal intention: The Scale for Suicide Ideation. *Journal of Consulting and Clinical Psychology, 47*, 343–352.

Beck, A. T., & Lester, D. (1976). Components of suicidal intent in completed and attempted suicides. *Journal of Psychology, 92*, 35–38.

Beck, A. T., Resnik, H. L., & Lettieri, D. J. (Eds.). (1974). *The prediction of suicide*. Bowie, MD: Charles Press.

Beck, A. T., Rush, A. J., Shaw, B. F., & Emery, G. (1979). *Cognitive therapy of depression*. New York: Guilford Press.

Beck, A. T., Schuyler, D., & Herman, I. (1974). Development of suicidal intent scales. In T. Beck, H. L. Resnik, & D. J. Lettieri (Eds.), *The prediction of suicide* (pp. 45–56). Bowie, MD: Charles Press.

Beck, A. T., & Steer, R. A. (1988). *Manual for the Beck Hopelessness Scale*. San Antonio, TX: Psychological Corporation.

Beck, A. T., & Steer, R. A. (1989). Clinical predictors of eventual suicide: A five to ten year prospective study of suicide attempters. *Journal of Affective Disorders, 17*, 203–209.

Beck, A. T., & Steer, R. A. (1991). *Manual for the Beck Scale for Suicide Ideation*. San Antonio, TX: Psychological Corporation.

Beck, A. T., Steer, R. A., Beck, J. S., & Newman, C. F. (1993). Hopelessness, depression, suicidal ideation, and clinical diagnosis of depression. *Suicide and Life-Threatening Behavior, 23*, 139–145.

Beck, A. T., Steer, R. A., & Brown, G. K. (1996). *Manual for Beck Depression Inventory—II*. San Antonio, TX: Psychological Corporation.

Beck, A. T., Steer, R. A., Kovacs, M., & Garrison, B. (1985). Hopelessness and eventual suicide: A 10-year prospective study of patients hospitalized with suicidal ideation. *American Journal of Psychiatry, 142*, 559–563.

Beck, A. T., Steer, R. A., & McElroy, M. G. (1982). Relationships of hopelessness, depression, and previous suicide attempts to suicidal ideation in alcoholics. *Journal of Studies on Alcohol, 43*, 1042–1046.

Beck, A. T., Steer, R. A., & Ranieri, W. (1998). Scale for Suicide Ideation: Psychometric properties of a self-report version. *Journal of Clinical Psychology, 44*, 499–505.

Beck, A. T., Steer, R. A., Sanderson, W. C., & Skeie, T. M. (1991). Panic disorder and suicidal ideation and behavior: Discrepant findings in psychiatric outpatients. *American Journal of Psychiatry, 148*, 1195–1199.

Beck, A. T., Weissman, A., & Kovacs, M. (1976). Alcoholism, hopelessness, and suicidal behavior. *Journal of Studies on Alcohol, 37*, 66–77.

Beck, A. T., Weissman, A., Lester, D., & Trexler, L. (1974). The measurement of pessimism: The Hopelessness scale. *Journal of Consulting and Clinical Psychology, 42*, 861–865.

Beck, A. T., Weissman, A., Lester, D., & Trexler, L. (1976). Classification of suicidal behaviors: II. Dimensions of suicidal intent. *Archives of General Psychiatry, 33*, 835–837.

Beck, A. T., Wright, F. D., Newman, C. F., & Liese, B. S. (1993). *Cognitive therapy of substance abuse*. New York: Guilford Press.

Beck, J. S. (1995). *Cognitive therapy: Basics and beyond*. New York: Guilford Press.

Beck, R. W., Morris, J. B., & Beck, A. T. (1974). Cross-validation of the Suicidal Intent Scale. *Psychological Reports, 34*, 445–446.

Becker, E. S., Strohbach, D., & Rinck, M. (1999). A specific attentional bias in suicide attempters. *The Journal of Nervous and Mental Disease, 187*, 730–735.

Bedrosian, R. C., & Beck, A. T. (1979). Cognitive aspects of suicidal behavior. *Suicide and Life-Threatening Behavior, 2*, 87–96.

Begg, C., Cho, M., Eastwood, S., Horton, R., Moher, D., Olkin, I., et al. (1996, August 28). Improving the quality of reporting of randomized controlled trials: The CONSORT statement. *JAMA, 276*, 637–639.

Bennewith, O., Stocks, N., Gunnell, D., Peters, T. J., Evans, M. O., & Sharp, D. J. (2002). General practice based intervention to prevent repeat episodes of deliberate self harm: Cluster randomised controlled trial. *British Medical Journal, 324,* 1254–1257.

Bensley, L., Van Eenwyk, J., Spieker, S., & Schoder, J. (1999). Self-reported abuse history and adolescent behavior problems: I. Antisocial and suicidal behaviors. *Journal of Adolescent Health, 24,* 163–172.

Berk, M. S., Henriques, G. R., Warman, D. M., Brown, G. K., & Beck, A. T. (2004). A cognitive therapy intervention for suicide attempters: An overview of the treatment and case examples. *Cognitive and Behavioral Practice, 11,* 265–277.

Berman, A. L., Jobes, D. A., & Silverman, M. M. (2006). *Adolescent suicide: Assessment and intervention* (2nd ed.). Washington, DC: American Psychological Association.

Bertolote, J. M., Fleischmann, A., De Leo, D., & Wasserman, D. (2003). Suicide and mental disorders: Do we know enough? *British Journal of Psychiatry, 183,* 382–383.

Best, D., Gossop, M., Man, L.-H., Finch, E., Greenwood, J., & Strang, J. (2000). Accidental and deliberate overdose among opiate addicts in methadone maintenance treatment: Are deliberate overdoses systematically different? *Drug and Alcohol Review, 19,* 213–216.

Blumenthal, S., Bell, V., Neumann, N. U., Schuttler, R., & Vogel, R. (1989). Mortality and rate of suicide of first admission psychiatric patients: A 5-year follow-up of a prospective longitudinal study. *Psychopathology, 22,* 50–56.

Boergers, J., & Spirito, A. (2003). The outcome of suicide attempts among adolescents. In A. Spirito & J. C. Overholser (Eds.), *Evaluating and treating adolescent suicide attempters: From research to practice* (pp. 261–276). New York: Academic Press.

Boergers, J., Spirito, A., & Donaldson, D. (1998). Reasons for adolescent suicide attempts: Associations with psychological functioning. *Journal of the American Academy of Child & Adolescent Psychiatry, 37,* 277–286.

Bondy, B., Buettner, A., & Zill, P. (2006). Genetics of suicide. *Molecular Psychiatry, 11,* 336–351.

Bongar, B., Maris, R. W., Berman, A. C., & Litman, R. E. (1992). Outpatient standards of care and the suicidal patient. *Suicide and Life-Threatening Behavior, 22,* 453–478.

Borowsky, I., Resnick, M., Ireland, M., & Blum, R. (1990). Suicide attempts among American Indian and Alaska Native youth. *Archives of Pediatrics & Adolescent Medicine, 153,* 573–580.

Bostwick, J. M., & Pankrantz, V. S. (2000). Affective disorders and suicide risk: A reexamination. *American Journal of Psychiatry, 141,* 206–209.

Brent, D. A. (1987). Correlates of the medical lethality of suicide attempts in children and adolescents. *Journal of the American Academy of Child & Adolescent Psychiatry, 26,* 87–89.

Brent, D. A., Baugher, M., Bridge, J., Chen, T., & Chiappetta, L. (1999). Age- and sex-related risk factors for adolescent suicide. *Journal of the American Academy of Child & Adolescent Psychiatry, 38*, 1497–1505.

Brent, D. A., Kerr, M. M., Goldstein, C., Bozigar, J., Wartella, M. E., & Allan, M. J. (1989). An outbreak of suicide and suicidal behavior in high school. *Journal of the American Academy of Child & Adolescent Psychiatry, 32*, 521–529.

Brent, D. A., & Mann, J. J. (2005). Family genetic studies, suicide, and suicidal behavior. *American Journal of Medical Genetics Part C: Seminars in Medical Genetics, 133C*, 13–24.

Brent, D. A., Oquendo, M., Birmaher, B., Greenhill, L., Kolko, D., Stanley, B., et al. (2002). Familial pathways to early-onset suicide attempt: Risk for suicidal behavior in offspring of mood-disordered suicide attempters. *Archives of General Psychiatry, 59*, 801–807.

Brent, D. A., Perper, J. A., Goldstein, C. E., Kolko, D. J., Allan, M. J., Allman, C. J., et al. (1988). Risk factors for adolescent suicide: A comparison of adolescent suicide victims with suicidal inpatients. *Archives of General Psychiatry, 45*, 581–588.

Brent, D. A., Perper, J. A., Moritz, G., Baugher, M., Roth, C., Barach, L., et al. (1993). Familial risk factors for adolescent suicide: A case control study. *Acta Psychiatrica Scandinavica, 89*, 52–58.

Brown, G. K. (2002). *A review of suicide assessment measures for intervention research in adults and older adults* (Technical report submitted to the National Institutes of Mental Health under Contract No. 263-MH914950). Bethesda, MD: National Institute of Mental Health.

Brown, G. K., Beck, A. T., Steer, R. A., & Grisham, J. R. (2000). Risk factors for suicide in psychiatric outpatients: A 20-year prospective study. *Journal of Consulting and Clinical Psychology, 68*, 371–377.

Brown, G. K., Bruce, M. L., Pearson, J. L., & PROSPECT Study Group. (2001). High risk management for elderly suicidal patients in primary care. *International Journal of Geriatric Psychiatry, 16*, 593–601.

Brown, G. K., Henriques, G. R., Ratto, C., & Beck, A. T. (2002). *Cognitive therapy treatment manual for suicide attempters.* Unpublished manuscript, University of Pennsylvania, Philadelphia.

Brown, G. K., Henriques, G. R., Sosdjan, D., & Beck, A. T. (2004). Suicide intent and accurate expectations of lethality: Predictors of medical lethality of suicide attempts. *Journal of Consulting and Clinical Psychology, 72*, 1170–1174.

Brown, G. K., Jeglic, E., Henriques, G. R., & Beck, A. T. (2006). Cognitive therapy, cognition, and suicidal behavior. In T. E. Ellis (Ed.), *Cognition and suicide: Theory, research, and therapy* (pp. 53–74). Washington, DC: American Psychological Association.

Brown, G. K., Steer, R. A., Henriques, G. R., & Beck, A. T. (2005). The internal struggle between the wish to die and the wish to live: A risk factor for suicide. *American Journal of Psychiatry, 162*, 1977–1979.

Brown, G. K., Tenhave, T., Henriques, G. R., Xie, S. X., Hollander, J. E., & Beck, A. T. (2005, August 3). Cognitive therapy for the prevention of suicide attempts: A randomized controlled trial. *JAMA, 294*, 563–570.

Brown, J., Cohen, P., Johnson, J., & Smailes, E. M. (1999). Childhood abuse and neglect: Specificity of effects on adolescent and young adult depression and suicidality. *Journal of the American Academy of Child & Adolescent Psychiatry, 38*, 1490–1496.

Bruce, M. L., Tenhave, T. R., Reynolds, C. F., Katz, K. I., Schulberg, H. C., Mulsant, B. H., et al. (2004, September 1). Reducing suicidal ideation and depressive symptoms in depressed older primary care patients: A randomized controlled trial. *JAMA, 292*, 1081–1091.

Buda, M., & Tsuang, M. T. (1990). The epidemiology of suicide: Implications for clinical practice. In S. J. Blumenthal & D. J. Kupfer (Eds.), *Suicide over the life cycle: Risk factors, assessment, and treatment of suicidal patients* (pp. 17–37). Washington, DC: American Psychiatric Press.

Burdick, K. E., Endick, C. J., & Goldberg, J. F. (2005). Assessing cognitive deficits in bipolar disorder: Are self reports valid? *Psychiatry Research, 136*, 43–50.

Burns, D. D. (1980). *Feeling good: The new mood therapy*. New York: Signet.

Busch, K. A., Clark, D. C., & Fawcett, J. (1993). Clinical features of inpatient suicide. *Psychiatric Annals, 23*, 256–262.

Busch, K. A., Fawcett, J., & Jacobs, D. G. (2003). Clinical correlates of inpatient suicide. *Journal of Clinical Psychiatry, 64*, 14–19.

Byrne, G. J., & Raphael, B. (1999). Depressive symptoms and depressive episodes in recently widowed older men. *International Psychogeriatrics, 11*, 67–74.

Caldwell, C. E., & Gottesman, I. I. (1990). Schizophrenics kill themselves too: A review of risk factors for suicide. *Schizophrenia Bulletin, 16*, 571–589.

Campbell, J. M. (1992). Treating depression in well older adults: Use of diaries in cognitive therapy. *Issues of Mental Health Nursing, 13*, 19–29.

Cantor, C. H., & Slater, P. J. (1995). Marital breakdown, parenthood, and suicide. *Journal of Family Studies, 1*, 91–102.

Carr, D. S., Nesse, R. M., & Wortman, C. B. (Eds.). (2005). *Spousal bereavement in late life*. New York: Springer Publishing Company.

Carter, G. L., Clover, K., Whyte, I. M., Dawson, A. H., & D'Este, C. (2005). Postcards from the EDge project: Randomised controlled trial of an intervention using postcards to reduce repetition of hospital treated deliberate self poisoning. *British Medical Journal, 331*, 805–809.

Carter, G., Reith, D. M., Whyte, I. M., & McPherson, M. (2005). Repeated self-poisoning: Increasing severity of self-harm as a predictor of subsequent suicide. *British Journal of Psychiatry, 186*, 253–257.

CBT TASA Team. (2008). *Cognitive behavioral therapy for adolescent suicide attempters teen manual*. Unpublished manuscript, National Institute of Mental Health.

Cedereke, M., Monti, K., & Ojehagen, A. (2002). Telephone contact with patients in the year after a suicide attempt: Does it affect treatment attendance and outcome? A randomized controlled study. *European Psychiatry, 17*, 82–91.

Centers for Disease Control and Prevention. (2008). *Web-Based Injury Statistics Query and Reporting System (WISQARS)*. Retrieved February 26, 2008, from Centers for Disease Control and Prevention, National Center for Injury and Prevention Control Web site: http://www.cdc.gov/ncipc/WISQARS

Chemtob, C. M., Bauer, G. B., Hamada, R. S., Pelowski, S. R., & Muraoka, M. Y. (1989). Patient suicide: Occupational hazard for psychologists and psychiatrists. *Professional Psychology: Research and Practice, 20,* 294–300.

Chen, Y.-W., & Dilsaver, S. C. (1996). Lifetime rates of suicide attempts among subjects with bipolar and unipolar disorders relative to subjects with other axis I disorders. *Biological Psychiatry, 39,* 896–899.

Cheng, A. T., Chen, T. H., Chen, C. C., & Jenkins, R. (2000). Psychological and psychiatric risk factors for suicide: Case control psychological autopsy study. *British Journal of Psychiatry, 177,* 360–365.

Chowdhury, N., Hicks, R. C., & Kreitman, N. (1973). Evaluation of an after-care service for parasuicide (attempted suicide) patients. *Social Psychiatry, 8,* 67–81.

Clark, D. A., & Beck, A. T. (1999). *Scientific foundations of cognitive theory and therapy of depression*. New York: Wiley.

Clark, D. C., & Horton-Deutsch, S. L. (1992). Assessment in absentia: The value of the psychological autopsy method for studying antecedents of suicide and predicting future suicides. In R. W. Maris, A. L. Berman, J. T. Maltzberger, & R. I. Yufit (Eds.), *Assessment and prediction of suicide* (pp. 145–181). New York: Guilford Press.

Clum, G. A., & Curtin, L. (1993). Validity and reactivity of a system of self-monitoring suicide ideation. *Journal of Psychopathology and Behavioral Assessment, 15,* 375–385.

Clum, G. A., & Febbraro, G. A. R. (2004). Social problem solving and suicide risk. In E. C. Chang, T. J. D'Zurilla, & L. J. Sanna (Eds.), *Social problem solving: Theory, research, and training* (pp. 67–82). Washington, DC: American Psychological Association.

Cohen-Sandler, R., Berman, A. L., & King, R. A. (1982). Life stress and symptomatology: Determinants of suicidal behavior in children. *Journal of the American Academy for Child & Adolescent Psychiatry, 21,* 178–196.

Collins, J. M. (2003). Impact of a patient suicide on clinicians. *Journal of the American Psychiatric Nurses' Association, 9,* 159–162.

Comtois, K. A., & Linehan, M. M. (2006). Psychosocial treatments of suicidal behaviors: A practice-friendly review. *Journal of Clinical Psychology: In Session, 62,* 161–170.

Conner, K. R., Beautrais, A. L., & Conwell, Y. (2003). Moderators of the relationship between alcohol dependence and suicide and medically serious suicide attempts: Analyses of the Canterbury Suicide Project Data. *Alcoholism: Clinical and Experimental Research, 27,* 1156–1161.

Conner, K. R., Duberstein, P. R., Conwell, Y., & Caine, E. D. (2003). Reactive aggression and suicide: Theory and evidence. *Aggression and Violent Behavior, 8,* 413–432.

Conwell, Y. (2001). Suicide in later life: A review and recommendations for prevention. *Suicide and Life-Threatening Behavior, 31*, 32–47.

Conwell, Y., & Brent, D. (1995). Suicide and aging I: Patterns of psychiatric diagnosis. *International Psychogeriatrics, 7*, 149–164.

Conwell, Y., Duberstein, P. R., & Caine, E. D. (2002). Risk factors for suicide in later life. *Biological Psychiatry, 52*, 193–204.

Conwell, Y., Duberstein, P. R., Cox, C., Herrmann, J. H., Forbes, N. T., & Caine, E. D. (1996). Relationships of age and Axis I diagnoses in victims of completed suicide: A psychological autopsy study. *American Journal of Psychiatry, 153*, 1001–1008.

Conwell, Y., Duberstein, P. R., Cox, C., Herrmann, J. H., Forbes, N. T., & Caine, E. D. (1998). Age differences in behaviors leading to completed suicide. *American Journal of Geriatric Psychiatry*, 6, 122–126.

Cornelius, J. R., Salloum, I. M., Day, N. L., Thase, M. E., & Mann, J. J. (1996). Patterns of suicidality and alcohol use in alcoholics with major depression. *Alcoholism: Clinical and Experimental Research, 20*, 1451–1455.

Cotgrove, A., Zirinsky, L., Black, D., & Weston, D. (1995). Secondary prevention of attempted suicide in adolescence. *Journal of Adolescence, 18*, 569–577.

Crits-Christoph, P., Siqueland, L., Blaine, J., Frank, A., Luborsky, L., Onken, L. S., et al. (1999). Psychosocial treatments for cocaine dependence: National Institute on Drug Abuse Collaborative Cocaine Treatment Study. *Archives of General Psychiatry, 56*, 493–502.

Crosby, A. (2007, April). *Development of uniform definitions for self-directed violence surveillance*. Meeting conducted in New Orleans, Louisiana, Etiology and Surveillance Branch, Division of Violence Prevention, National Center for Injury Prevention and Control, Centers for Disease Control and Prevention.

Crumley, F. E. (1990, June 13). Substance abuse and adolescent suicidal behavior. *JAMA, 263*, 3051–3056.

Curry, J. F., Wells, K. C., Brent, D. A., Clarke, G. N., Rohde, P., Albano, A. M., et al. (2005). *Treatment for Adolescents With Depression Study (TADS) cognitive behavior therapy manual: Introduction, rationale, and adolescent sessions*. Unpublished manuscript, Duke University Medical Center. Retrieved January 31, 2007, from https://trialweb.dcri.duke.edu/tads/tad/manuals/TADS_CBT.pdf

Dahlsgaard, K. K., Beck, A. T., & Brown, G. K. (1998). Inadequate response to therapy as a predictor of suicide. *Suicide and Life-Threatening Behavior, 28*, 197–204.

Darke, S., & Ross, J. (1997). Polydrug dependence and psychiatric comorbidity among heroin injectors. *Drug and Alcohol Dependence, 48*, 135–141.

Darke, S., & Ross, J. (2001). The relationship between suicide and heroin overdose among methadone maintenance patients in Sydney, Australia. *Addiction, 96*, 1443–1453.

Darke, S., & Ross, J. (2002). Suicide among heroin users: Rates, risk factors, and methods. *Addiction, 97*, 1383–1394.

Darke, S., Ross, J., Lynskey, M., & Teesson, M. (2004). Attempted suicide among entrants to three treatment modalities in the Australian Treatment Outcome Study (ATOS): Prevalence and risk factors. *Drug and Alcohol Dependence, 73*, 1–10.

Darke, S., Ross, J., Williamson, A., Mills, K. L., Havard, A., & Teesson, M. (2007). Patterns and correlates of attempted suicide by heroin users over a 3-year period: Findings from the Australian treatment study. *Drug and Alcohol Dependence, 87*, 146–152.

Darke, S., Williamson, A., Ross, J., & Teesson, M. (2005). Attempted suicide among heroin users: 12-month outcomes from the Australian Treatment Outcome Study (ATOS). *Drug and Alcohol Dependence, 78*, 177–186.

Dean, P. J., Range, L. M., & Goggin, W. C. (1996). The escape theory of suicide in college students: Testing a model that includes perfectionism. *Suicide and Life-Threatening Behavior, 26*, 181–186.

De Leo, D., Padoani, W., Lönnqvist, J., Kerkhof, A. J. F. M., Bille-Brahe, U., Salander-Renberg, E., et al. (2002). Repetition of suicidal behaviour in elderly Europeans: A prospective longitudinal study. *Journal of Affective Disorders, 72*, 291–295.

de Man, A. F., & Leduc, C. P. (1994). Validity and reliability of a self-report suicide ideation scale for use with adolescents. *Social Behavior and Personality, 22*, 261–266.

Denning, D. G., Conwell, Y., King, D., & Cox, C. (2000). Method choice, intent, and gender in completed suicide. *Suicide and Life-Threatening Behavior, 30*, 282–288.

DiFilippo, J. M., Esposito, C., Overholser, J., & Spirito, A. (2003). High-risk populations. In A. Spirito & J. C. Overholser (Eds.), *Evaluating and treating adolescent suicide attempters: From research to practice* (pp. 229–259). New York: Academic Press.

Dixon, W., Heppner, P., & Anderson, W. (1991). Problem-solving appraisal, stress, hopelessness, and suicide ideation in a college population. *Journal of Counseling Psychology, 38*, 51–56.

Dombrovski, A. Y., Szanto, K., & Reynolds, C. F. (2005). Epidemiology and risk factors for suicide in the elderly: 10-year update. *Aging Health, 1*, 135–145.

Donaldson, D., Spirito, A., & Esposito-Smythers, C. (2005). Treatment for adolescents following a suicide attempt: Results of a pilot trial. *Journal of the American Academy of Child & Adolescent Psychiatry, 44*, 113–120.

Dougherty, D. M., Mathias, C. W., Marsh, D. M., Papageorgiou, T. D., Swann, A. C., & Moeller, F. G. (2004). Laboratory measured behavioral impulsivity relates to suicide attempt history. *Suicide and Life-Threatening Behavior, 34*, 374–385.

Drake, R. E., & Cotton, P. G. (1986). Depression, hopelessness, and suicide in chronic schizophrenia. *British Journal of Psychiatry, 148*, 554–559.

Duberstein, P. R., Conwell, Y., & Caine, E. D. (1994). Age differences in the personality characteristics of suicide completers: Preliminary findings from a psychological autopsy study. *Psychiatry, 57*, 213–224.

Duberstein, P. R., Conwell, Y., Seidlitz, L., Denning, D. G., Cox, C., & Caine, E. D. (2000). Personality traits and suicidal behavior and ideation in depressed inpatients 50 years of age and older. *Journals of Gerontology Series B: Psychological Sciences & Social Sciences*, *55*, P18–P26.

Duberstein, P. R., Conwell, Y., Seidlitz, L., Lyness, J. M., Cox, C., & Caine, E. D. (1999). Age and suicidal ideation in older depressed inpatients. *American Journal of Geriatric Psychiatry*, *7*, 289–296.

Dubow, E. F., Kausch, D. F., Blum, M. C., Reed, J., & Bush, E. (1989). Correlates of suicidal ideation and attempts in a community sample of junior and senior high school students. *Journal of Clinical Child Psychiatry*, *18*, 158–166.

Dyer, J. A. T., & Kreitman, N. (1984). Hopelessness, depression and suicidal intent in parasuicide. *British Journal of Psychiatry*, *144*, 127–133.

D'Zurilla, T. J., Chang, E. C., Nottingham, E. J., & Faccini, L. (1998). Social problem solving deficits and hopelessness, depression, and suicide risk in college students and psychiatric inpatients. *Journal of Clinical Psychology*, *54*, 1091–1107.

D'Zurilla, T., Nezu, A., & Maydeu-Olivares, A. (2004). Social problem solving: Theory and assessment. In E. Chang, T. D'Zurilla, & C. Sanna (Eds.), *Social problem solving: Theory, research, and training* (pp. 11–27). Washington, DC: American Psychological Association.

Ellis, J. B., & Smith, P. C. (1991). Spiritual well-being, social desirability and reasons for living: Is there a connection? *International Journal of Social Psychiatry*, *37*, 57–63.

Ellis, T. E. (2006). Epilogue: What have we learned about cognition and suicide and what more do we need to know? In T. E. Ellis (Ed.), *Cognition and suicide: Theory, research, and therapy* (pp. 369–380). Washington, DC: American Psychological Association.

Ellis, T. E., & Newman, C. F. (1996). *Choosing to live: How to defeat suicide through cognitive therapy*. Oakland, CA: New Harbinger.

Ellis, T. E., & Ratliff, K. G. (1986). Cognitive characteristics of suicidal and nonsuicidal psychiatric inpatients. *Cognitive Therapy and Research*, *10*, 625–634.

Emery, G. D., Steer, R. A., & Beck, A. T. (1981). Depression, hopelessness, and suicidal intent among heroin addicts. *International Journal of Addictions*, *16*, 425–429.

Endicott, P. G., & Ogloff, J. R. P. (2006). Elucidation of impulsivity. *Australian Psychologist*, *41*, 3–14.

Erinoff, L., Compton, W. M., & Volkow, N. D. (2004). Drug abuse and suicidal behavior. *Drug and Alcohol Dependence*, *76*(Suppl. 1), S1–S2.

Esposito, C., Johnson, B., Wolfsdorf, B. A., & Spirito, A. (2003). Cognitive factors: Hopelessness, coping, and problem solving. In A. Spirito & J. C. Overholser (Eds.), *Evaluating and treating adolescent suicide attempters: From research to practice* (pp. 89–112). New York: Academic Press.

Esposito, C., Spirito, A., & Overholser, J. (2003). Behavioral factors: Impulsive and aggressive behavior. In A. Spirito & J. C. Overholser (Eds.), *Evaluating and treating adolescent suicide attempters: From research to practice* (pp. 147–159). New York: Academic Press.

Evans, J., Evans, M., Morgan, H. G., Hayward, A., & Gunnell, D. (2005). Crisis card following self-harm: 12-month follow-up of a randomized controlled trial. *British Journal of Psychiatry, 187,* 186–187.

Evans, K., Tyrer, P., Catalan, J., Schmidt, U., Davidson, K., Dent, J., et al. (1999). Manual-assisted cognitive-behavior therapy (MACT): A randomized controlled trial of a brief intervention with bibliotherapy in the treatment of recurrent deliberate self-harm. *Psychological Medicine, 29,* 19–25.

Eynan, R., Langley, J., Tolomiczenko, G., Rhodes, A. E., Links, P., Wasylenki, D., et al. (2002). The association between homelessness and suicidal ideation and behaviors: Results of a cross-sectional survey. *Suicide and Life-Threatening Behavior, 32,* 418–442.

Farley, M., Golding, J. M., Young, G., Mulligan, M., & Minkoff, J. R. (2004). Trauma history and relapse probability among patients seeking substance abuse treatment. *Journal of Substance Abuse Treatment, 27,* 161–167.

Faulkner, A. H., & Cranston, K. (1998). Correlates of same-sex behavior in a random sample of Massachusetts high school students. *American Journal of Public Health, 88,* 262–266.

Favazza, A. R. (1996). *Bodies under siege: Self-mutilation and body modification in culture and psychiatry.* Baltimore: Johns Hopkins University Press.

Fawcett, J., Busch, K. A., Jacobs, D., Kravitz, H. M., & Fogg, L. (1997). Suicide: A four-pathway clinical-biochemical model. In D. Stoff & J. Mann (Eds.), *The neurobiology of suicide: From bench to the clinic* (pp. 288–301). New York: New York Academy of Sciences.

Feldman, M., & Wilson, A. (1997). Adolescent suicidality in urban minorities and its relationship to conduct disorders, depression, and separation anxiety. *Journal of the American Academy of Child & Adolescent Psychiatry, 36,* 75–84.

Fenton, W. S., McGlashan, T. H., Vistor, B. J., & Blyer, C. R. (1997). Symptoms, subtype, and suicidality in patients with schizophrenia spectrum disorders. *American Journal of Psychiatry, 154,* 199–204.

Forman, E. M., Berk, M. S., Henriques, G. R., Brown, G. K., & Beck, A. T. (2004). History of multiple suicide attempts as a behavioral marker of severe psychopathology. *American Journal of Psychiatry, 161,* 437–443.

Fox, C., & Hawton, K. (2004). *Deliberate self-harm in adolescence.* London: Jessica Kingsley.

Freedenthal, S. (2007). Challenges in assessing intent to die: Can suicide attempters be trusted? *Omega, 55,* 57–70.

Fremouw, W., Callahan, B., & Kashden, J. (1993). Adolescent suicide risk: Psychological, problem-solving, and environmental factors. *Suicide and Life-Threatening Behavior, 23,* 46–54.

Fridell, E. J., Ojehagen, A., & Träskman-Bendz, L. (1996). A 5-year follow-up study of suicide attempts. *Acta Psychiatrica Scandinavica, 93,* 151–157.

Gallo, J. J., Anthony, J. C., & Muthen, B. O. (1994). Age differences in the symptoms of depression: A latent trait analysis. *Journal of Gerontology*, *49*, P251–P264.

Gallo, J. J., Rabins, P. V., & Anthony, J. C. (1999). Sadness in older persons: 13-year follow-up of a community sample in Baltimore, Maryland. *Psychological Medicine*, *29*, 341–350.

Garofalo, R., Wolf, R., Cameron, M. S., Kessel, S., Palfrey, J., & DuRant, R. H. (1998). The association between health risk behaviors and sexual orientation among a school-based sample of adolescents. *Pediatrics*, *101*, 895–902.

Gibbons, J. S., Butler, J., Urwin, P., & Gibbons, J. L. (1978). Evaluation of a social work service for self-poisoning patients. *British Journal of Psychiatry*, *133*, 111–118.

Gilman, S. E., Cochran, S. D., Mays, V. M., Hughes, M., Ostrow, D., & Kessler, R. C. (2001). Risk of psychiatric disorders among individuals reporting same-sex sexual partners in the National Comorbidity Survey. *American Journal of Public Health*, *91*, 933–939.

Gispert, M., Davis, M., Marsh, L., & Wheeler, R. (1987). Predictive factors in repeated suicide attempts by adolescents. *Hospital and Community Psychiatry*, *38*, 390–393.

Gitlin, J. M. (1999). A psychiatrist's reaction to a patient suicide. *American Journal of Psychiatry*, *156*, 1630–1634.

Glick, I. D., Zaninelli, R., Hsu, C., Young, F. K., Weiss, L., Gunay, I., et al. (2004). Patterns of concomitant psychotropic medication use during a 2-year study comparing clozapine and olanzapine for the prevention of suicidal behavior. *Journal of Clinical Psychiatry*, *65*, 679–685.

Glowinski, A. L., Bucholz, K. K., Nelson, E. C., Fu, Q., Madden, P., Reich, W., et al. (2001). Suicide attempts in an adolescent female twin sample. *Journal of the American Academy of Child & Adolescent Psychiatry*, *40*, 1300–1307.

Goldsmith, S. K., Pellman, T. C., Kleinman, A. M., & Bunney, W. E. (2002). *Reducing suicide: A national imperative*. Washington, DC: National Academies Press.

Goldstein, R. B., Black, D. W., Nasrallah, A., & Winokur, G. (1991). The prediction of suicide: Sensitivity, specificity, and predictive value of a multivariate model applied to suicide among 1906 patients with affective disorders. *Archives of General Psychiatry*, *48*, 418–422.

Goldston, D. B. (2003). *Measuring suicidal behavior and risk in children and adolescents*. Washington, DC: American Psychological Association.

Gould, M. S., Fisher, P., Parides, M., Flory, M., & Schaffer, D. (1996). Psychosocial risk factors of child and adolescent completed suicide. *Archives of General Psychiatry*, *53*, 1155–1162.

Gould, M. S., & Shaffer, D. (1986). The impact of suicide in television movies. *New England Journal of Medicine*, *315*, 690–694.

Gould, M. S., Shaffer, D., Fisher, P., & Garfinkel, R. (1998). Separation/divorce and child and adolescent completed suicide. *Journal of the American Academy of Child & Adolescent Psychiatry*, *37*, 155–162.

Gould, M., Velting, D., Kleinman, M., Lucas, C., Thomas, J. G., & Chung, M. (2004). Teenagers' attitudes about coping strategies and help-seeking behavior for suicidality. *Journal of the American Academy of Child & Adolescent Psychiatry, 43*, 1124–1133.

Griffin-Fennell, F., & Williams, M. (2006). Examining the complexities of suicidal behavior in the African American community. *Journal of Black Psychology, 32*, 303–319.

Gunnell, D., & Frankel, S. (1994). Prevention of suicide: Aspirations and evidence. *British Medical Journal, 308*, 1227–1233.

Guthrie, E., Kapur, N., Mackway-Jones, K., Chew-Graham, C., Moorey, J., Mendel, E., et al. (2001). Randomised controlled trial of brief psychological intervention after deliberate self poisoning. *British Medical Journal, 323*, 135–138.

Haring, M., Hewitt, P. L., & Flett, G. L. (2003). Perfectionism and the quality of intimate relationships. *Journal of Marriage and the Family, 65*, 143–158.

Harrington, R., Kerfoot, M., Dyer, E., McNiven, F., Gill, J., Harrington, V., et al. (1998). Randomized trial of a home-based family intervention for children who have deliberately poisoned themselves. *Journal of the American Academy of Child & Adolescent Psychiatry, 37*, 512–518.

Harris, E. C., & Barraclough, B. (1994). Suicide as an outcome for medical disorders. *Medicine Baltimore, 73*, 281–396.

Harris, E. C., & Barraclough, B. (1997). Suicide as an outcome for mental disorders: A meta-analysis. *British Journal of Psychiatry, 170*, 205–228.

Harris, H. E., & Myers, W. C. (1997). Adolescents' misperceptions of the dangerousness of acetaminophen in overdose. *Suicide and Life-Threatening Behavior, 27*, 274–277.

Harriss, L., & Hawton, K. (2005). Suicidal intent in deliberate self-harm and the risk of suicide: The predictive power of the Suicide Intent Scale. *Journal of Affective Disorders, 86*, 225–233.

Harriss, L., Hawton, K., & Zahl, D. (2005). Value of measuring suicidal intent in the assessment of people attending hospital following self-poisoning or self-injury. *British Journal of Psychiatry, 186*, 60–66.

Hausman, K. (2003). Psychiatrists often overwhelmed by a patient's suicide. *Psychiatric News, 38*, 6.

Hawton, K. (1987). Assessment of suicide risk. *British Journal of Psychiatry, 150*, 145–153.

Hawton, K., Arensman, E., Townsend, E., Bremner, S., Feldman, E., Goldney, R., et al. (1998). Deliberate self harm: Systematic review of efficacy of psychosocial and pharmacological treatments in preventing repetition. *British Medical Journal, 317*, 441–447.

Hawton, K., Bancroft, J., Catalan, J., Kingston, B., Stedeford, A., & Welch, N. (1981). Domiciliary and outpatient treatment of self-poisoning patients by medical and nonmedical staff. *Psychological Medicine, 11*, 169–177.

Hawton, K., Cole, D., O'Grady, J., & Osborne, M. (1982). Motivational aspects of deliberate self-poisoning in adolescents. *British Journal of Psychiatry, 141*, 286–291.

Hawton, K., & Harriss, L. (2006). Deliberate self-harm in people aged 60 years and over: Characteristics and outcome of a 20-year cohort. *International Journal of Geriatric Psychiatry, 21*, 572–581.

Hawton, K., Kingsbury, S., Steinhardt, K., James, A., & Fagg, J. (1999). Repetition of deliberate self-harm by adolescents: The role of psychological factors. *Journal of Adolescence, 22*, 369–378.

Hawton, K., McKeown, S., Day, A., Martin, P., O'Connor, M., & Yule, J. (1987). Evaluation of out-patient counseling compared with general practitioner care following overdoses. *Psychological Medicine, 17*, 751–761.

Hawton, K., Sutton, L., Haw, C., Sinclair, J., & Harriss, L. (2005). Suicide and attempted suicide in bipolar disorder: A systematic review of risk factors. *Journal of Clinical Psychiatry*, 66, 693–704.

Hawton, K., Townsend, E., Arensman, E., Gunnell, D., Hazell, P., House, A., et al. (2005). Psychosocial and pharmacological treatments for deliberate self-harm. *Cochrane Database of Systematic Reviews*, 3, CD001764. doi: 10.1002/14651858.CD001764

Hawton, K., Zahl, D., & Weatherall, R. (2003). Suicide following deliberate self-harm: Long-term follow-up of patients who presented to a general hospital. *British Journal of Psychiatry, 182*, 537–542.

Hayes, L. M. (1995). *Prison suicide: An overview and guide to prevention*. Washington, DC: U.S. Department of Justice, National Institute of Corrections.

Heikkinen, M., Aro, H., & Lönnqvist, J. (1994). Recent life events, social support and suicide. *Acta Psychiatrica Scandinavica*, 89, 65–72.

Heikkinen, M. E., Isometsä, E. T., Marttunen, J. J., Aro, H. M., & Lönnqvist, J. K. (1995). Social factors in suicide. *British Journal of Psychiatry, 167*, 747–753.

Heikkinen, M. E., & Lönnqvist, J. K. (1995). Recent life events in elderly suicide: A nationwide study in Finland. *International Psychogeriatrics*, 7, 287–300.

Heila, H., Isometsä, E. T., Henriksson, M. M., Heikkinen, M. E., Marttunen, M. J., & Lönnqvist, J. K. (1997). Suicide and schizophrenia: A nationwide psychological autopsy study on age- and sex-specific clinical characteristics of 92 suicide victims with schizophrenia. *American Journal of Psychiatry, 154*, 1235–1242.

Heisel, M. J., Duberstein, P. R., Conner, K. R., Franus, N., Beckman, A., & Conwell, Y. (2006). Personality and reports of suicide ideation among depressed adults 50 years of age or older. *Journal of Affective Disorders*, 90, 175–180.

Hendin, H., Lipschitz, A., Maltsberger, J. T., Haas, A. P., & Whynecoop, S. (2000). Therapists' reactions to patient suicides. *American Journal of Psychiatry, 157*, 2022–2027.

Henriques, G. R., Beck, A. T., & Brown, G. K. (2003). Cognitive therapy for adolescent and young adult suicide attempters. *American Behavioral Scientist*, 46, 1258–1268.

Henriques, G., Wenzel, A., Brown, G. K., & Beck, A. T. (2005). Suicide attempters' reaction to survival as a risk factor for eventual suicide. *American Journal of Psychiatry, 162*, 2180–2182.

Hepp, U., Wittmann, L., Schnyder, U., & Michel, K. (2004). Psychological and psychosocial interventions after attempted suicide: An overview of treatment studies. *Crisis, 25*, 108–117.

Hewitt, P. L., & Flett, G. L. (1991). Perfectionism in the self and social contexts: Conceptualization, assessment, and association with psychopathology. *Journal of Personality and Social Psychology, 60*, 456–470.

Hewitt, P. L., Flett, G. L., Sherry, S. B., & Caelian, C. (2006). Trait perfectionism dimensions and suicidal behavior. In T. E. Ellis (Ed.), *Cognition and suicide: Theory, research, and therapy* (pp. 215–235). Washington, DC: American Psychological Association.

Hewitt, P. L., Flett, G. L., & Turnbull-Donovan, W. (1992). Perfectionism and suicide potential. *British Journal of Clinical Psychology, 31*, 181–190.

Hewitt, P. L., Flett, G. L., & Weber, C. (1994). Perfectionism, hopelessness, and suicide ideation. *Cognitive Therapy and Research, 18*, 439–468.

Hewitt, P. L., Norton, G. R., Flett, G. L., Callender, L., & Cowan, T. (1998). Dimensions of perfectionism, hopelessness, and attempted suicide in a sample of alcoholics. *Suicide and Life-Threatening Behavior, 28*, 396–406.

Hjelmeland, H., Stiles, T. C., Brille-Brahe, U., Ostamo, A., Renberg, E. S., & Wasserman, D. (1998). Parasuicide: The value of suicidal intent and various motives as predictors of future suicidal behaviour. *Archives of Suicide Research, 4*, 209–225.

Hobson, R. F. (1985). *Forms of feeling*. London: Tavistock.

Hollenbeck, J., Dyl, J., & Spirito, A. (2003). Social factors: Family functioning. In A. Spirito & J. C. Overholser (Eds.), *Evaluating and treating adolescent suicide attempters: From research to practice* (pp. 161–189). New York: Academic Press.

Hollon, S. D., Stewart, M. O., & Strunk, D. (2006). Enduring effects of cognitive behavior therapy in the treatment of depression and anxiety. *Annual Review of Psychology, 57*, 285–315.

Holmstrand, C., Niméus, A., & Träskman-Bendz, L. (2006). Risk factors of future suicide in suicide attempters—A comparison between suicides and matched survivors. *Nordic Journal of Psychiatry, 60*, 162–167.

Hoyer, G., & Lund, E. (1993). Suicide among women related to number of children in marriage. *Archives of General Psychiatry, 50*, 134–157.

Huey, S. J., Henggeler, S. W., Rowland, M. D., Halliday-Boykins, C. A., Cunningham, P. B., Pickrel, S. G., et al. (2004). Multisystemic therapy effects on attempted suicide by youths presenting psychiatric emergencies. *Journal of the American Academy of Child & Adolescent Psychiatry, 43*, 183–190.

Hufford, M. R. (2001). Alcohol and suicidal behavior. *Clinical Psychology Review, 21*, 797–811.

Hughes, D., & Kleespies, P. (2001). Suicide in the medically ill. *Suicide and Life-Threatening Behavior, 31*, 48–59.

Hunter, E. C., & O'Connor, R. C. (2003). Hopelessness and future thinking in parasuicide: The role of perfectionism. *British Journal of Clinical Psychology, 42,* 355–365.

Ingram, R. E., & Kendall, P. C. (1986). Cognitive clinical psychology: Implications of an information processing perspective. In R. E. Ingram (Ed), *Information processing approaches to clinical psychology* (pp. 3–21). San Diego, CA: Academic Press.

Inskip, H. M., Harris, E. C., & Barraclough, B. (1998). Lifetime risk of suicide for affective disorder, alcoholism, and schizophrenia. *British Journal of Psychiatry, 72,* 35–37.

Jarvik, L. F., Mintz, J., Steuer, J., & Gerner, R. (1982). Treating geriatric depression: A 26-week interim analysis. *Journal of the American Geriatrics Society, 30,* 713–717.

Jeglic, E. L., Sharp, I. R., Chapman, J. E., Brown, G. K., & Beck, A. T. (2005). History of family suicide behaviors and negative problem solving in multiple suicide attempters. *Archives of Suicide Research,* 9, 135–146.

Jobes, D. A. (2000). Collaborating to prevent suicide: A clinical-research perspective. *Suicide and Life-Threatening Behavior, 30,* 8–17.

Jobes, D. A. (2006). *Managing suicidal risk: A collaborative approach.* New York: Guilford Press.

Jobes, D. A., Jacoby, A. M., Cimbolic, P., & Hustead, L. A. T. (1997). The assessment and treatment of suicidal clients in a university counseling center. *Journal of Counseling Psychology, 44,* 368–377.

Jobes, D. A., & Mann, R. E. (1999). Reasons for living versus reasons for dying: Examining the internal debate of suicide. *Suicide and Life-Threatening Behavior, 29,* 97–104.

Jobes, D. A., Wong, S. A., Conrad, A., Drozd, J. F., & Neal-Walden, T. (2005). The collaborative assessment and management of suicidality vs. treatment as usual: A retrospective study with suicidal outpatients. *Suicide and Life-Threatening Behavior, 35,* 483–497.

Joe, S., & Kaplan, M. S. (2001). Suicide among African American men. *Suicide and Life-Threatening Behavior, 31,* 106–121.

Joiner, T. E. (2005). *Why people die by suicide.* Cambridge, MA: Harvard University Press.

Joiner, T. E., Brown, J. S., & Wingate, L. R. (2005). The psychology and neurobiology of suicidal behavior. *Annual Review of Psychology, 56,* 287–314.

Joiner, T. E, Conwell, Y., Fitzpatrick, K. K., Witte, T. K., Schmidt, N. B., Merlim, M. T., et al. (2005). Four studies on how past and current suicidality relate even when "everything but the kitchen sink" is covaried. *Journal of Abnormal Psychology, 114,* 291–303.

Joiner, T. E., Pettit, J. W., Walker, R. L., Voelz, Z. R., Cruz, J., Rudd, M. D., et al. (2002). Perceived burdensomeness and suicidality: Two studies on the suicide notes of those attempting and those completing suicide. *Journal of Social and Clinical Psychology, 21,* 531–545.

Joiner, T. E., & Rudd, M. D. (2000). Intensity and duration of suicidal crises vary as a function of previous suicide attempts and negative life events. *Journal of Consulting and Clinical Psychology, 68,* 909–916.

Joiner, T. E., Sachs-Ericsson, N. J., Wingate, L. R., Brown, J. W., Anestis, M. D., & Selby, E. A. (2007). Childhood physical and sexual abuse and lifetime number of suicide attempts: A persistent and theoretically important relationship. *Behaviour Research and Therapy, 45,* 539–547.

Kadden, R. M., Litt, M. D., Cooney, N., Kabela, E., & Getter, H. (2001). Prospective matching of alcoholic clients to cognitive-behavioral or interactional group therapy. *Journal of Studies on Alcohol, 62,* 359–369.

Kaplan, M. S., Huguet, N., McFarland, B. H., & Newsom, J. T. (2007). Suicide among male veterans: A prospective population-based study. *Journal of Epidemiology and Community Health, 61,* 619–624.

Kashden, J., Fremouw, W. J., Callahan, T. S., & Franzen, M. D. (1993). Impulsivity in suicidal and nonsuicidal adolescents. *Journal of Abnormal Child Psychology, 21,* 339–353.

Kazantzis, N., Deane, F. P., & Ronan, K. R. (2000). Homework assignments in cognitive and behavioral therapy: A meta-analysis. *Clinical Psychology: Science and Practice, 7,* 189–202.

Kellerman, A. L., & Reay, D. T. (1986). Protection or peril? An analysis of forearm-related deaths in the home. *New England Journal of Medicine, 327,* 1557–1560.

Kelly, K. T., & Knudson, M. P. (2000). Are no-suicide contracts effective in preventing suicide in suicidal patients seen by primary care physicians? *Archives of Family Medicine, 9,* 1119–1121.

Kessler, R. C., Borges, G., & Walters, E. E. (1999). Prevalence of and risk factors for lifetime suicide attempts in the National Comorbidity Survey. *Archives of General Psychiatry, 56,* 617–626.

King, C. A., Kramer, A., Preuss, L., Kerr, D. C. R., Weisse, L., & Venkataraman, S. (2006). Youth-nominated support team for suicidal adolescents (Version 1): A randomized controlled trial. *Journal of Consulting and Clinical Psychology, 74,* 199–206.

King, C., Raskin, A., Gdowski, C., Butkus, M., & Opipari, L. (1990). Psychosocial factors associated with urban adolescent female suicide attempts. *Journal of the American Academy of Child & Adolescent Psychiatry, 29,* 289–294.

Kingsbury, S., Hawton, K., Steinhardt, K., & James, A. (1999). Do adolescents who take overdoses have specific psychological characteristics? A comparative study with psychiatric and community controls. *Journal of the American Academy of Child & Adolescent Psychiatry, 29,* 289–294.

Kleespies, P. M., & Dettmer, E. L. (2000). The stress of patient emergencies for the clinician: Incidence, impact, and means of coping. *Journal of Clinical Psychology, 56,* 1353–1369.

Koller, G., Preuss, U. W., Bottlender, M., Wenzel, K., & Soyka, M. (2002). Impulsivity and aggression as predictors of suicide attempts in alcoholics. *European Archives of Psychiatry and Clinical Neuroscience, 252,* 155–160.

Kõlves, K., Värnik, A., Tooding, L.-M., & Wasserman, D. (2006). The role of alcohol in suicide: A case-control psychological autopsy study. *Psychological Medicine, 36*, 923–930.

Kosky, R., Silburn, S., & Zubrick, S. (1990). Are children and adolescents who have suicidal thoughts different from those who attempt suicide? *The Journal of Nervous and Mental Disease, 178*, 38–43.

Kovacs, M., & Beck, A. T. (1977). The wish to die and the wish to live in attempted suicides. *Journal of Clinical Psychology, 33*, 361–365.

Kovacs, M., Beck, A. T., & Weissman, A. (1975). Hopelessness: An indicator of suicidal risk. *Suicide, 5*, 98–103.

Kovacs, M., Beck, A. T., & Weissman, A. (1976). The communication of suicidal intent: A reexamination. *Archives of General Psychiatry, 33*, 198–201.

Kposowa, A. J. (2000). Marital status and suicide in the National Longitudinal Mortality Study. *Journal of Epidemiology and Community Health, 54*, 254–261.

Kraemer, H. C., Kazdin, A. E., Offord, D. R., Kessler, R. C., Jensen, P. S., & Kupfer, D. J. (1997). Coming to terms with the terms of risk. *Archives of General Psychiatry, 54*, 337–343.

Kreitman, N. (1979). Reflections on the management of parasuicide. *British Journal of Psychiatry, 135*, 275–277.

Kreitman, N., Carstairs, V., & Duffy, J. (1991). Association of age and social class with suicide among men in Great Britain. *Journal of Epidemiological Community Health, 45*, 195–202.

Kreitman, N., & Philip, A. E. (1969). Parasuicide [Letter to the editor]. *British Journal of Psychiatry, 115*, 746–747.

Krupinski, M., Fischer, A., Grohmann, R., Engel, R., Hollweg, M., & Möller, H.-J. (1998). Risk factors for suicides of inpatients with depressive psychoses. *European Archives of Psychiatry and Clinical Neuroscience, 248*, 141–147.

Kuo, W., Gallo, J. J., & Tien, A. Y. (2001). Incidence of suicide ideation and attempts in adults: The 13-year follow-up of a community sample in Baltimore, Maryland. *Psychological Medicine, 31*, 1181–1191.

Laederach, L., Fischer, W., Bowen, P., & Ladame, F. (1999). Common risk factors in adolescent suicide attempters revisited. *Crisis, 20*, 15–22.

Laidlaw, K., Thompson, L. W., Dick-Siskin, L., & Gallagher-Thompson, D. (2003). *Cognitive behaviour therapy with older people*. New York: Wiley.

Lehnert, K. L., Overholser, J. C., & Spirito, A. (1994). Internalized and externalized anger in adolescent suicide attempters. *Journal of Adolescent Research, 9*, 105–119.

Lester, D., & Beck, A. T. (1975). Attempted suicide: Correlates of increasing medical lethality. *Psychological Reports, 37*, 1236–1238.

Lester, D., Beck, A. T., & Mitchell, B. (1979). Extrapolation from attempted suicides to completed suicides: A test. *Journal of Abnormal Psychology, 88*, 78–80.

Levenson, J. L., & Bostwick, J. M. (2005). Suicidality in the medically ill. *Primary Psychiatry, 12*, 16–18.

Lewinsohn, P. M., Rohde, P., & Seeley, J. R. (1994). Psychosocial risk factors for future adolescent suicide attempts. *Journal of Consulting and Clinical Psychology, 62*, 297–305.

Li, G. (1995). The interaction effect of bereavement and sex on the risk of suicide in the elderly: An historical cohort study. *Social Science Medicine, 40*, 825–828.

Liberman, R. P., & Eckman, T. (1981). Behavior therapy vs. insight-oriented therapy for repeat suicide attempters. *Archives of General Psychiatry, 38*, 1126–1130.

Lindqvist, D., Niméus, A., & Träskman-Bendz, L. (2007). Suicidal intent and psychiatric symptoms among inpatient suicide attempters. *Nordic Journal of Psychiatry, 61*, 27–32.

Linehan, M. M. (1993a). *Cognitive-behavioral treatment of borderline personality disorder*. New York: Guilford Press.

Linehan, M. M. (1993b). *Skills training manual for treating borderline personality disorder*. New York: Guilford Press.

Linehan, M. M. (1997). Behavioral treatments of suicidal behaviors: Definitional obfuscation and treatment outcomes. *Annals of the New York Academy of Sciences, 836*, 302–328.

Linehan, M. M., Armstrong, H. E., Suarez, A., Allmon, D., & Heard, H. L. (1991). Cognitive-behavioral treatment of chronically parasuicidal borderline patients. *Archives of General Psychiatry*, 836, 1060–1064.

Linehan, M. M., Comtois, K. A., Murray, A. M., Brown, M. Z., Gallop, R. J., Heard, H., et al. (2006). Two-year randomized controlled trial and follow-up of dialectical behavior therapy vs therapy by experts for suicidal behaviors and borderline personality disorder. *Archives of General Psychiatry, 63*, 757–766.

Linehan, M. M., Goodstein, J. L., Nielsen, S. L., & Chiles, J. A. (1983). Reasons for staying alive when you are thinking of killing yourself: The Reasons for Living Inventory. *Journal of Consulting and Clinical Psychology, 51*, 276–286.

Links, P. S., Heisel, M. J., & Quastel, A. (2005). Is suicide ideation a surrogate endpoint for geriatric suicide? *Suicide and Life-Threatening Behavior, 35*, 193–205.

Litt, M. D., Kadden, R. M., Cooney, N. L., & Kabela, E. (2003). Coping skills and treatment outcomes in cognitive–behavioral and interactional group therapy for alcoholism. *Journal of Consulting and Clinical Psychology, 71*, 118–128.

Loebel, J. P. (2005). Completed suicide in late life. *Psychiatric Services, 56*, 260–262.

Lönnqvist, J. K. (2000). Psychiatric aspects of suicidal behaviour: depression. In K. Hawton & K. Van Heeringen (Eds.), *The international handbook of suicide and attempted suicide* (pp. 107–120). Chichester, England: Wiley.

Lönnqvist, J. K., Henriksson, M. M., Isometsä, E. T., Marttunen, M. J., Heikkinen, M. E., Aro, H. M., et al. (1995). Mental disorders and suicide prevention. *Psychiatry & Clinical Neurosciences, 49*, S111–S116.

MacLeod, C., Mathews, A. M., & Tata, P. (1986). Attentional bias in emotional disorders. *Journal of Abnormal Psychology, 95*, 15–20.

MacMahon, B., & Pugh, T. F. (1985). Suicide in the widowed. *American Journal of Epidemiology*, 81, 23–31.

Malone, K. M., Oquendo, M. A., Haas, G. L., Ellis, S. P., Li, S., & Mann, J. J. (2000). Protective factors against suicidal acts in major depression: Reasons for living. *American Journal of Psychiatry, 157*, 1084–1088.

Mann, J. J. (2003). Neurobiology of suicidal behaviour. *Nature Reviews Neuroscience, 4*, 819–828.

Mann, J. J., Apter, A., Bertolote, J., Beautrais, A., Currier, D., Haas, A., et al. (2005, October 26). Suicide prevention strategies: A systematic review. *JAMA, 294*, 2064–2074

Mann, J. J., Waternaux, C., Haas, G. L., & Malone, K. M. (1999). Toward a clinical model of suicidal behavior in psychiatric patients. *American Journal of Psychiatry, 156*, 181–189.

Marzuk, P. M., Leon, A. C., Tardiff, K., Morgan, E. B., Stajic, M., & Mann, J. J. (1992). The effect of access to lethal methods of injury on suicide rates. *Archives of General Psychiatry, 49*, 451–458.

Maser, J. D., Akiskal, H. S., Schettler, P., Scheftner, W., Mueller, T., Endicott, J., et al. (2002). Can temperament identify affectively ill patients who engage in lethal or near-lethal suicidal behavior? A 14-year prospective study. *Suicide and Life-Threatening Behavior, 32*, 10–32.

McCabe, S. E., Boyd, C., Cranford, J., Morales, M., & Slayden, J. (2006). A modified version of the Drug Abuse Screening Test among undergraduate students. *Journal of Substance Abuse Treatment*, 31, 297–303.

McCloud, A., Barnaby, B., Omu, N., Drummond, C., & Aboud, A. (2004). Relationship between alcohol use disorders and suicidality in a psychiatric population. *British Journal of Psychiatry, 184*, 439–445.

McHolm, A. E., MacMillan, H. L., & Jamieson, E. (2003). The relationship between childhood physical abuse and suicidality among depressed women: Results from a community sample. *American Journal of Psychiatry, 160*, 933–938.

McLeavey, B. C., Daly, R. J., Ludgate, J. W., & Murray, C. M. (1994). Interpersonal problem-solving skills training in the treatment of self-poisoning patients. *Suicide and Life-Threatening Behavior*, 24, 382–394.

McMillan, D., Gilbody, S., Beresford, E., & Neilly, L. (2007). Can we predict suicide and non-fatal self-harm with the Beck Hopelessness Scale? A meta-analysis. *Psychological Medicine, 37*, 769–778.

McNally, R. J. (1995). Automaticity and the anxiety disorders. *Behaviour Research and Therapy, 33*, 747–754.

Mehlenbeck, R., Spirito, A., Barnett, N., & Overholser, J. (2003). Behavioral factors: Substance use. In A. Spirito & J. C. Overholser (Eds.), *Evaluating and treating adolescent suicide attempters: From research to practice* (pp. 113–145). New York: Academic Press.

Meltzer, H. Y. (2003). Reducing the risk for suicide in schizophrenia and affective disorders. *Journal of Clinical Psychiatry, 64*, 1122–1129.

Meltzer, H. Y., Alphs, L., Green, A. I., Altamura, A. C., Anand, R., Bertoldi, A., et al. (2003). Clozapine treatment for suicidality in schizophrenia: International suicide prevention trial (InterSePT). *Archives of General Psychiatry*, 60, 82–91.

Michaelis, B. H., Goldberg, J. F., Davis, G. P., Singer, T. M., Garno, J. L., & Wenze, S. J. (2004). Dimensions of impulsivity and aggression associated with suicide attempts among bipolar patients: A preliminary study. *Suicide and Life-Threatening Behavior, 34*, 172–176.

Mieczkowski, T. A., Sweeney, J. A., Haas, G. L., Junker, B. W., Brown, R. P., & Mann, J. J. (1993). Factor composition of the Suicide Intent Scale. *Suicide and Life-Threatening Behavior, 23*, 37–45.

Miller, A. L., Rathus, J. H., & Linehan, M. M. (2007). *Dialectical behavior therapy with suicidal adolescents*. New York: Guilford Press.

Minkoff, K., Bergman, E., Beck, A. T., & Beck, R. (1973). Hopelessness, depression, and attempted suicide. *American Journal of Psychiatry, 130*, 455–459.

Moeller, F. G., Barratt, E. S., Dougherty, D. M., Schmitz, J. M., & Swann, A. C. (2001). Psychiatric aspects of impulsivity. *American Journal of Psychiatry, 158*, 1783–1793.

Moher, D., Schulz, K. F., & Altman, D., for the CONSORT Group. (2001, April 18). The CONSORT statement: Revised recommendations for improving the quality of reports of parallel-group randomized trials. *JAMA, 285*, 1987–1991.

Moller, H. J. (1989). Efficacy of different strategies of aftercare for patients who have attempted suicide. *Journal of the Royal Society of Medicine, 82*, 643–647.

Montano, C. B. (1999). Primary care issues related to the treatment of depression in elderly patients. *Journal of Clinical Psychiatry, 60*, 45–51.

Montgomery, D. B., Roberts, A., Green, M., Bullock, T., Baldwin, D., & Montgomery, S. A. (1994). Lack of efficacy of fluoxetine in recurrent brief depression and suicidal attempts. *European Archives of Psychiatry and Clinical Neuroscience, 244*, 211–215.

Montgomery, S. A., Roy, D., & Montgomery, D. B. (1983). The prevention of recurrent suicidal acts. *British Journal of Clinical Pharmacology, 15*, 183–188.

Morgan, H. G., Burns-Cox, C. J., Pocock, H., & Pottle, S. (1975). Deliberate self-harm: Clinical and socio-economic characteristics of 368 patients. *British Journal of Psychiatry, 127*, 564–574.

Morgan, H. G., Jones, E. M., & Owen, J. H. (1993). Secondary prevention of non-fatal deliberate self-harm. *British Journal of Psychiatry, 163*, 111–112.

Morgenstern, J., & Longabaugh, R. (2000). Cognitive-behavioral treatment for alcohol dependence: A review of evidence for its hypothesized mechanisms of action. *Addiction, 95*, 1475–1490.

Mortensen, P. B., & Juel, K. (1993). Mortality and causes of death in first admitted schizophrenic patients. *British Journal of Psychiatry, 163*, 183–189.

Moœcicki, E. K. (1995). Gender differences in completed and attempted suicides. *Annals of Epidemiology, 4*, 152–158.

Moœcicki, E. K. (1999). Epidemiology of suicide. In D. G. Jacobs (Ed.), *The Harvard Medical School guide to suicide assessment intervention* (pp. 40–51). San Francisco: Jossey-Bass.

Moœcicki, E. K., O'Carroll, P., Rae, D. S., Locke, B. Z., Roy, A., & Regier, D. A. (1988). Suicide attempts in the Epidemiologic Catchment Area Study. *Yale Journal of Biology and Medicine, 61*, 259–268.

Motto, J. A. (1976). Suicide prevention for high-risk persons who refuse treatment. *Suicide and Life-Threatening Behavior, 6*, 223–230.

Motto, J. A. (1980). Suicide risk factors in alcohol abuse. *Suicide and Life-Threatening Behavior, 10*, 230–238.

Motto, J. A., & Bostrom, A. G. (2001). A randomized controlled trial of postcrisis suicide prevention. *Psychiatric Services, 52*, 828–833.

Müller-Oerlinghausen, B., Muser-Causemann, B., & Volk, J. (1992). Suicides and parasuicides in a high-risk patient group on and off lithium long-term medication. *Journal of Affective Disorders, 25*, 261–269.

Murphy, G. E. (1984). The prediction of suicide: Why is it so difficult? *American Journal of Psychotherapy, 38*, 341–349.

Murphy, G. E., & Wetzel, R. D. (1982). Family history of suicidal behavior among suicide attempters. *The Journal of Nervous and Mental Disease, 170*, 86–90.

Nakamura, J. W., McLeod, C., & McDermott, J. (1994). Temporal variation in adolescent suicide attempts. *Suicide and Life-Threatening Behavior, 24*, 343–349.

Negron, R., Piacentini, J., Graae, E., Davies, M., & Shaffer, D. (1997). Microanalysis of adolescent suicide attempters and ideators during the acute suicidal episode. *Journal of the American Academy of Child & Adolescent Psychiatry, 36*, 1512–1219.

Niméus, A., Alsen, M., & Träskman-Bendz, L. (2002). High suicidal intent scores indicate future suicide. *Archives of Suicide Research, 6*, 211–219.

Nock, M. K., Joiner, T. E., Gordon, K. H., Lloyd-Richardson, E., & Prinstein, M. J. (2006). Non-suicidal self-injury among adolescents: Diagnostic correlates and relation to suicide attempts. *Psychiatry Research, 144*, 65–72.

Nock, M. K., & Kessler, R. C. (2006). Prevalence of and risk factors for suicide attempts versus suicide gestures: Analysis of the National Comorbidity Survey. *Journal of Abnormal Psychology, 115*, 616–623.

Nordström, P., Åsberg, M., Åberg-Wistedt, A., & Nordin, C. (1995). Attempted suicide predicts suicide risk in mood disorders. *Acta Psychiatrica Scandinavica, 92*, 345–350.

O'Boyle, M., & Brandon, E. A. A. (1998). Suicide attempts, substance abuse, and personality. *Journal of Substance Abuse Treatment, 15*, 353–356.

O'Brien, G., Holton, A., Hurren, K., & Watt, L. (1987). Deliberate self-harm and predictors of out-patient attendance. *British Journal of Psychiatry, 150*, 246–247.

O'Carroll, P. W., Berman, A. L., Maris, R. W., Mościcki, E. K., Tanney, B. L., & Silverman, M. M. (1996). Beyond the Tower of Babel: A nomenclature for suicidology. *Suicide and Life-Threatening Behavior, 26*, 237–252.

O'Connor, R. C. (2007). The relations between perfectionism and suicidality: A systematic review. *Suicide and Life-Threatening Behavior, 37*, 698–714.

O'Connor, R. C., Whyte, M.-C., Fraser, L., Masterton, G., Miles, J., & MacHale, S. (2007). Predicting short-term outcome in well-being following suicidal behaviour: The conjoint effects of social perfectionism and positive future thinking. *Behaviour Research and Therapy*, *45*, 1543–1555.

O'Donohue, W. T., & Levensky, E. R. (Eds.). (2006). *Promoting treatment adherence: A practical handbook for health care providers*. London: Sage.

Olson, D. H., Portner, J., & Lavee, Y. (1985). *FACES III*. St. Paul: Family Social Science, University of Minnesota.

Olson, L. M., & Wahab, S. (2006). American Indians and suicide: A neglected area of research. *Trauma, Violence, and Abuse*, *7*, 19–33.

Oquendo, M. A., Bongiovi-Garcia, M. W., Galfalvy, H., Goldberg, P. H., Grunebaum, M. F., Burke, A. K., et al. (2007). Sex differences in clinical predictors of suicidal acts after major depression: A prospective study. *American Journal of Psychiatry*, *164*, 134–141.

Oquendo, M. A., Dragasti, D., Harkavy-Friedman, J., Dervic, K., Currier, D., Burke, A. K., et al. (2005). Protective factors against suicidal behavior in Latinos. *The Journal of Nervous and Mental Disease*, *193*, 438–443.

Oquendo, M. A., Ellis, S. P., Greenwald, S., Malone, K. M., Weissman, M. M., & Mann, J. J. (2001). Ethnic and sex differences in suicide rates relative to major depression in the United States. *American Journal of Psychiatry*, *158*, 1652–1658.

Oquendo, M. A., Galfalvy, H., Russo, S., Ellis, S. P., Grunebaum, M. F., Burke, A., et al. (2004). Prospective study of clinical predictors of suicidal acts after a major depressive episode in patients with major depressive disorder or bipolar disorder. *American Journal of Psychiatry*, *161*, 1433–1441.

Oquendo, M. A., Kamali, M., Ellis, S. P., Grunebaum, M. F., Malone, K. M., Brodsky, B. S., et al. (2002). Adequacy of antidepressant treatment after discharge and the occurrence of suicidal acts in major depression: A prospective study. *American Journal of Psychiatry*, *159*, 1746–1751.

Orbach, I., Bar-Joseph, H., & Dror, N. (1990). Styles of problem solving in suicidal individuals. *Suicide and Life-Threatening Behavior*, *20*, 56–64.

Osman, A., Kopper, B. A., Linehan, M. M., Barrios, F. X., Gutierrez, P. M., & Bagge, C. L. (1999). Validation of the Adult Suicidal Ideation Questionnaire and the Reasons for Living Inventory in an adult psychiatric inpatient sample. *Psychological Assessment*, *11*, 115–223.

Pallis, D. J., & Sainsbury, P. (1976). The value of assessing suicide intent in attempted suicide. *Psychological Medicine*, *6*, 487–492.

Paris, J. (2006). Predicting and preventing suicide: Do we know enough to do either? *Harvard Review of Psychiatry*, *14*, 233–240.

Patsiokas, A. T., & Clum, G. A. (1985). Effects of psychotherapeutic strategies in the treatment of suicide attempters. *Psychotherapy*, *22*, 281–290.

Patten, S. B. (2000). Selection bias in studies of major depression using clinical subjects. *Journal of Clinical Epidemiology*, *53*, 351–357.

Patton, J. H., Stanford, M. S., & Barratt, E. S. (1995). Factor structure of the Barratt Impulsiveness Scale. *Journal of Clinical Psychology*, *51*, 768–774.

Pearson, J. L., & Brown, G. K. (2000). Suicide prevention in late life: Directions for science and practice. *Clinical Psychology Review, 20*, 685–705.

Pearson, J. L., Conwell, Y., & Lyness, J. M. (1997). Late-life suicide and depression in the primary care setting. In L. S. Schneider (Ed.), *Developments in geriatric psychiatry: New directions for mental heath services* (pp. 13–38). San Francisco: Jossey-Bass.

Pelkonen, M., Marttunen, M., Pulkkinen, E., Laippala, P., & Aro, H. (1997). Characteristics of out-patient adolescents with suicidal tendencies. *Acta Psychiatrica Scandinavica, 95*, 100–107.

Persons, J. B. (2006). Case formulation-driven psychotherapy. *Clinical Psychology: Science and Practice, 13*, 167–170.

Pfeffer, C. R., Hurt, S. W., Peskin, J. R., & Siefker, C. A. (1995). Suicidal children grow up: Ego functions associated with suicide attempts. *Journal of the American Academy of Child & Adolescent Psychiatry, 38*, 846–851.

Pfeffer, C. R., Newcorn, J., Kaplan, G., Mizruchi, M., & Plutchik, R. (1988). Suicidal behavior in adolescent psychiatric inpatients. *Journal of the American Academy of Child & Adolescent Psychiatry, 27*, 357–361.

Pierce, D. (1987). Deliberate self-harm in the elderly. *International Journal of Geriatric Psychiatry, 2*, 105–110.

Pillay, A. L., & Wassenaar, D. R. (1995). Psychological intervention, spontaneous remission, hopelessness, and psychiatric disturbance in adolescent parasuicides. *Suicide and Life-Threatening Behavior, 25*, 386–392.

Pokorny, A. D. (1983). Prediction of suicide in psychiatric patients. *Archives of General Psychiatry, 40*, 249–257.

Pollock, L. R., & Williams, J. M. G. (2004). Problem-solving in suicide attempters. *Psychological Medicine, 34*, 163–167.

Pope, K., & Tabachnick, B. (1993). Therapists' anger, hate, fear, and sexual feelings: National survey of therapist responses, client characteristics, critical events, formal complaints, and training. *Professional Psychology: Research and Practice, 24*, 142–152.

Posner, K., Brent, D., Lucas, C., Gould, M., Stanley, B., Brown, G., et al. (2007). *Columbia Suicide Severity Rating Scale (C-SSRS)*. Unpublished manuscript, Columbia University.

Posner, K., Oquendo, M., Stanley, B., Davies, M., & Gould, M. (2007). Columbia classification algorithm of suicide assessment (C-CASA). *American Journal of Psychiatry, 164*, 1035–1043.

Pratt, D., Piper, M., Appleby, L., Webb, R., & Shaw, J. (2006, July 8). Suicide in recently released prisoners: A population-based cohort study. *Lancet, 368*, 119–123.

Preuss, U. W., Schuckit, M. A., Smith, T. L., Danko, G. P., Bierut, L., Bucholz, K. K., et al. (2002). Comparison of 3190 alcohol-dependent individuals with and without suicide attempts. *Alcoholism: Clinical and Experimental Research, 26*, 471–477.

Preuss, U. W., Schuckit, M. A., Smith, T. L., Danko, G. P., Bucholz, K. K., Hesselbrock, M. N., et al. (2003). Predictors and correlates of suicide attempts over 5 years in 1,237 alcohol-dependent men and women. *American Journal of Psychiatry, 160*, 56–63.

Priester, M. K., & Clum, G. A. (1993). The problem-solving diathesis in depression, hopelessness, and suicide ideation: A longitudinal analysis. *Journal of Psychopathology and Behavioral Assessment, 15*, 239–254.

Prigerson, H. G., Desai, R. A., Lui-Mares, W., & Rosenheck, R. A. (2003). Suicidal ideation and suicide attempts in homeless mentally ill persons. *Social Psychiatry Psychiatric Epidemiology, 38*, 213–219.

Prinstein, M. J. (2003). Social factors: Peer relationships. In A. Spirito & J. C. Overholser (Eds.), *Evaluating and treating adolescent suicide attempters: From research to practice* (pp. 191–213). New York: Academic Press.

Project MATCH Research Group. (1997). Matching alcoholism treatments to client heterogeneity: Project MATCH posttreatment drinking outcomes. *Journal of Studies on Alcohol, 58*, 7–29.

Qin, P., Agerbo, E., Westergård-Nielsen, N., Eriksson, T., & Mortensen, P. B. (2000). Gender differences in risk factors for suicide in Denmark. *British Journal of Psychiatry, 177*, 546–550.

Ramsay, J. R., & Newman, C. F. (2005). After the attempt: Maintaining the therapeutic alliance following a patient's suicide attempt. *Suicide and Life-Threatening Behavior, 35*, 413–424.

Range, L. M., & Penton, S. R. (1994). Hope, hopelessness, and suicidality in college students. *Psychological Reports, 75*, 456–458.

Ranieri, W. F., Steer, R. A., Lavrence, T. I., Rissmiller, D. J., Piper, G. E., & Beck, A. T. (1987). Relationships of depression, hopelessness, and dysfunctional attitudes to suicide ideation in psychiatric patients. *Psychological Reports, 61*, 967–975.

Reid, W. H. (1998). Promises, promises: Don't rely on patients' no-suicide/no-violence "contracts." *Journal of Practical Psychiatry and Behavioral Health, 4*, 316–318.

Reinecke, M. A. (2006). Problem solving: A conceptual approach to suicidality and psychotherapy. In T. E. Ellis (Ed.), *Cognition and suicide: Theory, research, and therapy* (pp. 237–260). Washington, DC: American Psychological Association.

Reinecke, M. A., DuBois, D. L., & Schultz, T. M. (2001). Social problem solving, mood, and suicidality among inpatient adolescents. *Cognitive Therapy and Research, 25*, 743–756.

Remafedi, G., French, S., Story, M., Resnick, M., & Blum, R. (1998). The relationship between suicide risk and sexual orientation: Results of a population-based study. *American Journal of Public Health, 88*, 57–60.

Rich, C. L., Warstadt, G. M., Nemiroff, R. A., Fowler, R. C., & Young, D. (1991). Suicide, stressors, and the life cycle. *American Journal of Psychiatry, 148*, 524–527.

Rifai, A. H., George, C. J., Stack, J. A., Mann, J. J., & Reynolds, C. F. (1994). Hopelessness continues to distinguish suicide attempters after acute treatment of major depression in later-life. *American Journal of Psychiatry, 151*, 1687–1690.

Rogers, P., Watt, A., Gray, N. S., MacCulloch, M., & Gournay, K. (2002). Content of command hallucinations predicts self-harm but not violence in a medium secure unit. *Journal of Forensic Psychiatry*, 13, 251–262.

Ross, R. K., Bernstein, L., Trent, L., Henderson, B. E., & Paganini-Hill, A. (1990). A prospective study of risk factors for traumatic deaths in a retirement community. *Preventive Medicine, 19*, 323–334.

Rossow, I., & Wichstrom, L. (1994). Parasuicide and use of intoxicants among Norwegian adolescents. *Suicide and Life-Threatening Behavior, 24*, 174–183.

Roth, A., & Fonagy, P. (2005). *What works for whom: A critical review of psychotherapy research* (2nd ed.). New York: Guilford Press.

Rotheram-Borus, M. J., Piacentini, J., Miller, S., Graae, F., & Castro-Blanco, D. (1994). Brief cognitive-behavioral treatment for adolescent suicide attempters and their families. *Journal of the American Academy of Child & Adolescent Psychiatry, 33*, 508–517.

Rotheram-Borus, M. J., Trautman, P. D., Dopkins, S., & Shrout, P. (1990). Cognitive style and pleasant activities among female adolescent suicide attempters. *Journal of Consulting and Clinical Psychology, 58*, 554–561.

Rowe, J. L., Conwell, Y., Schulberg, H. C., & Bruce, M. L. (2006). Social support and suicidal ideation in older adults using home healthcare services. *American Journal of Geriatric Psychiatry, 14*, 758–766.

Roy, A. (2001). Serum cholesterol, suicidal behavior, and impulsivity in cocaine-dependent patients. *Psychiatry Research, 101*, 243–247.

Roy, A. (2002). Characteristics of opiate dependent patients who attempt suicide. *Journal of Clinical Psychiatry, 63*, 403–407.

Roy, A. (2003a). Characteristics of drug addicts who attempt suicide. *Psychiatry Research, 121*, 99–103.

Roy, A. (2003b). Distal risk factors for suicidal behavior in alcoholics: Replications and new findings. *Journal of Affective Disorders, 77*, 267–271.

Roy, A., & Janal, M. (2006). Gender in suicide attempt rates and childhood sexual abuse rates: Is there an interaction? *Suicide and Life-Threatening Behavior, 36*, 329–335.

Rubenowitz, E., Waern, M., Wilhelmson, K., & Allebeck, P. (2001). Life events and psychosocial factors in elderly suicides: A case-control study. *Psychological Medicine, 31*, 1193–1202.

Rudd, M. D. (2000). Integrating science into the practice of clinical suicidology: A review of the psychotherapy literature and a research agenda for the future. In R. W. Maris, S. S. Canetto, J. L. McIntosh, & M. M. Silverman (Eds.), *Review of Suicidology 2000* (pp. 49–83). New York: Guilford Press.

Rudd, M. D. (2004). Cognitive therapy for suicidality: An integrative, comprehensive, and practical approach to conceptualization. *Journal of Contemporary Psychotherapy, 34*, 59–72.

Rudd, M. D. (2006). Fluid Vulnerability Theory: A cognitive approach to understanding the process of acute and chronic suicide risk. In T. E. Ellis (Ed.), *Cognition and suicide: Theory, research, and therapy* (pp. 355–368). Washington, DC: American Psychological Association.

Rudd, M. D., Berman, A. L., Joiner, T. E., Nock, M. K., Silverman, M. M., Mandrusiak, M., et al. (2006). Warning signs for suicide: Theory, research, and clinical applications. *Suicide and Life-Threatening Behavior, 36,* 255–262.

Rudd, M. D., Joiner, T., Brown, G. K., Cukrowica, K., Jobes, D., Silverman, M., et al. (in press). Informed consent with suicidal patients: Rethinking risks in (and out of) treatment. *Suicide and Life-Threatening Behavior.*

Rudd, M. D., Joiner, T., & Rajab, M. H. (1996). Relationships among suicide ideators, attempters, and multiple attempters in a young adult sample. *Journal of Abnormal Psychology, 105,* 541–550.

Rudd, M. D., Joiner, T., & Rajab, M. H. (2001). *Treating suicidal behavior: An effective, time-limited approach.* New York: Guilford Press.

Rudd, M. D., Mandrusiak, M., & Joiner, T. E. (2006). The case against no-suicide contracts: The commitment to treatment statement as a practice alternative. *Journal of Clinical Psychology, 62,* 243–251.

Rudd, M. D., Rajab, M. H., & Dahm, P. F. (1994). Problem-solving appraisal in suicide ideators and attempters. *American Journal of Orthopsychiatry, 58,* 562–564.

Rush, A. J., Beck, A. T., Kovacs, M., Weissenburger, J., & Hollon, S. D. (1982). Comparison of the effects of cognitive therapy and pharmacotherapy on hopelessness and self concept. *American Journal of Psychiatry, 139,* 862–866.

Russell, S. T., & Joyner, K. (2001). Adolescent sexual orientation and suicide risk: Evidence from a national study. *American Journal of Public Health, 91,* 1276–1281.

Rychtarik, R. G., McGillicuddy, N. B., Connors, G. J., & Whitney, R. B. (1998). Participant selection biases in a randomized clinical trial of alcoholism treatment settings and intensities. *Alcoholism: Clinical and Experimental Research, 22,* 969–973.

Salkovskis, P. M., Atha, C., & Storer, D. (1990). Cognitive-behavioral problem solving in the treatment of patients who repeatedly attempt suicide. *British Journal of Psychiatry, 157,* 871–876.

Samuelsson, M., Jokinen, J., Nordström, A.-L., & Nordström, P. (2006). CSF 5-HIAA, suicide intent and hopelessness in the prediction of early suicide in male high-risk suicide attempters. *Acta Psychiatrica Scandinavica, 113,* 44–47.

Schotte, D. E., & Clum, G. A. (1982). Suicide ideation in a college population: A test of a model. *Journal of Consulting and Clinical Psychology, 50,* 690–696.

Schotte, D. E., & Clum, G. A. (1987). Problem-solving skills in suicidal psychiatric patients. *Journal of Consulting and Clinical Psychology, 55,* 49–54.

Schotte, D. E., Cools, J., & Payvar, S. (1990). Problem-solving deficits in suicidal patients: Trait vulnerability or state phenomenon? *Journal of Consulting and Clinical Psychology, 58,* 562–564.

Scott, C., Tacchi, M. J., Jones, R., & Scott, J. (1997). Acute and one-year outcome of a randomised controlled trial of brief cognitive therapy for major depressive disorder primary care. *British Journal of Psychiatry, 171*, 131–134.

Shadish, W. R., Matt, G. E., Navarro, A. M., & Phillips, G. (2000). The effects of psychological therapies under clinically representative conditions: A meta-analysis. *Psychological Bulletin, 126*, 512–529.

Shaffer, D., Garland, A., Gould, M., Fisher, P., & Trautman, P. (1988). Preventing teenage suicide: A critical review. *Journal of the Academy of Child & Adolescent Psychiatry, 27*, 675–687.

Shaffer, D., & Pfeffer, C. (2001). Practice parameters for the assessment and treatment of children and adolescents with suicidal behavior. *Journal of the American Academy of Child & Adolescent Psychiatry, 40*, 24S–51S.

Sharma, V., Persad, E., & Kueneman, K. (1998). A closer look at inpatient suicide. *Journal of Affective Disorders, 47*, 123–129.

Shenassa, E. D., Catlin, S. N., & Buka, S. L. (2003). Lethality of firearms relative to other suicide methods: A population based study. *Journal of Epidemiology and Community Health, 57*, 120–124.

Shneidman, E. (1985). *Definition of suicide*. New York: Wiley.

Silver, M. A., Bohnert, M., Beck, A. T., & Marcus, D. (1971). Relation of depression of attempted suicide and seriousness of intent. *Archives of General Psychiatry, 25*, 573–576.

Silverman, M. M. (2006). The language of suicidology. *Suicide and Life-Threatening Behavior, 36*, 519–532.

Silverman, M. M., Berman, A. L., Sanddal, N. D., O'Carroll, P. W., & Joiner, T. E. (2007). Rebuilding the Tower of Babel: A revised nomenclature for the study of suicide and suicidal behaviors. Part I: Background, rationale, and methodology. *Suicide and Life-Threatening Behavior, 37*, 248–263.

Simon, R. I. (2004). *Assessing and managing suicide risk: Guidelines for clinically based risk management*. Washington, DC: American Psychiatric Publishing.

Simon, R. I. (2007). Gun safety management with patients at risk for suicide. *Suicide and Life-Threatening Behavior, 37*, 518–526.

Simon, T., & Crosby, A. (2000). Suicide planning among high school students who report attempting suicide. *Suicide and Life-Threatening Behavior, 30*, 213–221.

Simon, T. R., Swann, A. C., Powell, K. E., Potter, L. B., Kresnow, M. J., & O'Carroll, P. W. (2001). Characteristics of impulsive suicide attempts and attempters. *Suicide and Life-Threatening Behavior, 32*, 49–59.

Skogman, K., Alsen, M., & Ojehagen, A. (2004). Sex differences in risk factors for suicide after attempted suicide—A follow-up study of 1052 suicide attempters. *Social Psychiatry and Psychiatric Epidemiology, 39*, 113–120.

Skogman, K., & Öjehagen, A. (2003). Motives for suicide attempters—The views of the patients. *Archives of Suicide Research, 7*, 193–206.

Slaby, A. E. (1998). Outpatient management of suicidal patients. In B. Bongar, A. L. Berman, R. W. Maris, M. M. Silverman, E. A. Harris, & W. L. Packman (Eds.), *Risk management with suicidal patients* (pp. 34–64). New York: Guilford Press.

Slee, N., Arensman, E., Garnefski, N., & Spinhoven, P. (2007). Cognitive behavioral therapy for deliberate self-harm. *Crisis, 28*, 175–182.

Slee, N., Garnefski, N., van der Leeden, R., Arensman, E., & Spinhoven, P. (2008). Cognitive-behavioural intervention for self-harm: Randomised controlled trial. *British Journal of Psychiatry, 192*, 202–211.

Soloff, P. H., Lis, J. A., Kelly, T., Cornelius, J., & Ulrich, R. (1994). Risk factors for suicidal behavior in borderline personality disorder. *American Journal of Psychiatry, 151*, 1316–1323.

Sorenson, S. B., & Rutter, C. M. (1991). Transgenerational patterns of suicide attempts. *Journal of Consulting and Clinical Psychology, 59*, 861–866.

Sosdjan, D., King, R., Brown, G. K., & Beck, A. T. (2002). *Study case management manual for suicide attempters*. Unpublished manuscript, University of Pennsylvania.

Spandler, H. (1996). *Who's hurting who? Young people, self-harm and suicide*. Manchester, England: 42nd Street.

Spirito, A. (2003). Understanding attempted suicide in adolescence. In A. Spirito & J. C. Overholser (Eds.), *Evaluating and treating adolescent suicide attempters: From research to practice* (pp. 1–18). New York: Academic Press.

Spirito, A., Brown, L., Overholser, J., & Fritz, G. (1989). Attempted suicide in adolescence: A review and critique of the literature. *Clinical Psychology Review, 9*, 335–363.

Spirito, A., Overholser, J. C., & Stark, L. J. (1989). Common pathways and coping strategies II: Findings with adolescent suicide attempters. *Journal of Abnormal Child Psychology, 17*, 213–221.

Stanford, E. J., Goetz, R. R., & Bloom, J. D. (1994). The no harm contract in the emergency assessment of suicidal risk. *Journal of Clinical Psychiatry, 55*, 344–348.

Steblaj, A., Tavcar, R., & Dernovsek, M. Z. (1999). Predictors of suicide in psychiatric hospital. *Acta Psychiatrica Scandinavica, 100*, 383–388.

Steele, C. M., & Josephs, R. A. (1990). Alcohol myopia: Its prized and dangerous effects. *American Psychologist, 45*, 921–933.

Steer, R. A., Rissmiller, D. B., Ranieri, W. F., & Beck, A. T. (1993). Dimensions of suicidal ideation in psychiatric inpatients. *Behavior Research and Therapy, 31*, 229–236.

Stein, D., Apter, A., Ratzoni, G., Har-Even, D., & Avidan, G. (1998). Association between multiple suicide attempts and negative affect in adolescents. *Journal of the American Academy of Child & Adolescent Psychiatry, 37*, 488–494.

Stein, D., Witztum, E., Brom, D., DeNour, A., & Elizur, A. (1992). The association between adolescents' attitudes toward suicide and their psychosocial background and suicidal tendencies. *Adolescence, 27*, 949–959.

Stengel, E., & Cook, N. G. (1958). *Attempted suicide: Its social significance and effects*. London: Chapman & Hall/CRC.

Steuer, J. L., Mintz, J., Hammen, C. L., Hill, M. A., Jarvik, L. F., McCarley, T., et al. (1984). Cognitive–behavioral and psychodynamic group psychotherapy in treatment of geriatric depression. *Journal of Consulting and Clinical Psychology, 52*, 180–189.

Stroebe, M., Stroebe, W., & Abakoumkin, G. (2005). The broken heart: Suicidal ideation in bereavement. *American Journal of Psychiatry, 162*, 2178–2180.

Strohmetz, D. B., Alterman, A. I., & Walter, D. (1990). Subject selection bias in alcoholics volunteering for a treatment study. *Alcoholism: Clinical and Experimental Research, 14*, 736–738.

Strosahl, K., Chiles, J. A., & Linehan, M. (1992). Prediction of suicide intent in hospitalized parasuicides: Reasons for living, hopelessness, and depression. *Comprehensive Psychiatry, 33*, 366–373.

Suokas, J., Suominen, K., Isometsä, E., Ostamo, A., & Lönnqvist, J. (2001). Long-term risk factors for suicide mortality after attempted suicide—Findings of a 14-year follow-up study. *Acta Psychiatrica Scandinavica, 104*, 117–121.

Suominen, K., Henriksson, M., Suokas, J., Isometsä, E., Ostamo, A., & Lönnqvist, J. (1996). Mental disorders and comorbidity in attempted suicide. *Acta Psychiatrica Scandinavica, 94*, 234–240.

Suominen, K., Isometsä, E., Heilä, H., Lönnqvist, J., & Henriksson, M. (2002). General hospital suicides: A psychological autopsy study in Finland. *General Hospital Psychiatry, 24*, 412–416.

Suominen, K., Isometsä, E., Henriksson, M., Ostamo, A., & Lönnqvist, J. (1997). Hopelessness, impulsiveness and intent among suicide attempters with major depression, alcohol dependence, or both. *Acta Psychiatrica Scandinavica*, 96, 142–149.

Swann, A. C., Dougherty, D. M., Pazzaglia, P. J., Pham, M., Steinberg, J., & Moeller, G. (2005). Increased impulsivity associated with severity of suicide attempt history in patients with bipolar disorder. *American Journal of Psychiatry, 162*, 1680–1688.

Szanto, K., Gildengers, A., Mulsant, B. H., Brown, G. K., Alexopoulos, G. S., & Reynolds, C. F. (2002). Identification of suicide ideation and prevention of suicidal behavior in the elderly. *Drugs and Aging, 19*, 11–24.

Szanto, K., Prigerson, H. G., Houck, P. R., & Reynolds, C. F. (1997). Suicidal ideation in elderly bereaved: The role of complicated grief. *Suicide and Life Threatening Behavior, 27*, 194–207.

Szanto, K., Reynolds, C. F., Conwell, Y., Begley, A. E., & Houck, P. (1998). High levels of hopelessness persist in geriatric patients with remitted depression and a history of attempted suicide. *Journal of the American Geriatrics Society*, 46, 1401–1406.

Szanto, K., Reynolds, C. F., Frank, E., Stack, J., Fasiczka, A. L., Miller, M., et al. (1996). Suicide in elderly depressed patients: Is active vs. passive suicidal ideation a clinically valid distinction? *American Journal of Geriatric Psychiatry, 4*, 197–207.

Szanto, K., Shear, M. K., Houck, P. R., Reynolds, C. F., Frank, E., Caroff, K., et al. (2006). Indirect self-destructive behavior and overt suicidality in patients with complicated grief. *Journal of Clinical Psychiatry, 67*, 233–239.

Talbot, N. L., Duberstein, P. R., Cox, C., Denning, D., & Conwell, Y. (2004). Preliminary report on childhood sexual abuse, suicidal ideation, and suicide attempts among middle-aged and older depressed women. *American Journal of Geriatric Psychiatry, 12*, 536–538.

Taylor, E. A., & Stansfeld, S. A. (1984). Children who poison themselves: Prediction of attendance for treatment. *British Journal of Psychiatry, 145*, 132–135.

Teesson, M., Darke, S., Ross, J., Mills, K., Williamson, A., Havard, A., et al. (2005). *The Australian Treatment Outcome Study (ATOS): Heroin*. Retrieved May 2, 2007, from http://notes.med.unsw.edu.au/ndarcweb.nsf/page/Completed%20Project%20T7%20ATOS

Tejedor, M. C., Diaz, A., Castillon, J. J., & Pericay, J. M. (1999). Attempted suicide: Repetition and survival findings of a follow-up study. *Acta Psychiatrica Scandinavica, 100*, 205–211.

Termansen, P. E., & Bywater, C. (1975). S.A.F.E.R.: A follow-up service for attempted suicide in Vancouver. *Canadian Psychiatric Association Journal, 20*, 29–34.

Thies-Flechtner, K., Müller-Oerlinghausen, B., Seibert, W., Walther, A., & Greil, W. (1996). Effect of prophylactic treatment on suicide risk in patients with major affective disorders: Data from a randomized prospective trial. *Pharmacopsychiatry, 29*, 103–107.

Thompson, L. W., Coon, D. W., Gallagher-Thompson, D., Sommer, B. R., & Koin, D. (2001). Comparison of desipramine and cognitive-behavioral therapy in the treatment of elderly outpatients with mild-to-moderate depression. *American Journal of Geriatric Psychiatry, 9*, 225–240.

Thompson, L. W., Gallagher, D., & Breckenridge, J. S. (1987). Comparative effectiveness of psychotherapies for depressed elders. *Journal of Consulting and Clinical Psychology, 55*, 385–390.

Torhorst, A., Moller, J. J., Burk, F., Kurz, A., Wachter, C., & Lauter, H. (1987). The psychiatric management of parasuicide patients: A controlled clinical study comparing different strategies of outpatient treatment. *Crisis, 8*, 53–61.

Trautman, P. D., Rotheram-Borus, M. J., Dopkins, S., & Lewin, N. (1991). Psychiatric diagnoses in minority female adolescent suicide attempters. *Journal of the American Academy of Child & Adolescent Psychiatry, 30*, 617–622.

Trautman, P. D., Stewart, N., & Morishima, A. (1993). Are adolescent suicide attempters noncompliant with outpatient care? *Journal of the American Academy of Child & Adolescent Psychiatry, 32*, 89–94.

Trout, D. L. (1980). The role of social isolation in suicide. *Suicide and Life-Threatening Behavior, 10*, 10–23.

Trulsson, K., & Hedin, U.-C. (2004). The role of social support when giving up drug abuse: A female perspective. *International Journal of Social Welfare, 13*, 145–157.

Turvey, C. L., Conwell, Y., Jones, M. P., Phillips, C., Simonsick, E., Pearson, J. L., et al. (2002). Risk factors for late-life suicide: A prospective, community-based study. *American Journal of Geriatric Psychiatry, 10*, 398–406.

Tyrer, P., Thompson, S., Schmidt, U., Jones, V., Knapp, M., Davidson, K., et al. (2003). Randomized controlled trial of brief cognitive behaviour therapy versus treatment as usual in recurrent deliberate self-harm: The POPMACT study. *Psychological Medicine, 33*, 969–976.

Uncapher, H., Gallagher-Thompson, D., Osgood, N. J., & Bonger, B. (1998). Hopelessness and suicide ideation in older adults. *Gerontologist, 38*, 62–70.

Unützer, J., Tang, L. Q., Oishi, S., Katon, W., Williams, J. W., Hunkeler, E., et al. (2006). Reducing suicidal ideation in depressed older primary care patients. *Journal of the American Geriatrics Society, 54*, 1550–1556.

U.S. Department of Health & Human Services. (2001). *National strategy for suicide prevention: Goals and objectives for action*. Rockville, MD: U.S. Department of Health & Human Services, Public Health Service.

Vaiva, G., Ducrocq, F., Meyer, P., Mathieu, D., Philippe, A., Libersa, C., et al. (2006). Effect of telephone contact on further suicide attempts in patients discharged from an emergency department: Randomised controlled study. *British Medical Journal, 332*, 1241–1245.

Vanable, P. A., Carey, M. P., Carey, K. B., & Maisto, S. A. (2002). Predictors of participation and attrition in a health promotion study involving psychiatric outpatients. *Journal of Consulting and Clinical Psychology, 70*, 362–368.

VandeCreek, L., & Knapp, S. (2001). *Tarasoff and beyond: Legal and clinical considerations in the treatment of life-endangering patients*. Sarasota, FL: Professional Resource Press/Professional Resource Exchange.

van den Bosch, L. M. C., Verheul, R., Schippers, G. M., & van den Brink, W. (2002). Dialectical behavior therapy of borderline patients with and without substance use problems: Implementation and long-term effects. *Addictive Behaviors, 27*, 911–923.

Van der Sande, R., van Rooijen, L., Buskens, E., Allart, E., Hawton, K., van der Graff, Y., et al. (1997). Intensive in-patient and community intervention versus routine care after attempted suicide: A randomized controlled intervention study. *British Journal of Psychiatry, 171*, 35–41.

Van Heeringen, C., Jannes, S., Buylaert, W., Henderick, H., De Bacquer, D., & Van Remoortel, J. (1995). The management of noncompliance with referral to outpatient after-care among attempted suicide patients: A controlled intervention study. *Psychological Medicine, 25*, 963–970.

Verkes, R. J., Van der Mast, R. C., Hengeveld, M. W., Tuyl, J. P., Zwinderman, A. H., & Van Kempen, G. M. J. (1998). Reduction by paroxetine of suicidal behavior in patients with repeated suicide attempts but not major depression. *American Journal of Psychiatry, 155*, 543–547.

Verona, E., Patrick, C. J., & Joiner, T. E. (2001). Psychopathy, antisocial personality, and suicide risk. *Journal of Abnormal Psychology, 110*, 462–470.

Verona, E., Sachs-Ericsson, N., & Joiner, J. E. (2004). Suicide attempts associated with externalizing psychopathology in an epidemiological sample. *American Journal of Psychiatry, 161*, 444–451.

Vingoe, L., Welch, S., Farrell, M., & Strang, J. (1999). Heroin overdose among treatment sample of injecting drug misusers: Accident or suicidal behaviour? *Journal of Substance Abuse, 4*, 88–91.

Waern, M., Beskow, J., Runeson, B., & Skoog, I. (1999). Suicidal feelings in the last year of life in elderly people who commit suicide. *Lancet, 354*, 917–918.

Waern, M., Rubenowitz, E., Runeson, B., Skoog, I., Wilhelmson, K., & Allebeck, P. (2002). Burden of illness and suicide in elderly people: Case-control study. *British Medical Journal, 324*, 1355–1358.

Waern, M., Rubenowitz, E., & Wilhelmson, K. (2003). Predictors of suicide in the old elderly. *Gerontology, 49*, 328–334.

Wagner, B. M., Wong, S. A., & Jobes, D. A. (2002). Mental health professionals' determinations of adolescent suicide attempts. *Suicide and Life-Threatening Behavior, 32*, 284–300.

Waterhouse, J., & Platt, S. (1990). General hospital admission in the management of parasuicide: A randomised controlled trial. *British Journal of Psychiatry, 156*, 236–242.

Weissman, A., Beck, A. T., & Kovacs, M. (1979). Drug abuse, hopelessness, and suicidal behavior. *International Journal of the Addictions, 14*, 451–464.

Wells, K. C., & Curry, J. F. (2000). *Parent and conjoint parent-adolescent sessions*. Unpublished manuscript, Duke University Medical Center. Retrieved January 31, 2007, from https://trialweb.dcri.duke.edu/tads/tad/manuals/TADS_CBT.pdf

Welu, T. C. (1977). A follow-up program for suicide attempters: Evaluation of effectiveness. *Suicide and Life-Threatening Behavior, 7*, 17–30.

Wenzel, A., Jeglic, E. L., Levy-Mack, H. J., Beck, A. T., & Brown, G. K. (in press). Treatment attitude and therapy outcome in patients with borderline personality disorder. *Journal of Cognitive Psychotherapy*.

Wenzel, A., Sharp, I. R., Sokol, L., & Beck, A. T. (2006). Attentional fixation in panic disorder. *Cognitive Behaviour Therapy, 35*, 65–73.

Wetzel, R. D. (1977). Factor structure of Beck's suicide intent scales. *Psychological Reports, 40*, 295–302.

Wetzler, S., Asnis, G. M., Hyman, R., Virtue, C., Zimmerman, J., & Rathus, J. H. (1996). Characteristics of suicidality among adolescents. *Suicide and Life-Threatening Behavior, 26*, 37–45.

Whitlock, J., Eckenrode, J., & Silverman, D. (2006). Self-injurious behaviors in a college population. *Pediatrics, 117*, 1939–1948.

Wilkinson, G. (1994). Controversies in management: Better treatment of mental illness is a more appropriate aim. *British Medical Journal, 309*, 860–861.

Williams, J. M. G. (1996). Depression and the specificity of autobiographical memory. In D. C. Rubin (Ed.), *Remembering our past: Studies in autobiographical memory* (pp. 244–267). New York: Cambridge University Press.

Williams, J. M. G., Barnhoffer, T., Crane, C., & Duggan, D. S. (2006). The role of overgeneral memory in suicidality. In T. E. Ellis (Ed.), *Cognition and suicide: Theory, research, and therapy* (pp. 173–192). Washington, DC: American Psychiatric Association.

Williams, J. M. G., & Broadbent, K. (1986a). Autobiographical memory in suicide attempters. *Journal of Abnormal Psychology*, *95*, 144–149.

Williams, J. M. G., & Broadbent, K. (1986b). Distraction by emotional stimuli: Use of a Stroop task with suicide attempters. *British Journal of Clinical Psychology*, *25*, 101–110.

Williams, J. M. G., & Dritschel, B. H. (1988). Emotional disturbance and the specificity of autobiographical memory. *Cognition & Emotion*, *2*, 221–234.

Wolfsdorf, B. A., Freeman, J., D'Eramo, K., Overholser, J., & Spirito, A. (2003). Mood states: Depression, anger, and anxiety. In A. Spirito & J. C. Overholser (Eds.), *Evaluating and treating adolescent suicide attempters: From research to practice* (pp. 53–88). New York: Academic Press.

Wood, A., Trainor, G., Rothwell, J., Moore, A., & Harrington, R. (2001). Randomized trial of group therapy for repeated deliberate self-harm in adolescents. *Journal of the American Academy of Child & Adolescent Psychiatry*, *40*, 1246–1253.

Wright, J. E., Basco, M. R., & Thase, M. E. (2006). *Learning cognitive-behavior therapy: An illustrated guide*. Washington, DC: American Psychiatric Publishing.

Xie, H., McHugo, G. J., Fox, M. B., & Drake, R. E. (2005). Substance abuse relapse in a ten-year prospective follow-up of clients with mental and substance use disorders. *Psychiatric Services*, *56*, 1282–1287.

Yen, S., Shea, M. T., Pagno, M., Sanislow, C. A., Grilo, C. M., McGlashan, T. H., et al. (2003). Axis I and axis II disorders as predictors of prospective suicide attempts: Findings from the collaborative longitudinal personality disorders study. *Journal of Abnormal Psychology*, *112*, 375–381.

Young, J. E., & Beck, A. T. (1980). *Manual for the Cognitive Therapy Rating Scale*. Philadelphia: University of Pennsylvania.

Young, M., Fogg, L., Scheftner, W., Fawcett, J., Akiskal, H., & Maser, J. (1996). Stable trait components of hopelessness: Baseline and sensitivity to depression. *Journal of Abnormal Psychology*, *105*, 105–165.

Ystgaard, M., Hestetun, I., Loeb, M., & Mehlum, L. (2004). Is there a specific relationship between childhood sexual and physical abuse and repeated suicidal behavior? *Child Abuse & Neglect*, *28*, 863–875.

索　引

あ行

か行

さ行

た行

な行

は行

ま行

や行

ら行

記号・数字・アルファベット

監訳者略歴

大野 裕（おおの・ゆたか）
精神科医。
1950 年生まれ。慶應義塾大学医学部卒業。コーネル大学医学部，ペンシルベニア大学医学部留学などを経て，慶應義塾大学教授，国立精神・神経医療研究センター認知行動療法センター長を歴任。2015 年 4 月より同認知行動療法センター顧問。
日本認知療法・認知行動療法学会理事長。
日本ストレス学会理事長。
日本ポジティブサイコロジー医学会理事長。
認知行動療法研修開発センター理事長。
ストレスマネジメントネットワーク代表。

訳者略歴

中川 敦夫（なかがわ・あつお）
慶應義塾大学病院臨床研究推進センター教育研修部門長・特任講師。
1999 年，慶應義塾大学医学部卒業後，同大学精神神経学教室に入室。その後，社会福祉法人桜ケ丘社会事業協会桜ケ丘記念病院の勤務，コロンビア大学医学部精神科への留学を経て，2011 年 4 月より国立精神・神経医療研究センタートランスレーショナルメディカルセンター臨床研究教育研修室長および同センター認知行動療法センター認知行動療法研究室長を務めた後，2013 年 4 月より慶應義塾大学医学部クリニカルリサーチセンター特任講師を経て，現在に至る。
日本認知療法・認知行動療法学会幹事。
厚生労働省認知行動療法研修事業認定スーパーバイザー。

耕野 敏樹（こうの・としき）
岡山県精神科医療センター 救急急性期病棟医長
2005 年，岡山大学医学部卒業後，福山市民病院での卒後臨床研修を経て，2007 年から岡山県精神科医療センターに勤務。2015 年より厚生労働省認知行動療法研修事業の認定スーパーバイザー。

翻訳協力

佐藤 康治郎（さとう・こうじろう）岡山県精神科医療センター 児童思春期病棟病棟医長
高瀬 真知（たかせ・まさとも）東古松サンクト診療所所長
藤原 雅樹（ふじわら・まさき）岡山大学病院精神科神経科 助教
堀込 俊郎（ほりごめ・としろう）慶應義塾大学医学部大学院 精神・神経科学教室
牧野 和紀（まきの・かずのり）埼玉県立精神医療センター 第 5 精神科医長

自殺対策の認知療法

ISBN 978－4－7533－1151－4

大野　裕　監訳

2019 年　6 月 20 日　初版第 1 刷発行

印刷 ㈱太平印刷社　／　製本 ㈱若林製本工場
発行 ㈱岩崎学術出版社　〒 101－0062 東京都千代田区神田駿河台 3－6－1
発行者　杉田　啓三
電話 03（5577）6817　FAX 03（5577）6837